药师用药交代实用手册

主　编　陈维红

副主编　曹学东　任建业　石　萍　武江山　张智灵

编　委（按姓氏笔画排序）

马　乐	王秀丽	王宏红	王君飞	石　萍
成海燕	任学琴	任建业	刘许媛	李　洋
李华峰	李晴晴	李瑞娟	张　宇	张智灵
陈维红	武江山	尚　珺	屈芬芬	赵红霞
郝丽宏	郝耀梅	原海忠	徐　娟	高　波
曹学东	崔　敏	尉大伟	韩国将	程晓军
焦　荣	游晓君	靳晓琴	雷旭珍	潘　苗

人民卫生出版社

图书在版编目（CIP）数据

药师用药交代实用手册／陈维红主编. — 北京：
人民卫生出版社，2020

ISBN 978-7-117-29356-3

Ⅰ.①药… Ⅱ.①陈… Ⅲ.①用药法–手册 Ⅳ.
①R452-62

中国版本图书馆 CIP 数据核字（2020）第 045538 号

| 人卫智网 | www.ipmph.com | 医学教育、学术、考试、健康，购书智慧智能综合服务平台 |
| 人卫官网 | www.pmph.com | 人卫官方资讯发布平台 |

药师用药交代实用手册

主　　编：陈维红
出版发行：人民卫生出版社（中继线 010-59780011）
地　　址：北京市朝阳区潘家园南里 19 号
邮　　编：100021
E - mail：pmph @ pmph.com
购书热线：010-59787592　010-59787584　010-65264830
印　　刷：河北博文科技印务有限公司
经　　销：新华书店
开　　本：710×1000　1/16　　印张：33
字　　数：823 千字
版　　次：2020 年 9 月第 1 版　2025 年 1 月第 1 版第 5 次印刷
标准书号：ISBN 978-7-117-29356-3
定　　价：78.00 元
打击盗版举报电话：010-59787491　E-mail：WQ @ pmph.com
质量问题联系电话：010-59787234　E-mail：zhiliang @ pmph.com

前　言

　　药学服务目前是医院药学工作转型的重要方向,用药交代是药学服务的重要环节,是保障安全用药最有效的手段。实际工作中,窗口发药交代仍停留在口头、随意的阶段。药品的注意事项如何重点交代、用药警戒如何通俗表达、不同人群的用药监护如何个体化、不同知识储备的药师如何统一标准、不同社会背景的患者如何尽快掌握安全用药信息等,这些问题都亟待解决。

　　本书联合 5 所三级综合医院,组织多名一线药师,结合常年窗口药学服务的经验,针对不同疾病的用药特点,整理了 11 类 40 种常见疾病,常用的近 400 种药品,以【适应证】【药师知识储备】【患者用药交代】三部分内容进行整理归纳。其中【药师知识储备】即药师需要重点掌握的内容,包括用法用量、特殊人群用药及注意事项、重要相互作用、不良反应、禁忌证等;【患者用药交代】提炼出需要重点交代患者的安全用药信息,方便实际应用。每一章节后还附有同类药物的比较,方便药师掌握同类药物的不同特点,最大限度地提高合理用药水平,降低用药风险。本书适用于医师、药师、护士、健康管理师等学习应用。

　　本书编写过程中,得到了相关专家与单位的大力支持,深表感谢。同时对引用的参考文献作者表示感谢。

　　由于编者水平有限,时间仓促,书中不足之处,望各位不吝指正。

　　随着知识的不断更新,药师的患者教育工作需不断探索与改进,欢迎各位同道在使用过程中,就本书需改进完善之处提出宝贵意见。

陈维红

2019 年 12 月

编 写 说 明

1. **药品品种** 本书选取常见疾病的常用药物,包括口服药、吸入剂、胰岛素、外用制剂等,目录列有近 400 个品种。

2. **目录体系** 为方便查阅,目录按疾病系统分类。

3. **药品名称** 采用药品中文通用名称和英文化学成分部分,未包括商品名、盐基、**酸根,剂型在用法用量中体现。个别复方制剂标明成分与含量,特增加【制剂规格】项。**

4. **药师知识储备** 共包括 5 部分,分别为用法用量、特殊人群用药及注意事项、重要相互作用、不良反应、禁忌证,主要参考药品说明书、《新编药物学》(第 18 版)等,精选药师需重点掌握的内容。由于不同厂家、不同剂型的药品说明书存在差异,编写过程中已进行仔细比对,采用取长补短的原则:用法用量部分严格校对,准确严谨;特殊人群用药和注意事项的内容,不同说明书之间存在交叉重叠,提炼重要信息,按不同人群、何种疾病慎用、其他注意事项依次说明;相互作用从增加、降低药物作用,引起不良反应等方面筛选药师需重点掌握的内容;不良反应按常见、少见、罕见、严重分类;禁忌证包括说明书禁忌项下及注意事项里的各种禁用情况。

5. **超说明书用途** 参考《药品超说明书使用循证评价》(2017 年版)、广东省药学会《超药品说明书用药目录》(2019 年版),对超说明书用法给出 Micromedex 推荐等级和证据强度,另外参考了"星级"推荐意见,部分药物还参考了其他专业书籍与指南,在药品项下注明了出处。我国超说明书用药的法律地位不明,书中超说明书用法仅供医务工作者参考,不能作为医疗行为及司法界定的依据。

6. **患者用药交代** 以简洁易懂、重要警示为主,说明书中涉及的关于何种疾病慎用等注意事项在药师知识储备中体现,药品贮存只提示特殊贮存方法。

7. **附表** 每一章结尾的附表,主要总结本章的同类药物,以便进行比较。

8. **参考文献** 主要来源于药品说明书、相关疾病指南、核心期刊等,附在每一章最后。

目　录

第一章　心血管系统疾病

第一节　高　血　压

一、概述

高血压是最常见的慢性病,也是心脑血管病最主要的危险因素,其脑卒中、心肌梗死、心力衰竭及慢性肾脏病等主要并发症不仅致残、致死率高,而且严重消耗医疗和社会资源,给家庭和社会造成沉重负担。国内外实践证明,高血压是可以预防和控制的,降低高血压患者的血压水平,可明显减少脑卒中及心脏病事件,显著改善患者的生存质量,有效降低疾病负担。

长期高血压易导致脑卒中、心肌梗死、心力衰竭及慢性肾病等多种并发症,因此加强高血压患者健康管理和规范治疗,提高合理用药水平及高血压控制率至关重要。

二、诊断要点

非同日 3 次以上血压测量(未服降压药物)值:收缩压≥140mmHg 和/或舒张压≥90mmHg,或持续服降压药的高血压患者(无论血压高低)均可诊断为高血压,诊断标准见表 1-1。

表 1-1　高血压诊断标准

类别	收缩压/mmHg	舒张压/mmHg
正常血压	<120	<80
正常高值	120～139	80～89
高血压	≥140	≥90
1级(轻度)	140～159	90～99
2级(中度)	160～179	100～109
3级(重度)	≥180	≥110
单纯收缩期高血压	≥140	<90

三、治疗方案

(一)基本原则

高血压治疗的基本原则①降压达标:抗高血压治疗包括非药物和药物两种方法,大多数患者需长期、甚至终生坚持治疗。无论采取何种治疗方案,将血压控制在目标值以下为根本。②平稳降压:坚持药物治疗,保持血压长期平稳至关重要。降压药物应用应遵循小剂量开始、优先选择长效制剂、联合给药及个体化用药四项基本原则。③综合管理:对确诊为高血压的患者除药物治疗外,应立即启动并长期坚持生活方式干预,即"健康生活方式六步曲"——限盐减重多运动,戒烟限酒心态平。高血压是一种以动脉血压持续升高为特征的进行性"心血管综合征",常伴有其他危险因素、靶器官损害或临床疾病,需要进行综合干预。

（二）降压目标管理

根据《中国高血压防治指南》(2018 年修订版),降压目标为:①一般高血压患者,应将血压(收缩压/舒张压)降至 140/90mmHg 以下;65 ~ 79 岁患者第一步应降至<150/90mmHg,如能耐受,目标血压<140/90mmHg;≥80 岁患者应降至<150/90mmHg;患者如收缩压(SBP)<130mmHg 且耐受良好,可继续治疗而不必回调血压水平。②高血压合并糖尿病或心力衰竭,一般血压目标值<130/80mmHg;高血压合并冠心病或脑卒中,血压目标值<140/90mmHg;高血压合并肾脏疾病的降压目标为无白蛋白尿者<140/90mmHg,有白蛋白尿者<130/80mmHg。③妊娠高血压,血压控制目标值<150/100mmHg。

（三）非药物治疗

人们日常的饮食习惯和生活方式是高血压发病与疾病发展的重要因素之一,因此对高血压患者生活方式的积极干预,不仅可以预防或延迟高血压发生,还可以降低血压,提高降压药物的疗效,从而降低心血管风险。具体措施及效果见表 1-2。

表 1-2　高血压非药物治疗措施及效果

内容	目标	措施	SBP 下降范围
减少钠盐摄入	每人每日食盐量逐步降至<6g	①日常生活中食盐主要来源为腌制、卤制、泡制的食品以及烹任用盐,应尽量减少食用上述食品;②建议在烹调时尽可能用量具(如盐勺)称量加用的食盐;③用替代产品,如代用盐、食醋等	2~8mmHg
体育运动	强度:等量,每周3~5次,每次持续30分钟左右	①运动的形式可以根据自己的爱好灵活选择,步行、快走、慢跑、游泳、太极拳均可;②应注意量力而行,循序渐进,运动的强度可通过心率来反映,可参考脉率公式;③目标对象为没有严重心血管病的患者	4~9mmHg
合理膳食	营养均衡	①食用油,包括植物油(素油)每人<25g/d;②少吃或不吃肥肉和动物内脏;③其他动物性食品也不应超过50~100g/d;④多吃蔬菜,400~500g/d,水果 100g/d;⑤每人每周可吃蛋类 5 个;⑥适量豆制品或鱼类,奶类每日 250g	8~14mmHg
控制体重	BMI < 24kg/m²,腰围:男性<90cm,女性<85cm	①减少总热量摄入,建议低脂饮食,限制碳水化合物摄入;②增加体育锻炼	5~20mmHg/减重 10kg
戒烟	彻底戒烟,避免被动吸烟	①宣传吸烟危害与戒烟的益处;②为有意戒烟者提供戒烟帮助,一般推荐采用突然戒烟法,在戒烟日完全戒烟;③戒烟咨询与戒烟药物结合;④公共场所禁烟,避免被动吸烟	

续表

内容	目标	措施	SBP 下降范围
限制 饮酒	每日白酒 < 50ml 或 葡萄酒 < 100ml 或啤 酒 < 300ml	①宣传过量饮酒的危害,过量饮酒易患高血压;②高 血压患者不提倡饮酒;③酗酒者逐渐减量;酒瘾严重 者可借助药物	2~4mmHg

(四) 药物治疗

1. 高血压的药物选择 目前治疗高血压疾病的药物主要包括以下几类:

(1)钙通道阻滞药(CCB):主要通过阻滞血管平滑肌细胞上的钙离子通道发挥扩张血管、降低血压的作用。包括二氢吡啶类钙通道阻滞药(如硝苯地平、苯磺酸左旋氨氯地平等)和非二氢吡啶类钙通道阻滞药(维拉帕米、地尔硫䓬)。二氢吡啶类钙通道阻滞药尤其适用于老年高血压、单纯收缩期高血压、伴稳定型心绞痛、冠状动脉或颈动脉粥样硬化及周围血管病患者。

(2)血管紧张素转化酶抑制剂(ACEI):主要通过抑制血管紧张素转化酶阻断肾素-血管紧张素系统发挥降压作用。代表药物有依那普利、贝那普利等。尤其适用于伴慢性心力衰竭、心肌梗死后伴心功能不全、心房颤动预防、糖尿病肾病、非糖尿病肾病、代谢综合征、蛋白尿或微量白蛋白尿患者。

(3)血管紧张素Ⅱ受体拮抗剂(ARB):阻断血管紧张素Ⅱ型受体,发挥降压作用。代表药物有氯沙坦、缬沙坦等。尤其适用于伴左心室肥厚、心力衰竭、心房颤动预防、糖尿病肾病、冠心病、代谢综合征、微量白蛋白尿或蛋白尿患者,以及不能耐受 ACEI 的患者。

(4)利尿剂:通过利钠排水、降低高血容量负荷发挥降压作用。主要包括噻嗪类利尿剂、袢利尿剂、保钾利尿剂与醛固酮受体拮抗剂等几类。主要用于降压的利尿剂为噻嗪类利尿剂,代表药物有氢氯噻嗪和吲达帕胺。此类药物尤其适用于老年和高龄老年高血压、单纯收缩期高血压或伴心力衰竭患者,也是难治性高血压的基础药物之一。

(5)β受体拮抗剂:主要通过抑制过度激活的交感神经活性、抑制心肌收缩力、减慢心率发挥降压作用。代表药物有美托洛尔、比索洛尔、卡维地洛等。尤其适用于伴快速型心律失常、冠心病、慢性心力衰竭、交感神经活性增高以及高动力状态的高血压患者。

(6)α受体拮抗剂:不作为一般高血压治疗的首选药。代表药物有哌唑嗪和特拉唑嗪,适用于高血压伴前列腺增生患者,也用于难治性高血压患者的治疗。

(7)肾素抑制剂:为一类新型降压药,其代表药物有阿利吉仑,可显著降低高血压患者的血压水平,但对心、脑血管事件的影响尚待大规模临床试验的评估。

(8)药物联合应用:适用于 2 级以上高血压,或单药控制不好的高血压患者。我国临床主要推荐应用的优化联合治疗方案是:CCB+ARB;CCB+ACEI;ARB+噻嗪类利尿剂;ACEI+噻嗪类利尿剂;CCB+噻嗪类利尿剂;CCB+β受体拮抗剂。

2. 不良反应处理

(1)老年人在大剂量药物治疗时容易出现直立性低血压,建议平卧位,补盐水处理。

(2)服用利尿剂出现低血钾乏力(血钾 < 3.5mmol/L),建议补充钾盐或口服氯化钾。

(3)使用 ACEI 时出现严重干咳,建议减量或停药及换药。

(4)服用 CCB 出现明显的水肿,建议 CCB 联合 ACEI 或小剂量利尿剂,不能耐受者停药。

(5)使用 β受体拮抗剂引起严重心率过缓,建议减量或停药及换药。

3. 降压药漏服处理的一般原则 降压药通常是在早上 8~9 时、下午 3~4 时服用,通常不主张在临睡前服用。如果忘记服药,因长效还是短效药而异。长效降压药由于半衰期较长,每日只需服用 1 次,在服药后的 48 小时甚至 72 小时内,血液中的药物还能维持一定浓度,即使连续两三日漏服,血压也可被控制在一定范围内,因此一般不必加服,下次按时间服用即可。但是如果漏服时间超过 72 小时,并且血压升幅较大,则应加服一次短效降压药,之后按正常周期服药。漏服短效降压药往往会造成血压升高,尤其在白天,紧张的生活、工作节奏影响下,血压波动较大。若漏服时间大于两次用药间隔的一半,须立即补服,并适当推迟下次服药时间。夜间人体活动趋于缓慢,血压也较为平稳,漏服后则不一定要补服,除非血压有大波动。

四、常用药物与用药交代

(一)利尿剂

呋 塞 米
(Furosemide)

【适应证】

1. 水肿性疾病包括充血性心力衰竭、肝硬化、肾脏疾病(肾炎、肾病及各种原因所致的急慢性肾衰竭),与其他药物合用治疗急性肺水肿和急性脑水肿等。

2. 高血压。

3. 预防急性肾衰竭。

4. 高钾血症及高钙血症。

5. 稀释性低钠血症(尤其是当血钠浓度低于 120mmol/L 时)。

6. 抗利尿激素分泌过多症(SIADH)。

7. 急性药物、毒物中毒,如巴比妥类药物中毒等。

【药师知识储备】

1. **用法用量** 片剂,白天口服,尽量避免睡前服药。**成人**:水肿性疾病,起始剂量为口服 20~40mg,每日 1 次,最大剂量虽可达每日 600mg,但一般应控制在 100mg 以内,分 2~3 次服用。高血压,起始剂量为每日 40~80mg,分 2 次服用,并酌情调整剂量。高钙血症,每日口服 80~120mg,分 1~3 次服用。**小儿**:水肿性疾病,起始 2mg/kg,口服,必要时每 4~6 小时追加 1~2mg/kg。新生儿应延长用药间隔。

2. **特殊人群用药及注意事项** **妊娠期妇女**:不建议妊娠期使用,除非用于治疗心力衰竭引起的肺水肿。考虑到妊娠期接受治疗导致新生儿体重偏大,用药期间应监测胎儿生长。已知胎盘灌注明显不足或血液浓缩的妊娠期妇女禁用利尿剂。**哺乳期妇女**:尚不能明确乳汁中药品是否对婴儿产生影响,呋塞米可能抑制泌乳,哺乳期妇女慎用。**儿童**:本品在新生儿中的半衰期明显延长,故新生儿用药间隔应延长。**老年人**:应用本品时发生低血压、电解质紊乱、血栓形成和肾功能损害的机会增多。

3. **重要相互作用**

(1)两性霉素 B、头孢素、氨基糖苷类等抗生素:合用增加肾毒性和耳毒性。

(2)抗组胺药物:合用时增加耳毒性,易出现耳鸣、头晕、眩晕。

(3)肾上腺糖/盐皮质激素、促肾上腺皮质激素及雌激素:合用能降低本品的利尿作用,并增加电解质紊乱尤其是低钾血症。

(4)非甾体抗炎药:合用能降低本品的利尿作用,增加肾损害,这与非甾体抗炎药抑制前列腺素合成,减少肾血流量有关。

（5）洋地黄毒苷:合用时应慎防因低钾血症引起的副作用,监测血钾。

（6）治疗痛风药物:合用时本品可使尿酸排泄减少,血尿酸升高,故与治疗痛风的药物合用时,后者的剂量应作适当调整。

（7）多巴胺:合用时利尿作用加强。

（8）巴比妥类药物、麻醉药:合用易引起直立性低血压。

（9）含酒精制剂:合用能增强本品的利尿和降压作用。

4. **不良反应**　**常见**　内分泌:电解质紊乱如稀释性低钠血症、低钙血症、低钾血症、低氯血症、低氯性碱中毒、高尿酸血症、高血糖症以及与此有关的口渴、乏力、肌肉酸痛、心律失常等。心血管:直立性低血压、休克。**少见**　消化:胃肠道反应(恶心、呕吐、腹痛、腹泻)、胰腺炎。耳:耳毒性如耳鸣、听力障碍,多为暂时性的,少数为不可逆。肝脏:肝功能损害。皮肤:光敏感、皮疹。神经:头痛、头晕、指(趾)感觉异常。泌尿:肾结石、肾功能损伤。眼部:视物模糊、黄视症。其他:过敏反应(皮疹、间质性肾炎、甚至心搏骤停)、肌肉强直等。**严重**　皮肤:中毒性表皮坏死松解症。血液:骨髓抑制、粒细胞减少、血小板减少性紫癜、再生障碍性贫血。

5. **禁忌证**　对本品及噻嗪类利尿剂或其他磺胺类药物过敏者;低钾血症、肝性脑病、超量服用洋地黄者。

【患者用药交代】

1. 尽量避免睡前服药;不得擅自增加剂量、服药频次;避免饮酒。

2. 警惕发生电解质紊乱,应监测电解质水平。

3. 警惕发生低血压,应监测血压水平。

4. 高尿酸血症者慎用本品,需监测尿酸水平。

5. 用药期间监测尿量及体重变化、尿素氮及肌酐水平。

6. 在运动出汗较多或发生腹泻、呕吐的情况下应尽可能多饮水。

7. 用药期间出现浑身乏力、恶心呕吐、头痛嗜睡、食欲缺乏、腹胀、便秘及心悸等不适,请咨询医师或药师。

托 拉 塞 米
(Torasemide)

【适应证】

1. 原发性高血压。

2. 因充血性心力衰竭引起的水肿。

【药师知识储备】

1. **用法用量**　片剂,口服,每日早晨以少量液体送服。**原发性高血压**:初始剂量为每次 2.5mg,每日 1 次,若在 4~6 周内降压效果不佳,剂量可增至每次 10mg,每日 1 次。**因充血性心力衰竭引起的水肿**:初始剂量为每次 5mg,每日 1 次,可根据患者反应情况调整剂量,每日最大剂量一般不应超过 20mg。**慢性肾衰竭**:初始剂量为每次 20mg,每日 1 次,最大剂量不超过 200mg/d。**肝脏疾病**:初始剂量为每次 5~10mg,每日 1 次。

2. **特殊人群用药及注意事项**　**妊娠期妇女**:除非治疗心力衰竭引起的肺水肿,不建议妊娠期使用。胎盘灌注明显不足或血液浓缩的妊娠期妇女禁用利尿剂。**哺乳期妇女**:婴儿风险不能排除,哺乳期妇女慎用。**儿童**:尚无安全性和有效性资料。**老年人**:无须特殊调整。

3. **重要相互作用**

(1)强心苷(如地高辛):合用时托拉塞米引起的钾缺乏可以增强强心苷(如地高辛)的不良反应,密切监测血钾、血镁,必要时药物补钾。

(2)非甾体抗炎药(如吲哚美辛)、丙磺舒:合用可降低其利尿和降压作用。

(3)氨基糖苷类抗生素(如卡那霉素、庆大霉素、妥布霉素)、铂衍生物和头孢菌素:合用增加耳毒性和肾毒性效应,特别是大剂量托拉塞米治疗时。

(4)华法林:合用会增加国际标准化比值(INR)。

(5)氟康唑:氟康唑因半衰期长,停用后因酶抑制剂作用持续4~5日,合用增加托拉塞米的浓度和毒性,故避免合用。

(6)沙丁胺醇:合用可能增加低钾风险和心电图(ECG)改变,尤其是β受体激动剂超过推荐剂量。合用期间监测血钾。

(7)胺碘酮:合用可能增加托拉塞米的血药浓度。

4. **不良反应** 常见 内分泌:电解质紊乱如低钾血症、低氯血症、低氯性碱中毒、低钠血症、低钙血症、高尿酸血症、高血糖,以及与此有关的口渴、乏力、肌肉酸痛、心律失常等。心血管:低血压。神经:头痛、眩晕、虚弱、疲乏等。消化:胃肠道反应(如食欲缺乏、胃痛、恶心、呕吐、腹泻或便秘)等。肌肉骨骼:肌肉痉挛、关节及肌肉痛。罕见 心血管:房颤、胸痛、心电图异常等。血液:低血容量、血栓形成。肝脏:肝功能异常。肾脏:排尿过多、阳痿、肾前性氮血症。皮肤:瘙痒、皮疹、光过敏。其他:肢体感觉异常、视觉障碍。快速静脉注射或口服,可见耳鸣和听力下降(通常可恢复)。严重 皮肤反应(中毒性表皮坏死松解症)。

5. **禁忌证** 肾衰竭无尿期;肝性昏迷前期或昏迷;已知对托拉塞米或磺酰脲类过敏的患者;低血压;血容量不足;低钠血症,低钾血症;严重排尿障碍(如前列腺肥大)。

【患者用药交代】

1. 不得擅自增加剂量和服药频次。

2. 警惕发生电解质紊乱,应监测电解质水平。

3. 警惕发生低血压,应监测血压水平。

4. 高尿酸血症者慎用本品,需监测尿酸水平。

5. 用药期间监测尿量及体重变化、尿素氮及肌酐水平。

布 美 他 尼
(Bumetanide)

【适应证】

1. 水肿性疾病包括充血性心力衰竭、肝硬化、肾脏疾病、急性肺水肿和急性脑水肿等。

2. 高血压。

3. 预防急性肾衰竭,用于各种原因导致的肾脏血流灌注不足。

4. 高钾血症及高钙血症。

5. 稀释性低钠血症(尤其是当血钠浓度低于120mmol/L时)。

6. 抗利尿激素分泌过多症(SIADH)。

7. 急性药物、毒物中毒,如巴比妥类药物中毒等。

8. 对某些呋塞米无效的病例仍可能有效。

【药师知识储备】

1. **用法用量** 片剂,白天口服,尽量避免睡前服药。水肿性疾病或高血压,一般0.5~2mg/d。必要时每隔2~3小时重复。最大剂量为每日10mg。

2. **特殊人群用药及注意事项**　**妊娠期妇女**:不建议妊娠期使用袢利尿剂,除非必要时治疗心力衰竭引起的肺水肿。已知胎盘灌注明显不足或血液浓缩的妊娠期妇女禁用利尿剂。**哺乳期妇女**:婴儿风险不能排除,哺乳期妇女慎用。**儿童**:18 岁以下患者用药的安全性及有效性尚未确立。**老年人**:应用本品时发生低血压、电解质紊乱、血栓形成和肾功能损害的机会增多。

3. **重要相互作用**

(1)链霉素、庆大霉素、阿米卡星:合用增加肾功能受损、内耳功能障碍患者的耳毒性,需监测肾功能及听力。

(2)洋地黄毒苷:合用可致低钾血症,增加心律失常风险。

(3)非甾体抗炎药:合用能降低本品的利尿作用,增加肾损害,这与非甾体抗炎药抑制前列腺素合成、减少肾血流量有关。

4. **不良反应**　**常见**　心血管:低血压。内分泌:高尿酸血症、低血氯、低血钾、低钠血症、低钙血症、低氯性碱中毒及高血糖症。消化:恶心等胃肠道反应。骨骼肌肉:痉挛。神经:头晕,头痛。泌尿系统:氮质血症。**罕见**　血液:血小板减少。肝脏:肝功能损害。耳部:耳毒性如耳鸣、听力障碍。神经:脑病。其他:休克、大剂量可发生结肠黏膜及肌肉疼痛。**严重**　皮肤:Stevens-Johnson 综合征,中毒性表皮坏死松解症。

5. **禁忌证**　对本品及噻嗪类利尿剂或其他磺胺类药物过敏者;妊娠期妇女。

【患者用药交代】

1. 尽量避免睡前服药;不得擅自增加剂量和服药频次。

2. 建议适当增加高钾饮食(如橙子、香蕉),防止低血钾。

3. 警惕发生电解质紊乱,应监测电解质水平。

4. 服药期间应监测血压水平,警惕发生低血压。

5. 高尿酸血症者慎用本品,需监测尿酸水平。

6. 用药期间监测尿量及体重变化、尿素氮及肌酐水平。

氢 氯 噻 嗪

(Hydrochlorothiazide)

【适应证】

1. 水肿性疾病。常见的包括充血性心力衰竭、肝硬化腹水、肾病综合征、急慢性肾炎水肿、慢性肾衰竭早期、肾上腺皮质激素和雌激素治疗所致的钠水潴留。

2. 高血压。

3. 中枢性或肾性尿崩症。

4. 肾石症,主要用于预防含钙盐成分形成的结石。

【药师知识储备】

1. **用法用量**　片剂,白天口服。**成人**:水肿性疾病,每次 25~200mg,每日 1~2 次,或隔日治疗,或每周连服 3~5 日。高血压,每次 25~100mg,分 1~2 次服用,氢氯噻嗪具有天花板效应,最大剂量为 100mg/d。**小儿**:每日 1~2mg/kg 或 30~60mg/m^2,分 1~2 次服用,并按疗效调整剂量。小于 6 个月的婴儿剂量可达每日 3mg/kg。

2. **特殊人群用药及注意事项**　**妊娠期妇女**:可用于疾病导致的水肿,但已知胎盘灌注明显不足或血液浓缩的妊娠期妇女禁用。**哺乳期妇女**:避免用于哺乳期妇女。氢氯噻嗪分泌至乳汁,考虑到药品对婴儿的潜在危害,权衡药品对母亲的重要性,停药或停止哺乳。**儿童**:慎用于有黄疸的婴儿,因本类药物可使血胆红素升高。**老年人**:应用本类药物较易发生低血压、电解质紊乱和肾功能损害。噻嗪类利尿剂在患者肌酐清除率<25ml/min 时应禁用。

3. 重要相互作用

（1）甲氨蝶呤、环磷酰胺：合用增加骨髓抑制毒性，需密切监测。

（2）洋地黄类药物、胺碘酮：合用时应慎防因低钾血症引起的副作用。

（3）肾上腺皮质激素、促肾上腺皮质激素、雌激素、两性霉素 B：合用能降低本品的利尿作用，增加电解质紊乱风险，尤其是低钾血症。

（4）非甾体抗炎药：尤其是吲哚美辛，合用能降低本品的利尿作用，这与非甾体抗炎药抑制前列腺素合成有关。

（5）考来烯胺：合用能减少胃肠道对本品的吸收，故应在口服考来烯胺 1 小时前或 4 小时后服用本品。

（6）多巴胺：合用时利尿作用加强。

（7）抗凝药：合用时抗凝作用减弱，主要是由于利尿后机体血浆容量下降，血中凝血因子水平升高，加上利尿使肝脏血液供应改善，合成凝血因子增多。

（8）卡马西平：合用增加低钠血症风险，应监测电解质。

4. **不良反应** 常见 内分泌：稀释性低钠血症、高钙血症、高血糖、低钾血症、低镁血症、低磷血症、高尿酸血症。心血管：低血压。**罕见** 皮肤：光毒性反应、皮疹、荨麻疹等。血液：白细胞减少或缺乏症，血小板减少性紫癜等。**严重** 心血管：心律失常。皮肤：Stevens-Johnson 综合征，中毒性表皮坏死松解症。消化：胰腺炎。肝脏：胆汁淤积性黄疸综合征、胆囊炎。眼部：闭角型青光眼，近视（急性短暂性）。泌尿：肾衰竭、肾功能受损。

5. **禁忌证** 高尿酸血症者、磺胺类过敏者、对本品过敏者、严重肾功能不全者。

【患者用药交代】

1. 不得擅自增加剂量和服药频次。建议增加高钾饮食（如橙子、香蕉），防止低血钾。

2. 在运动出汗较多或发生腹泻、呕吐的情况下应尽可能多饮水。

3. 警惕发生电解质紊乱，应监测电解质水平。

4. 警惕发生低血压，应监测血压水平。

5. 有痛风病史者慎用，高尿酸血症者禁用本品，需监测尿酸水平。

6. 用药期间监测尿量及体重变化、尿素氮及肌酐水平。

7. 利尿剂导致体重减轻不应超过 1kg/d。

吲 达 帕 胺
（Indapamide）

【适应证】

1. 高血压。

2. 体液潴留。

【药师知识储备】

1. **用法用量** 早晨口服，缓释片用水整片吞服且不要嚼碎。**普通片**：起始剂量为每次 1.25mg，每日 1 次，早晨服药；可增加至 5mg/d。**缓释片**：每次 1.5mg，每日 1 次。

2. **特殊人群用药及注意事项** **妊娠期妇女**：可用于治疗妊娠疾病导致的水肿，但禁用于胎盘灌注显著减少或严重血液浓缩患者。必要时可选甲基多巴、硝苯地平、阿替洛尔及吲哚洛尔作为替代药品。**哺乳期妇女**：婴儿风险不能排除，哺乳期妇女慎用。**儿童**：安全性和有效性尚未确立。**老年人**：对降压作用与电解质改变较敏感，应用时需注意监测。**其他**：肝功能不全者，噻嗪及其相关类利尿剂引起肝性脑病的风险增加。肾功能不全者，成年人血肌酐高于 25mg/L（220μmol/L）时，慎用噻嗪及其相关类利尿剂。

3. 重要相互作用

(1)锂:合用增加血锂浓度和毒性(虚弱、震颤、极度口渴、意识模糊),应监测血锂的血清浓度,必要时锂剂减量。

(2)洋地黄类药物:合用时低钾血症易于诱发洋地黄类药物的毒性作用,应监测血钾、心电图。

(3)与以下药物合用:Ia类抗心律失常药、Ⅲ类抗心律失常药、吩噻嗪类、苯甲酰胺类(舒必利、硫必利)、丁酰苯类(氟哌利多、氟哌啶醇)、咪唑斯汀、司帕沙星、莫西沙星,增加室性心律失常的危险性,尤其是引起扭转型室速,在合用之前应监测低钾血症,必要时应纠正。

(4)非甾体抗炎药:合用可能会降低本品利尿和降压作用。

(5)二甲双胍:合用增加二甲双胍引起乳酸性酸中毒的危险。血肌酐水平在男性超过15mg/L(135μmol/L)、在女性超过12mg/L(110μmol/L)时,不要应用二甲双胍。

(6)碘造影剂:合用增加急性肾衰竭的危险,需合用时必须先进行补液治疗。

4. 不良反应 **常见** 内分泌:电解质紊乱如稀释性低钠血症、高钙血症、高血糖、高尿酸血症、低镁血症、低磷血症、低钾血症(3%~7%)。骨骼肌:痉挛。神经:虚弱、眩晕(≥5%)、头痛(≥5%)、嗜睡、麻木。其他:过敏反应(皮疹、荨麻疹)、疲乏、不适。**严重** 皮肤:Stevens-Johnson综合征,中毒性表皮坏死松解症。血液:粒细胞缺乏症、再生障碍性贫血。肝胆:肝炎、胆囊炎。消化:胰腺炎。

5. 禁忌证 对磺胺过敏者;严重肾功能不全;肝性脑病或严重肝功能不全;低钾血症;缓释片含有乳糖,禁用于先天性半乳糖血症、葡萄糖/半乳糖吸收不良或乳糖酶缺乏的患者。

【患者用药交代】

1. 早晨口服,缓释片用水整片吞服且不要嚼碎或压碎服用。

2. 不得擅自增加剂量和服药频次。

3. 警惕发生电解质紊乱,应监测电解质水平。

4. 警惕发生低血压,应监测血压水平。

5. 高尿酸血症者慎用本品,需监测尿酸水平。

6. 建议高钾饮食(如橙子、香蕉),防止低血钾。

螺 内 酯

(Spironolactone)

【适应证】

1. 水肿性疾病。

2. **高血压** 作为治疗高血压的辅助药物。

3. **原发性醛固酮增多症** 可用于此病的诊断和治疗。

4. **低钾血症的预防** 与噻嗪类利尿剂合用,增强利尿效应和预防低钾血症。

【超说明书用途】

1. **用于多囊卵巢综合征所致多毛症的治疗** Micromedex成人推荐级别Ⅱb。

2. **用于痤疮治疗** Micromedex成人推荐级别Ⅱb。

3. **超剂量用于治疗腹水** Micromedex成人推荐级别Ⅱa。

4. **用于治疗慢性心力衰竭** Micromedex成人推荐级别Ⅱa。

【药师知识储备】

1. **用法用量** 片剂,早晨服药。可与食物同服或饭后立即口服。**成人**:水肿性疾病,每日40~120mg,分2~4次服用,至少连服5日。高血压,开始每日40~80mg,分次服用,至少2周。原发性醛固酮增多症，术前每日100~400mg，分2~4次服用。不宜手术的患者，则选用较小剂量维持。诊断原发性醛固酮增多症，长期试验，每日400mg，分2~4次，连续3~4周。短期试验，每日400mg，分2~4次服用，连续4日。老年人对本品较敏感，开始用量宜偏小。小儿：水肿性疾病，新生儿0.5~1mg/kg，每8小时给药1次；儿童开始每日1~3mg/kg，单次或分2~4次服用，连服5日后酌情调整剂量。最大剂量为每日3~9mg/kg。

2. 特殊人群用药及注意事项　**妊娠期妇女**：不建议妊娠期妇女使用，已知胎盘灌注明显不足或血液浓缩的妊娠期妇女禁用。**哺乳期妇女**：美国Micromedex哺乳期分级，婴儿风险极小。世界卫生组织哺乳期分级，可以哺乳。**儿童**：见上"小儿用药"。**老年人**：易发生高钾血症及利尿过度。

3. 重要相互作用

(1) 氨苯蝶啶：合用导致高钾血症，禁止合用。

(2) 复方磺胺甲噁唑：合用增加高血钾风险，避免在老年患者中合用，若必须合用需监测血钾。

(3) 含钾药物、库存血(含钾30mmol/L，如库存10日以上含钾高达65mmol/L)、ACEI、ARB和环孢素等：合用增加高钾血症的发生机会。

(4) 地高辛：合用减少地高辛的肾小管排泄，增加地高辛浓度，建议适当减少地高辛剂量并密切监测患者是否出现中毒症状。

(5) 非甾体抗炎药：尤其与吲哚美辛合用可致利尿作用降低，高血钾及肾毒性增加等，合用时应监测利尿效果、血钾、血压和肾功能。

(6) 肾上腺皮质激素：尤其是较强盐皮质激素作用者，合用时促肾上腺皮质激素能减弱本品的利尿作用，而拮抗本品的潴钾作用。

(7) 肾毒性药物：合用肾毒性增加。

(8) 甘珀酸钠、甘草类制剂：其具有醛固酮样作用，合用可降低本品的利尿作用。

(9) 雌激素：合用能引起水钠潴留，从而减弱本品的利尿作用。

(10) 多巴胺：合用加强本品的利尿作用。

4. 不良反应　**常见**　内分泌：男性乳房发育、女性乳房胀痛、高钾血症、低钠血症。消化：腹泻、恶心和呕吐。神经：嗜睡、头痛。生殖系统：月经紊乱、阳痿、性功能下降。中枢神经系统：行走不协调。**严重及罕见**　皮肤：Stevens-Johnson综合征，中毒性表皮坏死松解症。内分泌：乳腺癌、代谢性酸中毒。消化：胃出血、胃炎。血液：粒细胞缺乏症、血小板减少。免疫：药品超敏反应综合征，系统性红斑狼疮。肾脏：暂时性血浆肌酐、尿素氮升高。

5. 禁忌证　高钾血症患者(血钾高于5.0mmol/L)；肾功能不全患者〔血肌酐高于176.8μmol/L(女性)、221.0μmol/L(男性)〕。

【患者用药交代】

1. 建议饭后即刻服用，避免饮酒及服用含酒精制剂。

2. 不得擅自增加剂量和服药频次。

3. 用药期间应监测血钾和肾功能、心电图。

4. 警惕发生电解质紊乱，应监测电解质水平。

5. 警惕发生低血压，应监测血压水平。

6. 用药期间可能会出现男性乳房化、女性乳房胀痛、声音变粗、毛发增多、月经失调及高血钾等不适，请咨询医师或药师。

常用利尿剂的对比见表1-3。

表1-3 常用利尿剂对比

类型	药品名称（英文名称）	常用剂量	利尿效果	主要作用机制	主要不良反应	主要禁忌
强效利尿剂	呋塞米（Furosemide）	口服20～40mg，每日2～3次，最大剂量可达日600mg	口服30～60分钟显效，一般持续4小时	主要作用于髓袢升支髓质部，抑制氯及钠转运	低钾血症；耳神经损伤；高尿酸血症及高血糖	肾衰竭的无尿期；肝性脑病；低钠、低钾血症；磺胺类药物过敏者
	托拉塞米（Torasemide）	口服5～10mg，每日1次，最大剂量可达每日200mg	口服30～60分钟显效，一般持续4小时。利尿效果强于呋塞米，弱于布美他尼	主要作用于髓袢升支髓质部和皮质部，及远曲小管，抑制氯、钠转运	类似呋塞米，但失钾程度轻，对尿酸、血糖、血脂影响小	肾衰竭的无尿期；肝性脑病；磺胺类药物过敏者；严重肝低钠、低钾血症；严重排尿障碍（如前列腺肥大）
	布美他尼（Bumetanide）	口服0.5～1mg，每日1～3次	口服30分钟起效，维持4～6小时，效果相当于呋塞米的40倍	主要作用于髓袢升支髓质部，抑制氯钠转运	同呋塞米，不良反应低，大剂量可发生结肠黏膜及肌肉疼痛	妊娠期，磺胺类药敏者
中效利尿剂	氢氯噻嗪（Hydrochlo-rothiazide）	口服25～50mg，每日1～2次	口服2小时起效，作用维持12～24小时	主要作用于髓袢升支皮质部，抑制氯、钠的重吸收	低钾血症，血糖升高，高尿酸血症	高尿酸血症，磺胺类药物过敏，严重肾功能不全者
	吲达帕胺（Indapamide）	口服2.5mg，每日1次	口服2～3小时起效，$t_{1/2}$ 13小时，利尿效果是氢氯噻嗪强10倍	同氢氯噻嗪，其特点为在肾功能损害时大部分从胆汁排泄，可用于慢性肾衰竭	低钾血症，不良反应较噻嗪类轻	磺胺类药物过敏，严重肝肾功能不全，肝胆功能同时损害者
低效利尿剂	螺内酯（Spironolactone）	口服20～40mg，每日3次	用药数日后才能达到最大效果	醛固酮的拮抗剂，抑制醛固酮促进K^+-Na^+交换作用，可使钠和氯排出增多	头痛，嗜睡，精神混乱，运动失调，乳腺分泌增加；可引起高血钾，肾衰竭	高钾血症，肾功能不全
	氨苯蝶啶（Triamterene）	口服50～100mg，每日3次	口服2小时起效，作用维持12～16小时	作用于远端肾小管，抑制K^+-Na^+交换，使钠和氯排出增多	易出现酸中毒，高钾血症；偶有嗜酸性粒细胞增多	高钾血症，严重肝肾功能不全者

11

（二）钙通道阻滞药

硝 苯 地 平

（Nifedipine）

【适应证】

各种类型的高血压及心绞痛。

【超说明书用途】

1. 口服或舌下含服治疗早产　Micromedex 成人推荐级别Ⅲ。

2. 用于妊娠高血压综合征的治疗　Micromedex 成人推荐级别Ⅱb。

【药师知识储备】

1. 用法用量　空腹口服。

（1）普通片：应从小剂量开始。一般初始剂量为每次 10mg，每日 3 次；常用的维持剂量为每次 10~20mg，每日 3 次，最大剂量不宜超过 120mg/d；如果病情紧急，可嚼碎服或舌下含服，每次 10mg。

（2）缓释片：整片吞服，不得掰开、压碎和咀嚼。每次 10~20mg，每日 2 次。极量，每次 40mg，120mg/d。

（3）控释片：①高血压，初始剂量为 30mg/d，维持剂量为 30~60mg/d，每日 1 次，最大剂量为 90mg/d；②慢性稳定型心绞痛，首次剂量为 30~60mg/d，每日 1 次，最大剂量为 120mg/d；③变异型心绞痛，初始剂量为 30mg/d 或 60mg/d，每日 1 次，最大剂量为 120mg/d。以 7 日或 14 日为周期调整药品剂量。

2. 特殊人群用药及注意事项　**妊娠期妇女**：慎用。**哺乳期妇女**：对婴儿影响小，可以哺乳。**儿童**：无相关资料。**老年人**：应从最低剂量开始服用，注意调整剂量。

3. 重要相互作用

（1）洋地黄：合用可能增加洋地黄血药浓度。

（2）氯吡格雷：合用会降低抗血小板效果和增加血栓的风险。

（3）芬太尼：合用可能导致严重的低血压。

（4）他克莫司：合用会增加他克莫司的血药浓度。

（5）地尔硫䓬：合用可能增加硝苯地平的毒性（头痛、外周水肿、低血压和心动过速）。

（6）氟康唑：合用会增加硝苯地平的血药浓度，从而增加低血压风险。

（7）葡萄柚汁：合用会增加硝苯地平的血药浓度。

（8）双香豆素类、苯妥英钠、奎尼丁、奎宁、华法林等蛋白结合率高的药物：合用时使这些药物的游离浓度常发生改变。

（9）西咪替丁：合用会增加本品的血药峰浓度。

4. 不良反应　**常见**　心血管：低血压（5%）、心悸（7%）、外周水肿（7%~29%）。皮肤：脸红（4%~25%）。消化：恶心（10%）。神经：头晕（4%~10%）、头痛（19%~23%）。呼吸：咳嗽、呼吸困难。精神：焦虑、紧张。**严重**　心血管：心肌梗死（4%）、室性心律失常（<0.5%）。消化：消化道梗阻、消化性溃疡。血液：再生障碍性贫血。

5. 禁忌证　对硝苯地平过敏的患者。

【患者用药交代】

1. 缓释片应整片吞服，不得掰开、咀嚼、压碎。控释制剂药片可能会出现在粪便中，这属于正常现象，不必惊慌。

2. 应长期服药,不能随意停药;不得擅自调整剂量,每日规律服用。

3. 定期监测血压,警惕发生低血压。

4. 用药期间出现面部潮红、心悸、踝部水肿等不适,请咨询医师或药师。

5. 严重主动脉瓣狭窄、肝肾功能不全患者慎用。

氨 氯 地 平
(Amlodipine)

【适应证】

1. 高血压。

2. **冠心病(CAD)**　慢性稳定型心绞痛的对症治疗;确诊或可疑的血管痉挛性心绞痛的治疗;经血管造影证实为冠心病,但射血分数≥40%且无心力衰竭患者的治疗。

【药师知识储备】

1. **用法用量**　片剂,清晨空腹口服。**成人:**①高血压,初始剂量为 5mg,每日 1 次,最大剂量为 10mg,每日 1 次;身材小、虚弱、老年或伴肝功能不全患者,初始剂量为 2.5mg,每日 1 次。②慢性稳定型或血管痉挛性心绞痛,推荐剂量为 5~10mg,每日 1 次。**儿童:**6~17 岁高血压治疗剂量为 2.5~5mg,每日 1 次。

2. **特殊人群用药及注意事项**　**妊娠期妇女:**权衡利弊后使用。**哺乳期妇女:**尚不知本品能否通过乳汁分泌,服药的哺乳期妇女应中止哺乳。**儿童:**尚无儿童高血压患者每日应用本品 5mg 以上剂量和 6 岁以下患者血压影响资料的研究。**老年人:**剂量选择应谨慎,宜从小剂量开始。**其他:**①可能发生症状性低血压,尤其是在严重的主动脉狭窄患者中;②极少数患者,特别是伴有严重冠状动脉阻塞性疾病的患者,在开始服用或增加剂量时,可出现心绞痛恶化或发生急性心肌梗死;③本品通过肝脏代谢,故有肝功能障碍者应慎用;④本品透析不能清除。

3. **重要相互作用**

(1)辛伐他汀:氨氯地平与辛伐他汀均为 CYP3A4 的底物,合用会增加辛伐他汀血药浓度、肌病和横纹肌溶解风险。如需合用,辛伐他汀的剂量应限制在 20mg/d 以下。

(2)多潘立酮:氨氯地平与多潘立酮均为 CYP3A4 的底物,合用会增加多潘立酮的暴露,增加 Q-T 间期延长的风险。合用时多潘立酮应从最低剂量谨慎地逐渐加量。一旦出现头晕、心悸、晕厥等反应立刻停用多潘立酮。

(3)氯吡格雷:合用会降低抗血小板疗效,增加血栓风险。合用应监测氯吡格雷的疗效。

(4)伊马替尼:合用会增加伊马替尼的毒性反应(恶心、水肿等),监测血细胞计数和转氨酶水平。避免合用。

(5)地尔硫䓬:合用会增加氨氯地平血药浓度。如果必须合用,需监测低血压及水肿症状。

(6)伊曲康唑、氟康唑等 CYP3A4 强抑制剂:合用会增加氨氯地平的血药浓度和不良反应。如需合用,监测水肿和低血压等症状。

(7)环孢素:与氨氯地平同服时可能导致环孢素血药浓度升高。

4. **不良反应**　**常见**　心血管:外周水肿(2%~17.4%)。皮肤:脸红(3.9%~6.9%)。消化:消化不良(0.5%~3.9%)。神经:头痛(10.6%~14.7%)。呼吸:上呼吸道感染(0.7%~3.9%)。**严重**　心血管:心绞痛,低血压(<0.5%),心肌梗死,心动过速。神经:脑卒中。

5. **禁忌证**　对氨氯地平过敏的患者。

【患者用药交代】

1. 最好清晨空腹服药,不得随意调整用量;应长期服药,不能随意停药。

2. 警惕发生低血压,应监测血压。

3. 用药期间出现面部潮红、心悸、踝部水肿等不适,请咨询医师或药师。

左旋氨氯地平

（Levamlodipine）

【适应证】

1. 高血压。

2. 心绞痛。

【药师知识储备】

1. **用法用量** 片剂,清晨空腹口服,应从小剂量开始。高血压和心绞痛:初始剂量为 5mg,每日 1 次;瘦小者、体质虚弱者、老年患者或肝功能受损者从 2.5mg,每日 1 次起始;最大可增至 10mg,每日 1 次。本品与其他降压药物合用时不需调整剂量。用药剂量调整周期为 7~14 日。心绞痛:推荐剂量为 5~10mg,每日 1 次。

2. **特殊人群用药及注意事项** **妊娠期妇女:**对妊娠期妇女用药缺乏相应的研究资料,权衡利弊后使用。**哺乳期妇女:**尚不知本品能否通过乳汁分泌,服药的哺乳期妇女应中止哺乳。**儿童:**儿童的安全性和有效性尚未确定。**老年人:**可用正常剂量,但开始宜用较小剂量。**其他:**①肝功能受损患者慎用;②肾功能损害患者可以采用正常剂量;③本品不被透析清除。

3. **重要相互作用**

(1)锂:合用可引起神经中毒,出现恶心、呕吐、腹泻、共济失调、震颤和/或麻木。

(2)麻醉药:吸入烃类与本品合用可引起低血压。

(3)非甾体抗炎药:尤其吲哚美辛与本品合用可减弱本品的降压作用。

(4)雌激素:合用可引起体液潴留而增高血压。

(5)磺吡酮:合用可增加本品的蛋白结合率,产生血药浓度变化。

(6)舌下硝酸甘油和长效硝酸酯制剂:合用加强抗心绞痛效应。停药时应逐渐减量。

4. **不良反应** **常见** **心血管:**外周水肿、心悸。消化:消化不良、恶心、腹痛。神经:头晕、失眠。呼吸:呼吸困难。皮肤:脸红、瘙痒、皮疹。全身系统:疲劳、无力、肌肉痉挛。**严重** 心血管:心绞痛,低血压,心肌梗死,心动过速。

5. **禁忌证** 对二氢吡啶类钙通道阻滞药过敏的患者。

【患者用药交代】

1. 最好清晨空腹服药,应长期服药,不能随意停药。

2. 定期监测血压,警惕发生低血压。

3. 用药期间出现面部潮红、心悸、踝部水肿等不适,请咨询医师或药师。

拉 西 地 平

（Lacidipine）

【适应证】

高血压。

【药师知识储备】

1. **用法用量** 片剂,早晨饭前饭后均可口服,从小剂量开始。**成人:**起始剂量为 4mg,每日 1 次,3~4 周可增加至 6mg 或 8mg,每日 1 次。肝病患者初始剂量为 2mg,每日 1 次。

2. 特殊人群用药及注意事项 **妊娠期妇女**:尚无用于妊娠期妇女的安全性数据,应权衡利弊后使用。本品有引起子宫肌肉松弛的可能性,临娩妇女应慎用。**哺乳期妇女**:本品可分泌入乳汁,对婴儿影响未知。哺乳期妇女应权衡利弊后使用。**儿童**:尚无经验。**老年人**:初始剂量为 2mg,每日 1 次,必要时可增至 4mg 及 6mg,每日 1 次。**其他**:①肝功能不全者需减量或慎用,因其生物利用度可能增加,而加强降压作用;②本品不经肾脏排泄,肾病患者无须调整剂量;③窦房结活动不正常者和心脏储备较弱患者应谨慎使用。

3. 重要相互作用

(1)西咪替丁:合用可使本品血药浓度增高。

(2)地高辛:合用可使地高辛峰值水平增加 17%,对 24 小时平均地高辛水平无影响。

(3)普萘洛尔:合用可轻度增加两者药-时曲线下面积(AUC)。

4. 不良反应 **常见** 心血管:外周水肿、心悸。皮肤:脸红。消化:消化不良。神经:头痛、眩晕。呼吸:上呼吸道感染。**罕见** 心血管:低血压、心动过速。其他:牙龈肿大、牙龈增生、无力、皮疹(包括红斑和瘙痒)。**严重** 心血管:心绞痛、心肌梗死。神经:脑卒中。

5. 禁忌证 对本品中任何成分过敏的患者;严重主动脉瓣狭窄的患者。

【患者用药交代】

1. 最好清晨空腹服药,应长期服药,不能随意停药。

2. 定期监测血压,警惕发生低血压。

3. 用药期间出现面部潮红、心悸、踝部水肿等不适,请咨询医师或药师。

非 洛 地 平
(Felodipine)

【适应证】

1. 高血压。

2. 稳定型心绞痛。

【药师知识储备】

1. **用法用量** 缓释片,空腹口服,应整片吞服,勿掰开、咬碎或咀嚼。**高血压**:初始剂量为每日 5mg,每日 1 次,剂量调整间隔不少于 2 周,维持剂量为每日 5mg 或 10mg,每日 1 次。**心绞痛**:初始剂量为每日 5mg,每日 1 次,维持剂量为 5mg 或 10mg,每日 1 次。

2. **特殊人群用药及注意事项** **妊娠期妇女**:妊娠期妇女权衡利弊后使用,备孕妇女应停止使用。**哺乳期妇女**:安全有效性证据不足,哺乳期禁用。如必须使用,应停止哺乳。**儿童**:安全性和有效性尚未确定。**老年人**:65 岁以上患者建议起始剂量为 2.5mg,每日 1 次。**其他**:①主动脉瓣狭窄、肝损害、严重肾功能损害(Ccr<30ml/min)、急性心肌梗死后心衰者慎用;②低血压患者慎用;③肝功能损害的患者,建议起始剂量为 2.5mg,每日 1 次;④肾功能不全患者一般不需要调整剂量。

3. **重要相互作用**

(1)胺碘酮:合用会增加心动过速、房室传导阻滞和窦性停搏的风险,对患有窦房结综合征或房室传导阻滞的患者避免合用。

(2)阿扎那韦:合用会增加心脏毒性风险(P-R 间期延长),需监测心电图。

(3)细胞色素 P450 诱导剂(如卡马西平、苯妥英钠、苯巴比妥、利福平、利福喷丁和圣约翰草等):通过诱导 P450 而增加非洛地平代谢,必要时可增加非洛地平的剂量。

(4)强 CYP3A4 抑制剂(如伊曲康唑、氟康唑、大环内酯类抗生素、HIV 蛋白酶抑制剂等):非洛地平是 CYP3A4 的底物,合用会增加非洛地平的血药浓度。

(5)葡萄柚汁:其抑制 CYP3A4,合用增加本品血药浓度,应避免合用。

(6)他克莫司:合用可能使他克莫司的血药浓度升高。合用时应监测他克莫司的血药浓度。

(7)环孢素:合用可使非洛地平血药浓度增加 150%。

(8)西咪替丁:合用可使非洛地平的 C_{max} 和 AUC 均增加约 55%。

4. 不良反应 **常见** 心血管:外周水肿(2%~17.4%)。皮肤:脸红(3.9%~6.9%)。消化:消化不良(0.5%~3.9%)。神经:头痛(10.6%~14.7%)。呼吸:上呼吸道感染(0.7%~3.9%)。**罕见** 牙龈肿大、牙龈增生。**严重** 心血管:心绞痛、低血压(<0.5%)、心肌梗死、心动过速。神经:脑卒中。

5. 禁忌证 失代偿性心衰;急性心肌梗死;妊娠期妇女;不稳定型心绞痛患者;本品含有乳糖,半乳糖不耐受、乳糖酶缺乏、葡萄糖/半乳糖吸收不良患者禁用;对非洛地平及本品中任一成分过敏者。

【患者用药交代】

1. 空腹口服,缓释制剂应整片吞服,勿掰开、咬碎或咀嚼。

2. 应长期规律服药,不能随意停药。

3. 定期监测血压,警惕发生低血压。

4. 定期监测心率,出现面部潮红、心悸、踝部水肿等不适,请咨询医师或药师。

5. 保持良好的口腔卫生可减少牙龈增生的发生率和严重性。

乐 卡 地 平
(Lercanidipine)

【适应证】

轻、中度原发性高血压。

【药师知识储备】

1. **用法用量** 片剂,餐前 15 分钟口服。推荐剂量为每次 10mg,每日 1 次,根据患者的个体反应可增至每次 20mg。

2. **特殊人群用药及注意事项** **妊娠期妇女**:禁用,备孕妇女服用本品须采取避孕措施。**哺乳期妇女**:乐卡地平具有高亲脂性,乳汁中可能会有分布,因此哺乳期妇女不能服用本品。**儿童**:18 岁以下患者不得服用。**老年人**:无须做特别的剂量调整,但在治疗开始时应予以关注。**其他**:①病态窦房结综合征患者(无安装起搏器),应用时应密切观察;②缺血性心脏病患者应用可能会增加心血管风险;③心绞痛患者应用可能增加其发作频率、持续时间或严重程度;④轻到中度肝或肾功能异常患者在开始本品治疗时应谨慎。不推荐在肝功能重度损害或者重度肾功能不全(Ccr<30ml/min)的患者中应用乐卡地平。

3. **重要相互作用**

(1)CYP3A4 酶抑制剂和诱导剂(如苯妥英钠、卡马西平、利福平等):乐卡地平经 CYP3A4 酶代谢,合用影响本品的代谢和清除。

(2)CYP3A4 酶底物(如特非那定、阿司咪唑、胺碘酮、奎尼丁):合用应谨慎。

(3)地高辛:合用应监测地高辛中毒的临床征象。

(4)辛伐他汀:合用增加辛伐他汀的血药浓度,如需合用,应间隔给药,如早上服用乐卡地平,晚上服用辛伐他汀。

(5)环孢素:合用使乐卡地平和环孢素的血药浓度均增加,避免合用。

(6)柚子汁:合用后提高乐卡地平的血药浓度而增强降压作用,避免合用。

(7)美托洛尔:合用会降低乐卡地平的生物利用度 50%,美托洛尔的生物利用度无明显变化。同时服用需要调整剂量。

(8)西咪替丁:合用可能增加乐卡地平的生物利用度而增强降压作用,大剂量西咪替丁合用本品需谨慎。

(9)含酒精制剂:合用可能会增加本品的血管扩张作用。

4. 不良反应 常见 心血管:低血压、外周性水肿、心动过速、心悸、面色潮红。消化:恶心、呕吐。神经:头痛。**罕见** 心血管:心肌缺血、心绞痛。肝脏:可逆的血清肝转氨酶升高。**其他** 牙龈增生,尿频。

5. 禁忌证 对乐卡地平、任何二氢吡啶类或者任何药物赋形剂过敏者;妊娠期与哺乳期患者;有生育可能的妇女,除非采取了有效避孕方式;左室流出道梗阻;未治疗的充血性心衰;不稳定型心绞痛;重度肝、肾功能损害;心肌梗死 1 个月内。每片药物含 30mg 乳糖,因此不能应用于 Lapp 乳糖酶不足、半乳糖血症或者葡萄糖/半乳糖吸收不良患者。

【患者用药交代】

1. 餐前 15 分钟口服;不得擅自增加剂量和服药频次,应长期服药,不能随意停药;避免与柚子汁同服;避免饮酒或含酒精的饮料。

2. 警惕发生低血压,应监测血压。

3. 用药期间出现面部潮红、心悸、踝部水肿等不适,应咨询医师或药师。

贝 尼 地 平
（Benidipine）

【适应证】

原发性高血压。

【药师知识储备】

1. **用法用量** 片剂,早饭后口服,由低剂量开始。**成人**:每次 2~4mg,每日 1 次。可增至每次 8mg,每日 1 次。重症高血压患者应每次 4~8mg,每日 1 次。

2. **特殊人群用药及注意事项 妊娠期妇女**:权衡利弊后使用。**哺乳期妇女**:本品及其代谢物可分泌进入乳汁,对婴儿影响未知,应用本品最好不授乳或停用本品。**儿童**:有效性和安全性尚未得到最终验证。**老年人**:应从小剂量(2mg/d)开始,慎重给药。**其他**:①血压过低、严重肝功能损害、高龄患者慎重用药;②本品的蛋白结合率高,透析无法清除。

3. **重要相互作用**

(1)地高辛:抑制肾小管的地高辛分泌,使血中地高辛浓度上升,有可能引起洋地黄中毒。

(2)西咪替丁:抑制肝微粒体的钙通道阻滞药代谢酶,同时降低胃酸,增加药物吸收,使本品血药浓度升高,降压作用增强。

(3)利福平:利福平诱导肝脏的药物代谢酶,可降低本品的血药浓度,使降压作用减弱。

4. **不良反应 常见** 心血管:低血压、外周性水肿、心悸(0.5%)。皮肤:颜面潮红(0.5%)。消化:恶心、呕吐。神经:头痛(0.4%)。**严重** 心血管:心肌缺血。肝脏:肝功能损害、黄疸(频度不明)。

5. **禁忌证** 对本品过敏者;心源性休克患者。

【患者用药交代】

1. 过量可能导致严重低血压,不得擅自增加剂量和服药频次;应长期服药,不能随意停药;避免同服柚子汁,饮酒或含酒精制剂。

2. 定期监测血压,警惕发生低血压。

3. 用药期间出现面部潮红、心悸、踝部水肿等不适,请咨询医师或药师。

4. 降压作用会引起眩晕等,因此从事高空作业、驾驶车辆等具有危险性的机械操作时应予以注意。

尼 卡 地 平
（Nicardipine）

【适应证】

高血压、劳累性心绞痛。

【药师知识储备】

1. **用法用量** 空腹服用,缓释片或胶囊应整片或整粒服用,不要咀嚼、压碎或掰开。**高血压**:①普通片,起始剂量为每次 20mg,每日 3 次,可随反应调整剂量至每次 40mg,每日 3 次。增加剂量前至少连续给药 3 日以上;维持剂量为每次 20~40mg,每日 3 次。②缓释胶囊,每次 40mg,每日 2 次。③缓释片,每次 10mg,每日 1 次。**慢性稳定型心绞痛**:普通片,起始剂量为每次 20mg,每日 3 次,维持剂量为每次 20~40mg,每日 3 次,增加剂量前至少连续给药 3 日以上。

2. **特殊人群用药及注意事项** **妊娠期妇女**:慎用。**哺乳期妇女**:本品及其代谢物可分泌进入乳汁,对婴儿影响未知,应用本品最好不授乳或停用本品。**儿童**:有效性和安全性尚未得到最终验证。**老年人**:用药与中青年人相同。**其他**:①肝肾功能障碍、低血压、青光眼患者慎用本品,肝功能不全患者宜从低剂量(每次 20mg,每日 2 次)开始治疗;②充血性心力衰竭患者慎用,特别是在与 β 受体拮抗剂合用时。

3. **重要相互作用**

(1)阿扎那韦:合用会增加心脏毒性风险(P-R 间期延长),需监测心电图。

(2)胺碘酮:合用会增加心动过速、房室传导阻滞和窦性停搏的风险,对窦房结综合征或房室传导阻滞患者避免合用。

(3)氯吡格雷:合用会降低抗血小板效应和增加血栓发生的风险。需要监测患者氯吡格雷的作用,并加用西洛他唑降低这种潜在的风险。

(4)阿普唑仑:合用可能会增加阿普唑仑的生物利用度和药效。合用时监测阿普唑仑的不良反应,包括嗜睡、疲乏、恶心、呕吐、腹泻或便秘。

(5)环孢素:合用使环孢素血药浓度升高,需密切监测环孢素血药浓度。

(6)西咪替丁:合用可增加本品血药浓度。

(7)地高辛:合用未见地高辛血药浓度升高,但需测定地高辛血药浓度。

(8)氟康唑:合用导致本品血药浓度上升和毒性增加,如需合用,降低本品剂量。

(9)利福喷丁:合用会降低本品降压作用。

4. **不良反应** **常见** **心血管**:低血压(5.6%)、外周性水肿(5.9%)、心律失常(3.5%)。**消化**:恶心(1.9%~4.9%)、呕吐(0.6%~4.9%)。**神经**:头痛(6.2%~14.6%)。**严重** **心血管**:心肌缺血。**肝脏**:急性肝炎。

5. **禁忌证** 对本品有过敏反应者;重度主动脉狭窄患者;颅内出血尚未完全止血的患者;脑卒中急性期颅内压增高的患者。

【患者用药交代】

1. 空腹服用,缓释片或胶囊应整片或整粒服用,不要咀嚼、压碎或掰开。

2. 不得擅自增加剂量和服药频次,应长期服药,不能随意停药。

3. 定期监测血压,警惕发生低血压。

4. 用药期间出现面部潮红、心悸、踝部水肿等不良反应及其他不适,请咨询医师或药师。

5. 急性脑梗死和脑缺血患者应用本品须谨慎,以防发生低血压。

尼 群 地 平
(Nitrendipine)

【适应证】

高血压。

【药师知识储备】

1. **用法用量** 片剂,早饭后口服。**成人**:常用剂量,开始每次 10mg,每日 1 次,以后可根据情况调整为每次 20mg,每日 2 次。

2. **特殊人群用药及注意事项** **妊娠期妇女**:药品对胎儿的影响未知,故应用须权衡利弊。**哺乳期妇女**:药品对婴儿的影响未知,应用本品最好不授乳或停用本品。**儿童**:有效性和安全性尚不明确。**老年人**:宜减量使用。**其他**:①肝功能不全时血药浓度可增高,肾功能不全时对药动学影响小。②严重冠状动脉狭窄患者,在服用此药或者增加剂量期间,心绞痛或心肌梗死的发生率增加,故服用本品期间需定期作心电图。

3. **重要相互作用**

(1)地高辛:初次使用、调整剂量或停用本品时应监测地高辛的血药浓度,以防地高辛过量或不足。

(2)胺碘酮:合用会增加心动过速、房室传导阻滞和窦性停搏的风险,对患有窦房结综合征或房室传导阻滞的患者避免合用。

(3)β 受体拮抗剂:绝大多数患者合用此药可增强降压作用,并可减轻本品降压后发生的心动过速;个别患者有可能诱发和加重体循环低血压、心力衰竭和心绞痛。

(4)阿司匹林:合用增加胃肠道出血的风险,监测胃肠道出血症状(如无力、恶心和便血)。

(5)西咪替丁:西咪替丁可抑制肝细胞色素 P450 酶,建议两者合用时注意药物剂量的调整。

4. **不良反应** **常见** 心血管:低血压、心绞痛发作、足踝部水肿等。皮肤:面部潮红、皮疹(甚至剥脱性皮炎)等。神经:头痛、头晕。**少见** 血液:血碱性磷酸酶增高。**严重** 内分泌:血脂异常。消化系统:药品引发的牙龈增生、恶心、呕吐等。肝脏:肝毒性。肾脏:多尿症等。

5. **禁忌证** 对本品过敏及严重主动脉瓣狭窄的患者。

【患者用药交代】

1. 不得擅自增加剂量和服药频次,应长期服药,不能随意停药。

2. 警惕发生低血压,应监测血压。

3. 用药期间出现面部潮红、心悸、踝部水肿等不适,请咨询医师或药师。

维 拉 帕 米
(Verapamil)

【适应证】

1. **心绞痛** 变异型心绞痛;不稳定型心绞痛;慢性稳定型心绞痛。

2. **心律失常** 与地高辛合用控制慢性心房颤动和或心房扑动时的心室率;预防阵发性室上性心动过速的反复发作。

3. 原发性高血压。

【药师知识储备】

1. **用法用量** 餐中或餐后口服。缓释片应整片吞服,不要压碎、掰开或咀嚼。**成人,普通片**:①心绞痛,一般剂量为每次 80~120mg,每日 3 次。肝功能不全者及老年人的安全剂量为每次 40mg,每日 3 次。②心律失常,慢性心房颤动服用洋地黄治疗的患者,每日总量为 240~320mg,分 3 次或 4 次给药。预防阵发性室上性心动过速(未服用洋地黄的患者)成人的每日总量为 240~480mg,每日 3~4 次。③高血压,初始剂量为 80mg/d,分 3 次服用;目前尚无证据表明单日剂量高于 360mg 疗效会增强,最高剂量为 480mg/d。④预防偏头痛,80mg/d,每日 3~4 次。**缓释片**:高血压,成人,起始剂量为 180mg/d,每日 1 次。老年人或体型瘦小者,120mg/d,每日 1 次,最高剂量为 480mg/d,每 12 小时 1 次。儿童,普通片:年龄 1~5 岁,每日 4~8mg/kg,每日 3 次;或每隔 8 小时口服。缓释片:①房扑和房颤,4~10mg/(kg·d),每日 3 次;②高血压,初始剂量为 3mg/d,每日 3 次,最高剂量为 8mg/(kg·d)至 480mg/d;③室上性心动过速,1~3mg/kg,每日 3 次。

2. **特殊人群用药及注意事项** **妊娠期妇女**:仅用于明确需要且利大于对胎儿危害的妊娠期妇女。**哺乳期妇女**:维拉帕米可分泌入乳汁,服用维拉帕米期间应中断哺乳。**儿童**:18 岁以下儿童的安全性和疗效尚未确定。**老年人**:老年患者常见肝、肾功能不全,应从低剂量起始。**其他**:①轻度心功能不全患者,使用前需使用洋地黄类或利尿剂控制临床症状。②肝功能损害患者慎用。严重肝功能不全时只需服用正常剂量的 30%。③肾功能损害患者慎用。④血液透析不能清除维拉帕米。

3. **重要相互作用**

(1)辛伐他汀:合用增加辛伐他汀浓度,增加肌病或横纹肌溶解的风险,如果必须合用,辛伐他汀的剂量不得超过 10mg/d,监测肌酸激酶(CK)水平,如果 CK 水平大幅增加或诊断出肌病或横纹肌溶解则需停药。

(2)地高辛:合用增加地高辛血药浓度 50%~75%,需减少地高辛和洋地黄的剂量。

(3)胺碘酮:合用可能增加心脏毒性。

(4)伊曲康唑、克拉霉素:合用增加维拉帕米的血药浓度和不良反应。

(5)乙醇:合用增加血中乙醇浓度,可能延长乙醇的毒性作用。

(6)苯巴比妥、乙内酰脲、维生素 D、磺吡酮和异烟肼:合用降低维拉帕米的血药浓度。

(7)β 受体拮抗剂:合用增强对房室传导的抑制作用。

(8)环磷酰胺、长春新碱、丙卡巴肼、泼尼松、长春碱酰胺、多柔比星、顺铂等细胞毒性药物:合用减少维拉帕米的吸收。

(9)西咪替丁:合用提高维拉帕米的生物利用度。

4. **不良反应** **常见** **心血管**:外周水肿(2.1%)、低血压(2.5%)、心悸、心动过速、窦性心动过缓,Ⅰ度、Ⅱ度或Ⅲ度房室传导阻滞,充血性心力衰竭(1.8%)。皮肤:面色潮红、皮疹(1.2%)。消化:便秘(7.3%)、恶心(2.7%)。神经:眩晕、轻度头痛(3.5%)。**罕见** 转氨酶升高,伴或不伴碱性磷酸酶和胆红素升高,溢乳,牙龈增生,非梗阻性麻痹性肠梗阻等。**严重** **心血管**:房室传导阻滞、心肌梗死。呼吸:肺水肿。

5. **禁忌证** 已知对盐酸维拉帕米过敏的患者;严重左心室功能不全(肺楔压>20mmHg或射血分数<30%);低血压(收缩压<90mmHg)或心源性休克;病态窦房结综合征(已安装

并行使功能的心脏起搏器患者除外）；Ⅱ度或Ⅲ度房室传导阻滞（已安装并行使功能的心脏起搏器患者除外）；心房扑动或心房颤动患者合并房室旁路通道；中至重度心力衰竭的患者；已接受β受体拮抗剂的患者。

【患者用药交代】

1. 不得擅自增加剂量和服药频次。

2. 警惕发生低血压和心率过缓，应监测血压和心率。

3. 用药期间出现面部潮红、心悸等不良反应及其他不适，请咨询医师或药师。

4. 可引起转氨酶增高，应定期监测肝功能。

地 尔 硫 草
（Diltiazem）

【适应证】

1. 冠状动脉痉挛引起的心绞痛和劳力型心绞痛。

2. 高血压。

3. 肥厚型心肌病。

【药师知识储备】

1. **用法用量**　普通片剂饭前和睡前服用。缓释片或缓释胶囊清晨空腹服用，应整片吞服，不要压碎、掰开或咀嚼。**普通片**：①高血压，120~240mg/d，分 3~4 次；②心绞痛，每次 30~60mg，每日 3~4 次，最大剂量为 360mg/d；③心律失常，每次 30~60mg，每日 4 次。**缓释片**：每次 90~180mg，每日 1 次。**缓释胶囊**：①高血压，初始剂量为 120~240mg/d，每日 1 次，最大剂量 360mg/d（中国）、480mg/d（美国）；②心绞痛，初始剂量为 120mg/d，常规剂量为 120~480mg/d，每日 1 次。

2. **特殊人群用药及注意事项**　**妊娠期妇女**：应用本品须权衡利弊。**哺乳期妇女**：本品可经过乳汁排出，其浓度接近血药浓度，如哺乳期妇女确有必要应用本品，须暂停哺乳。**儿童**：安全性和有效性尚未确定。**老年人**：起始用药时剂量应减半。

3. **重要相互作用**

（1）辛伐他汀、阿托伐他汀：合用会引起辛伐他汀和阿托伐他汀血药浓度增加，增加肌病和横纹肌溶解的风险。如必须合用，辛伐他汀剂量不超过 10mg/d，地尔硫草剂量不超过 240mg/d。需监测肌病或横纹肌溶解（肌痛、无力）及肌酸激酶水平。

（2）红霉素：合用导致心脏毒性增加（Q-T 间期延长、室性心动过速和心搏骤停），避免合用。如合用，应定期监测 Q-T 间期水平。

（3）地高辛：合用可能使地高辛血药浓度增加 20%，需监测地高辛血药浓度。

（4）甲泼尼龙：合用增加甲泼尼龙血药浓度，增强肾上腺皮质的抑制作用。长期服用甲泼尼龙的患者，出现激素类不良反应则需降低甲泼尼龙的剂量。

（5）β受体拮抗剂：合用增加低血压、心动过缓和 AV 传导干扰的风险。如需合用，需监测心脏功能和血压，尤其是心力衰竭倾向的患者。合用需要调整药品剂量。

（6）西咪替丁：西咪替丁抑制细胞色素 P450 氧化酶而影响本品首关代谢，合用明显增加本品血药浓度峰值及药-时曲线下面积。

（7）卡马西平、苯妥英钠：合用可能增加卡马西平、苯妥英钠的不良反应，需监测卡马西平、苯妥英钠的血药浓度。

（8）环孢素：合用可能导致环孢素毒性增加（肾衰竭、胆汁淤积和感觉异常），需监测环孢素血药浓度和调整剂量。

（9）塞来昔布:合用可能导致血压控制失衡,应监测血压。

（10）三唑仑和咪达唑仑:合用可能明显增加三唑仑和咪达唑仑血浆峰浓度及延长其消除半衰期。

（11）利福平:合用可能明显降低本品血药浓度及疗效。

4. 不良反应 常见 心血管:心动过速(1.7%~3.6%)、外周水肿(4.6%~8%)。消化:恶心。皮肤:皮疹。神经:头晕(3.5%~6.4%)、头痛(4.6%)。呼吸:咳嗽(2%)。其他:疲乏(4.8%)。**严重** 心血管:充血性心力衰竭(<2%)、心脏传导阻滞、心肌梗死。肝脏:肝毒性。

5. 禁忌证 病态窦房结综合征未安装起搏器者;Ⅱ度或Ⅲ度房室传导阻滞未安装起搏器者;收缩压低于12kPa(90mmHg);对本品过敏者;急性心肌梗死或肺充血者。

【患者用药交代】

1. 不得擅自增加剂量和服药频次。

2. 警惕发生低血压和心率过缓,应监测血压和心率。

3. 用药期间监测心衰症状(如呼吸困难、水肿等现象),若出现面部潮红、外周水肿、心悸等不适,请咨询医师或药师。

4. 长期给药应定期监测肝、肾功能,肝、肾功能受损者应谨慎应用。

常用钙通道阻滞药(CCB)对比见表1-4。

表1-4 常用钙通道阻滞药(CCB)对比

类型	药品名称 （英文名称）	达峰时间/h	半衰期/h	代谢途径	血管/心脏选择性
二氢吡啶类	硝苯地平控释片 （Nifedipine Controlled Release Tablets）	首剂达峰时间为 6~12h, 连续服药血 药浓度波动小	1.7~3.4	CYP3A4 代谢、 CYP2C9 抑制剂	14:1
	氨氯地平 （Amlodipine）	6~12	45	CYP3A4 代谢	不详
	左旋氨氯地平 （Levamlodipine）	6~12	35~50	CYP3A4 代谢	不详
	拉西地平 （Lacidipine）	0.5~1.5	13~19	CYP3A4 代谢	不详
	非洛地平 （Felodipine）	2.5~5	11~14	CYP3A4 代谢	118:1
	贝尼地平 （Benidipine）	0.8~1.1	0.9~1.7	CYP3A4 代谢	不详
	尼群地平 （Nitrendipine）	1~2	6.3	CYP3A4 代谢	不详
	乐卡地平 （Lercanidipine）	1.5~3	8~10	CYP3A4 代谢	不详
	尼卡地平 （Nicardipine）	30~60min	0.75~2	CYP3A4 代谢、 CYP2C9 抑制剂	不详

续表

类型	药品名称 （英文名称）	达峰时间/h	半衰期/h	代谢途径	血管/心脏选择性
非二氢 吡啶类	地尔硫䓬 （Diltiazem）	1~2	4~5	CYP3A4 强抑制剂	7∶1
	地尔硫䓬缓释片 （Diltiazem Sustained- release Tablets）	6~11	5~7		
	维拉帕米缓释片 （Verapamil Sustained- release Tablets）	5~7	4~7	CYP3A4 强抑制剂	1∶1

（三）血管紧张素转化酶抑制剂

卡 托 普 利
（Captopril）

【适应证】

1. 原发性高血压。

2. 心力衰竭。

【药师知识储备】

1. **用法用量** 片剂,本品吸收受食物的影响,宜餐前 1 小时口服。**成人:**常用量,初始剂量为 12.5mg,每日 2~3 次,根据血压控制情况逐渐增至 50mg,每日 2~3 次,处于低钠、低血容量,而血压正常或偏低的患者,初始剂量宜用 6.25mg,每日 3 次。

2. **特殊人群用药及注意事项** **妊娠期妇女:**在妊娠头 3 个月使用 ACEI 可能使婴儿出生缺陷风险升高,在妊娠后 6 个月可能影响胎儿发育。不推荐妊娠期妇女使用。**哺乳期妇女:**本品可排入乳汁,其浓度约为母体血药浓度的 1%,哺乳期妇女应用必须权衡利弊。**小儿常用量:**降压与治疗心力衰竭,开始均为 0.3mg/kg,每日 3 次,必要时,每隔 8~24 小时增加 0.3mg/kg,以达最低有效量。**儿童:**仅限于其他降压治疗无效者。**老年人:**老年人须酌减用量,用药期间应监测肾功能和血钾。**其他:**①服用 ACEI 同时接受针对膜翅目昆虫毒素脱敏治疗的患者可能发生致命的过敏样反应,及时中断 ACEI 的使用可以避免发生上述反应;②使用高通透性膜透析或葡聚糖硫酸酯吸附进行低密度脂蛋白分离术治疗的患者,在服用 ACEI 时可能有过敏样反应;③患有血管胶原疾病的患者(特别是如果该疾病和肾功能受损相关时)可能发生粒细胞减少,应定期检查白细胞计数;④一旦出现黄疸或肝酶的明显升高,应停用 ACEI 并对患者进行监测;⑤肾功能受损者慎用;⑥ACEI 可能致持续性咳嗽,如发生必须考虑进行咳嗽的鉴别诊断;⑦对高血压患者的评价应包括开始治疗前及治疗中对肾功能的检测;⑧本品可引起尿丙酮检查假阳性。

3. **重要相互作用**

（1）ARB:合用可能会导致不良反应的风险增加(如低血压、晕厥、高血钾、肾功能变化、急性肾衰竭)。

（2）硫唑嘌呤:合用可能导致骨髓抑制。

（3）阿替普酶:合用增加口舌部血管神经性水肿风险,合用时密切监测,一旦发生血管神经性水肿,停用阿替普酶并立即治疗。

（4）保钾利尿剂：如与螺内酯、氨苯蝶啶、阿米洛利合用可能引起血钾过高。

（5）干扰素 α-2a：合用可能导致血液学异常（粒细胞减少，血小板减少），应监测全血细胞计数。

（6）锂剂：合用可能使血清锂水平升高而出现毒性。

（7）非甾体抗炎药（NASIDs）：合用可能导致降压作用减弱。

（8）影响交感神经活性的药物（神经节拮抗剂或肾上腺能神经拮抗剂）以及 β 受体拮抗剂：合用引起降压作用加强，应警惕。

4. 不良反应　**常见**　心脏：心悸、直立性低血压。皮肤：皮疹、瘙痒、光敏反应。呼吸系统：咳嗽、上呼吸道感染症状。胃肠道：味觉迟钝。**少见**　泌尿系统：蛋白尿。神经系统：头痛、眩晕。血管：皮肤潮红。心脏：心率快而不齐。**严重**　血液：白细胞与粒细胞减少。**其他**　血管神经性水肿。

5. 禁忌证　对本品过敏者；血管神经性水肿病史者；妊娠期；双侧肾动脉狭窄；高血钾。

【患者用药交代】

1. 应从小剂量开始使用，刚开始使用时应监测血压。

2. 如出现干咳或声音嘶哑等症状，可能与药物有关，应及时就医。

3. 定期检查血钾水平和肾功能。

依 那 普 利
（Enalapril）

【适应证】

1. 原发性高血压。

2. 肾血管性高血压。

3. 心力衰竭。

4. 预防症状性心衰。

5. 预防左心室功能不全患者冠状动脉缺血事件。

【药师知识储备】

1. 用法用量　片剂，口服。本品吸收不受食物影响，餐前、餐中或餐后服用均可。**原发性高血压**：初始剂量为 10mg，每日 1 次。最大剂量为 40mg，每日 1 次。与利尿剂联用治疗高血压时，在开始服用 2~3 日前应停用利尿剂治疗或初始剂量为 5mg，每日 1 次，根据患者需要对剂量加以调整。**肾血管性高血压**：初始剂量为 5mg，每日 1 次，维持剂量为 20mg，每日 1 次。**心力衰竭/无症状性左心室功能不全**：起始剂量为 2.5mg，每日 1 次。应根据患者的耐受情况将剂量逐渐增加到常用 20mg 的维持量，每日 1~2 次。

2. 特殊人群用药及注意事项　**妊娠期妇女**：妊娠头 3 个月使用 ACEI 可能使婴儿出生缺陷风险升高，在妊娠后 6 个月可能影响胎儿发育。不推荐妊娠期妇女使用。如果查明已怀孕，除非挽救母亲生命必需，否则应立即停药。**哺乳期妇女**：本品少量排入乳汁，哺乳期妇女应用必须权衡利弊。**儿童**：高血压，≥1 岁，0.08mg/kg（最大起始剂量为 5mg），每日 1 次，根据患儿反应性加量，最大剂量为每日 0.58mg/kg 或 40mg。GFR≤30ml/（min·1.73m²），不推荐使用。**其他**：①肾功能不全，肌酐清除率≤30ml/min 时起始剂量为 2.5mg，每日 1 次，最大剂量为每日 40mg；②血液透析：透析日为 2.5mg，每日 1 次；非透析日根据患者血压调整剂量；③服用 ACEI 同时接受针对膜翅目昆虫毒素脱敏治疗的患者可能发生致命的过敏样反应，及时中断 ACEI 的使用可以避免发生上述反应；④使用高通透性膜透析或葡聚糖硫酸酯吸附进行低密度脂蛋白分离术治疗的患者,在服用 ACEI 时可能有过敏样反应;⑤患有血管胶原疾病的患者(特别是如果该疾病和肾功能受损相关时)可能发生粒细胞减少,应定期检查白细胞计数;⑥一旦出现黄疸或肝酶的明显升高,应停用 ACEI 并对患者进行监测;⑦ACEI 可致持续性咳嗽,如发生必须考虑进行咳嗽的鉴别诊断;⑧对高血压患者的评价应包括开始治疗前及治疗中对肾功能的检测。

3. **重要相互作用**

(1)ARB:合用可致不良反应增加,如低血压、晕厥、高血钾、急性肾衰竭等。

(2)含钾制剂或保钾利尿剂:合用可能引起血钾升高。

(3)硫唑嘌呤:合用可能导致骨髓抑制。

(4)干扰素 α-2a:合用可能导致血液学异常(粒细胞减少,血小板减少),监测全血细胞计数。

(5)非甾体抗炎药物(NSAIDs):合用 ACEI 的降压疗效会被降低。同时增加肾脏损害和高钾血症的风险。

(6)别嘌醇:合用可能导致过敏反应(Stevens-Johnson 综合征、皮疹、冠脉过敏痉挛等)。

4. **不良反应** **常见** 内分泌:高钾血症(1%~3.8%)。神经系统疾病:头晕(4.3%~7.9%)。肾脏:血清尿素氮增高(0.2%~11%),血清肌酐增高(0.2%~11%)。其他:疲劳。**严重** 心脏系统:心悸、直立性低血压。消化:肠道血管神经性水肿。血液:粒细胞缺乏症。肝脏:肝毒性、肝衰竭。免疫:过敏性反应。肾脏:急性肾衰竭。

5. **禁忌证** 对本品过敏者;血管神经性水肿(奎根水肿)病史者;妊娠期;双侧肾动脉狭窄;高血钾。

【患者用药交代】

1. 应从小剂量开始用,刚开始使用时应监测血压。

2. 如出现干咳或声音嘶哑等症状,可能与药物有关,应及时就医。

3. 定期作白细胞计数和肾功能测定。

贝 那 普 利
(Benazepril)

【适应证】

1. 原发性高血压。

2. 充血性心力衰竭。

3. 作为对洋地黄和/或利尿剂反应不佳的充血性心力衰竭患者(NYHA 分级 Ⅱ~Ⅳ)的辅助治疗。

【超说明书用途】

贝那普利用于儿童紫癜性肾病的治疗,美国 Micromedex 成人推荐等级 Ⅱa。

【药师知识储备】

1. **用法用量** 片剂,本品的吸收受食物影响,宜餐前 1 小时口服。**原发性高血压**:初始剂量为 10mg,每日 1 次,最大推荐剂量为 40mg,每日 1~2 次。**充血性心力衰竭**:初始剂量为 2.5mg,每日 1 次,根据患者情况调整至每日 20mg,每日 1 次。**进行性慢性肾功能不全(CRI)**:推荐剂量为 10mg,每日 1 次。

2. **特殊人群用药及注意事项** **妊娠期妇女**:在妊娠头 3 个月使用 ACEI 可能使婴儿出生缺陷风险升高,在妊娠后 6 个月可能影响胎儿发育。不推荐妊娠期妇女使用。**哺乳期妇女**:乳汁分泌极少,但仍不推荐哺乳期妇女使用。**儿童**:尚无资料。**老年人**:和成年人一样。

其他:①服用 ACEI 同时接受针对膜翅目昆虫毒素脱敏治疗的患者可能发生致命的过敏样反应,及时中断 ACEI 的使用可以避免发生上述反应;②使用高通透性膜透析或葡聚糖硫酸酯吸附进行低密度脂蛋白分离术治疗的患者,在服用 ACEI 时可能有过敏样反应,应更换相关材料透析;③患有血管胶原疾病的患者(特别是如果该疾病和肾功能受损相关时)可能发生粒细胞减少,应定期检查白细胞计数;④一旦出现黄疸或肝酶的明显升高,应停用 ACEI 并对患者进行监测;⑤肾功能受损患者慎用;⑥ACEI 可能致持续性咳嗽,如果发生应注意咳嗽的鉴别诊断;⑦高血压患者开始治疗前及治疗中应检测肾功能。

3. 重要相互作用

(1)ARB:合用可能会导致不良反应的风险增加(如低血压、晕厥、高血钾、肾功能变化、急性肾衰竭)。

(2)硫唑嘌呤:合用可能导致骨髓抑制。

(3)阿替普酶:合用增加口舌部血管神经性水肿风险。

(4)二肽基肽酶-Ⅳ抑制剂:合用可能增加血管神经性水肿的风险。

(5)锂:合用可能增加锂中毒的风险。

(6)含钾药品或保钾利尿剂:合用可能会导致血清钾显著升高。

(7)非甾体抗炎药(NSAIDs):合用使 ACEI 降压疗效降低,同时增加肾脏损害和高钾血症的风险。

(8)利尿剂:合用可能导致血压过低。

(9)降糖药:合用可能发生低血糖。

(10)促红细胞生成素:合用可能使患者对促红细胞生成素的反应降低。

(11)金剂:合用有罕见的亚硝酸盐样反应(包括面红、恶心、呕吐及血压过低)。

(12)丙磺舒:合用可能增加 ACEI 的降压作用。

(13)麻醉药和镇痛药:合用可能增强麻醉药和镇痛药的降血压作用。

4. 不良反应　常见　神经:头痛、眩晕。心脏:心悸、直立性低血压。血管:皮肤潮红。呼吸:咳嗽、上呼吸道感染症状。胃肠道:胃肠功能紊乱。皮肤:皮疹、瘙痒。免疫:光敏反应。泌尿系统:尿频。其他:疲劳。严重　泌尿:肾功能损害。

5. 禁忌证　对本品过敏者;血管神经性水肿病史者;妊娠期;双侧肾动脉狭窄;高血钾。

【患者用药交代】

1. 应从小剂量开始用,刚开始使用时应监测血压。

2. 如出现干咳或声音嘶哑等症状,可能与药物有关,应及时就医。

3. 定期检查血钾水平和肾功能。

咪 达 普 利
(Imidapril)

【适应证】

1. 原发性高血压。

2. 肾实质性病变所致继发性高血压。

【药师知识储备】

1. **用法用量**　片剂,口服。一般成人剂量为 5~10mg,每日 1 次。严重高血压或伴有肾功能障碍以及肾实质性高血压患者建议从 2.5mg 开始用药。

2. **特殊人群用药及注意事项**　妊娠期妇女:妊娠期妇女和可能妊娠的妇女禁止使用。

哺乳期妇女:不推荐此类药物用于哺乳期妇女,尤其是在新生儿和早产儿哺乳期间。必须用药时,应中止哺乳。**儿童:**尚无资料。**老年人:**从低剂量开始,并根据患者情况酌情增减剂量,调整服用时间。**其他:**①肾功能不全,肌酐清除率<30ml/min 时用药需慎重,剂量减半或延长用药间隔;②服用 ACEI 同时接受针对膜翅目昆虫毒素脱敏治疗的患者可能发生致命的过敏样反应,及时中断 ACEI 的使用可以避免发生上述反应;③使用高通透性膜透析或葡聚糖硫酸酯吸附进行低密度脂蛋白分离术治疗的患者,在服用 ACEI 时可能有过敏样反应,应更换透析材料;④患有血管胶原疾病的患者(特别是如果该疾病和肾功能受损相关时)可能发生粒细胞减少,应定期检查白细胞计数;⑤一旦出现黄疸或肝酶的明显升高,应停用 ACEI 并对患者进行监测;⑥使用 ACEI 后,有报道发生持续性咳嗽,注意进行咳嗽的鉴别诊断;⑦高血压患者的开始治疗前及治疗中应评估肾功能;⑧在较高肾素-血管紧张素系统活性患者,存在突然明显血压下降和肾功能损害的危险;⑨由于药物可引起眩晕,机动车驾驶员和机器操作人员慎用。

3. **重要相互作用**

(1)含钾药品或保钾利尿剂:合用可能会导致血清钾显著升高。

(2)锂:合用可能使锂中毒的风险增加。

(3)利尿剂:合用时偶有血压过低。

(4)非甾体抗炎药物(NSAIDs):合用时本品的降压疗效会被降低。同时增加肾脏损害和高钾血症的风险。

(5)其他有降压作用的药物(降压药、硝酸类制剂等):合用可能致血压过度降低。

4. **不良反应**　**常见**　心血管:低血压。内分泌:高钾血症。呼吸:咳嗽。**严重**　皮肤:Stevens-Johnson 综合征。血液:严重血小板减少。肾脏:急性肾衰竭。其他:头颈部血管神经性水肿。

5. **禁忌证**　对本品过敏者;血管神经性水肿病史者;妊娠期;双侧肾动脉狭窄;高血钾。

【患者用药交代】

1. 应从小剂量开始使用,刚开始使用时应监测血压。

2. 如出现干咳,应考虑是药物引起的,视情况选择继续服用或停药。

赖 诺 普 利

(Lisinopril)

【适应证】

1. 原发性高血压。

2. 心力衰竭。

3. 急性心肌梗死。

【药师知识储备】

1. **用法用量**　片剂,口服。本品吸收不受食物影响。餐前、餐中、餐后服用均可。**原发性高血压:**初始剂量为 10mg,每日 1 次。根据患者情况进行调整,最大剂量为 80mg,每日 1 次。**心力衰竭:**作为配合洋地黄和利尿剂治疗的辅助方法,初始剂量为 2.5mg,每日 1 次。根据患者情况调整至 20mg,每日 1 次。**急性心肌梗死:**心肌梗死症状发生 24 小时内应用。首剂给予 5mg,口服,每日 1 次,48 小时后增加至 10mg,每日 1 次,口服,随后每日 10mg。低收缩压的患者(收缩压≤120mmHg)或梗死后 3 日内的患者应给予较低剂量,2.5mg,口服。

2. **特殊人群用药及注意事项**　**妊娠期妇女:**不推荐妊娠期妇女使用。**哺乳期妇女:**有引起新生儿低血压风险。不推荐哺乳期妇女使用。**儿童:**尚无资料。**老年人:**应根据肾功能水平调整剂量。**其他：**①肾功能不全者、利尿剂不能中断的患者和由各种原因造成的低血容量和/或低血钠的患者及患有肾性高血压的患者，建议小剂量起始服用；②服用 ACEI 同时接受针对膜翅目昆虫毒素脱敏治疗的患者可能发生致命的过敏样反应，及时中断 ACEI 的使用可以避免发生上述反应；③使用高通透性膜透析或葡聚糖硫酸酯吸附进行低密度脂蛋白分离术治疗的患者，在服用 ACEI 时可能有过敏样反应；④患有血管胶原疾病的患者(特别是如果该疾病和肾功能受损相关时)可能发生粒细胞减少，应定期检查白细胞计数；⑤一旦出现黄疸或肝酶的明显升高，应停用 ACEI 并对患者进行监测。

3. 重要相互作用

(1) ARB：合用可能会导致不良反应的风险增加(如低血压、晕厥、高血钾、肾功能变化、急性肾衰竭)。

(2) 硫唑嘌呤：合用可能导致骨髓抑制。

(3) 阿替普酶：合用增加口舌部血管神经性水肿风险，合用时应密切监测，一旦发生血管神经性水肿，停用阿替普酶并立即治疗。

(4) 保钾利尿剂：与螺内酯、氨苯蝶啶、阿米洛利合用可能引起血钾过高。

(5) 锂剂：合用可能使血清锂水平升高而出现毒性反应。

(6) 非甾体抗炎药(NSAIDs)：合用时本品抗高血压疗效会被降低，同时增加肾脏损害和高钾血症的风险。

(7) 影响交感神经活性的药物(神经节拮抗剂或肾上腺能神经拮抗剂)以及 β 受体拮抗剂：合用会引起降压作用加强。

4. 不良反应　神经：头晕。呼吸：咳嗽、上呼吸道症状。消化：恶心或呕吐、腹泻和腹痛、味觉障碍。皮肤：皮疹、瘙痒。心脏：心悸或胸痛。循环：直立性低血压。全身：衰弱、疲劳。

5. 禁忌证　对本品过敏者；血管神经性水肿病史者；妊娠期；双侧肾动脉狭窄；高血钾。

【患者用药交代】

1. 如出现干咳或声音嘶哑等症状，可能与药物有关，应及时就医。

2. 一旦出现黄疸或肝酶的明显升高，应停用 ACEI 并对患者进行监测。

3. 定期检查血钾水平和肾功能。

培 哚 普 利
（Perindopril）

【适应证】

1. 原发性高血压。

2. 充血性心力衰竭。

【药师知识储备】

1. 用法用量　片剂，口服，每日 1 次，清晨饭前服用。**原发性高血压：**初始剂量为 4mg，每日 1 次。最大剂量为 16mg，每日 1 次。已使用利尿剂治疗的高血压，开始治疗之前 3 日停止服用利尿剂。如果必要，以后可以再次加服利尿剂。或由 2mg 开始治疗，在治疗之前和治疗开始的最初 15 日内，建议监测血肌酐和血钾水平。**充血性心力衰竭：**初始剂量为 2mg，每日 1 次，必要时增加至常规治疗剂量，即 2~4mg，每日 1 次。

2. 特殊人群用药及注意事项　**妊娠期妇女：**禁用。**哺乳期妇女：**不推荐此类药物用于哺乳期妇女，尤其是在新生儿和早产儿哺乳期间。**儿童：**无相关资料。**老年人：**初始剂量为 2mg，每日 1 次，维持剂量为 4mg，每日分 1~2 次服用。最大剂量不超过每日 8mg。**其他：**①肾功能不全患者，应根据肌酐清除率调整剂量，并监测肌酐及血钾；②服用 ACEI 同时接受针对膜翅目昆虫毒素脱敏治疗的患者可能发生致命的过敏样反应,及时中断 ACEI 的使用可以避免发生上述反应;③使用高通透性膜透析或葡聚糖硫酸酯吸附进行低密度脂蛋白分离术治疗的患者,在服用 ACEI 时可能有过敏样反应;④患有血管胶原疾病的患者(特别是如果该疾病和肾功能受损相关时)应可能发生粒细胞减少,应定期检查白细胞计数;⑤ACEI 可能致持续性咳嗽,必须考虑进行咳嗽的鉴别诊断;⑥对高血压患者的评价应包括开始治疗前及治疗中对肾功能的检测;⑦在较高肾素-血管紧张素系统活性患者,存在突然明显血压下降和肾功能损害的危险。

3. **重要相互作用**

(1)ARB:合用可能致不良反应增加,如低血压、晕厥、高血钾、急性肾衰竭等。

(2)含钾制剂或保钾利尿剂:合用可能引起血钾过高。

(3)硫唑嘌呤:合用可能导致骨髓抑制。

(4)阿替普酶:合用增加口舌部血管神经性水肿风险,合用时应密切监测,一旦发生血管神经性水肿,停用阿替普酶并立即治疗。

(5)非甾体抗炎药(NSAIDs):合用时本品抗高血压疗效会被降低,同时增加肾脏损害和高钾血症的风险。

4. **不良反应**　**常见**　神经:头痛,疲倦,眩晕。精神:情绪或睡眠紊乱,痛性痉挛。循环:直立性或非直立性低血压。皮肤:皮疹。消化:胃痛,畏食,恶心,腹痛,味觉障碍。呼吸:咳嗽。**严重**　血管神经性水肿(奎根水肿)。

5. **禁忌证**　对本品过敏者;血管神经性水肿病史者;妊娠期;双侧肾动脉狭窄;高血钾。

【患者用药交代】

1. 应从小剂量开始用,刚开始使用时应监测血压。

2. 一旦出现黄疸或肝酶的明显升高,应停用 ACEI 并对患者进行监测。

3. 如出现干咳,应考虑是药物引起的,视情况选择继续服用或停药。

4. 由于药物可引起眩晕,机动车驾驶员和机器操作人员应特别谨慎。

雷 米 普 利

(Ramipril)

【适应证】

1. 原发性高血压。

2. 急性心肌梗死(2~9 日)后出现的轻至中度心力衰竭 (NYHA Ⅱ 和 Ⅲ)。

3. 非糖尿病肾病患者[GFR<70ml/(min·1.73m²),尿蛋白>1g/d],尤其是伴有动脉高血压的患者。

4. 心血管危险增加的患者,如明显冠心病病史、糖尿病同时有至少 1 个额外危险因素、外周动脉闭塞性疾病或者脑卒中,降低心肌梗死、脑卒中或者心血管死亡的可能性。

【药师知识储备】

1. **用法用量**　片剂,口服。本品吸收不受食物影响。餐前、餐中、餐后服用均可。**原发性高血压**:初始剂量为 2.5mg,每日 1 次,最大剂量 10mg,每日 1 次。**急性心肌梗死(2~9日)后出现的轻至中度心力衰竭(NYHA Ⅱ 和 Ⅲ)**:起始剂量为 2.5mg,早晚分服。如果不能耐受 (如血压过低),应采用为 1.25mg,早晚分服。**非糖尿病肾病**:初始剂量为 1.25mg,每日 1 次,根据患者耐受情况增至 5mg,每日 1 次。肌酐清除率<60ml/min 的患者,每日最大剂量不能超过 5mg。**降低心血管事件风险(如心肌梗死、脑卒中、心血管死亡)**:初始剂量为 2.5mg,每日 1 次。维持量为 10mg,每日 1 次。

2. **特殊人群用药及注意事项**　**妊娠期妇女**:不推荐妊娠期妇女使用。**哺乳期妇女**:哺乳期妇女禁用。**儿童**:尚无资料。**老年人**:年长患者(>65岁)对ACE抑制剂的反应较年轻人明显,因此老年患者应采用低起始剂量1.25mg。**其他**:①服用ACEI同时接受针对膜翅目昆虫毒素脱敏治疗的患者可能发生致命的过敏样反应,及时中断ACEI的使用可以避免发生上述反应;②使用高通透性膜透析或葡聚糖硫酸酯吸附进行低密度脂蛋白分离术治疗的患者,在服用ACEI时可能有过敏样反应;③患有血管胶原疾病的患者(特别是如果该疾病和肾功能受损相关时)可能发生粒细胞减少,应定期检查白细胞计数;④肾功能受损患者慎用。

3. **重要相互作用**

(1)ARB:合用可致不良反应增加,如低血压、晕厥、高血钾、急性肾衰竭等。

(2)含钾制剂或保钾利尿剂:合用可能引起血钾过高。

(3)硫唑嘌呤:合用可能导致骨髓抑制。

(4)阿替普酶:合用增加口舌部血管神经性水肿风险,合用时应密切监测,一旦发生血管神经性水肿,停用阿替普酶并立即治疗。

(5)锂:合用使血清锂浓度增高,由此增强锂的心脏和神经毒性。

(6)口服降糖药、胰岛素:本品可增强降糖药效果,合用可增加低血糖风险。

(7)催眠药、镇静剂、麻醉剂:合用可能导致血压明显下降。

(8)拟交感类血管升压药(如肾上腺素):合用可能减弱本品的降压效果。

(9)别嘌醇、普鲁卡因胺、细胞生长抑制剂、免疫抑制剂、有全身作用的皮质醇类和其他能引起血象变化的药物:合用时有增加血液学反应的可能性,尤其血液白细胞计数下降,白细胞减少症。

(10)非甾体抗炎药:合用可能减弱本品的降压效果;同时增加肾功能损害和血清钾浓度升高的危险。

(11)肝素:合用可能增加血清钾浓度。

(12)氯化钠:合用时有减弱雷米普利的降压作用和缓解心衰症状的效果。

(13)乙醇:合用时有增强血压下降和乙醇的作用。

4. **不良反应** **常见** 心血管:低血压。神经:眩晕、头痛、乏力。呼吸:咳嗽。全身:疲倦。**严重** 皮肤:Stevens-Johnson综合征。消化:肠道血管神经性水肿、胰腺炎。肝脏:肝坏死、肝毒性。免疫:过敏性反应。其他:头颈部血管神经性水肿。

5. **禁忌证**

(1)对本品过敏者;有血管神经性水肿病史患者;肾动脉狭窄(双侧或单肾患者单侧);肾移植后;血流动力学相关的主动脉或二尖瓣狭窄,或肥厚型心肌病;原发性醛固酮增多症;妊娠期妇女(开始治疗之前必须排除妊娠的可能性,并采取避孕措施);哺乳期妇女(需要断奶)。

(2)当雷米普利片用于急性心肌梗死后轻至中度心力衰竭时,有下列额外的禁忌证:持续的低血压(收缩压<90mmHg);直立性低血压(坐位1分钟后收缩压降低≥20mmHg);严重心衰(NYHA Ⅳ);不稳定型心绞痛;致命的室性心律失常;肺源性心脏病。

(3)由于缺乏治疗经验,雷米普利片不能用于下列情况:正接受甾体、非甾体抗炎药物、免疫调节剂和/或细胞毒化合物治疗的肾病;透析;原发性肝脏疾病或肝功能损害;未经治疗的、失代偿性心力衰竭;儿童。

【患者用药交代】

1. 如出现干咳或声音嘶哑等症状,可能与药物有关,应及时就医。

2. 定期检查血钾水平和肾功能。

3. 一旦出现黄疸或肝酶的明显升高,应停用ACEI并对患者进行监测。

福 辛 普 利

（Fosinopril）

【适应证】

1. 原发性高血压。

2. 充血性心力衰竭。

【超说明书用途】

用于儿童高血压,Micromedex 推荐 6~16 岁体重 50kg 以上,5~40mg,口服,每日 1 次。

【药师知识储备】

1. **用法用量**　片剂,口服,成人和大于 12 岁儿童的用法与用量如下。**不用利尿剂治疗的高血压患者**:初始剂量为 10mg,每日 1 次,最大剂量为 40mg,每日 1 次。**同时服用利尿剂治疗的高血压患者**:在开始用本品治疗前,利尿剂最好停服几日或给予本品初始剂量为 10mg 时,每日 1 次。**心力衰竭患者**:初始剂量为 10mg,每日 1 次。如果患者能很好耐受,则逐渐增量至 40mg,每日 1 次。

2. **特殊人群用药及注意事项**　**妊娠期妇女**:禁用。**哺乳期妇女**:禁用于哺乳期妇女。**儿童**:6~16 岁,每日 5~10mg,最大剂量为每日 40mg。**老年人**:不需降低剂量。**肝、肾功能不全者**:无须特殊调整。**其他**:①服用 ACEI 同时接受针对膜翅目昆虫毒素脱敏治疗的患者可能发生致命的过敏样反应,及时中断 ACEI 的使用可以避免发生上述反应;②使用高通透性膜透析或葡聚糖硫酸酯吸附进行低密度脂蛋白分离术治疗的患者,在服用 ACEI 时可能有过敏样反应;③患有血管胶原疾病的患者(特别是如果该疾病和肾功能受损相关时)可能发生粒细胞减少,应定期检查白细胞计数。

3. **重要相互作用**

(1)ARB:合用可能会导致不良反应的风险增加(如低血压、晕厥、高血钾、肾功能变化、急性肾衰竭)。

(2)硫唑嘌呤:合用可能导致骨髓抑制。

(3)阿替普酶:合用增加口舌部血管神经性水肿风险,合用时应密切监测,一旦发生血管神经性水肿,停用阿替普酶并立即治疗。

(4)利尿剂:合用可能发生血压过低。

(5)含钾药品或保钾利尿剂:合用可能会导致血清钾显著升高。

(6)非甾体抗炎药(NSAIDs):合用时本品抗高血压疗效会被降低,同时增加肾脏损害和高钾血症的风险。

(7)抗酸药:合用可能影响本品的吸收,必须分开服用,至少相隔 2 小时。

(8)锂:合用可能致血清锂浓度上升,如果同时使用了利尿剂,发生锂中毒的风险上升。

4. **不良反应**　神经系统:头晕。呼吸系统:咳嗽、上呼吸道症状。消化系统:恶心或呕吐、腹泻和腹痛、味觉障碍。皮肤:皮疹或瘙痒。心脏:心悸或胸痛。循环系统:直立性低血压。血液:血红蛋白和红细胞值减少,偶见血尿素氮轻度升高。

5. **禁忌证**　对本品过敏者;血管神经性水肿病史者;妊娠期;双侧肾动脉狭窄;高血钾。

【患者用药交代】

1. 如出现干咳或声音嘶哑等症状,可能与药物有关,应及时就医。

2. 一旦出现黄疸或肝酶的明显升高,应停用 ACEI 并对患者进行监测。

3. 定期检查血钾水平和肾功能。

常用血管紧张素转化酶抑制剂(ACEI)对比见表 1-5。

表 1-5　常用血管紧张素转化酶抑制剂（ACEI）对比

分类	药品名称	剂量	日最大剂量	肝功能不全	肾功能不全	代谢途径及酶	排泄途径	起效时间/h	作用达峰时间/h	作用持续时间/h	$t_{1/2}$/h	蛋白结合率/%	分布容积/L	生物利用度/%
巯基类	卡托普利片	12.5~50mg, t.i.d.	150mg, t.i.d.	不减量	减量	肝脏	1：19	0.25	1~1.5	6~12	2	25~30	-	75
羟基类	马来酸依那普利片*	5~20mg, q.d.	40mg, q.d.	减量	减量	肝脏	1：7	1	3.5~8	>24	11	-	-	-
	盐酸贝那普利片*	5~40mg, q.d.	40mg, q.d.	不减量	慎用	肝脏水解酶	1：7	-	2~4	-	11	95	9	28
	盐酸咪达普利片*	2.5~10mg, q.d.	10mg, q.d.	减量	减量		2：3	-	-	-	药物2活性代谢产物8	-	-	-
	赖诺普利片	5~40mg, q.d.	80mg, q.d.	不减量	减量	肝脏	3：7	1~2	6~8	24	12	-	-	-
	培哚普利片*	4~8mg, q.d.	8mg, q.d.	不减量	减量	肝脏水解酶	1：3	-	2~4	-	培哚普利1.5~3 培哚普利拉27~33	培哚普利60 培哚普利拉10~20	-	65~70
	雷米普利片*	2.5~5mg, q.d.	10mg, q.d.	减量	减量	肝脏水解酶	2：3	-	1	48	13~17	雷米普利73 雷米普利拉56	-	60
膦酸基类	福辛普利钠片*	10~40mg, q.d.	40mg, q.d.	不减量	不减量	肝脏和胃肠黏膜	1：1	2.8~3.1	3~6	-	12	>95	-	30

注：*代表前体药物；排泄途径均表示肝：肾；-表示无资料。

（四）血管紧张素 Ⅱ 受体拮抗剂

氯 沙 坦

（Losartan）

【适应证】

原发性高血压和肾实质性病变引起的继发性高血压。

【药师知识储备】

1. **用法用量** 片剂，口服，空腹或餐后服用均可，建议每日在同一时间用药（比如清晨）。通常起始和维持剂量为每日 1 次 50mg。治疗 3~6 周可达到最大降压效果。在部分患者中，最大剂量为 100mg，每日 1 次。

2. **特殊人群用药及注意事项** **妊娠期妇女**：禁用。当发现妊娠时应停止使用氯沙坦。**哺乳期妇女**：哺乳期妇女慎用。**儿童**：儿童用药的安全性和有效性尚未建立。**老年人**：有效性和安全性与成人无明显差异。**其他**：①肝功能损害，肝硬化患者氯沙坦的血浆浓度明显增加，故对有肝功能损害病史的患者应该考虑使用较低剂量。②肾功能损害，双侧肾动脉狭窄或只有单侧肾脏而肾动脉狭窄的患者，使用该药可增加其血尿素和血清肌酐含量。停止治疗后，这些肾功能的变化可以恢复。③低血压及电解质/体液平衡失调血管容量不足的患者（例如应用大剂量利尿剂治疗的患者），可发生症状性低血压。在使用本品治疗前应该纠正这些情况，或使用较低的起始剂量。

3. **重要相互作用**

（1）保钾利尿剂（如螺内酯、氨苯蝶啶、阿米洛利）或含钾制剂：合用时可导致血钾升高。

（2）非甾体抗炎药：如吲哚美辛，合用会降低本品的降压效果和增加肾功能损害的风险。

（3）锂制剂：合用可能导致锂中毒（无力、震颤、过度口渴、神志不清）的风险增加。

（4）氟康唑：合用导致本品活性代谢产物转化率降低。

（5）利福平：合用降低本品疗效。

4. **不良反应** **常见** 心血管：胸痛、低血压、血管神经性水肿。内分泌：高钾血症、低血糖。血液：贫血。消化：腹泻。呼吸：咳嗽。神经：偏头痛、头晕。**少见** 眼：视物模糊，眼烧灼感和刺痛感，结膜炎。皮肤：脱发，光敏感。**严重** 肌肉骨骼：肌痛、横纹肌溶解症。肝脏：肝炎，肝功能异常。肾脏：急性肾衰竭。

5. **禁忌证** 对本品任何成分过敏者；妊娠期妇女。

【患者用药交代】

1. 低血压及电解质/体液平衡失调、血管容量不足的患者（如大剂量应用利尿剂），可发生症状性低血压。在使用本品治疗前应该纠正这些情况，或使用较低的起始剂量。

2. 肝功能损害病史的患者应该考虑使用较低剂量。

3. 与保钾利尿剂（如螺内酯、氨苯蝶啶、阿米洛利）或含钾制剂合用时，可导致血钾升高。应注意监测血钾水平。

4. 用药期间注意监测血压及血钾水平。

缬 沙 坦

（Valsartan）

【适应证】

轻至中度原发性高血压。

【超说明书用途】

1. **缬沙坦用于6~16岁儿童高血压的治疗** Micromedex中推荐内容:初始剂量,口服,1.3mg/kg,每日1次,最大剂量为40mg/d。常规剂量,口服,2.7mg/kg,每日1次,最大剂量为160mg/d。

2. **缬沙坦用于不耐受ACEI且LVEF低下的慢性心力衰竭治疗** Micromedex成人推荐等级:Ⅱa类。

【药师知识储备】

1. **用法用量** 片剂,口服,可以在进餐时或空腹服用,建议每日同一时间用药(如早晨)。推荐剂量:本品80mg,每日1次,每日剂量可增至160mg。

2. **特殊人群用药及注意事项** 妊娠期妇女:禁用。哺乳期妇女:哺乳期慎用。儿童:儿童用药的安全性和有效性尚未建立。老年人:有效性和安全性与成人无明显差异。其他:①肾动脉狭窄者建议监测BUN和肌酐;②肾功能不全者需要调整剂量;③肝功能不全者不需要调整剂量;④缬沙坦主要以原型从胆汁排泄,胆道梗阻患者排泄减少,对这类患者使用缬沙坦应特别小心;⑤服药患者在驾驶操作机器时应小心。

3. **重要相互作用**

(1)保钾利尿剂(如螺内酯、氨苯蝶啶、阿米洛利)或含钾制剂:合用可导致血钾浓度升高和引起心力衰竭患者血清肌酐升高。

(2)锂制剂:合用可能导致锂中毒(无力、震颤、过度口渴、神志不清)的风险增加。

(3)非甾体抗炎药:合用则本品抗高血压作用会被非甾体抗炎药所减弱。

4. **不良反应** 常见 呼吸:上呼吸道感染、咳嗽。消化:恶心、腹泻。神经:头痛、头晕。肾脏:血清肌酐、尿素氮升高。严重 肾脏:急性肾衰竭。心血管:血管神经性水肿。

5. **禁忌证** 对缬沙坦或者本品中其他任何赋形剂过敏者;妊娠期妇女。

【患者用药交代】

1. 严重缺钠和/或血容量不足患者(如大剂量应用利尿剂),应用本品治疗,开始时可能出现症状性低血压。

2. 与保钾利尿剂(如螺内酯、氨苯蝶啶、阿米洛利)或含钾制剂合用时,可导致血钾升高。

3. 服药患者在驾驶操作机器时应小心。

4. 用药期间注意监测血压。

5. 注意避免含高钾食物过多摄入。

厄贝沙坦
(Irbesartan)

【适应证】
原发性高血压;合并高血压的2型糖尿病肾病。

【药师知识储备】

1. **用法用量** 片剂,口服,可以在进餐时或空腹服用,建议每日同一时间用药(如早晨)。成人推荐起始剂量为150mg,每日1次。根据病情可增至300mg,每日1次。75岁以上的患者初始剂量可考虑75mg,每日1次。

2. **特殊人群用药及注意事项** 妊娠期妇女:禁用。哺乳期妇女:哺乳期妇女禁用。儿童:儿童用药的安全性和有效性尚未建立。老年人:75岁以上的患者初始剂量可考虑为75mg。其他:①轻至中度肝功能不全者不用调整剂量;②肾功能不全者应注意调整剂量;③在钠不足/血容量不足患者中,例如接受大量利尿剂和/或限盐治疗或血液透析患者中,可能出现症状性低血压;④使用本品过程中可能会发生高钾血症,尤其是存在肾功能损害、由于糖尿病肾损害所致的明显蛋白尿或心力衰竭,建议密切监测这些患者的血清钾水平;⑤主动脉和二尖瓣狭窄,梗阻性肥厚型心肌病患者应慎用。

3. **重要相互作用**

(1)补钾药物和保钾利尿剂:合用可以导致血清钾的增高,因此不建议合用。

(2)锂剂:合用血清锂可出现可逆性升高和毒性作用,因此不推荐合并使用。

(3)非甾体抗炎药:合用则抗高血压作用会被非甾体抗炎药所减弱。

(4)利尿剂和其他抗高血压药物:同时使用会降低本品的降压效果和增加肾功能损害的风险。

4. **不良反应** 常见 消化:腹泻、恶心。神经:头痛、头晕。呼吸:病毒感染、上呼吸道感染、咳嗽。**严重** 血液:血小板减少。骨骼肌肉:横纹肌溶解症。心血管:血管神经性水肿。循环:急性肾衰竭。

5. **禁忌证** 对本品过敏者;原发性醛固酮增多症;妊娠期妇女。

【患者用药交代】

1. 严重缺钠和/或血容量不足患者(如大剂量应用利尿剂),应用本品治疗,开始时可能出现症状性低血压。

2. 与保钾利尿剂(如螺内酯、氨苯蝶啶、阿米洛利)、补钾剂或含钾的盐代用品合用时,可导致血钾升高。

3. 服药患者在驾驶操作机器时应小心。

4. 注意监测血压水平。

替 米 沙 坦
(Telmisartan)

【适应证】

原发性高血压。

【药师知识储备】

1. **用法用量** 片剂,口服,可以在进餐时或空腹服用,建议每日同一时间用药(如早晨)。成人:常用初始剂量为每次1片(40mg),每日1次。最大剂量为80mg,每日1次。轻或中度肝功能不良的患者,本品用量每日不应超过40mg。

2. **特殊人群用药及注意事项** 妊娠期妇女:妊娠中、晚期禁用。哺乳期妇女:哺乳期妇女禁用。儿童:儿童用药的安全性和有效性尚未建立。老年人:老年患者不需调整剂量。其他:①肾功能不全,轻或中度肾功能不良的患者,服用本品不需调整剂量。但是患者肾功能与RAAS有关时(如患者发生充血性心衰时),偶见急性肾衰竭和/或死亡。患者接受替米沙坦治疗时可能出现相似情况。②肝功能不全,替米沙坦的排泄主要通过胆汁分泌,胆汁淤阻或肝功能不全的患者清除率下降,这些患者应慎用替米沙坦。当调整的剂量低于40mg时,需考虑更换药物。③低血容量患者需进行纠正或严密观察下使用。④替米沙坦不通过血滤过消除。

3. **重要相互作用**

(1)雷米普利:合用可能会增加雷米普利浓度和肾功能不全的危险。

(2)地高辛:合用可导致地高辛中毒。

(3)华法林:合用10日后可轻微影响华法林平均血浆浓度,但不改变INR。

(4)非甾体抗炎药:合用会降低降压效果和增加肾功能损害的风险。

4. **不良反应** 常见 消化:腹痛、腹泻。骨骼肌肉:关节痛、肌痛。呼吸:上呼吸道感染。皮肤:湿疹。神经:头晕。**少见** 消化:口干、胃肠胀气。肌肉:腱鞘炎。**严重** 骨骼肌肉系统:横纹肌综合征。

5. **禁忌证** 对本品活性成分及任一种赋形剂成分过敏者;胆道阻塞性疾病患者;严重肝功能不全患者;严重肾功能不良患者(肌酐清除率<30ml/min)。

【患者用药交代】

1. 使用药物期间应监测血压水平,警惕低血压。

2. 可同其他抗高血压药物一起使用。

3. 注意监测血钾水平。

坎地沙坦
(Candesartan)

【适应证】

原发性高血压。

【药师知识储备】

1. **用法用量** 片剂,口服,可以在进餐时或空腹服用,建议每日同一时间用药(如早晨)。一般成人每日 1 次,每次 4~8mg,必要时可增加剂量至 12mg/d。

2. **特殊人群用药及注意事项** **妊娠期妇女**:妊娠期妇女或有妊娠可能的妇女禁用。**哺乳期妇女**:哺乳期妇女避免用药,必须服药时应停止哺乳。**儿童**:儿童用药的安全性和有效性尚未建立。**老年人**:慎用。**其他**:①有肝功能障碍的患者慎用;②有双侧或单侧肾动脉狭窄的患者慎用;③有严重肾功能障碍的患者慎用;④高钾血症患者慎用;⑤进行血液透析的患者、严格进行限盐疗法的患者、服用利尿降压药的患者在服用本品时,有时会引起血压急剧下降,应从小剂量开始;⑥手术前24小时最好停止服用;⑦有肾功能障碍和不可控制的糖尿病易发展为高钾血症,使用时应密切注意血钾水平。

3. **重要相互作用** 非甾体抗炎药:合用会降低本品的降压效果和增加肾功能损害的风险。

4. **不良反应** **常见** 神经:头痛、头晕。消化:恶心、呕吐。呼吸:咳嗽、发热。皮肤:皮疹。内分泌:高钾血症。**严重** 全身:血管神经性水肿。循环:急性肾衰竭。血液:粒细胞缺乏症。骨骼肌肉:横纹肌溶解。

5. **禁忌证** 对本制剂的成分有过敏史;妊娠或可能妊娠的妇女。

【患者用药交代】

1. 用药期间定期监测血压;因降压作用,有时出现头晕、蹒跚,故进行高空作业、驾驶车辆等操纵时应注意。

2. 应定期监测血钾;高钾血症患者避免服用本品。另外,有肾功能障碍和不可控制的糖尿病的患者易发展为高钾血症,应密切注意其血钾水平。

奥美沙坦
(Olmesartan)

【适应证】

原发性高血压。

【超说明书用途】

奥美沙坦用于不能耐受 ACEI 且 LVEF 低下的慢性心力衰竭的治疗,Micromedex 推荐等级Ⅱb。

【药师知识储备】

1. **用法用量** 片剂,口服,可以在进餐时或空腹服用,建议每日同一时间用药(如早晨)。通常推荐起始剂量为 20mg,每日 1 次。对经 2 周治疗后仍需进一步降低血压的患者,剂量可增至 40mg。

2. **特殊人群用药及注意事项** **妊娠期妇女**:妊娠期妇女或有妊娠可能的妇女禁用。**哺乳期妇女**:哺乳期妇女避免用药,必须服药时应停止哺乳。**老年人**:不需要调整剂量。**儿童**:安全性和有效性尚未建立。**其他**:①肝功能损害,中度到明显的肝功能损害无须调整剂量。②肾功能损害,中度至显著肾功能不全(肌酐清除率<40ml/min)的患者无须调整剂量。肾功能损害在那些肾功能依赖于肾素-血管紧张素-醛固酮系统活性的患者中(如严重的充血性心力衰竭患者)使用 ACEI 和 ARB,可能出现少尿和/或进行性氮质血症、急性肾衰竭和/或死亡(罕见)。在此类患者中使用奥美沙坦治疗预期也可能有类似的结果。③血容量不足或低钠患者(例如那些使用大剂量利尿剂治疗的患者),在首次服用本品后可能会发生症状性低血压,必须在周密的医疗监护下使用该药治疗。如果发生低血压,患者应仰卧,必要时静脉滴注生理盐水。一旦血压稳定,可继续用本品治疗。

3. **重要相互作用**

(1)考来维仑:同时使用会降低奥美沙坦酯的效用。

(2)非甾体抗炎药:同时使用会降低奥美沙坦的降压效果和增加肾功能损害的风险。

4. **不良反应** **常见** 心血管:低血压。神经:头晕、头痛。呼吸:支气管炎、咽炎。皮肤:皮疹。**严重** 消化:严重肠病。循环:外周性水肿。骨骼肌肉:横纹肌综合征。

5. **禁忌证** 对本制剂的成分有过敏史的患者;妊娠期妇女。

【患者用药交代】

1. 不能自行调整剂量和频次,用药期间定期监测血压。

2. 注意监测血钾水平。

常用血管紧张素Ⅱ受体拮抗剂(ARB)对比见表 1-6。

(五)β 受体拮抗剂

普 萘 洛 尔
（Propranolol）

【适应证】

高血压、心绞痛、心肌梗死、心力衰竭、肥厚型心肌病、主动脉夹层、心律失常、甲状腺功能亢进症、心脏神经官能症等。

【超说明书用途】

1. 用于婴儿血管瘤,Micromedex 儿童推荐等级Ⅱb。

2. 用于肝硬化患者食管胃底静脉曲张出血的一级预防和二级预防,Micromedex 成人推荐等级Ⅱa。

3. 用于偏头痛和特发性震颤的治疗,Micromedex 成人推荐等级Ⅱa。

【药师知识储备】

1. **用法用量** 片剂,口服,由低剂量开始。**高血压**:初始剂量为每次 10mg,每日 3～4次,日最大剂量为 200mg。**心绞痛**:开始时 5～10mg,每日 3～4 次;每 3 日可增加 10～20mg,可渐增至每日 200mg,分次服。**心律失常**:每次 10～30mg,日服 3～4 次,饭前、睡前服用。**心肌梗死**:每日 30～240mg,日服 2～3 次。**肥厚型心肌病**:10～20mg,每日 3～4 次。**嗜铬细胞瘤**:10～20mg,每日 3～4 次。术前用 3 日,一般应先用 α 受体拮抗剂,待药效稳定后加用普萘洛尔。

表 1-6　常用血管紧张素 Ⅱ 受体拮抗剂（ARB）对比

药物名称	常用剂量	日极量	原药	$t_{1/2}$	肾功能损害是否需要调整剂量	肝功能损害是否需要调整剂量
氯沙坦钾 （Losartan Potassium）	50mg, q. d.	100mg	有活性	6~9 小时	是（Ccr<20ml/min）	是
缬沙坦 （Valsartan）	80mg, q. d.	160mg	有活性	9 小时	是（Ccr<30ml/min）	是 严重肝功能不全者不宜使用
厄贝沙坦 （Irbesartan）	150mg, q. d.	300mg	有活性	11~15 小时	是（行血液透析的患者）	无严重肝功能不全者使用的临床经验
替米沙坦 （Telmisartan）	40mg, q. d.	80mg	有活性	>20 小时	Ccr<30ml/min 者不宜使用	是 严重肝功能不全者不宜使用
坎地沙坦酯 （Candesartan）	4mg, q. d.	12mg	无活性	3~4 小时	是（Ccr<30ml/min）	是 严重肝功能不全者不宜使用
奥美沙坦酯 （Olmesartan）	20mg, q. d.	40mg	无活性	13 小时	Ccr<20ml/min 者不宜使用	避免使用

2. **特殊人群用药及注意事项**　**妊娠期妇女**:妊娠期妇女权衡利弊后使用。**哺乳期妇女**:哺乳期妇女使用相对安全,但使用期间仍应监测婴儿是否出现β受体被拮抗的体征和症状。**儿童**:尚无资料。**老年人**:不需调整剂量。**其他**:充血性心力衰竭、糖尿病、肺气肿或非过敏性支气管哮喘、甲状腺功能低下、雷诺综合征或其他周围血管疾病患者慎用。运动员慎用。

3. **重要相互作用**

(1)利血平:合用可导致直立性低血压、心动过缓、头晕、晕厥。

(2)单胺氧化酶抑制剂:合用可致极度低血压。

(3)洋地黄毒苷:合用可发生房室传导阻滞而使心率减慢。

(4)维拉帕米:合用可加强对心肌和传导系统的抑制。

(5)氟哌啶醇:合用可导致低血压及心脏停搏。

(6)氢氧化铝凝胶:可降低本品的肠吸收。

(7)酒精:合用可减缓本品吸收速率。

(8)苯妥英钠、苯巴比妥和利福平:合用可加速本品清除。

(9)氯丙嗪:合用可增加两者的血药浓度。

(10)安替比林、茶碱类和利多卡因:合用可降低本品清除率。

(11)甲状腺素:合用导致 T_3 浓度的降低。

(12)西咪替丁:合用可增加本品血药浓度。

4. **不良反应**　**常见**　心脏:心动过缓。神经:头晕、抑郁。循环:四肢冰冷。**少见**　呼吸:支气管痉挛、呼吸困难。**严重**　心脏:充血性心力衰竭。

5. **禁忌证**　支气管哮喘或过敏性鼻炎;心源性休克;心脏传导阻滞(Ⅱ～Ⅲ度房室传导阻滞);重度或急性心力衰竭;窦性心动过缓;低血压。

【**患者用药交代**】

1. 可空腹或与食物共进,后者可延缓肝内代谢,提高疗效。定期监测血压、心率;不能擅自停药,易使原有症状加重。停药至少经过 3 日,一般为 2 周。

2. 本品可引起糖尿病患者血糖降低,但非糖尿病患者无降糖作用,故糖尿病患者应定期检查血糖。

美 托 洛 尔
(Metoprolol)

【**适应证**】

1. **酒石酸美托洛尔片**　高血压、心绞痛、心肌梗死、肥厚型心肌病、主动脉夹层、心律失常、甲状腺功能亢进症、心脏神经官能症、心力衰竭。

2. **琥珀酸美托洛尔缓释片**　高血压、心绞痛、伴有左心室收缩功能异常的症状稳定的慢性心力衰竭。

【**超说明书用途**】

美托洛尔缓释片大剂量用于心力衰竭患者,Micromedex 成人推荐等级Ⅱa。

【**药师知识储备**】

1. **用法用量**

(1)**酒石酸美托洛尔片**:口服,由低剂量开始。**高血压**:初始剂量为每日 25～100mg,分 1～2 次服用,维持剂量为每日 100～450mg,分 1～2 次服用。**急性心肌梗死**:初始剂量酒石酸美托洛尔片(速释片),每次 25～50mg,每 6～12 小时 1 次,2～3 后转成琥珀酸美托洛尔缓释片,剂量可增至每次 200mg,1 日 1 次。**不稳定型心绞痛**:参见急性心肌梗死。**心律失**

常:每日 25～100mg,分 1～2 次服用。**心力衰竭**:美国 FDA 批准缓释剂型用于治疗充血性心力衰竭。起始剂量为每次 6.25mg,每日 2～3 次,最大剂量可用至每次 50～100mg,每日 2 次。

(2)**琥珀酸美托洛尔缓释片**:口服,每日 1 次,早晨服用,可掰开服用,但不能咀嚼或压碎,服用时应该至少半杯液体送服。**高血压**:47.5～95mg,每日 1 次。服用 95mg 无效的患者可合用其他抗高血压药,最好是利尿剂和二氢吡啶类钙通道阻滞药,或者增加剂量。**心绞痛**:95～190mg,每日 1 次。需要时可合用硝酸酯类药物或增加剂量。**心力衰竭**:心功能 Ⅱ 级的稳定性心力衰竭患者的起始用量为 23.75mg,每日 1 次。2 周后剂量可增至 47.5mg,每日 1 次。此后,每 2 周剂量可加倍。长期治疗的目标用量为 190mg,每日 1 次。心功能 Ⅲ～Ⅳ 级的稳定性心力衰竭患者的起始用量为 11.875mg(23.75mg 片的半片),每日 1 次。1～2 周后剂量可加至 23.75mg,每日 1 次。再过 2 周后,剂量可增至 47.5mg,每日 1 次。对于那些能耐受更高剂量的患者,每 2 周可将剂量加倍,最大可至 190mg,每日 1 次。

2. **特殊人群用药及注意事项** **妊娠期妇女**:不确定对胎儿影响,妊娠期妇女权衡利弊后使用。**哺乳期妇女**:美托洛尔经乳汁分泌的量很小,婴儿风险极小,但哺乳期妇女使用期间仍应监测婴儿是否出现 β 受体被拮抗的体征和症状。**儿童**:尚无资料。**老年人**:不需调整剂量。**其他**:可能发生外周血管循环障碍疾病的症状,如间歇性跛行加重;在罕见的情况下,可能导致房室传导阻滞;不推荐接受手术的患者停用 β 受体拮抗剂;运动员慎用。

3. **重要相互作用**

(1)奎尼丁:合用可能增加本品对房室传导和心脏收缩力的抑制作用。

(2)维拉帕米、地尔硫䓬:合用对收缩力、房室传导和血压产生负面影响。

(3)可乐定:合用可能会由于中枢交感神经紧张性降低而导致心率和心输出量降低以及血管舒张;突然停药,特别是在停用 β 受体拮抗剂前突然停药,可能会增加"反跳性高血压"的风险。

(4)胺碘酮:合用可能延长房室传导时间。

(5)胰岛素和口服抗糖尿病药物:合用可增加降血糖效果,可能因拮抗 β 肾上腺素受体而掩盖低血糖症状。

(6)非甾体抗炎药(NSAIDs):合用可能会减弱本品的降血压作用。

(7)单胺氧化酶抑制剂(MAO-B 抑制剂除外):合用可增加 β 受体拮抗剂的降血压效应,同时也增加高血压危险的可能。

(8)苯海拉明:在快速羟化代谢人群中,苯海拉明可降低本品代谢而使本品作用增强。

(9)利福平:合用可诱导本品的代谢,导致本品血药浓度降低。

4. **不良反应** **常见** 神经:头痛,头晕。循环:肢端发冷,心动过缓,心悸。全身:疲劳。胃肠:腹痛,恶心,呕吐,腹泻和便秘。**少见** 心脏:胸痛,心力衰竭暂时恶化。神经:睡眠障碍,感觉异常。呼吸:气急,支气管哮喘或有气喘症状者可发生支气管痉挛。**严重** 血液系统:血小板减少。循环系统:心律失常,晕厥。

5. **禁忌证** 病态窦房结综合征;Ⅱ、Ⅲ 度房室传导阻滞;不稳定的、失代偿性心力衰竭患者;心源性休克;有症状的心动过缓或低血压;心率<45 次/min、P-Q 间期>0.24 秒或收缩压<100mmHg 的怀疑急性心肌梗死的患者;伴有坏疽危险的严重外周血管疾病患者;妊娠期妇女;对本品中任何成分或其他 β 受体拮抗剂过敏者。

【患者用药交代】

1. 应从小剂量开始服用,定期监测血压和心率,不能擅自停药。缓释片应整片吞服或按剂量掰开服用,不可压碎或咀嚼服用。

2. 本品影响代谢,糖尿病患者使用时须监测血糖、血脂。

3. 服药期间可能发生眩晕和疲劳,驾驶和操作机械时慎用。

阿 替 洛 尔
(Atenolol)

【适应证】

高血压、心绞痛、心肌梗死、心律失常、甲状腺功能亢进症、嗜铬细胞瘤。

【药师知识储备】

1. **用法用量** 片剂,口服,由低剂量开始。**慢性心绞痛**:每日 1 次 100mg 或每次 25~50mg,每日 2 次。**心律失常**:每次 50~100mg,每日 1 次。**高血压**:每次 12.5~50mg,每日 1~2 次。

2. **特殊人群用药及注意事项** **妊娠期妇女**:禁用。**哺乳期妇女**:婴儿风险不能排除,哺乳期妇女慎用。WHO 认为哺乳期用药不安全,应使用美托洛尔替代。**儿童**:尚无资料。**其他**:患有慢性阻塞性肺部疾病的高血压患者慎用。

3. **重要相互作用**

(1)奎尼丁:合用可能增加本品对房室传导和心脏收缩力的抑制作用。

(2)维拉帕米、地尔硫䓬:合用对收缩力、房室传导和血压产生负面影响。

(3)胺碘酮:合用可能延长房室传导时间。

4. **不良反应** **常见** 神经:头痛、头晕、抑郁。循环:低血压、心动过缓。胃肠:腹痛,恶心、呕吐,腹泻和便秘。血液:血小板减少。皮肤:银屑病样皮肤反应、银屑病恶化、皮疹。眼:眼干。**罕见** 心脏传导阻滞。

5. **禁忌证** Ⅱ~Ⅲ度心脏传导阻滞;心源性休克者;病态窦房结综合征及严重窦性心动过缓;心力衰竭;妊娠期妇女。

【患者用药交代】

1. 根据医嘱调整剂量和频次;不能擅自停药,停药过程至少 3 日,常可达 2 周,如有撤药症状如心绞痛发作,则暂停再给药,待稳定后渐停用。

2. 和其他抗心律失常药联用时须监测心率。

3. 本品影响代谢,糖尿病患者使用时须监测血糖、血脂。

比 索 洛 尔
(Bisoprolol)

【适应证】

1. 高血压、冠心病(心绞痛)。

2. 伴有左心室收缩功能减退(射血分数≤35%)的慢性稳定性心力衰竭。

【药师知识储备】

1. **用法用量** 片剂,早晨服用,也可在早餐时服用。用水送服,不可咀嚼。**高血压或心绞痛**:初始剂量为 2.5mg,每日 1 次。维持剂量为 2.5~10mg,每日 1 次。最大剂量为 20mg,每日 1 次。**慢性稳定性心力衰竭(CHF)**:起始剂量为 1.25mg,每日 1 次,按周调整剂量,根据疗效逐渐增加至 10mg,每日 1 次。

2. **特殊人群用药及注意事项** **妊娠期妇女**:人类胚胎及母体的风险尚不明确,妊娠期妇女须权衡利弊后谨慎使用。**哺乳期妇女**:不能排除婴儿风险,哺乳期妇女权衡利弊后使用。**儿童**:尚无资料。**老年人**:不需调整剂量。**其他**:患有银屑病或有银屑病家族史的患者权衡利弊后使用;有显著血流动力学改变的器质性瓣膜病患者、运动员慎用。

3. **重要相互作用**

（1）抗心律失常药物（如丙吡胺、奎尼丁、胺碘酮）：合用可能增加本品对房室传导和心脏收缩力的抑制作用。

（2）维拉帕米、地尔硫䓬：合用增加对收缩力、房室传导和血压的负面影响。

（3）拟副交感神经药物（包括四氢氨基吖啶）：合用可能会延长房室传导时间。

（4）胰岛素和口服降糖药物：合用增加降血糖效果，并因阻断 β 肾上腺素受体可能掩盖低血糖症状。

（5）麻醉剂：合用可能会增加本品心脏抑制作用，引起低血压。

（6）洋地黄毒苷：合用可减慢心率，延长房室传导时间。

（7）非甾体抗炎药（NSAIDs）：合用可能会减弱本品的降压作用。

（8）甲氟喹：合用可能会增加心动过缓的发生风险。

（9）单胺氧化酶抑制剂（MAO-B 抑制剂除外）：合用可增强 β 受体拮抗剂的降压效应。

4. **不良反应**　**常见**　神经：头晕、头痛。心脏：心动过缓、心力衰竭恶化。血管：肢端发冷或麻木、低血压。胃肠道：恶心、呕吐、腹泻、便秘。全身不适：衰弱、疲劳。**偶见**　心脏：房室传导障碍。呼吸：呼吸短促。肌肉：肌无力、肌肉抽筋。精神：抑郁、睡眠障碍。**罕见**　皮肤异常、晕厥、性功能障碍等。

5. **禁忌证**　急性心力衰竭或处于心力衰竭失代偿期需用静脉注射正性肌力药物治疗的患者；心源性休克者；Ⅱ度或Ⅲ度房室传导阻滞者（未安装心脏起搏器）；病态窦房结综合征患者；窦房阻滞者；有症状的心动过缓；有症状的低血压；严重支气管哮喘或严重慢性阻塞性肺部疾病患者；严重的外周动脉闭塞疾病和雷诺综合征患者；未经治疗的嗜铬细胞瘤患者；代谢性酸中毒患者；已知对比索洛尔及其衍生物或本品任何成分过敏的患者。

【患者用药交代】

1. 应从小剂量开始服用，用药期间应监测血压、心率。

2. 根据医嘱调整剂量和频次，不能擅自停药。

3. 本品可能会掩盖低血糖症状，糖尿病患者应用时应监测血糖。

4. 严重肝、肾功能异常的患者，每日剂量不得超过 10mg。

卡 维 地 洛
（Carvedilol）

【适应证】

1. 原发性高血压。

2. 有症状的充血性心力衰竭。

【药师知识储备】

1. **用法用量**　片剂，口服，由低剂量开始。**原发性高血压**：初始剂量为 12.5mg，每日 1 次。如病情需要可在 2 周内将剂量增加到最大推荐用量 50mg/d，分 1~2 次服用。**有症状的充血性心力衰竭**：体重<85kg，每次 3.125~25mg，每日 2 次。体重>85kg，最大推荐剂量为 50mg，每日 2 次。尚无 18 岁以下患者安全性及疗效的研究资料。

2. **特殊人群用药及注意事项**　**妊娠期妇女**：禁用。**哺乳期妇女**：卡维地洛脂溶性大、分布容积大，可蓄积在乳汁中。可能会对婴儿产生严重不良影响（尤其是心动过缓），哺乳期妇女禁用。**儿童**：尚无资料。**其他**：运动员慎用；可能会掩盖或减弱急性低血糖的早期症状和体征，糖尿病患者慎用；可能掩盖甲状腺功能亢进的症状。

3. **重要相互作用**

(1)奎尼丁:合用可能增加本品对房室传导和心脏收缩力的抑制作用。

(2)维拉帕米、地尔硫䓬:合用对收缩力、房室传导和血压产生负面影响。静脉给药患者使用 β 受体拮抗剂治疗可导致显著的低血压和房室传导阻滞。

(3)可乐定:合用可能会由于中枢交感神经紧张性降低而导致心率和心输出量降低以及血管舒张。突然停药,特别是在停用 β 受体拮抗剂前突然停药,可能会增加"反跳性高血压"的风险。

(4)胰岛素和口服抗糖尿病药物:合用增加降血糖效果。本品因拮抗 β 肾上腺素受体可能掩盖低血糖症状。

(5)非甾体抗炎药(NSAIDs):合用可能会减弱本品的降血压作用。

(6)单胺氧化酶抑制剂(MAO-B 抑制剂除外):合用可以增加 β 受体拮抗剂的降血压效应,同时也增加高血压危险的可能。

4. **不良反应**　**常见**　神经:头晕、头痛、乏力、抑郁、睡眠紊乱、感觉异常。心血管:心动过缓、直立性低血压、房室传导阻滞和心衰加重。呼吸:哮喘或呼吸困难。消化:胃肠不适(如腹痛、腹泻、恶心等)。**严重**　肾脏:肾衰竭。

5. **禁忌证**　对本品任何成分过敏者;纽约心脏病协会分级为Ⅳ级的失代偿性心力衰竭,需使用静脉注射正性肌力药物者;哮喘、伴有支气管痉挛的慢性阻塞性肺疾病(COPD)、过敏性鼻炎;肝功能异常;Ⅱ~Ⅲ度房室传导阻滞、严重心动过缓(心率<50 次/min)、病态窦房结综合征(包括窦房阻滞);心源性休克;严重低血压(收缩压<85mmHg);手术前 48 小时内;糖尿病。

【患者用药交代】

1. 应从小剂量开始服用,不能擅自停药,逐渐减少用量 1~2 周后停药。

2. 对充血性心衰患者必须饭中服用卡维地洛,以减缓吸收,降低直立性低血压的发生。

3. 用药期间应监测血压、心率。

4. 本品降低警觉性,驾驶和操作机械者慎用。

5. 戴隐形眼镜者应注意本品可能会引起眼干燥。

拉贝洛尔
(Labetalol)

【适应证】

各种类型高血压。

【药师知识储备】

1. **用法用量**　片剂,饭后口服。初始剂量为每次 100mg,每日 2~3 次。维持剂量为每次 200~400mg,每日 3 次。极量为每日 2 400mg,分 3 次服。

2. **特殊人群用药及注意事项**　**妊娠期妇女:**权衡利弊后使用。**哺乳期妇女:**婴儿风险极小,但哺乳期妇女使用期间应监测婴儿是否出现 β 受体被拮抗的体征和症状。**儿童:**尚无资料。**其他:**充血性心力衰竭、肺气肿或非过敏性支气管炎、肝功能不全、甲状腺功能低下、雷诺综合征或其他周围血管疾病、肾功能减退者慎用。

3. **重要相互作用**

(1)三环类抗抑郁药:合用可产生震颤。

(2)西咪替丁:合用可增加本品的生物利用度。

(3)硝酸甘油:合用本品可减弱硝酸甘油的反射性心动过速,但降压作用可协同。

(4)维拉帕米:合用可增加对心肌和传导系统的抑制。

(5)甲氧氯普胺:合用可增强本品的降压作用。

(6)氟烷:合用本品可增强氟烷对血压的作用。

4. **不良反应**　**常见**　神经系统:头晕、头痛、乏力、感觉异常。心血管系统:心动过缓、直立性低血压。呼吸系统:哮喘或呼吸困难。消化系统:胃肠不适(如腹痛、腹泻、恶心等)。**严重**　心血管:房室传导阻滞、心衰加重。

5. **禁忌证**　心源性休克;病态窦房结综合征;Ⅱ～Ⅲ度房室传导阻滞;重度或急性心力衰竭患者;心源性休克;对本品中任何成分或其他β受体拮抗剂过敏者。

【患者用药交代】

1. 饭后口服,用药期间应监测血压、心率,不能擅自停药。

2. 本品影响代谢,糖尿病患者使用时须监测血糖、血脂。

阿罗洛尔
(Arotinolol)

【适应证】

原发性高血压(轻至中度);心绞痛;心动过速型心律失常;原发性震颤。

【药师知识储备】

1. **用法用量**　片剂,口服,由低剂量开始。原发性高血压(轻、中度)、心绞痛、心动过速型心律失常:每日 10～30mg,分 2 次口服。原发性震颤:每日 10～20mg,分 2 次服用。最大剂量不超过每日 30mg。

2. **特殊人群用药及注意事项**　**妊娠期妇女**:禁用。**哺乳期妇女**:哺乳期避免使用。**儿童**:尚无资料。**老年人**:慎用。其他:特发性低血糖症、控制不充分的糖尿病、长期禁食状态的患者,低血压、心动过缓、房室传导阻滞(Ⅰ度)患者,严重肝功能、肾功能障碍患者,末梢循环障碍的患者(雷诺综合征、间歇性跛行等),运动员慎用;手术前 48 小时内不宜给药。

3. **重要相互作用**

(1)维拉帕米、地尔硫䓬:合用对收缩力、房室传导和血压产生负面影响。静脉给药的患者使用β受体拮抗剂治疗可导致显著低血压和房室传导阻滞。

(2)胰岛素和口服抗糖尿病药物:合用增加降血糖效果。本品因拮抗β肾上腺素受体,可能掩盖低血糖症状。

(3)非甾体抗炎药(NSAIDs):合用可能会减弱本品的降血压作用。

(4)单胺氧化酶抑制剂(MAO-B 抑制剂除外):合用增加β受体拮抗剂的降血压效应,同时也增加高血压危险的可能。

4. **不良反应**　**常见**　神经系统:头痛、头晕、失眠。心脏:心动过缓、心悸。消化:腹痛、稀便、食欲不佳、恶心。其他:乏力、肝功能异常、过敏反应。**严重**　心力衰竭、房室传导阻滞、窦房传导阻滞。

5. **禁忌证**　窦性心动过缓或病态窦房结综合征、窦房传导阻滞、房室传导阻滞(Ⅱ、Ⅲ度);糖尿病酮症酸中毒、代谢性酸中毒;有可能出现支气管哮喘、支气管痉挛的患者;心源性休克、充血性心力衰竭、肺动脉高压所致右心衰竭;未治疗的嗜铬细胞瘤;妊娠期妇女或有妊娠可能的妇女;对本品成分有过敏史者。

【患者用药交代】

1. 可能出现眩晕、站立不稳症状,慎驾驶和操作机械。

2. 定期监测血压、心率。

3. 不能擅自停药,应逐渐缓慢停药(1～2 周)。

4. 本品影响代谢,糖尿病患者使用时须监测血糖、血脂。

常用β受体拮抗剂对比见表 1-7。

表1-7 常用β受体拮抗剂对比

分类	药品名称	达峰时间/h	半衰期/h	高血压初始剂量	高血压常用剂量	高血压日极量	受食物影响	脂溶性	主要代谢途径	肝功能不全	肾功能不全
非选择性β受体拮抗剂	普萘洛尔 Propranolol	1~1.5	2~3	10mg, 3~4次/d	10~60mg, 每日3~4次	200mg	食物延缓药物肝内代谢,提高生物利用度	强	肝	减量	慎用
选择性β₁受体拮抗剂	阿替洛尔 Atenolol	1	6~10	6.25~12.5mg, b.i.d.	12.5~50mg, q.d.或b.i.d.	200mg	否	弱	肾	不减量	减量(Ccr<35ml/min)
	比索洛尔 Bisoprolol	2	10~12	2.5mg,q.d.	2.5~10mg, q.d.	10mg	否	中	肝,肾	不减量	不减量
	美托洛尔(速释) Metoprolol	6~8	3~4	25~50mg, 2~3次/d	100~200mg, q.d.	400mg	进餐时服药可使美托洛尔的生物利用度增加40%	中	肝	减量	不减量
	美托洛尔(缓释) Metoprolol	2~4	12~24	47.5mg, q.d.	47.5~95mg, q.d.	95mg	同上	中	肝	减量	不减量
α₁及β受体拮抗剂	卡维地洛 Carvedilol	1	6~7	12.5mg, q.d.	12.5~50mg, q.d.或b.i.d.	100mg	食物可减缓药物生物利用度	强	肝	禁用	不减量
	阿罗洛尔 Arotinolol	3	10~12	10mg,b.i.d.	10~15mg, b.i.d.	30mg	无资料	中	肝,肾	不减量	减量
	拉贝洛尔 Labetalol	2~4	5.5	100mg,b.i.d.	200~400mg, b.i.d.	2 400mg	无资料	中	肝	禁用	不减量

（六）α受体拮抗剂

多沙唑嗪

（Doxazosin）

【适应证】

1. 原发性高血压。

2. 良性前列腺增生。

【药师知识储备】

1. **用法用量** 片剂，睡前口服，尤其是首剂及调整剂量时。**良性前列腺增生**：起始剂量为1mg，每日1次，维持量为1~8mg，每日1次。**高血压**：起始剂量为1mg，每日1次；可增加剂量至2mg，每日1次；最大剂量为16mg。

2. **特殊人群用药及注意事项** **妊娠期妇女**：不推荐妊娠期妇女使用。**哺乳期妇女**：无相关证据，不推荐哺乳期妇女使用。**儿童**：儿童用药的安全性和有效性尚未确定。**老年人**：本品在老年高血压者中可能有明显低血压反应，须减少每日维持量。**其他**：肝功能受损患者慎用。

3. **重要相互作用**

（1）非甾体抗炎药：合用可减弱本品降压作用。

（2）西咪替丁：合用可轻度增加本品血药浓度和半衰期。

（3）雌激素：与本品合用时由于体液潴留而增高血压。

（4）拟交感胺类：与本品合用可使前者升压作用与后者降压作用均减弱。

（5）麻黄碱：合用可降低本品的作用效果，避免联合使用。

4. **不良反应** **常见** 心血管：水肿、低血压。消化：口干、恶心、腹泻。呼吸：鼻炎、呼吸困难。神经：头痛、头晕。**严重** 骨骼肌肉：肌肉无力。泌尿：尿失禁、阴茎痉挛。

5. **禁忌证** 对喹唑啉类（如哌唑嗪，特拉唑嗪）过敏者；服用本品后发生严重低血压患者；近期发生心肌梗死者；有胃肠道梗阻、食管梗阻或任何程度胃肠道腔径缩窄病史者。

【患者用药交代】

1. 为减少首剂效应和直立性低血压，治疗的首次剂量应为1mg，每1~2周按需增加剂量，初次及每增量后第一剂，都宜睡前服。

2. 在开始治疗以及治疗中增加剂量时应避免引起突然性体位变化和行动，并注意其可能对身体造成的伤害。

3. 使用药物期间监测血压，若血压低于90/60mmHg，应及时就医。

4. 定期检测肝功能。

5. 阴茎痉挛是本品治疗中一种非常罕见的不良反应，可引起持续性阳痿，一旦发生需立即治疗。

哌唑嗪

（Prazosin）

【适应证】

轻、中度高血压。

【药师知识储备】

1. **用法用量**　片剂,口服,首剂睡前服用。每次 0.5~1mg,每日 2~3 次。每日剂量超过 20mg 后,疗效不进一步增加。

2. **特殊人群用药及注意事项**　**妊娠期妇女**:可以用于妊娠期高血压。**哺乳期妇女**:少量经乳汁分泌。不建议哺乳期妇女使用。**儿童**:7 岁以下每次 0.25mg,每日 2~3 次;7~12 岁每次 0.5mg,每日 2~3 次;按疗程调整剂量。**老年人**:对本品的降压作用比较敏感,应减少剂量。**其他**:肾功能不全者,应减小剂量,起始剂量为 1mg,每日 2 次为宜。肝病患者,相应减小剂量。如发生晕厥,应置患者于平卧位,必要时给予支持治疗,比如静脉滴注氯化钠注射液。

3. **重要相互作用**

(1)钙通道阻滞药:合用使本品降压作用加强,剂量须适当调整。

(2)噻嗪类利尿剂或 β 受体拮抗剂:合用使本品降压作用加强而水钠潴留可能减轻,合用时应调整剂量以求每一种药物的最小有效剂量。

(3)非甾体抗炎药:尤其与吲哚美辛合用,可使本品的降压作用减弱。

(4)拟交感神经类药物:合用使本品的降压作用减弱。

(5)麻黄碱:合用可降低本品的作用效果,避免联合使用。

4. **不良反应**　**常见**　心血管:直立性低血压(首剂量容易发生)、心悸。神经:头晕、头痛、困倦、嗜睡。**严重**　消化:胰腺炎。

5. **禁忌证**　对喹唑啉类(如哌唑嗪,特拉唑嗪)过敏者;服用本品后发生严重低血压者。

【患者用药交代】

1. 为减少首剂效应和直立性低血压,初次及每增量后第一剂,都宜睡前服。头晕可发生于体位由卧位变为立位时,缓慢起床可避免。此外,目眩在饮酒、长时间站立、运动量过大时或天气较热时可发生。

2. 嗜睡可发生在首次服药后,在首次服药或加量后第一日应避免驾驶车辆和从事危险的工作。

3. 定期监测血压,若血压低于 90/60mmHg,应及时就医。

特 拉 唑 嗪
(Terazosin)

【适应证】

1. 用于治疗高血压,可单独使用或与其他抗高血压药同时使用。

2. 用于改善良性前列腺增生症患者的排尿症状,如尿频、尿急、尿线变细、排尿困难、夜尿增多、排尿不尽感等。

【药师知识储备】

1. **用法用量**　片剂,口服,晨起或睡前服用,首剂建议睡前服用。**高血压**:每日 1 次,开始剂量为 1mg,常用剂量为每日 1~10mg,最大剂量为每日 20mg,停药后需重新开始治疗者,亦必须从 1mg 开始渐增剂量。**良性前列腺增生**:每日 1 次,每次 2mg,每晚睡前服用。

2. **特殊人群用药及注意事项** **妊娠期妇女**:慎用。**哺乳期妇女**:尚不知本品是否可通过人类乳汁分泌,哺乳期妇女应慎用。**儿童**:儿童用药的安全性和有效性尚未确定。**老年人**:本品在老年高血压者中可能有明显低血压反应,须减少每日维持量。**其他**:①肝功能不全者应减少剂量;②肾功能不全者不受影响;③如发生晕厥应置患者于平卧位,必要时给予支持治疗,比如静脉滴注氯化钠注射液。

3. **重要相互作用**

(1)抗高血压药物:合用时应当注意观察,以避免发生显著低血压。

(2)利尿剂:合用时应当减少剂量并在必要时重新制定剂量。

4. **不良反应** **常见** **神经**:头痛、头晕、无力。**心血管**:心悸、直立性低血压。**消化**:恶心。

5. **禁忌证** 对喹唑啉类(如哌唑嗪,特拉唑嗪)过敏者;服用本品后发生严重低血压者。

【患者用药交代】

1. 为减少首剂效应和直立性低血压,初次及每增量后第一剂都宜睡前服。头晕可发生于体位由卧位变为立位时,缓慢起床可避免。

2. 嗜睡可发生在首次服药后,在首次服药或加量后第一日应避免驾驶车辆和从事危险工作。

3. 定期监测血压,若血压低于 90/60mmHg,应及时就医。

可 乐 定

（Clonidine）

【适应证】

1. **片剂** 高血压(不作为第一线用药);高血压急症;偏头痛、绝经期潮热、痛经、戒绝阿片瘾毒症状。

2. **控释贴** 高血压。

【药师知识储备】

1. **用法用量**

(1)片剂:口服。**高血压**:起始剂量为 0.1mg,每日 2 次;常用维持剂量为 0.3~0.9mg/d,分 2~4 次口服。严重高血压需紧急治疗时开始口服 0.2mg,继以每小时 0.1mg 直到舒张压控制或总量达 0.7mg,然后维持剂量。**绝经期潮热**:每次 0.025~0.075mg,每日 2 次。**严重痛经**:每次 0.025mg,每日 2 次,在月经前及月经时,共服 14 日。**偏头痛**:每次 0.025mg,每日 2~4 次,最多为 0.05mg,每日 3 次。

(2)控释贴:外用。揭去保护层,贴于上胸部无毛完好皮肤上。夏季也可贴于耳后乳突处或上臂外侧。每 7 日在新的皮肤更换新贴片。首次剂量:首次贴 1 片。用药后 4 周内为剂量调整期,每周进行一次调整,疗效不佳时增加 1 片,最大剂量为同时贴用 3 片。

2. **特殊人群用药及注意事项** **妊娠期妇女**:妊娠期妇女或有妊娠可能的妇女谨慎使用。**哺乳期妇女**:哺乳期妇女避免用药,必须服药时应停止哺乳。**儿童**:安全性和有效性尚未建立。**老年人**:肾功能随年龄增长而降低,应用时须减量,并注意防止直立性低血压。**其**

他:①慢性肾功能障碍患者慎用;②若手术必须停药,应在术前 4~6 小时停药,术后可恢复;③长期用药由于体液潴留及血容量扩充,可产生耐药性,降压作用减弱,加利尿剂可纠正;④同时应用可乐定及 β 受体拮抗剂者如需停药,应先停用 β 受体拮抗剂数日,再停用可乐定控释贴;⑤服用其他抗高血压药物的患者不可马上停药,应逐渐减少原有剂量,使用可乐定控释贴 3 日后才可停服原药。

3. 重要相互作用

(1)中枢神经抑制药:与乙醇、巴比妥类或镇静药等中枢神经抑制药合用,可加强中枢抑制作用。

(2)β 受体拮抗剂:合用可增加可乐定的撤药综合征危象,故宜先停用 β 受体拮抗剂,再停用可乐定。

(3)抗抑郁药:合用可减弱可乐定的降压作用。可乐定须加量。

(4)非甾体抗炎药:合用可减弱可乐定的降压作用。

4. 不良反应　常见　消化:口干、恶心、呕吐。**精神:**紧张、焦躁、抑郁。**皮肤:**皮疹、风疹、荨麻疹。**循环:**血管神经性水肿、直立性低血压。**泌尿:**排尿困难、夜尿多。**严重　心血管:**心电图异常、传导紊乱。**内分泌:**男性乳房发育。

5. 禁忌证　对可乐定过敏者。

【患者用药交代】

1. 片剂　①为保证控制夜间血压,每日末次服药宜在睡前;②避免突然停药或连续漏服数剂,防止血压反跳性增高。

2. 控释贴　①为减少局部的皮肤刺激,每次更换贴片时应更换贴用部位;②在敷贴部位发生中至重度红斑、局部疱疹或全身性皮疹应立即与医生联系,决定是否取下贴片。

3. 可乐定有镇静作用,操作机器、驾驶车辆时应注意。定时监测血压。

甲基多巴
（Methyldopa）

【适应证】

高血压。

【药师知识储备】

1. 用法用量　片剂,饭后服用。**成人:**常用剂量为每次 250mg,2~3 次/d。**儿童:**常用剂量为每日 10mg/kg,或 300mg/m² 给药,分 2~4 次口服。最大剂量不超过 65mg/kg 或 3g/d。

2. 特殊人群用药及注意事项　妊娠期妇女:适用于妊娠期高血压。**哺乳期妇女:**哺乳期妇女避免用药,必须服药时应停止哺乳。**儿童:**儿童用药的安全性和有效性尚未建立。**老年人:**老年人对降压作用敏感,且肾功能常较差,应用该品须酌减用量。**肾功能不全者:**由于甲基多巴主要通过肾脏排除,肾功能不全者慎用。**肝功能不全者:**甲基多巴慎用于有肝脏疾病和肝功能不全的患者。须定期检查肝功能,尤其在用药的头 2~3 个月内。**其他:**服用甲基多巴出现水肿或体重增加的患者,可用利尿剂治疗,一旦水肿进行性加重或有心衰迹象应停药。透析过程中甲基多巴被排出体外,将偶有血压回升现象。

3. 重要相互作用

(1)抗凝药:合用时本品可增加口服抗凝药的作用。

(2)抗抑郁药:合用可减弱本品的降压作用。

(3)溴隐亭:合用时本品可使血泌乳激素浓度增高并干扰溴隐亭的作用。

(4)左旋多巴:合用可加强中枢神经毒性作用。

(5)麻醉药:合用可增强麻醉药的作用。

(6)锂剂:合用可加强锂剂的毒性作用。

4. 不良反应 常见 神经:头痛、乏力。精神:镇静。消化:口干。循环:下肢水肿。**严重** 心血管:心力衰竭。血液:溶血性贫血、白细胞减少、粒细胞减少症。皮肤:表皮坏死。内分泌:闭经、男性乳腺发育、泌乳。

5. 禁忌证 活动性肝脏疾病,如急性肝炎活动性肝硬化;对本品成分过敏者;直接抗球蛋白(Coombs)试验阳性。

【患者用药交代】

1. 定期检查血常规和肝功能,尤其在用药头 2~3 个月内,发现问题立即停药。

2. 患有严重双侧脑血管病者,若服药过程中发生不自主性舞蹈症,立即停药。

肼 屈 嗪

(Hydralazine)

【适应证】

高血压和心力衰竭。

【药师知识储备】

1. **用法用量** 片剂,餐后服用。食物可增加其生物利用度。**成人**:常用剂量为每次 12.5~25mg,每日 3 次。以后按需要增至每次 50mg,每日 3 次。

2. **特殊人群用药及注意事项 妊娠期妇女**:适用于妊娠期高血压,但妊娠早期则须慎用。**哺乳期妇女**:美国 Micromedex 哺乳期分级,婴儿的风险不能排除。哺乳期妇女避免用药。**儿童**:安全性和有效性尚未建立。**老年人**:对本品的降压作用较敏感,并易有肾功能减退,故宜减少剂量。

3. 重要相互作用

(1)非甾体抗炎药:合用可减弱本品的降压作用。

(2)拟交感胺类:合用可减弱本品的降压作用。

4. 不良反应 常见 消化:腹泻、呕吐、恶心。循环:心悸、心动过速、低血压。神经:头痛。**严重** 免疫:系统性红斑狼疮。

5. 禁忌证 对本品过敏患者;严重肾功能障碍患者;主动脉瘤、脑卒中患者。

【患者用药交代】

1. 食物可增加其生物利用度,建议餐后服用。

2. 应用本品时应定时测量血压、体重。

3. 停用本品应缓慢减量,以免血压突然升高。

常用抗高血压药物对比见表 1-8;固定配比复方抗高血压药物对比见表 1-9。

表1-8 常用抗高血压药物对比

类别	代表药物	作用机制	不良反应	禁忌证	注意事项	其他
利尿剂	呋塞米	通过利钠排水，降低高血容量负荷发挥降压作用	长期应用易导致血电解质、血糖、血脂、嘌呤的代谢紊乱	痛风患者禁用噻嗪类利尿剂（如氢氯噻嗪），高血钾与肾衰竭患者禁用醛固酮受体拮抗剂（如螺内酯）	应从小剂量开始服用；应在饭后服用；长期服用需需调血钾；代谢性疾病患者慎用	呋塞米、布美他尼和托拉塞米与磺胺类药物有交叉过敏反应，对磺胺类药物过敏者禁用
钙通道阻滞药	硝苯地平	主要通过阻滞血管平滑肌细胞上的钙离子通道，发挥扩张血管，降低血压的作用	心率加快，脸红、外周水肿、房室传导阻滞等	二氢吡啶类相对禁用于高血压合并快速型心律失常患者；非二氢吡啶类禁用于Ⅱ、Ⅲ度房室传导阻滞患者，并相对禁用于心力衰竭患者	短效制剂起效快，降压不平稳，可能诱发心绞痛和脑卒中发作，建议尽量选用长效制剂；可能导致心率加快、脸红、水肿等不良反应，避免用其他血管扩张剂；硝苯地平、维拉帕米与地尔硫䓬有明显负性肌力作用，应避免用于左室收缩功能不全的高血压患者	需快速降压时可选卡托普利；非二氢吡啶类与β受体阻滞剂联用时可诱发严重心动过缓和心功能不全
血管紧张素转化酶抑制剂	卡托普利	通过抑制血管紧张素转化酶，减少血管紧张素Ⅱ的生成来发挥降压作用	头晕、咳嗽、血钾升高、血管神经性水肿	(1)对ACEI过敏者 (2)血管神经性水肿病史者 (3)妊娠期妇女 (4)双侧肾动脉狭窄 (5)高血钾	适用于合并蛋白尿的高血压患者；可能导致持续性干咳，用药期间应监测肾功能和血钾水平	福辛普利经肝、肾双通道排泄，肝或肾功能受损者可选用
血管紧张素Ⅱ受体拮抗剂	氯沙坦钾	通过阻断血管紧张素Ⅱ与AT_1受体的结合发挥降压作用	胸痛、低血压、血钾升高等	(1)对本品任何成分过敏者 (2)妊娠期妇女 (3)高血钾和双侧肾动脉狭窄者	CKD患者4、5期初始剂量宜减半并监测血钾、血肌酐及GFR的变化。慎用ARB，ARB导致咳嗽发生率远低于ACEI	对高血钾和肾损伤的患者，避免ACEI+ARB联用

续表

类别	代表药物	作用机制	不良反应	禁忌证	注意事项	其他
β受体拮抗剂	美托洛尔	通过抑制过度激活的交感神经活性，抑制心肌收缩力，减慢心率发挥降压作用	心动过缓，抑郁，头晕，四肢冰冷等	(1)支气管哮喘或敏感性鼻炎 (2)心源性休克 (3)心脏传导阻滞（Ⅱ～Ⅲ度房室传导阻滞）(4)重度或急性心力衰竭 (5)窦性心动过缓 (6)低血压	本品宜从小剂量开始使用；不能突然停药，宜缓慢停药；对于伴心力衰竭老年高血压患者及卒中患者首选β受体拮抗剂；服药期间需监测血压、心率	
α₁受体拮抗剂	多沙唑嗪	选择性阻滞血液循环或中枢神经系统释放的儿茶酚胺与突触后α₁受体相结合，通过扩张血管产生降压效应	直立性低血压，头痛，水肿，恶心等	(1)对喹唑啉类敏感者 (2)服用本品后发生严重低血压患者	α₁受体拮抗剂一般不作为高血压的一线降压药物，对于其他降压药足量使用后仍不能满意控制血压的患者，可考虑应用。应警惕直立性低血压，最好于睡前服用。常见恶心、呕吐、腹痛等胃肠道症状，高血压合并胃炎、溃疡病患者谨慎使用	本品没有代谢副作用，可用于糖尿病、周围血管病、哮喘及高脂血症的高血压患者

表1-9 固定配比复方抗高血压药物对比

药品名称	成分	用法用量	主要不良反应	禁忌证	注意事项
复方利血平片（Compound Reserpine Tablets）	利血平 0.032mg/氢氯噻嗪 3.1mg/双肼屈嗪 4.2mg/异丙嗪 2.1mg	1～3片/次，2～3次/d	鼻塞，胃酸分泌增多，乏力，抑郁	对本品过敏者，胃及十二指肠溃疡患者	用药期同出现明显抑郁症状，即应减量或停药。运动员慎用
复方利血平氨苯蝶啶片（Compound Reserpine and Hydrochlorthiazide Tablets）	利血平 0.1mg/氨苯蝶啶 12.5mg/氢氯噻嗪 12.5mg/双肼屈嗪 12.5mg	常用剂量：1片 q.d.。维持剂量：每次1片，2～3日1次	恶心，头胀，乏力，鼻塞，嗜睡，抑郁	对本品过敏者；活动性溃疡；肠梗阻者；抑郁症；严重肾功能障碍者	同上

续表

药品名称	成分	用法用量	主要不良反应	禁忌证	注意事项
缬沙坦氢氯噻嗪片（Valsartan and Hydrochlorothiazide Tablets）	缬沙坦 80mg/氢氯噻嗪 12.5mg	1~2 片/次,q.d.	头痛,头晕;咳嗽,上呼吸道感染;血管神经性水肿	严重肝功能受损。严重肾衰竭（肌酐清除率<30ml/min）或无尿。难治性低钾血症,低钠血症或高钙血症和症状性高尿酸血症。磺胺类药物过敏的患者。ACEI 过敏者	应监测血清电解质变化。运动员慎用
氯沙坦钾氢氯噻嗪片（Losartan potassium and Hydrochlorothiazide Tablets）	氯沙坦钾 50mg/氢氯噻嗪 12.5mg 氯沙坦钾 100mg/氢氯噻嗪 12.5mg	1 片,q.d.	偶见血管神经性水肿,血钾异常	同上	同上
厄贝沙坦氢氯噻嗪片（Irbesartan and Hydrochlorothiazide Tablets）	厄贝沙坦 150mg/氢氯噻嗪 12.5mg	1 片,q.d.	常见头晕、恶心、呕吐、疲劳、排尿异常,偶见脸红、高血压,皮疹、罕见血管神经性水肿	中晚期妊娠;其余同上	同上
替米沙坦氢氯噻嗪片（Telmisartan and Hydrochlorothiazide Tablets）	替米沙坦 40mg/氢氯噻嗪 12.5mg	1 片,q.d.	偶见血管神经性水肿,血钾异常	同上	同上
卡托普利氢氯噻嗪片（Captopril and Hydrochlorothiazide Tablets）	卡托普利 10mg/氢氯噻嗪 6mg	1~2 片/次,b.i.d.,餐前 1 小时服用	咳嗽,偶见血管神经性水肿,血钾异常	妊娠期妇女;双侧肾动脉狭窄;血管神经性水肿病史;磺胺类药物过敏的患者;ACEI 过敏者	同上

续表

药品名称	成分	用法用量	主要不良反应	禁忌证	注意事项
贝那普利氢氯噻嗪片（Benazepri and Hydrochlorothiazide Tablets）	贝那普利 10mg/氢氯噻嗪 12.5mg	1片,q.d.	同上	同上	同上
赖诺普利氢氯噻嗪片（Lisinopril and Hydrochlorothiazide Tablets）	赖诺普利 10mg/氢氯噻嗪 12.5mg	1片,q.d.	同上	同上	同上
培哚普利吲达帕胺片（Perindopril and Indapamide Tablets）	培哚普利 4mg/吲达帕胺 1.25mg	1片,q.d.	同上	哺乳期妇女;其余同上	同上
缬沙坦氨氯地平片（Valsartan and Amlodipine Tablets）	氨氯地平 5mg/缬沙坦 80mg	1片,q.d.	头痛,踝部水肿,偶见血管神经性水肿	妊娠期妇女;血管神经性水肿病史者;对本品过敏者	监测血钾水平
氨氯地平贝那普利片（Amlodipine and Benazepril Tablets）	氨氯地平 5mg/贝那普利 10mg	1片,q.d.	同上	妊娠期妇女;血管神经性水肿病史者;对本品过敏者	同上
马来酸依那普利叶酸片（Enalapril Maleate and Folic Acid Tablets）	依那普利 5mg/叶酸片 0.4mg；依那普利 10mg/叶酸片 0.8mg	1片,q.d.	常见头痛,眩晕,疲乏,皮疹,罕见血管神经性水肿	对本品过敏者;血管神经性水肿;病史者;妊娠期妇女;双侧肾动脉狭窄;高血钾	同上

注:表中所列不良反应、禁忌证、注意事项均简要择重点列出,具体请参见各自单药部分。

（韩国将 徐 娟）

第二节　冠状动脉粥样硬化性心脏病

一、概述

冠状动脉粥样硬化性心脏病（coronary atherosclerotic heart disease）简称冠心病（coronary heart disease，CHD），是指由于冠状动脉粥样硬化而引起管腔狭窄或堵塞所致心肌缺血、缺氧或坏死所产生的心脏病或临床综合征，也称缺血性心脏病（ischemic heart disease）。冠心病是动脉粥样硬化导致器官病变的最常见类型，也是严重危害人类健康的常见病。本病多发于 40 岁以上成人，男性发病早于女性，经济发达国家发病率较高；随着社会经济的发展以及人民生活水平的提高，我国冠心病的发病率和死亡率也逐年升高，并呈现年轻化趋势。

二、诊断要点

（一）急性冠脉综合征

1. **ST 段抬高型心肌梗死**　具备以下 3 条中的 2 条：

（1）缺血性胸痛的临床表现。

（2）心电图的动态改变。

（3）心肌酶升高。

2. **非 ST 段抬高型心肌梗死/不稳定型心绞痛**　根据病史典型的心绞痛症状、典型的缺血性心电图改变（新发或一过性 ST 段压低≥0.1mV）以及心肌损伤标志物（肌钙蛋白 T、肌钙蛋白 I 或 CK-MB 测定，可以作出非 ST 段抬高型心肌梗死/不稳定型心绞痛诊断）。

（二）稳定型心绞痛

1. **症状**

（1）胸痛胸闷的部位主要位于胸骨后、心前区，常放射至左肩背、左上肢或咽颈部、下颌、牙齿。

（2）胸痛的性质常为压榨样、发闷或紧缩感。

（3）胸痛或胸闷常在体力活动、情绪激动等诱因下发生，且发生于情绪激动的当时而非过后，典型的心绞痛常在相似的情形下发生。

（4）症状每次持续 3~5 分钟，最长不超过 30 分钟，停止活动或舌下含服硝酸甘油可在 3~5 分钟内迅速缓解。

2. **体征**　平时一般无异常体征，发作时常见心率加快、血压升高、出汗、表情焦虑等，有时可出现一过性心尖部收缩期杂音。

3. **辅助检查**

（1）静息时心电图多正常，或可见陈旧性心肌梗死的改变，或非特异性 ST-T 改变；发作时心电图出现一过性的 ST 段压低（≥0.1mV），或出现 T 波改变（由直立变为倒置或由倒置变为直立）。

（2）在有条件的医院可以进行平板运动试验、动态心电图、冠状动脉 CT。常有阳性发现。冠状动脉造影是诊断冠心病的"金标准"。

（三）陈旧性心肌梗死

1. **症状**

（1）可无任何症状，或表现为稳定型心绞痛（具体见"稳定型心绞痛"相关内容）。

（2）如之前是广泛前壁心肌梗死，之后可有心肌收缩功能下降，如不采用有效治疗，可能会出现一系列心功能不全症状，如活动耐量下降、疲乏、喘憋等。

2. **体征**　可以无异常体征，有心功能不全时可以出现心界扩大、肺部湿啰音、双下肢水肿、肝大、颈静脉怒张、腹水、胸腔积液、心率加快或心律不齐、心音低钝、心脏杂音等。

3. **辅助检查**

（1）心电图：常可见陈旧性心肌梗死表现，即相邻两个或两个以上导联的病理性 Q 波（深和宽），伴或不伴 T 波倒置，也有部分患者仅有 T 波倒置，陈旧性前壁心肌梗死可以表现为 R 波振幅的减小或递增不良等。

（2）超声心动图：在有条件的医院可以作超声心动图，可见到节段性室壁运动异常，有心功能不全者可见到左室射血分数下降、心腔扩大、瓣膜反流等。

（3）胸片：心衰者可见到心影大、胸腔积液、肺水肿等。

三、治疗方案

（一）一般治疗

1. 合理的膳食，提倡清淡饮食，多食富含维生素 C（新鲜蔬菜、水果）和植物蛋白（豆类及制品）食物，膳食总热量以维持正常标准体重为主。

2. 运动。

3. 合理安排工作和生活，生活要有规律，注意劳逸结合。

4. 戒烟、限酒。

5. 早期发现和治疗与冠心病有关的疾病，包括高血压、糖尿病、高脂血症、肥胖等，预防本病的发生。

（二）药物治疗

1. **减轻症状、改善缺血的药物**　目前减轻症状及改善缺血的药物主要包括 β 受体拮抗剂、硝酸酯类药物和钙通道阻滞药（CCB）。

（1）β 受体拮抗剂：根据 β 受体拮抗剂的作用特性不同，将其分为 3 类。①选择性 $β_1$ 受体拮抗剂，主要作用于 $β_1$ 受体，如美托洛尔、比索洛尔、阿替洛尔等；②非选择性 $β_1$ 受体拮抗剂，作用于 $β_1$ 和 $β_2$ 受体，如普萘洛尔，目前已较少应用；③非选择性 β 受体拮抗剂，可同时作用于 β 和 $α_1$ 受体，如阿罗洛尔和拉贝洛尔。β 受体拮抗剂能够抑制心脏 $β_1$ 肾上腺素能受体，从而减慢心率，减弱心肌收缩力，降低血压，减少心肌耗氧量，减少患者心绞痛发作，增加运动耐量。用药后要求静息心率降至 55~60 次/min，严重心绞痛患者如无心动过缓症状，可将心率降至 50 次/min。

（2）硝酸酯类药物：硝酸酯类药物为内皮依赖性血管扩张剂，能减少心肌耗氧量，改善心肌灌注，缓解心绞痛症状。舌下含服或喷雾用硝酸甘油仅作为心绞痛发作时缓解症状用药，也可于运动前数分钟使用，以减少或避免心绞痛发作。长效硝酸酯类药物用于降低心绞痛发作的频率和程度，并可能增加运动耐量。长效硝酸酯类药物不适宜治疗心绞痛急性发作，而适宜心绞痛的慢性长期治疗。用药时应注意给予足够的无药间期（通常每日应有 6~8 小时的间歇期），以减少耐药性的发生。

（3）钙通道阻滞药（CCB）：CCB 通过改善冠状动脉血流和减少心肌耗氧量来发挥缓解心绞痛的作用，对变异型心绞痛或以 CAS 为主的心绞痛，CCB 是一线治疗药物。地尔硫䓬和维拉帕米能减慢房室传导，常用于伴有心房颤动或心房扑动的心绞痛患者，这两种药物不宜用于已有严重心动过缓、高度房室传导阻滞和病态窦房结综合征的患者。

(4)其他治疗药物

1)改善代谢性药物:曲美他嗪通过调节心肌能源底物,抑制脂肪酸氧化,优化心肌能量代谢,改善心肌缺血及左心功能,缓解心绞痛。

2)尼可地尔:尼可地尔具有独特的双重药理机制,既能特异性开放冠状动脉血管平滑肌的钾通道,改善微血管功能,又具有类硝酸酯类作用,扩张冠状动脉,对稳定型心绞痛和其他各型心绞痛均有明显疗效。

2. 预防心肌梗死、改善预后的药物

(1)阿司匹林:研究表明阿司匹林可降低心肌梗死、脑卒中或心血管性死亡的发生风险。阿司匹林的最佳剂量为 75~150mg/d(常用剂量为 100mg/d),其主要不良反应为胃肠道出血或对阿司匹林过敏。不能耐受阿司匹林的患者可改用氯吡格雷作为替代治疗。

(2)氯吡格雷:主要用于冠状动脉支架置入后及阿司匹林禁忌患者。本品起效快,顿服 600mg 后 2~6 小时即能达到有效血药浓度,顿服 300mg 后 6~24 小时达到有效血药浓度。常用维持剂量为 75mg,每日 1 次,口服。对无高危因素的稳定型心绞痛及接受溶栓药物治疗的患者应作为优先选择,包括择期 PCI 患者。

(3)替格瑞洛:为新型 P2Y12 受体抑制剂。本品不需经肝脏代谢,直接作用于血小板 ADP 受体起效。主要用于支架置入术后、有氯吡格雷禁忌证或氯吡格雷抵抗的患者。既往有脑出血病史的患者禁用。

(4)β 受体拮抗剂:多项荟萃分析显示,心肌梗死后患者长期接受 β 受体拮抗剂二级预防治疗,可降低相对死亡率 24%。具有内在拟交感活性的 β 受体拮抗剂(如普萘洛尔)心脏保护作用较差,不宜选用。

(5)他汀类药物:由 TC<4.68mmol/L(180mg/dl)开始,TC 水平与冠心病事件的发生呈连续的分级关系,最重要的危险因素是 LDL-C。他汀类药物能有效降低 TC 和 LDL-C 水平,并因此减少心血管事件。他汀类药物治疗还有延缓斑块进展、稳定斑块和抗炎等有益作用。稳定型冠心病患者 LDL-C 的目标值应<2.60mmol/L(100mg/dl)。对于极高危患者[确诊冠心病合并糖尿病或急性冠脉综合征(ACS)],治疗目标应为 LDL-C<1.8mmol/L(70mg/dl)。对于 ACS 患者,近期制定的《动脉粥样硬化性心血管疾病患者降低胆固醇治疗的亚洲专家共识》推荐,主要达标值为 LDL-C 水平降至 1.8mmol/L(70mg/dl)。如某些患者 LDL-C 水平能降至 1.4mmol/L(55mg/dl)以下,则不需减少药物剂量,专家组认为 LDL-C 水平<1.4mmol/L(55mg/dl)可能对改善预后更加有益。

(6)ACEI 或 ARB:对于稳定型心绞痛合并糖尿病、心力衰竭或左心室收缩功能不全的高危冠心病患者均应使用 ACEI。所有冠心病患者均能从 ACEI 治疗中获益,但低危患者获益可能较小。对于不能耐受 ACEI 的患者可改用 ARB。

(三)冠心病的预防

冠心病的药物治疗包括一级预防用药和二级预防用药。一级预防用药主要针对冠心病危险因素进行治疗,主要危险因素包括高血压、高脂血症及糖尿病等。冠心病二级预防用药应遵从"ABCDE"方案,防止已诊断的冠心病患者原有冠状动脉病变加重,降低相关死亡率。随着抗血小板药物在冠心病治疗中的作用越来越重要,对冠心病二级预防用药方案中的"A"也进行了不断充实和更新。"ABCDE"方案分别为:A. ACEI、抗血小板治疗(anti-platelet therapy,如用阿司匹林及 P2Y12 受体拮抗剂等)及抗心绞痛治疗(anti-angina therapy,如用硝酸酯类药物及非二氢吡啶类 CCB);B. β 受体拮抗剂(β blocker)与控制血压

(blood pressure control);C. 戒烟(cigarette quitting)与控制血脂(cholesterol lowering);D. 合理饮食(diet)与控制糖尿病(diabetes control);E. 运动(exercise)与教育(education)。

四、常用药物与用药交代

由于大部分药物在其他章节已叙述,本章仅叙述抗血小板药、硝酸酯类药物和改善心肌代谢类药物。

（一）抗血小板药

阿 司 匹 林
（Aspirin）

【适应证】

抑制血小板聚集,主要用于心脑血管疾病一、二级预防;治疗发热、疼痛、关节炎。

【超说明书用途】

1. 阿司匹林肠溶片用于不孕症或人类辅助生殖技术(ART),Micromedex 推荐等级 Ⅱb。

2. 阿司匹林肠溶片用于冻胚移植时提高妊娠率,Micromedex 推荐等级 Ⅱb。

3. 阿司匹林肠溶片用于体外受精-胚胎移植患者移植后的妊娠状态,Micromedex 推荐等级 Ⅱb。

4. 阿司匹林肠溶片用于降低血液黏稠度,改善子宫内膜血供,辅助提高着床率,Micromedex 推荐等级 Ⅱb。

5. 阿司匹林泡腾片用于儿童川崎病的治疗,Micromedex 推荐等级 Ⅱa。

6. 阿司匹林预防子痫前期、先兆子痫,Micromedex 推荐等级 Ⅱa。

【药师知识储备】

1. **用法用量** 普通片饭后服用;**肠溶片**饭前用适量水送服,急性心肌梗死患者可嚼碎后服用以快速吸收;**泡腾片**用适量温水充分溶解后服用。心、脑血管疾病一级预防和二级预防:100~300mg,每日 1 次。解热镇痛:每次 0.5g,可间隔 4~6 小时重复用药 1 次,24 小时不超过 4 次。骨关节炎、类风湿关节炎:每日不超过 3g,分次服用。

2. **特殊人群用药及注意事项** **妊娠期妇女**:具有致畸性,妊娠期妇女禁用。**哺乳期妇女**:胎儿风险不能除外,建议哺乳期妇女避免服用,必要时可用对乙酰氨基酚或布洛芬替代。**儿童**:如未咨询医生,含有阿司匹林的药品不应用于儿童和青少年伴或不伴发热的病毒感染,因为可能发生少见但危及生命的 Reye 综合征。**老年人**:肾功能下降的老年人慎用。**肝功能不全者**:严重肝功能不全者禁用。**肾功能不全者**:严重肾功能衰竭者禁用。**其他**:血液结束后建议给予维持剂量。因可能诱发消化性溃疡,胃十二指肠溃疡史者慎用。因可能导致支气管痉挛引起哮喘发作,哮喘病史者慎用。择期手术患者术前应告知医生,以便评估术中出血风险以决定是否停药。

3. **重要相互作用**

(1)甲氨蝶呤(剂量小于每周 15mg):合用可减少甲氨蝶呤的肾清除,增加血液毒性。

(2)抗凝药:合用可增加出血风险。

(3)溶栓药:合用可增加出血风险。

(4)胰岛素或口服降糖药:合用可加强降糖效果。

(5)环孢素:合用可增加环孢素肾毒性。

(6)丙戊酸:合用可竞争血浆蛋白结合而增加游离丙戊酸的血药浓度。

（7）地塞米松、泼尼松、非甾体抗炎药：合用可增加消化道出血风险。

4. 不良反应　常见　消化：消化不良、腹部疼痛。神经：头晕、耳鸣。**少见**　肾脏：肾损伤和急性肾衰竭。肝脏：转氨酶升高。呼吸：哮喘。**严重**　胃肠道出血、脑出血。

5. 禁忌证　对阿司匹林或其他水杨酸盐，或药品的任何其他成分过敏；有水杨酸盐或含水杨酸物质、非甾体抗炎药导致哮喘的历史；急性胃肠道溃疡；既往曾复发溃疡/出血的重度心力衰竭患者；冠状动脉旁路移植手术（CABG）围手术期疼痛的治疗；出血体质；严重的心力衰竭；与甲氨蝶呤（剂量为每周 15mg 或更多）合用（见重要相互作用）；妊娠的最后 3 个月。

【患者用药交代】

1. 普通片饭后服用；肠溶片饭前服用；泡腾片用适量温水充分溶解后服用，严禁直接用水送服。

2. 发现异常牙龈出血、皮肤黏膜瘀斑、大便带血等现象，及时停药并就医。

3. 同时服用其他药物，如激素、抗凝药等，应告知医师，以免因药物相互作用而增加出血风险。

4. 痛风病史患者服药期间如出现痛风症状，应立即停药并测定血尿酸水平。

氯 吡 格 雷
（Clopidogrel）

【适应证】

抑制血小板聚集，单独或与阿司匹林使用预防卒中、心肌梗死或其他心脏疾病。

【超说明书用途】

1. 氯吡格雷用于 PCI 过程中或术后尽早给予 STEMI 患者 600mg：每日 1 次，连续口服 1 周。Micromedex 中推荐：STEMI 患者 PCI 后初始剂量为 300mg 或 600mg。

2. 氯吡格雷 300～600mg 用于心肌梗死：负荷剂量口服，300～600mg，每日 1 次。Micromedex 中推荐：NONSTEMI 抬高 ACS 综合征，氯吡格雷初始负荷剂量为 300mg，之后 75mg/d 氯吡格雷联合 75～325mg/d 阿司匹林。

【药师知识储备】

1. **用法用量**　片剂，口服。推荐剂量为 75mg，每日 1 次。对需行经皮冠状动脉介入术患者，应首先给予负荷剂量 300～600mg，之后维持量 75mg 每日 1 次，一般同时联用阿司匹林 75～325mg/d，推荐的疗程为至少 12 个月。

2. **特殊人群用药及注意事项　妊娠期妇女**：本品在妊娠期的使用尚无足够数据。动物实验显示对生育的影响或对胎儿的伤害，推荐仅在对妊娠期妇女有明显获益时使用。**哺乳期妇女**：胎儿风险不能除外，哺乳期妇女如必须服药应暂停哺乳。**其他**：接受阿司匹林、非甾体抗炎药（NSAIDs）包括 COX-2 抑制剂、肝素、GP Ⅱb/Ⅲa 拮抗剂或溶栓药物治疗的患者应慎用氯吡格雷。氯吡格雷延长出血时间，患有出血性疾病（特别是胃肠、眼内疾病）的患者慎用。

3. **重要相互作用**

（1）质子泵抑制剂（PPI）：如奥美拉唑、艾司奥美拉唑、雷贝拉唑，可使本品临床疗效降低、血栓风险增加，两药避免使用；若使用氯吡格雷期间需抑酸治疗，可换用其他对 CYP2C19 抑制较小的药品，如泮托拉唑、兰索拉唑。

（2）非甾体抗炎药、抗凝药：合用可能增加出血风险。

（3）溶栓药物：合用可增加出血风险。

4. **不良反应** 常见 消化:消化不良、胃肠道和腹部疼痛。血液:轻度出血。**严重** 心血管:冠状动脉支架血栓形成。消化:胃肠道出血、结肠炎。血液:粒细胞缺乏症,大出血,全血细胞减少症,血栓性血小板减少性紫癜。肝脏:肝炎,肝毒性,肝衰竭。呼吸:间质性肺炎,非心源性肺水肿,呼吸道出血。

5. **禁忌证** 对药品任一成分过敏;严重的肝脏损害;活动性病理性出血,如消化性溃疡或颅内出血。

【患者用药交代】

1. 治疗过程中一旦出现出血的临床症状,应立即就医。

2. 在需要进行择期手术的患者中,如抗血小板治疗并非必需,则应在术前 7 日停用氯吡格雷。

3. 心脏介入治疗、外科手术之后,因可能加重出血,不推荐氯吡格雷与华法林合用。

4. 应避免中断治疗,如果必须停用氯吡格雷,需尽早恢复用药。过早停用氯吡格雷可能导致心血管事件的风险增加。

替 格 瑞 洛
（Ticagrelor）

【适应证】

用于急性冠脉综合征(不稳定型心绞痛、非 ST 段抬高型心肌梗死或 ST 段抬高型心肌梗死)患者,包括接受药物治疗和经皮冠状动脉介入(PCI)治疗的患者,降低血栓性心血管事件的发生率。

【药师知识储备】

1. **用法用量** 片剂,口服。起始剂量为单次负荷量 180mg(90mg×2 片),此后每次 1 片(90mg),每日 2 次。除非有明确禁忌,本品应与阿司匹林联合用药。在服用首剂负荷量阿司匹林后,阿司匹林的维持剂量为每日 1 次,每次 75~100mg。

2. **特殊人群用药及注意事项** 妊娠期妇女:禁用。哺乳期妇女:不推荐哺乳期妇女应用,如必须应用应考虑暂停哺乳。儿童:尚无 18 岁以下使用资料。老年人:无须调整剂量。肝功能不全者:轻度肝功能损害者无须调整剂量,重度肝功能损害者禁用。肾功能不全者:无须调整剂量。其他:替格瑞洛延长出血时间,患有出血性疾病(特别是胃肠、眼内疾病)的患者慎用。

3. **重要相互作用**

(1)秋水仙碱:合用可使秋水仙碱的血药浓度升高,毒性增强,尤其对肝功能或肾功能不全患者有致死报道,应禁止合用;对肝、肾功能正常者,若近 14 日使用过替格瑞洛,秋水仙碱剂量需要减量。

(2)CYP3A 抑制剂(伊曲康唑、伏立康唑、克拉霉素、奈法唑酮、利托那韦、沙奎那韦、奈非那韦、茚地那韦、阿扎那韦和泰利霉素等):合用可增加替格瑞洛的暴露量,使出血风险增加。

(3)CYP3A 诱导剂(利福平、地塞米松、苯妥英钠、卡马西平和苯巴比妥):合用降低本品生物利用度。

(4)胺碘酮:本品与胺碘酮均为 CYP3A4 抑制剂与底物,合用使两者暴露均增加,应加强监测。

(5)西洛他唑:本品为 CYP3A4 抑制剂,西洛他唑为 CYP3A4 底物,本品可使西洛他唑暴露量增加。如需合用,可将西洛他唑剂量减至 50mg,每日 2 次并监测出血。

(6)双嘧达莫:合用可能增加出血风险,需监测出血。

(7)多奈哌齐:合用增加多奈哌齐的暴露量,需监测多奈哌齐的不良反应。

(8)阿司匹林:与大于100mg维持剂量阿司匹林合用时,会降低替格瑞洛减少复合终点事件的临床疗效。

(9)辛伐他汀、洛伐他汀、阿托伐他汀:因为通过CYP3A4代谢,合用时替格瑞洛可使其血清浓度升高。

(10)地高辛、环孢素:合用时替格瑞洛可增加本品生物利用度,应进行适当的临床和实验室监测。

(11)氟西汀、帕罗西汀、舍曲林和西酞普兰:合用可能增加出血风险。

(12)非甾体抗炎药(NSAIDs)、口服抗凝药和/或纤溶剂:合用增加出血风险。

4. 不良反应 **常见** 消化:胃肠道出血。呼吸:呼吸困难、鼻出血。皮肤:皮肤瘀斑、皮下出血。**严重** 心血管:冠状动脉支架血栓形成。血液:大出血。呼吸:呼吸道出血。

5. 禁忌证 对本品任一成分过敏;活动性病理性出血,如消化性溃疡或颅内出血;颅内出血病史者;中至重度肝损害患者。

【患者用药交代】

1. 既往高尿酸血症或痛风性关节炎的患者应慎用替格瑞洛。

2. 治疗期间肌酐水平可能会升高,治疗1个月后需对肾功能进行检查。

3. 在需要进行择期手术的患者中,如抗血小板治疗并非必需,则应在术前7日停用替格瑞洛。

4. 避免中断治疗,如果必须停用需尽早恢复用药。过早停用可能导致心血管事件的风险增加。

5. 治疗期间可能出现头晕和意识模糊,驾驶或操作机械时应格外小心。

氯吡格雷、普拉格雷和替格瑞洛药动学、药效学对比见表1-10。

表1-10 氯吡格雷、普拉格雷和替格瑞洛药动学、药效学对比

药物	类型	起效时间	最大药物作用时间	停药后持续时间	是否前体药物	作用是否可逆	生物利用度	蛋白结合率
氯吡格雷	噻吩并吡啶	2~8小时	300mg负荷剂量后2~5小时,75mg维持剂量后3~7日	7~10日	是	否	50%	98%
普拉格雷	噻吩并吡啶	30分钟	–	5~9日	是	否	–	–
替格瑞洛	环戊基三唑嘧啶	30分钟	1.5~5小时	3~5日	否	是	36%	>99%

双 嘧 达 莫
(Dipyzidamole)

【适应证】

主要用于抗血小板聚集,预防血栓形成。

【超说明书使用】

1. **双嘧达莫用于儿童** 《中国国家处方集(化学药品与生物制品卷·儿童版)》建议儿

童双嘧达莫的用法为:①口服,每日 2~6mg/kg,分 3 次,餐前 1 小时服;②心脏手术后预防血栓形成,口服,1 个月~12 岁小儿,每次 2.5mg/kg,每日 2 次;12~18 岁小儿,每次 100~200mg,每日 3 次。

2. **双嘧达莫用于过敏性紫癜的治疗** 2.5~5mg/(kg·d),分 3 次口服,证据来源于临床研究。

【药师知识储备】

1. **用法用量** 片剂,口服。饭前 1 小时或饭后 2 小时服。每次 25~100mg(1~4 片),每日 3 次;与阿司匹林合用时,剂量可减至每日 100~200mg(4~8 片)。

2. **特殊人群用药及注意事项** **妊娠期妇女:**有研究显示妊娠期妇女前 3 个月服用有自发性流产的可能,仅在权衡利弊后对妊娠期妇女的获益明显大于对胎儿的风险时使用。**哺乳期妇女:**胎儿风险不能排除,哺乳期应慎用。**儿童:**12 岁以下儿童用药的安全性和有效性尚未确立。**其他:**本品与血浆蛋白高度结合,透析可能无效。有以下情况者慎用:低血压患者;有出血倾向者;冠心病者。

3. **重要相互作用**

(1)阿司匹林:有协同作用,故两者合用时,本品应减至 100~200mg/d。

(2)肝素、香豆素类、头孢孟多、头孢替安、普卡霉素或丙戊酸:合用加重低凝血酶原血症,或进一步抑制血小板聚集,引起出血。

4. **不良反应** **常见** 心血管:胸痛、心电图异常。皮肤:皮疹。胃肠道:腹部不适。神经:头晕,头痛。**严重** 心血管:心绞痛,心搏骤停,心肌梗死,心肌缺血,心室颤动,室性心动过速。肝脏:肝衰竭。免疫:超敏反应。神经:脑血管意外,癫痫发作。呼吸:支气管痉挛。

5. **禁忌证** 对本品过敏;急性胃肠道溃疡;出血体质;休克患者。

【患者用药交代】

1. 饭前 1 小时或饭后 2 小时服用。

2. 本品与抗凝药、抗血小板药和溶栓剂使用时应注意出血倾向。

3. 服药期间不宜进行大手术,以免发生大出血。

西 洛 他 唑

(Cilostazol)

【适应证】

1. 改善慢性动脉闭塞症引起的溃疡、肢痛、冷感及间歇性跛行等缺血性症状。

2. 预防脑梗死复发(心源性脑梗死除外)。

【超说明书用途】

西洛他唑用于 PCI 术后抗血小板治疗:50mg 每日 2 次或 100mg 每日 1 次,口服,Micromedex 成人推荐等级Ⅱb。

【药师知识储备】

1. **用法用量** 片剂,口服。每次 50~100mg,每日 2 次。根据年龄和症状,适当增减剂量。

2. **特殊人群用药及注意事项** **妊娠期妇女:**仅在对母体的获益明显大于胎儿的风险时使用。**哺乳期妇女:**胎儿风险不能除外,如哺乳期必须使用应暂停哺乳。**其他:**下列患者慎用①月经期患者(可能增加出血);②合并冠状动脉狭窄患者(给予本品所致的心率增加有可能诱发心绞痛);③有糖尿病或糖耐量异常的患者(可能出现出血性不良反应);④重症肝功能障碍者(西洛他唑的血中浓度可能升高)、重症肾功能障碍患者(西洛他唑代谢的血中浓度可能升高);⑤血压持续上升的高血压患者(恶性高血压等)。

3. 重要相互作用

(1)文拉法辛、舍曲林、氟伏沙明、帕罗西汀、西酞普兰、艾司西酞普兰、氟西汀、度洛西汀、银杏、依替巴肽、阿替普酶、抗血小板药、阿司匹林、利伐沙班:本品与上述药品合用时,需监测患者有无出血表现。

(2)胺碘酮:合用可增加两者暴露量,需调整药品剂量。

(3)芬太尼:合用可增加芬太尼毒性,需密切监测患者的镇静和呼吸抑制表现,根据需要调整剂量。

(4)非甾体抗炎药:合用可增加消化道出血风险,两者使用需谨慎。

(5)红霉素、克拉霉素、地尔硫䓬、伊曲康唑:合用可能增加本品暴露,与这些药品合用时,可能需要调整剂量至每次 50mg,每日 2 次。

(6)艾司奥美拉唑、奥美拉唑:可致西洛他唑及其某种代谢产物的血药浓度各暴露量增加,合用时可考虑西洛他唑调整剂量至每次 50mg,每日 2 次。

(7)卡马西平:两者合用可能使卡马西平暴露量增加,需密切监测卡马西平浓度,调整药品剂量。

4. 不良反应　常见　消化:消化不良、胃肠道和腹部疼痛。神经:头晕、头痛。血液:降低血小板聚集率。骨骼肌肉:背痛、肌痛。呼吸:咳嗽频率增加、咽炎、鼻炎。其他:感染。**严重**　心血管:心房颤动,充血性心力衰竭,心肌梗死,室性心动过速。皮肤:Stevens-Johnson 综合征。消化:消化性溃疡,咯血。血液:粒细胞缺乏症,再生障碍性贫血,瘀斑,白细胞减少,血小板减少。眼科:眼部出血。呼吸:鼻出血,咯血。

5. 禁忌证　对本品过敏;出血性疾病患者;充血性心衰患者。

【患者用药交代】

1. 在早餐和晚餐前至少 1.5 小时或餐后至少 2 小时后服药。

2. 脑梗死患者应在脑梗死症状稳定后开始给药。

3. 在合并冠状动脉狭窄的患者中,当本品给药过程中出现过度心率增加时,有诱发心绞痛的可能性,此时需采取减量或终止给药等适当的处置。

4. 对脑梗死患者给药,在注意与其他抑制血小板聚集药物相互作用的同时,对持续高血压患者的给药应慎重,给药期间需充分控制血压。

(二)硝酸酯类药物

硝 酸 甘 油

(Nitroglycerin)

【适应证】

冠心病、心绞痛的治疗及预防,降低血压或治疗充血性心力衰竭。

【药师知识储备】

1. 用法用量

(1)片剂:舌下含服。使用本品至少 5~10 分钟,勿进食、喝水或吸烟。成人:一次用 0.25~0.5mg(半片至 1 片)。每 5 分钟可重复 1 片,直至疼痛缓解。如果 15 分钟内总量达 3 片后疼痛持续存在,应立即就医。在活动或排便前 5~10 分钟预防性使用,可避免诱发心绞痛。

(2)气雾剂:舌下黏膜喷入。心绞痛发作或有心绞痛发作预兆时,向口腔舌下黏膜喷射 1~2 揿,相当于硝酸甘油 0.5~1mg。效果不佳时可在 10 分钟内重复同样剂量。使用时取下罩帽,摇匀,喷嘴对准口腔舌下黏膜,揿压阀门,药液即呈雾状喷入口腔内。

2. **特殊人群用药及注意事项** **妊娠期妇女:**由于缺乏人类安全性信息,妊娠期妇女权衡利弊后使用。如果卧床休息不足以缓解妊娠期心绞痛时,应给予最低剂量的硝酸盐进行治疗。**哺乳期妇女:**婴儿风险不能排除,尚不能确定硝酸甘油是否经乳汁分泌及药品对婴儿的不良影响,哺乳期妇女慎用。**儿童:**不推荐用于儿童。**老年人:**应在医师指导下用药。**其他:**血容量不足或收缩压低的患者慎用。

3. **重要相互作用**

(1)西地那非、伐地那非、他达拉非:合用会增加低血压的风险,禁忌合用。前两者与硝酸盐的安全给药间隔时间尚不明确。若临床治疗必须使用硝酸盐,硝酸盐与最后1次给予他达拉非的时间间隔不小于48小时。

(2)乙酰半胱氨酸:合用会增加低血压和头痛的风险,需监测血压。

(3)阿司匹林:合用增加硝酸甘油浓度和对血小板功能的抑制作用,对急性心肌梗死患者有治疗价值;对非急性心肌梗死患者,应监测硝酸甘油的作用加大而出现头痛和晕厥。考虑换用其他缓解心绞痛的药品。

(4)降压药或血管扩张药:合用可增强硝酸盐的直立性低血压风险。

(5)乙酰胆碱、组胺、拟交感胺类药:合用时可致本品疗效减弱。

(6)酒精:中度或过量饮酒时,使用本品可致低血压。

4. **不良反应** **常见** 心血管:直立性低血压。皮肤:脸红。神经:头晕(5%)、头痛(63%~64%)、头晕目眩(6%)。**少见** 神经:眩晕。心血管:心悸。**严重** 心血管:低血压。皮肤:药疹和剥脱性皮炎。血液:高铁血红蛋白血症。

5. **禁忌证** 心肌梗死早期(有严重低血压及心动过速时)、严重贫血、青光眼、颅内压增高的患者;已知对硝酸甘油过敏的患者;使用枸橼酸西地那非(万艾可)的患者。

【患者用药交代】

1. 片剂用于舌下含服,不可吞服;患者应尽可能取坐位,以免因头晕而摔倒。每5分钟给药1次,若15分钟内给药3片不能缓解应立即就医。

2. 气雾剂舌下黏膜喷入。

3. 用药至少5~10分钟,勿进食、喝水或吸烟。

4. 警惕发生低血压,应监测血压水平。

5. 可能出现面色潮红、心悸、头痛等不适,请咨询医师或药师;如出现视物模糊或口干,应停药。

硝酸异山梨酯
(Isosorbide Dinitrate)

【适应证】

冠心病的长期治疗;心绞痛的预防;心肌梗死后持续心绞痛的治疗;与洋地黄和/或利尿剂联合应用,治疗慢性充血性心力衰竭;肺动脉高压的治疗。

【药师知识储备】

1. **用法用量**

(1)普通片:空腹口服或舌下给药。预防心绞痛发作:每次5~10mg,每日2~3次,每日10~30mg;急性心绞痛发作时缓解心绞痛,舌下给药:每次5mg,间隔5分钟给药1次,最多给药3次。充血性心衰:每次5~20mg,6~8小时给药1次,最高240mg/d。

(2)缓释片:饭后整片吞服,勿嚼碎服用。每次20mg,8~12小时给药1次。

2. **特殊患者用药及注意事项**　**妊娠期妇女**:妊娠期慎用,如果卧床休息不足以缓解心绞痛时,建议给予最低有效剂量。**哺乳期妇女**:婴儿风险不能排除。有证据显示硝酸盐可经乳汁分泌,导致婴儿发生高铁血红蛋白血症,哺乳期妇女慎用。**儿童**:有效性和安全性尚未确定。**老年人**:以低剂量起始。**其他**:推荐血液透析结束后补充 10 ~ 20mg。腹膜透析结束后无须补充剂量。其他如低充盈压的急性心急梗死、主动脉或二尖瓣狭窄、直立性低血压、颅内压增高及肾功能不全者慎用。

3. **重要相互作用**

(1)西地那非、伐地那非、他达拉非:合用会增加低血压的风险,禁忌合用。前两者与硝酸盐的安全给药间隔时间尚不明确。若临床治疗必须使用硝酸盐,硝酸盐与最后 1 次给予他达拉非的时间间隔不小于 48 小时。

(2)血管扩张剂、钙通道阻滞药、β 受体拮抗剂、抗高血压药、三环类抗抑郁药及酒精:合用可加强本类药物的降压作用。

(3)二氢麦角碱:合用可加强其升压作用。

(4)类固醇类抗炎药:合用可降低硝酸异山梨酯的作用。

4. **不良反应**　**常见**　心血管:直立性低血压和反射性心动过速。皮肤:面部潮红。神经:眩晕、头痛。**少见**　心血管:血压明显降低、心动过缓。其他:虚脱。**严重**　心血管:心绞痛加重、晕厥。

5. **禁忌证**　急性循环衰竭(休克、循环性虚脱);严重低血压(收缩压<90mmHg);急性心肌梗死伴低充盈压(除非在有持续血流动力学监测的条件下);梗阻性肥厚型心肌病;缩窄性心包炎或心包填塞;严重贫血;青光眼、颅内压增高者;原发性肺动脉高压;对硝基化合物过敏者。

【患者用药交代】

1. 普通片剂心绞痛发作时舌下含服,不可吞服,最好空腹服用;心绞痛发作时,舌下含服 5 分钟不能缓解,重复给药 1 次,若重复给药 3 次症状仍不能缓解,及时就医。不得随意多服药或增加给药频次。

2. 警惕发生低血压,应监测血压水平。

3. 用药期间可能出现面色潮红、心悸、头痛等不适,请咨询医师或药师;如果出现视物模糊或口干,应停药。

单硝酸异山梨酯

(Isosorbide Mononitrate)

【适应证】

冠心病的长期治疗;心绞痛的预防;心肌梗死后持续心绞痛的治疗;与洋地黄或利尿剂联合应用,治疗慢性充血性心力衰竭。

【药师知识储备】

1. **用法用量**　至少用半杯水空腹口服。缓释片应整片或半片完整服用,不得咀嚼或碾碎。**普通片**:每次 10 ~ 20mg,每日 2 ~ 3 次,严重者每次 40mg,每日 2 ~ 3 次。**缓释片**:清晨每次 60mg,严重者每次 120mg,每日 1 次;若出现头痛,最初剂量可减至 30mg/d。

2. **特殊人群用药及注意事项**　**妊娠期妇女**:尚无充分的临床用药经验证实妊娠期间使用单硝酸异山梨酯的安全性。如果卧床休息不足以缓解心绞痛时,建议给予最低有效剂量。**哺乳期妇女**:婴儿风险不能排除,有证据显示硝酸盐可经乳汁分泌,可能导致婴儿高铁血红蛋白血症,哺乳期妇女慎用。**儿童**:有效性和安全性尚未确定。**老年人**:对本类药物的敏感性可能更高,更易发生头晕等反应。**其他**:低充盈压的急性心肌梗死患者,应避免收缩压低于 90mmHg;主动脉或二尖瓣狭窄、直立性低血压及肾功能不全者慎用。

3. **重要相互作用**

(1)西地那非、伐地那非、他达拉非:合用会增加低血压的风险,禁忌合用。前两者与硝酸盐的安全给药间隔时间尚不明确。若临床治疗必须使用硝酸盐,硝酸盐与最后 1 次给予他达拉非的时间间隔不小于 48 小时。

(2)血管扩张剂、钙通道阻滞药、β 受体拮抗剂、抗高血压药、三环类抗抑郁药及酒精:合用可加强本类药物的降血压效应。

4. **不良反应**　**常见**　心血管:直立性低血压和反射性心动过速。皮肤:面部潮红。神经:眩晕、头痛(38%~57%)。**少见**　心血管:血压明显降低、心动过缓。**严重**　心血管:心绞痛加重、晕厥。

5. **禁忌证**　急性循环衰竭[休克、循环性虚脱;严重低血压(收缩压<90mmHg)];急性心肌梗死伴低充盈压(除非在有持续血流动力学监测的条件下);梗阻性肥厚型心肌病;缩窄性心包炎或心包填塞;严重贫血;青光眼;颅内压增高;对硝基化合物过敏者。

【患者用药交代】

1. 普通片剂晨起空腹服用,7 小时后可再次服用,缓释片清晨 1 次吞服。不得随意增加用药剂量或次数。

2. 警惕发生低血压,应监测血压水平。

3. 用药期间可能出现面色潮红、心悸、头痛等不适,请咨询医师或药师;如果出现视物模糊或口干,应停药。

硝酸酯类药物药动学对比见表 1-11。

(三) 改善心肌代谢类药物

曲 美 他 嗪

(Trimetazidine)

【适应证】

心绞痛发作的预防性治疗。

【超说明书用途】

用于心脏 X 综合征的治疗,Micromedex 成人推荐等级 Ⅲ。

【药师知识储备】

1. **用法用量**　片剂,口服,三餐时服用。每次 20mg,每日 3 次。

2. **特殊人群用药及注意事项**　**妊娠期妇女**:致畸风险不能排除,妊娠期间避免服用本品。**哺乳期妇女**:临床管理中缺乏通过乳汁分泌的资料,建议治疗期间不要哺乳。**儿童**:尚未确定 18 岁以下人群中使用的安全性和疗效。**老年人**:由于肾功能的下降,老年患者的曲美他嗪暴露量可能增加,建议减量使用。**肾功能不全者**:对于中度肾功能损害者(肌酐清除率 30~60ml/min),推荐剂量为每次服用 1 片(20mg),每日 2 次,即早、晚用餐期间各服用 1 片。严重肾功能损害者(肌酐清除率<30ml/min)禁用。**其他**:①运动员和驾驶员慎用;②此药不作为心绞痛发作时的对症治疗用药,也不适用于对不稳定型心绞痛或心肌梗死的初始治疗;③可引起或加重帕金森症状(震颤、运动不能、张力亢进),应定期监测运动障碍,尤其对老年患者。发生运动障碍时,如帕金森症状、不宁腿综合征、震颤、步态不稳,应彻底停用曲美他嗪。这些发生率低且停药后通常是可逆的。多数患者停用后 4 个月内恢复。如果停药后帕金森症状持续 4 个月以上,则应征询神经科医生的意见。

表 1-11　硝酸酯类药物药动学对比

药物	给药途径	剂型和剂量	生物利用度	半衰期	起效时间	最大作用时间	作用持续时间	偏心剂量
硝酸甘油	舌下含化	每次 0.25~0.5mg，5 分钟 1 次，最多重复 3 次	80%	1~4 分钟	舌下给药 2~3 分钟起效	5 分钟达到最大效应	10~30 分钟	无
	喷雾	喷雾剂，每次 0.4~0.8mg，必要时可喷 3 次	不详	1~4 分钟	30 秒~1 分钟	4~8 分钟	10~30 分钟	
硝酸异山梨酯	舌下含化	每次 5mg，缓解症状	40%~60%	1 小时	5~15 分钟	1 小时	2~4 小时	口服，10~30mg，7a.m.，12a.m.，5p.m.
	口服	10~30mg/d	30%	1 小时	15~45 分钟	45~120 分钟	2~6 小时	
单硝酸异山梨酯	口服	每次 10~20mg，每日 2~3 次	100%	4~5 小时	45~60 分钟	90~180 分钟	单次给药 6 小时，多次给药 5~12 小时	20mg，8a.m.，3p.m.

3. **重要相互作用**　尚未观察到药物相互作用。

4. **不良反应**　**常见**　神经:眩晕、头痛。消化:腹痛、腹泻、消化不良、恶心和呕吐。皮肤:皮疹、瘙痒、荨麻疹。全身:虚弱。**少见**　心血管:心悸、期外收缩、心动过速、低动脉压、直立性低血压、潮红。消化:便秘。神经:睡眠障碍(失眠、嗜睡)。皮肤:急性全身发疹性脓疱病(AGEP)、血管神经性水肿。血液:粒细胞缺乏症、血小板减少症、血小板减少性紫癜。肝脏:肝炎。**严重**　帕金森综合征(震颤、运动不能、张力亢进)、步态不稳、不宁腿综合征以及其他相关运动障碍,通常在停药后可逆。

5. **禁忌证**　对药品任一组分过敏者;帕金森病、帕金森综合征、震颤,不宁腿综合征以及其他相关的运动障碍;严重肾功能损害(肌酐清除率<30ml/min)。

【患者用药交代】

1. 不得随意增加用药剂量或次数。

2. 应定期监测运动障碍,尤其对老年患者。肾功能不全者定期监测肾功能。

3. 本品含有日落黄及胭脂红 A,可能会引起过敏反应。

(靳晓琴　徐　娟)

第三节　心律失常

一、概述

心律失常(cardiac arrhythmia)是指心脏起搏和传导功能紊乱而发生的心脏节律、频率或激动顺序异常。主要表现为心动过速、心动过缓、心律不齐和心脏停搏。心室停搏或颤动是心搏骤停的主要表现形式,是心脏性猝死的重要原因。心律失常是临床常见的心血管病之一,除器质性心脏病和高血压患者可合并各种各样心律失常外,其他系统疾病,如慢性阻塞性肺病、甲状腺功能亢进症、糖尿病等均可能出现心律失常。

二、诊断要点

(一) 快速型室上性心律失常

1. **症状**　室上速、房速多为突然发作、突然中止;房颤、房扑可表现为阵发性或持续性发作。如发作时间较短,心率不太快,症状较轻,稍有心悸,心前区不适或无症状;发作时间较长,心率过快或原有器质性心脏病时,症状常较重,可出现休克、急性左心衰竭、心绞痛、晕厥等。

2. **体征**　室上速和房速心律规则,心率快,160~220 次/min;房颤时节律绝对不整、第 1 心音强弱不一、脉短绌。心率过快时血流动力学不稳定,可出现血压下降。

3. **辅助检查**

(1)心电图是直接而简便的诊断方法,但只能了解短暂发作。

(2)有条件的情况下(必要时)可行 24 小时动态心电图检查,可帮助了解全天不同时间段异常心律情况。

(3)有条件时可做超声心动图,可帮助了解心脏功能及结构的改变。

(二) 快速型室性心律失常

1. 心悸、胸闷、气短、头晕、出冷汗,严重时出现黑矇、晕厥、阿-斯综合征发作,甚至猝死。

2. 心率加快,大于 120 次/min,心率大于 180 次/min 容易发生血流动力学障碍、血压下降、四肢厥冷等。

3. **辅助检查**　心电图是直接而简便的诊断方法,必要时可行 24 小时动态心电图检查,超声心动图可帮助了解心脏功能及结构的改变。

(三)缓慢型心律失常

1. **症状**　头晕、胸闷、气短,偶有胸痛,严重时可出现黑矇、晕厥,甚至猝死。

2. **体征**　心率减慢、窦性心动过缓、节律整齐、窦性停搏、窦房阻滞有长间歇,房室传导阻滞通常为心率缓慢而不齐,Ⅲ度房室传导阻滞表现为心率缓慢、节律齐,可闻及“大炮”音(房室同步收缩)。

3. **辅助检查**　心电图是直接而简便的诊断方法,必要时行 Holter 检查,超声心动图可帮助了解心脏功能及结构的改变。

三、治疗方案

1. **窦性心动过速**　可选镇静剂、β 受体拮抗剂、维拉帕米、地尔硫䓬。有心功能不全者,首选洋地黄制剂。

2. **期前收缩**

(1)无自觉症状、无心脏病者的良性、偶发性期前收缩,可不予治疗。必要时可服用镇静剂、小檗碱、β 受体拮抗剂、普罗帕酮片等。

(2)伴有心衰而非洋地黄中毒患者的期前收缩,首选洋地黄制剂。

(3)风湿性心脏病二尖瓣病变后期发生的频发房性期前收缩,可能是房颤的先兆,如有心功能不全,首选洋地黄制剂。如心功能尚好,可选用 β 受体拮抗剂、胺碘酮、维拉帕米。

(4)急性心肌梗死(AMI)急性期伴发的室性期前收缩,首选 β 受体拮抗剂、利多卡因、胺碘酮、索他洛尔等;不宜选用 Ⅰc 类药物,如普罗帕酮等。

(5)洋地黄中毒引起的室性期前收缩,首先停用洋地黄,药物治疗首选苯妥英钠,亦可选用胺碘酮、利多卡因、美西律等。

3. **房性心动过速**　治疗基础疾病,祛除诱因。终止心动过速或控制心室率可选用毛花苷丙、β 受体拮抗剂、胺碘酮、普罗帕酮、维拉帕米或地尔硫䓬静脉注射。如果心功能正常且无心肌缺血,也可选用 Ⅰc 类和 Ⅰa 类药物。对冠心病患者,选用 β 受体拮抗剂、胺碘酮或索他洛尔。对心衰患者,可考虑首选胺碘酮。

4. **阵发性室上速**　终止发作应首选非药物治疗方法。抗心律失常药物首选维拉帕米、普罗帕酮,亦可选用 β 受体拮抗剂。上述药物无效者,可选用胺碘酮。预激综合征合并室上速时,不宜选用洋地黄制剂。

5. **心房纤颤**　控制心室率时,可选用 β 受体拮抗剂、维拉帕米、地尔硫䓬等,合并心衰者选用洋地黄制剂。药物转复常用 Ⅰc 类和 Ⅰa 类及 Ⅲ类抗心律失常药物,包括胺碘酮、普罗帕酮、莫雷西嗪、索他洛尔等,一般用分次口服的方法。有器质性心脏病、心功能不全患者首选胺碘酮,没有器质性心脏病患者可选用 Ⅰ类药。预激综合征患者禁忌使用洋地黄、维拉帕米和地尔硫䓬。

6. **房扑**　药物治疗同房颤,减慢心室率可选用 β 受体拮抗剂或维拉帕米等,合并心衰患者选用洋地黄制剂。

7. **室性心动过速**　室速伴明显血流动力学障碍,对抗心律失常药物治疗反应不佳者,应及时行同步直流电转复。药物复律用胺碘酮安全有效,心功能正常者可选用利多卡因、普罗帕酮等。无器质性心脏病患者可选用维拉帕米、普罗帕酮、利多卡因和β受体拮抗剂。

8. 心室纤颤　首选胺碘酮,亦可使用利多卡因,但室颤波纤细者可选用肾上腺素,使其转变为粗颤波。室颤最有效的治疗方法是非同步电除颤。

9. 心肌梗死心律失常

(1)AMI伴室上性心律失常:可静脉用维拉帕米、地尔硫䓬或美托洛尔。合并心衰、低血压者可用电转复或食管心房起搏治疗。

(2)AMI合并房颤:如血流动力学不稳定,需迅速电复律治疗。血流动力学稳定的患者,以减慢心室率为首要。无心功能不全者,可用美托洛尔、维拉帕米静脉注射,然后口服治疗;心功能不全者,首选洋地黄制剂。胺碘酮对终止房颤、减慢心室率及复律后维持窦性心律均有效,可静脉用药后口服治疗。

(3)AMI伴室性快速型心律失常:持续性室速伴心绞痛、肺水肿、低血压应尽早同步电转复。持续性室速不伴上述情况可选用静脉注射利多卡因、胺碘酮和索他洛尔治疗。

(4)AMI后室性心律失常:可选用胺碘酮及β受体拮抗剂,不建议使用Ⅰ类尤其是Ⅰc类抗心律失常药物。

10. 心衰中心律失常　在积极治疗心衰及原发病、消除诱发因素及纠正电解质紊乱基础上使用抗心律失常药物。Ⅰ类抗心律失常药物增加死亡率,不建议应用。胺碘酮对降低心衰猝死、改善生存有益,是严重心衰患者室性或房性心律失常的首选药物。

由于大部分药物在其他章节已叙述,本章仅叙述常见口服抗心律失常药物美西律、胺碘酮、普罗帕酮、莫雷西嗪等。

四、常用药物与用药交代

(一) 抗心律失常药物

美　西　律

（Mexiletine）

【适应证】

主要用于慢性室性心律失常,如室性期前收缩、室性心动过速。

【超说明书用途】

美西律用于儿童室性心律失常,推荐剂量为每日 6~8mg/kg,分 2~3 次服用。Micromedex 推荐内容:安全性和有效性在儿童患者中不能确定。

【药师知识储备】

1. 用法用量　片剂,口服。与食物、牛奶或抑酸药同服可以减少胃部不适。首次200~300mg,必要时 2 小时后再服 100~200mg。一般维持剂量为 400~800mg/d,分 2~3 次。成人极量为每日 1 200mg。

2. 特殊人群用药及注意事项　**妊娠期妇女**:只有妊娠期妇女症状逐渐恶化或心律失常危及母亲与胎儿生命时才考虑使用。**哺乳期妇女**:婴儿风险极小,可以哺乳。**儿童**:安全性和有效性尚不明确。**老年人**:需监测肝功能。**其他**:①美西律可用于已安装起搏器的Ⅱ度和Ⅲ度房室传导阻滞患者,有临床试验表明在Ⅰ度房室传导阻滞的患者中应用较安全,但要慎用;②美西律可引起严重心律失常,多发生于恶性心律失常患者;③在低血压和严重充血性心力衰竭患者中慎用;④肝功能异常者慎用;⑤室内传导阻滞或严重窦性心动过缓者慎用;⑥近期有过心肌梗死的危及生命的室性心律失常患者服用时死亡风险增加。

3. **重要相互作用**

（1）氨茶碱：合用可致氨茶碱中毒。

（2）氟西汀：合用可增加美西律的血药浓度，应减少美西律的药量。

（3）奎尼丁、普萘洛尔或胺碘酮：合用治疗效果更好，可用于单用一种药物无效的顽固型室性心律失常，但不宜与Ⅰb类药物合用。

（4）苯妥英钠或其他肝酶诱导剂（如利福平、苯巴比妥、利福喷丁等）：合用可以降低美西律的血药浓度。

（5）吗啡：在急性心肌梗死早期，合用使本品吸收延迟并减少。

4. **不良反应** **常见** 消化：胃灼热感、恶心、呕吐。神经：共济失调（约10%）、眩晕、头晕、震颤（13.2%）。精神：感觉紧张（5%~11.3%）。眼部：视物模糊。**少见** 血液：白细胞及血小板减少。**严重** 心血管：房室传导阻滞（少见）、心律不齐（≤15%）、心力衰竭（少见）。皮肤：红皮病。肝脏：肝毒性、肝药酶增加。神经：癫痫。

5. **禁忌证** 心源性休克；Ⅱ度或Ⅲ度房室传导阻滞；病态窦房结综合征。

【患者用药交代】

1. 与食物、牛奶或抑酸药同服可以减少胃部不适。

2. 不得随意增加用药剂量或次数，过量时可导致致命的严重心脏不良反应。

3. 用药期间监测血压、心电图、血药浓度和肝功能等。

<h2 style="text-align:center">普罗帕酮</h2>
（Propafenone）

【适应证】

用于阵发性室性心动过速及室上性心动过速（包括伴预激综合征者）。

【超说明书用途】

普罗帕酮口服用于儿童房颤，Micromedex儿童推荐等级Ⅱa。

【药师知识储备】

1. **用法用量** 片剂，饭后用水整片吞服，与食物同服或饭后服用，不得嚼碎。每次100~200mg，每日3~4次。治疗量，每日300~900mg，分4~6次服用。维持剂量为每日300~600mg，分2~4次服用。

2. **特殊人群用药及注意事项** **妊娠期妇女**：仅用于危及母亲和胎儿的心律失常。**哺乳期妇女**：婴儿风险不能排除，哺乳期妇女慎用。**儿童**：安全性和有效性尚不明确。**老年人**：用药后可能出现血压下降，且易发生肝、肾功能损害，有效药物剂量较正常低，因此要谨慎应用。**肝功能不全者**：考虑减量。**其他**：①心肌严重损害者慎用；②严重的心动过缓，肝、肾功能不全，明显低血压患者慎用；③如出现窦房性或房室性传导高度阻滞时，可静脉注射乳酸钠、阿托品、异丙肾上腺素或间羟肾上腺素等解救。

3. **重要相互作用**

（1）西沙必利：合用可增加心脏毒性，建议不要联用。

（2）氟西汀、度洛西汀：合用可增加本品的血药浓度，从而增加心脏毒性，应慎用。

（3）地高辛：合用可能导致地高辛中毒，应监测地高辛血药浓度。

（4）舒尼替尼、莫西沙星、索利那新、曲唑酮、左氧氟沙星、西酞普兰、伏立康唑、氟康唑、托特罗定：合用可增加Q-T间期延长的风险。

（5）红霉素、克拉霉素：合用可增加心脏毒性。

（6）帕罗西汀：合用可增加普罗帕酮中毒的风险，应监测患者心率或心电图，或减少普罗帕酮的用量。

（7）华法林：合用可增加出血的风险。

（8）环孢素：合用可导致环孢素中毒。

（9）局麻药：合用可增加中枢神经系统副作用。

（10）奎尼丁：合用可致本品代谢过程减慢。

4. 不良反应　**常见**　口腔：口干、舌唇麻木。神经：头痛、头晕。消化：恶心、呕吐、便秘。**严重及少见**　心血管：房室传导阻滞、Q-T 间期延长、P-R 间期轻度延长，QRS 时间延长。

5. 禁忌证　无起搏器保护的窦房结功能障碍；严重房室传导阻滞；双束支传导阻滞患者；严重充血性心力衰竭；心源性休克；严重低血压；对本品过敏者。

【患者用药交代】

1. 由于其局麻作用，呈苦味，可致口舌发麻，应与食物同服或饭后服用，不得咀嚼或压碎。

2. 不得随意增加用药剂量或次数。

3. 用药期间监测血压、心电图、肝肾功能等。

莫 雷 西 嗪
（Moracizine）

【适应证】

适用于室性心律失常，包括室性期前收缩及室性心动过速。

【药师知识储备】

1. **用法用量**　片剂，空腹口服，饭后 30 分钟服用影响吸收速度，使峰浓度下降，但不影响吸收量。成人常用量为每次 150～300mg，每 8 小时 1 次，极量为每日 900mg。剂量应个体化，应用本品前应停用其他抗心律失常药 1～2 个半衰期。

2. **特殊人群用药及注意事项**　**妊娠期妇女**：本品对妊娠期妇女和胎儿的安全性不详，建议权衡利弊后使用。**哺乳期妇女**：可通过乳汁排泄，哺乳期妇女慎用。**儿童**：尚无本品在 18 岁以下儿童中应用的报道。**老年人**：因心脏以外的不良反应停药者多。**其他**：①心肌梗死后无症状的非致命性室性心律失常患者使用可增加 2 周内的死亡率，长期应用未获益，慎用。②Ⅰ度房室传导阻滞和室内阻滞、肝或肾功能不全及严重心衰患者慎用。

3. **重要相互作用**

（1）西咪替丁：合用可使本品血药浓度增加 1.4 倍，合用时应减少本品剂量。

（2）茶碱类药物：合用可使茶碱类药物清除增加，半衰期缩短。

（3）华法林：合用可改变华法林对凝血酶原时间的作用。在华法林稳定抗凝的患者中开始用本品或停用本品时应进行监测。

4. **不良反应**　**常见**　神经：头痛、头晕、嗜睡。消化：恶心、腹痛、消化不良、呕吐。口腔：口干。眼睛：复视。其他：出汗、感觉异常、乏力。**严重**　心血管：心律失常（3.7%）。

5. **禁忌证**　Ⅱ度或Ⅲ度房室传导阻滞及双束支传导阻滞且无起搏者；心源性休克与过敏者。

【患者用药交代】

1. 不得随意增加用药剂量或次数。

2. 用药期间应注意监测血压、心电图、肝功能。

3. 本品可能加重原心律失常，当原症状加重时应咨询医师。

胺 碘 酮
（Amiodarone）

【适应证】

1. 房性心律失常（心房扑动，心房纤颤转律和转律后窦性心律的维持）。

2. 结性心律失常。

3. 室性心律失常（治疗危及生命的室性期前收缩和室性心动过速以及室性心动过速或心室纤颤的预防）。

4. 伴 W-P-W 综合征的心律失常。

胺碘酮适用于上述心律失常，尤其合并器质性心脏病的患者（冠状动脉供血不足及心力衰竭）。

【超说明书用途】

用于儿童室性心律失常，Micromedex 推荐内容：5mg/kg 静脉注射，超过 20～60 分钟可以重复；最大剂量为 15mg/（kg·d）或每次 300mg。

【药师知识储备】

1. **用法用量** 片剂，口服，食物不影响本品的吸收，建议每日固定时间服药。**负荷剂量**：通常每日 600mg（3 片），可以连续应用 8～10 日。**维持剂量**：宜应用最小有效剂量。根据个体反应，可给予每日 100～400mg。由于胺碘酮的延长治疗作用，可给予隔日 200mg 或每日 100mg。已有推荐每周停药 2 日的间隙性治疗方法。

2. **特殊人群用药及注意事项** **妊娠期妇女**：妊娠期妇女权衡利弊后使用，仅用于危及生命的心律失常，尽量使用最小剂量，监测胎儿心电图。**哺乳期妇女**：药品对婴儿影响尚不明确，风险不能排除。考虑到胺碘酮及其活性代谢产物去乙基胺碘酮可分泌到乳汁中，可能造成新生儿甲减，服用胺碘酮时应避免哺乳。**儿童**：安全性和有效性尚未建立，因此不推荐儿童用药。**老年人**：以低剂量起始，谨慎使用。**肝功能不全者**：如果肝酶超过正常上限 3 倍或超过 2 倍基线水平（对于肝酶基线水平升高患者），考虑减量或停药。**肾功能不全者**：无须调整剂量；血液透析与腹膜透析，几乎不能透过（0～5%），无须补充剂量。**其他**：下列情况慎用①窦性心动过缓；②Q-T 间期延长综合征；③低血压；④肝功能不全；⑤肺功能不全；⑥严重充血性心力衰竭。

3. **重要相互作用**

（1）地高辛：合用可致地高辛中毒。

（2）华法林：合用可增加出血风险。

（3）β 受体拮抗剂：合用可导致低血压、心动过缓、心搏骤停。

（4）辛伐他汀：合用可增加肌病和横纹肌溶解的风险。

（5）氯雷他定、甲硝唑、西酞普兰、曲唑酮、异丙嗪、氯氮平、阿奇霉素、氯丙嗪、伊曲康唑：合用可能引起 Q-T 间期延长。

（6）芬太尼、利多卡因：合用可增加中枢抑制、呼吸抑制、降低输出量，也存在相互作用，避免合用。

（7）环孢素、氯硝西泮、甲氨蝶呤：合用可增加此 3 种药物中毒的风险。

（8）阿托伐他汀：合用可增加阿托伐他汀肌病和横纹肌溶解的风险。

（9）联合应用以下药物，有可能诱导尖端扭转型室性心动过速的倾向：Ⅰa 类抗心律失常药物（奎尼丁、丙吡胺）；Ⅲ类抗心律失常药物（索他洛尔、多非利特、伊布利特）；其他药物，如苄普地尔、西沙必利、二苯美仑、红霉素（静脉内给药）、咪唑斯汀、莫西沙星、螺旋霉素(静脉内给药)、长春胺(静脉内给药)等;舒托必利;精神抑制剂如喷他脒(注射用药时)。

4. **不良反应**　**常见**　心血管:窦性心动过缓、低血压。皮肤:光敏性皮炎(2%～24%)、光敏性反应(3%～10%)。内分泌:甲状腺功能亢进或甲状腺功能低下(1%～4%)。消化:便秘(4%～9%)、食欲缺乏(4%～9%)、恶心、呕吐(10%～33%)。肝脏:氨基转氨酶增高。神经:震颤或其他锥体外系不良反应,感觉、运动等外周神经病。眼部:角膜微沉淀、视物不清。**严重**　心血管:心律失常、充血性心力衰竭、Q-T 间期延长、脉管炎。肺:肺间质或肺泡纤维性肺炎。**少见**　血液:血小板减少症,溶血性贫血,再生障碍性贫血、低血钙。肾脏:血清肌酐升高。

5. **禁忌证**　无起搏治疗的窦性心动过缓和窦房传导阻滞;无起搏治疗的窦房结疾病(具有窦性停搏的危险性);无起搏治疗的高度房室传导阻滞;甲状腺功能亢进症,由于胺碘酮可能导致甲状腺功能亢进症的恶化;心动过缓引起晕厥者;各种原因引起肺间质纤维化者;已知对碘、胺碘酮或者其中的赋形剂过敏;妊娠的中 3 个月和后 3 个月;哺乳期妇女。

【患者用药交代】

1. 不得随意增加用药剂量或次数。

2. 服药期间避免皮肤暴露于日光灯或阳光下。

3. 用药期间应监测血压、心电图(尤其是 Q-T 间期)、肝功能、甲状腺功能(T_3、T_4 及促甲状腺激素,每 3～6 个月 1 次)、肺功能及肺部 X 线片(每 6～12 个月 1 次)、眼科检查。若患者出现甲状腺功能异常、心律失常、肺间质性纤维化及肝酶等不适症状,请及时咨询医师。

抗心律失常药物的药效学对比见表 1-12。

(二)抗凝药

华 法 林

(Warfarin)

【适应证】

1. 预防及治疗深静脉血栓及肺栓塞。

2. 预防心肌梗死后血栓栓塞并发症(卒中或体循环栓塞)。

3. 预防房颤、心瓣膜疾病或人工瓣膜置换术后引起的血栓栓塞并发症(卒中或体循环栓塞)。

【药师知识储备】

1. **用法用量**　片剂,口服。**成人**:正常体重患者及自然 INR 低于 1.2 者,在首 3 日内用 10mg 华法林钠治疗。依据第 4 日 INR 调整用量继续治疗。**儿童**:治疗第 1 日若自然 INR 介于 1.0～1.3,按起始剂量 0.2mg/kg 口服,治疗第 2～4 日按照 INR 调整剂量。**华法林的个体差异较大**,治疗期间应严密观察病情,并依据 INR(国际标准化比值)调整用量。口服抗凝治疗目标 INR 范围:人造心脏瓣膜患者预防血栓栓塞并发症,INR 2.5～3.5;其他适应证,INR 2.0～3.0。**华法林起效较慢**,如需快速抗凝,需先用肝素,之后开始华法林钠及同时继续肝素治疗最少 5～7 日直至 INR 在目标范围内 2 日以上。无条件监测凝血相关的检测指标,则不得给患者使用华法林。

2. **特殊人群用药及注意事项**　**妊娠期妇女**:怀孕 6～12 周及妊娠第Ⅲ周期中段后禁止使用。在其他妊娠周期服用需小心权衡利弊。**哺乳期妇女**:华法林不分泌进入乳汁,哺乳期可继续华法林治疗。**儿童**:按个体所需调整剂量。**老年人**:肝代谢率及凝血因子合成均有所下降,抗凝效果增强。老年患者使用应加强监测,特别是合并其他疾病和抗凝药物时。**其他**:甲

表1-12 抗心律失常药物的药效学对比

药物	分类	作用机制	常用剂量	临床应用	不良反应	禁忌证
美西律	ⅠB	轻度阻滞钠通道，缩短复极化，提高颤动阈值	每日400~800mg。成人极量为每日1 200mg，分次口服	急性和慢性室性心律失常，如室性期前收缩、室性心动过速	消化道反应，共济失调，眩晕，震颤，心律失常，肝毒性	心源性休克和有Ⅱ度或Ⅲ度房室传导阻滞，病态窦房结综合征者
普罗帕酮	ⅠC	明显阻滞钠通道，减慢传导	治疗剂量为300~900mg/d，每日4~6次。维持剂量为300~600mg/d，分2~4次服用	阵发性室性心动过速及室上性心动过速	口干，舌唇麻木，头晕及消化道反应，房室传导阻滞，P-R间期延长，Q-T间期轻度延长，QRS时间延长	无起搏器保护的窦房结功能障碍，严重房室传导阻滞，双束支传导阻滞者，严重充血性心力衰竭，心源性休克患者，严重低血压及对本品过敏者禁用
莫雷西嗪	Ⅰ类	抑制快钠离子内流，具有膜稳定作用，缩短2相和3相复极及动作电位时间，缩短有效不应期	常用剂量为每次150~300mg，每8小时1次，极量为900mg/d	室性心律失常，包括室性期前收缩及室性心动过速	消化道反应，头晕，嗜睡，口干，复视及心律失常	Ⅱ度或Ⅲ度房室传导阻滞及双束支传导阻滞且无起搏器者，心源性休克与过敏者
胺碘酮	钾通道阻滞药	广谱抗心律失常药物，阻滞钾通道，延长房室结、心房肌和心室肌的动作电位和有效不应期	负荷剂量为600mg/d，连续应用8~10日，维持剂量为100~400mg/d	房性、室性及伴预激综合征的心律失常，尤其合并器质性心脏病患者	甲状腺功能异常，肺间质纤维化，心律失常，Q-T间期延长	无起搏治疗的高度房室传导阻滞和窦性心动过缓、甲、肺间质纤维化、碘过敏者、妊娠期和哺乳期妇女

状腺功能亢进症,发热及非代偿性心力衰竭,中度肝功能损伤会增加华法林钠效果;肾功能损害及肾病综合征,会致血清华法林钠的游离部分增加。患有遗传性抗凝蛋白 C 或 S 缺乏症者预防香豆素引起的坏死,华法林起始剂量不超过 5mg;本品含 90mg 乳糖,不适用患有罕见的半乳糖不耐受,遗传性乳糖酶缺乏症或葡萄糖/半乳糖吸收不良患者。

3. **重要相互作用**

(1)不能与华法林合用的药物:盐酸肾上腺素、阿米卡星、维生素 B$_{12}$、间羟胺、缩宫素、盐酸氯丙嗪、盐酸万古霉素等。他莫昔芬与华法林合用可能导致风险增加,当他莫昔芬用于乳腺癌风险时,禁与华法林合用。

(2)可能增强华法林作用的药品:阿司匹林、水杨酸钠、胰高血糖素、奎尼丁、吲哚美辛、保泰松、奎宁、依他尼酸、甲苯磺丁脲、甲硝唑、别嘌醇、红霉素、氯霉素、某些氨基糖苷类抗生素、头孢菌素类、苯碘达隆、西米替丁、氯贝丁酯、右旋甲状腺素、对乙酰氨基酚等。

(3)可能减弱华法林作用的药品:苯妥英钠、巴比妥类、口服避孕药、雌激素、考来烯胺、利福平、维生素 K、氯噻酮、螺内酯、扑米酮、皮质激素等。

(4)与水合氯醛合用,华法林的药效和毒性均增强,应减量慎用。维生素 K 的吸收障碍或合成下降也影响华法林的抗凝作用。

(5)部分草药:可增加华法林钠效果,如银杏、银杏叶、当归、木瓜、丹参等。可降低华法林钠的作用,如人参、贯叶连翘。贯叶连翘能诱导代谢酶,诱导作用可在贯叶连翘停用后维持 2 周之长,凡含贯叶连翘草药都不应与华法林钠同时服用。

4. **不良反应** **常见** 消化:恶心、呕吐、腹泻。皮肤和黏膜:瘀斑、紫癜、牙龈出血、鼻出血、伤口出血经久不愈、月经量过多等。**严重及罕见** 皮肤:组织坏死、坏疽(<0.1%),脱发、皮疹。其他:硬膜下血肿、肠壁血肿。

5. **禁忌证** 妊娠期妇女;凝血功能障碍(如威勒布兰德病,血友病,血小板减少及血小板功能病等),活动性溃疡、泌尿道出血及其他有出血倾向者;严重肝功能不全及肝硬化;未经治疗或不能控制的高血压;最近颅内出血或有颅内出血倾向,如脑动脉瘤;有跌倒倾向;中枢神经系统或眼部手术;憩室病或肿瘤;传染性心内膜炎、心包炎或心包积液;痴呆,精神病,酗酒及其他无法满意地依从剂量指示及无法安全地进行抗凝治疗的情况。

【患者用药交代】

1. 每日固定时间遵医嘱准确服药,请勿自行调整剂量,按时监测 INR。

2. 注意有无牙龈出血、鼻出血、黑便等现象,一旦出现应及时就医。

3. 如果当日发现漏服,应尽快补服;如果第 2 日想起漏服,仍服用当日的药量,不可加量服用。

4. 华法林与多种药物存在相互作用,服药期间未咨询医师或药师不得自行服用任何药品,以免对身体造成损伤。注意饮食对药物疗效的影响。

利 伐 沙 班
(Rivaroxaban)

【适应证】

1. 用于择期髋关节或膝关节置换手术成年患者,以预防静脉血栓形成(VTE)。

2. 用于治疗成人深静脉血栓形成(DVT),降低急性 DVT 后 DVT 复发和肺栓塞(PE)的风险。

3. 用于具有一种或多种危险因素(例如:充血性心力衰竭、高血压、年龄≥75 岁、糖尿病、卒中或短暂性脑缺血发作病史)的非瓣膜性房颤成年患者,以降低卒中和全身性栓塞的风险。

【药师知识储备】

1. **用法用量** 片剂,口服。服药请遵医嘱,每日应在同一时间服药。**骨科关节置换术后预防深静脉血栓**:推荐术后至少6~10小时内口服本品10mg,待伤口止血后继续给予每次10mg,每日1次口服,膝关节置换术后疗程为12日,髋关节置换术后疗程为35日。**急性深静脉血栓或肺栓塞的治疗和二级预防**:先给予每次15mg,每日2次,与食物同服,持续21日后改为每次20mg,每日1次,与食物同服。**减少静脉血栓复发**:推荐剂量为每次20mg,每日1次,与食物同服。服用10mg片剂可与或不与食物同服,15mg或20mg片剂可与食物同服。

2. **特殊人群用药及注意事项** **妊娠期妇女**:禁用。**哺乳期妇女**:鉴于本品对婴儿的潜在严重不良反应,不推荐哺乳期妇女应用,如必须应用应考虑暂停哺乳。**儿童**:不推荐将利伐沙班用于18岁以下的儿童和青少年。**老年人**:剂量需依据出血风险、肾功能及全身状态决定,多数情况下无须调整剂量。**其他**:①避免在肌酐清除率<30ml/min的患者中使用利伐沙班。②不推荐将利伐沙班应用于急性肺栓塞患者。③患者出血风险较高时,必须权衡血栓栓塞事件风险与出血风险。④实施脊椎穿刺/硬膜外麻醉之前医师应衡量潜在的获益和风险。⑤如果进行了创伤性穿刺,利伐沙班给药需延迟24小时。

3. **重要相互作用**

(1) CYP3A4和P-gp的强效抑制剂:如伊曲康唑、伏立康唑和泊沙康唑、HIV蛋白酶抑制剂,合用时可能导致利伐沙班暴露增加,不建议合用。

(2) CYP3A4强诱导剂:如利福平,可使利伐沙班暴露减少,药效降低。

(3) 合用可能增加出血风险的药品:其他抗凝药、非甾体抗炎药、血小板聚集抑制剂、华法林等。

(4) 合用可致本品血药浓度降低的药品:利福平、苯妥英钠、卡马西平、苯巴比妥或圣约翰草等。

4. **不良反应** **常见** 血液:出血。**严重** 胃肠道出血、硬膜外血肿、停药后卒中及非中枢性栓塞。

5. **禁忌证** 对利伐沙班或片剂中任何辅料过敏的患者;有临床明显活动性出血的患者;具有大出血显著风险的病灶或病情:近期患有胃肠道溃疡或颅内出血、出血风险较高的恶性肿瘤、脊椎损伤或重要脏器手术、已知或疑似的食管静脉曲张、动静脉畸形等;伴有凝血异常和临床相关出血风险的肝病患者,包括达到Child-Pugh B和C级的肝硬化患者;妊娠期及哺乳期妇女。

【患者用药交代】

1. 若无法整片吞服,可将药片碾碎混在果酱中服用,之后再吃些食物。若患者需鼻饲用药,可将药片碾碎后用50ml水混匀,再通过鼻饲管给药。用药之前必须先给予一些食物。

2. 应每日定时规律服药,提前停用利伐沙班将使血栓栓塞事件风险升高。

3. 服药期间出现黏膜出血(即鼻出血、牙龈出血、胃肠道出血、泌尿生殖道出血)和贫血时,应进行血液学检查以排除隐匿性出血。一旦出现严重出血,必须立即停药。

阿哌沙班
(Apixaban)

【适应证】

用于髋关节或膝关节择期置换术的成年患者,预防静脉血栓栓塞事件(VTE)。

【药师知识储备】

1. **用法用量** 片剂,口服。服药请遵医嘱,每日应在同一时间服药。患者出血风险较高时,必须权衡血栓栓塞事件风险与出血风险。推荐剂量为 2.5mg,每日 2 次。不受进餐影响。首次服药时间应在手术后 12～24 小时。对于接受髋关节置换术的患者:推荐疗程为 32～38 日。对于接受膝关节转换术的患者:推荐疗程为 10～14 日。如果发生一次漏服。患者应立即服用本品,随后继续每日服药 2 次。

2. **特殊人群用药及注意事项** **妊娠期妇女**:动物研究未发现本品有直接或间接的生殖毒性。目前尚无妊娠期妇女应用阿哌沙班的资料,妊娠期间不推荐应用本品。**哺乳期妇女**:尚不清楚本品或其他代谢产物是否进入人乳。对新生儿及婴儿的风险不能被排除。必须决定究竟是停止母乳喂养还是停药。**儿童**:目前尚无在 18 岁以下患者使用本品的安全性和有效性数据。**老年人**:无须调整剂量。**肾功能不全者**:轻度或中度肾损害患者无须调整剂量。**肝功能不全者**:不推荐重度肝损害患者服用本品。**其他**:实施脊椎穿刺/硬膜外麻醉之前医师应衡量潜在的获益和风险。如果进行了创伤性穿刺,本品给药需延迟 24 小时。

3. **重要相互作用**

(1)CYP3A4 和 P-gp 的强效抑制剂:如伊曲康唑、伏立康唑和泊沙康唑、HIV 蛋白酶抑制剂(如利托那韦),合用时可能导致利伐沙班暴露增加,不建议合用。

(2)合用可能增加出血风险的药品:其他抗凝药、非甾体抗炎药、血小板聚集抑制剂、华法林等。

(3)合用可致本品血药浓度降低的药品:利福平、苯妥英钠、卡马西平、苯巴比妥或圣约翰草等。

4. **不良反应** **常见** 血液:贫血、出血。消化:恶心。皮肤:淤青。**严重** 胃肠道出血、硬膜外血肿。

5. **禁忌证** 对阿哌沙班或片剂中任何辅料过敏的患者;有临床明显活动性出血的患者;具有大出血显著风险的病灶或病情;近期患有胃肠道溃疡或颅内出血、出血风险较高的恶性肿瘤、脊椎损伤或重要脏器手术、已知或疑似的食管静脉曲张、动静脉畸形等;伴有凝血异常和临床相关出血风险的肝病患者,包括达到 Child-Pugh B 和 C 级的肝硬化患者。

【患者用药交代】

1. 应每日定时规律服药,提前停用阿哌沙班将使血栓栓塞事件风险升高。

2. 服药期间出现黏膜出血(即鼻出血、牙龈出血、胃肠道出血、泌尿生殖道出血)和贫血时,应进行血液学检查以排除隐匿性出血。一旦出现严重出血,必须立即停药。

达 比 加 群
(Dabigatran)

【适应证】

用于预防心脏节律异常(心房颤动)患者卒中和血栓的发生。

【药师知识储备】

1. **用法用量** 胶囊,口服。每次 150mg,每日 2 次。重度肾功能损害患者剂量减半。

2. **特殊人群用药及注意事项** **妊娠期妇女**:动物实验观察到孕期大鼠服用达比加群酯可致子代死亡率和分娩前阴道子宫出血率增加,分娩过程中大鼠母体死亡率也增加。因此,妊娠期及分娩过程中需充分权衡利弊后才考虑用药。**哺乳期妇女**:目前仍不清楚达比加群是否分泌入乳汁,故哺乳期用药需谨慎。**老年人**:使用前应计算肌酐清除率,评估肾功能。**其他**:轻至中度肾功能不全无须调整剂量。如果进行了创伤性穿刺,达比加群酯给药需延迟 24 小时。

3. **重要相互作用**

（1）环孢素、伊曲康唑、他克莫司和决奈达隆：合用可增加达比加群酯的暴露量，增加出血风险。

（2）阿替普酶、尿激酶、阿加曲班、肝素、依诺肝素、达肝素钠、磺达肝癸钠、华法林、利伐沙班、阿司匹林、氯吡格雷、双嘧达莫：与上述药物联合使用可增加出血风险，需密切监测有无出血症状和体征。

（3）P-gp 诱导物：如利福平、贯叶连翘（金丝桃）、卡马西平或苯妥英钠等，联合使用会降低达比加群酯血药浓度，因此应该避免联合使用。

（4）胺碘酮、维拉帕米、奎尼丁、克拉霉素：可能增加达比加群酯暴露量，增加出血风险。

（5）泮托拉唑：可能导致达比加群酯吸收下降。

4. **不良反应** **常见** 血液：贫血、出血。消化：恶心。皮肤：淤青。**严重** 胃肠道出血、硬膜外血肿。

5. **禁忌证** 已知对本品活性成分或任一辅料过敏者；重度肾功能不全（Ccr<30ml/min）患者；临床上显著的活动性出血；具有大出血显著风险的病灶或病情；近期患有胃肠道溃疡或颅内出血、出血风险较高的恶性肿瘤、脊椎损伤或重要脏器手术、已知或疑似的食管静脉曲张、动静脉畸形等；有预期会影响存活时间的肝功能不全或肝病；联合使用环孢素、伊曲康唑、他克莫司和决奈达隆；机械人工瓣膜。

【患者用药交代】

1. 应每日定时规律服药，提前停用达比加群酯将使血栓栓塞事件风险升高。

2. 服药期间出现黏膜出血（即鼻出血、牙龈出血、胃肠道出血、泌尿生殖道出血）和贫血时，应进行血液学检查以排除隐匿性出血。一旦出现严重出血，必须立即停药。

3. 遗漏服药时，若距下次用药时间大于 6 小时，仍能服用本品漏服的剂量。如果距下次用药不足 6 小时则无须补服，在下次正常用药时间按原剂量继续服用即可，不可为弥补漏服剂量而使用双倍剂量的药物。

新型抗凝药的药理学性质对比见表 1-13。

表 1-13 新型抗凝药的药理学性质对比

药物	靶点	前体药物	生物利用度	半衰期	肾排泄	是否需监测 INR	相互作用
利伐沙班	Ⅹa 因子	否	80%	7~11 小时	33%	否	3A4/P-gp
阿哌沙班	Ⅹa 因子	否	60%	12 小时	25%	否	3A4
依度沙班	Ⅹa 因子	否	50%	9~11 小时	35%	否	3A4/P-gp
达比加群酯	凝血酶	是	6.5%	12~14 小时	80%	否	P-gp

（靳晓琴 徐 娟）

第四节 心 力 衰 竭

一、概述

心力衰竭（heart failure, HF）是各种心脏结构或功能性疾病导致心室充盈和/或射血能力受损而引起的一组综合征。由于心室收缩功能下降、射血功能受损,心排出量不能满足机体代谢的需要,器官、组织血液灌注不足,同时出现肺循环和/或体循环淤血,临床表现主要是呼吸困难和无力而致体力活动受限与水肿。近 30 年来,随着高血压、心肌梗死、糖尿病等药物治疗和器械治疗的进步,患者寿命延长,心力衰竭的患病率呈持续上升趋势。心力衰竭是各种心脏病的严重状态,其发病率高、死亡率高,并造成沉重的经济负担,成为 21 世纪最重要的心血管疾病之一。

（一）心力衰竭的分类

可根据病理生理和临床特点对心力衰竭进行分类,以利于临床诊断和治疗。

1. 按照《中国心力衰竭诊断和治疗指南 2018》,根据左心室射血分数（1eft ventricular ejection fraction, LVEF）,分为射血分数降低的心衰（heart failure with reduced ejection fraction, HFrEF）、射血分数保留的心衰（heart failure with preserved ejection fraction, HFpEF）和射血分数中间值的心衰（heart failure with mid-range ejection fraction. HFmrEF）。

心力衰竭的分类及诊断标准见表 1-14。

表 1-14　心力衰竭的分类及诊断标准

诊断标准	HFrEF	HFmrEF	HFpEF
1	症状和/或体征	症状和/或体征	症状和/或 体征
2	LVEF<40%	LVEF 40%~49%	LVEF>50%
3		利钠肽水平升高;并符合以下至少 1 条:①左心室肥厚和/或左心房扩大;②心脏舒张功能异常	利钠肽水平升高;并符合以下至少 1 条:①左心室肥厚和/或左心房扩大 ;②心脏舒张功能异常
备注	随机临床试验主要纳入此类患者,有效的治疗已得到证实	此组患者临床特征、病理生理、治疗及预后尚不清楚,单列此组有利于对其开展相关研究	需要排除患者的症状是由非心脏疾病引起的,有效的治疗尚未明确

注:HFrEF,射血分数降低的心衰;HFmrEF,射血分数中间值的心衰;HFpEF,射血分数保留的心衰;LVEF,左心室射血分数;利钠肽水平升高为 B 型利钠肽（BNP）>35ng/L 和/或 N 末端 B 型利钠肽原（NT-proBNP）>125ng/L;心脏舒张功能异常指标见《中国心力衰竭诊断和治疗指南 2018》心衰的诊断和评估中的经胸超声心动图部分。

2. **慢性心力衰竭和急性心力衰竭**　根据心力衰竭发生的时间、速度、严重程度分为慢性心力衰竭和急性心力衰竭。慢性心力衰竭是指在原有慢性心脏病基础上逐渐出现心力衰竭症状、体征,是缓慢的进展过程,一般均有代偿性心脏扩大或肥厚及其他心脏代偿机制参与。急性心力衰竭系因急性的严重心肌损害或突然加重的心脏负荷使心功能正常或处于代偿期的心脏在短时间内发生衰竭或使慢性心力衰竭急剧恶化,心力衰竭症状和体征迅速发生或恶化,以急性左心衰竭最常见。急性心力衰竭包括新发心力衰竭和慢性心力衰竭急性失代偿。急性和慢性心力衰竭是相对的,在一定条件下可以相互转化。

3. **左心衰竭、右心衰竭和全心衰竭**　左心衰竭指因左心室收缩和/或舒张功能障碍而发生的心力衰竭,临床上较为常见,以肺循环淤血为特征,表现为不同程度的呼吸困难和疲乏。右心衰竭是指任何原因引起的右心室收缩和/或舒张功能障碍,表现为体循环淤血及外周水肿。全心衰竭指同时具有左心衰竭和右心衰竭的临床表现。

（二）心力衰竭的分期和分级

1. 心力衰竭的分期　美国心脏病学会（ACC）/美国心脏协会（AHA）根据心力衰竭发生、发展过程，从心力衰竭的高危因素进展为结构性心脏病，出现心力衰竭症状，直至难治性终末期心力衰竭，分为 A、B、C、D 四个阶段。

A（前心力衰竭阶段）：患者为心力衰竭的高发危险人群，尚无心脏的结构或功能异常，也无心力衰竭的症状和/或体征。患病人群：高血压、冠心病、糖尿病患者；肥胖、代谢综合征患者；有应用心脏毒性药物的病史、酗酒史、风湿热史或心肌病家族史者等。

B（前临床心力衰竭阶段）：患者从无心力衰竭的症状和/或体征，但已发展为结构性心脏病。患病人群：左心室肥厚、无症状心脏瓣膜病、既往有心肌梗死病史者等。

C（临床心力衰竭阶段）：患者已有基础的结构性心脏病，既往或目前有心力衰竭的症状和/或体征。患病人群：有结构性心脏病伴气短、乏力、运动耐量下降者等。

D（难治性终末期心力衰竭阶段）：患者有进行性结构性心脏病，虽经积极的内科治疗，休息时仍有症状，且需要特殊干预。因心力衰竭需反复住院，且不能安全出院者；须长期在家静脉用药者；等待心脏移植者；应用心脏机械辅助装置者。

2. 心力衰竭的分级　美国纽约心脏病学会（NYHA）提出，按心力衰竭症状的活动程度将心功能的受损情况分为 4 级。

Ⅰ级：活动不受限；日常体力活动不引起明显的气促、疲乏或心悸。

Ⅱ级：活动轻度受限；休息时无症状，日常活动可引起明显的气促、疲乏或心悸。

Ⅲ级：活动明显受限；休息时可无症状，轻于日常活动即引起显著的气促、疲乏或心悸。

Ⅳ级：休息时也有症状，稍有体力活动症状即加重；任何体力活动均会引起不适；如无须静脉给药，可在室内或床边活动者为Ⅳa级，不能下床并需静脉给药支持者为Ⅳb级。

二、诊断要点

1. 症状　休息或运动时呼吸困难、乏力、踝部水肿。

2. 体征　心动过速、心界扩大、第三心音、心脏杂音、肺部啰音、胸腔积液、颈静脉压力增高、外周水肿、肝大。

3. 辅助检查

（1）超声心动图：心房、心室扩大，左室射血分数降低（LVEF<40%）。

（2）血浆脑钠素（BNP）水平升高。

三、治疗方案

（一）心力衰竭的一般治疗

心力衰竭的一般治疗包括饮食（低盐饮食）、休息、运动、吸氧等。

（二）心力衰竭的药物治疗

1. 利尿剂　适用于有体液潴留证据的所有心力衰竭患者。利尿剂可促进尿钠的排泄，消除水钠潴留，有效缓解心力衰竭患者的呼吸困难及水肿，改善心功能和运动耐量，但对心力衰竭死亡率的影响尚不清楚。对于有体液潴留的心力衰竭患者，利尿剂是唯一能充分控制和有效消除体液潴留的药物。由小剂量开始，逐渐增加剂量至尿量增加，根据淤血症状和体征、血压、肾功能调整剂量，每日减轻体重 0.5~1.0kg 为宜。应用利尿剂前应首先检测患者肾功能和电解质，在开始应用或增加剂量 1~2 周后应复查血钾和肾功能。

2. 血管紧张素转化酶抑制剂（ACEI）　RAAS 系统的持久激活可导致心脏功能及心脏

重构的进行性恶化、肾脏及其他器官的损伤。ACEI 可抑制 RAAS 系统，从而改善或逆转心室重构。ACEI 逆转心室重构主要通过下列机制：①降低心室前、后负荷；②抑制 Ang Ⅱ 的增生作用和交感神经活性；③抑制醛固酮诱导的心脏肥厚、间质和血管周围纤维化；④预防压力负荷过重引起的心肌细胞凋亡；⑤逆转心脏肥厚，改善舒张功能。适用于：①所有 LVEF 下降的心力衰竭患者必须且终身使用，除非有禁忌证或不能耐受；②心力衰竭高发危险人群（阶段 A）应考虑使用 ACEI 预防心力衰竭。ACEI 是第一类证实能降低心力衰竭患者死亡率的药物，是治疗心力衰竭的基石，也是唯一在心力衰竭 A、B、C、D 四个阶段均推荐应用的药物。

3. β 受体拮抗剂　长期应用 β 受体拮抗剂可明显改善心力衰竭患者的预后，降低死亡率、住院率和猝死率，可改善左心室功能和 LVEF，缓解症状，改善临床情况。适应证：①结构性心脏病，伴 LVEF 下降的无症状心力衰竭患者；②有症状或既往有症状的 NYHA 心功能分级 Ⅱ~Ⅲ 级、LVEF 下降、病情稳定的慢性心力衰竭患者应终身应用，除非有禁忌或不能耐受；③NYHA 心功能分级 Ⅳa 级心力衰竭患者在严密监护和专科医师指导下也可应用。推荐应用美托洛尔缓释片、比索洛尔、卡维地洛，这 3 种药物均有改善心力衰竭患者预后的证据。

4. **醛固酮受体拮抗剂**　醛固酮受体拮抗剂则具有防止心肌纤维化与心室重塑、抗心律失常作用，从而发挥降低慢性心力衰竭患者病死率的心血管保护作用。目前上市的醛固酮受体拮抗剂只有螺内酯和依普利酮两种，而依普利酮目前在国内暂缺。适应证：①LVEF<35%、NYHA 心功能分级Ⅱ~Ⅳ级，已使用了 ACEI（或 ARB）和 β 受体拮抗剂治疗，仍持续有症状的患者；②AMI 后、LVEF ≤40%、有心力衰竭症状或既往有糖尿病病史者。由小剂量起始，逐渐加量，尤其螺内酯不推荐使用大剂量。螺内酯初始剂量为每次 10~20mg，每日 1 次或隔日 1 次，目标剂量为每次 20mg，每日 1 次。依普利酮初始剂量为每次 12.5mg，每日 1 次，目标剂量为每次 25~50mg，每日 1 次。使用醛固酮受体拮抗剂治疗后 3 日和 1 周应监测血钾和肾功能，前 3 个月每个月监测 1 次，以后每 3 个月监测 1 次。

5. **血管紧张素Ⅱ受体拮抗剂（ARB）**　ARB 可以降低肺毛细血管楔压及平均肺动脉压，减轻全身血管阻力，降低前负荷，增加心排出量。在未使用 ACEI 治疗的慢性心力衰竭患者（其中包括不能耐受 ACEI 的患者）中，ARB 在降低死亡率和发病率方面与 ACEI 同样有效。各种 ARB 耐受性均良好，其中坎地沙坦、缬沙坦、氯沙坦被证实有效降低死亡率和病残率的相关证据最为充分。目前认为慢性 HF-REF 患者治疗首选 ACEI，当患者不能耐受 ACEI 时可用 ARB 替代。适应证基本与 ACEI 相同，包括：①不能耐受 ACEI 的 HFrEF 患者；②轻、中度 HFrEF 患者，因其他指征已用 ARB 者，ARB 可作为一线治疗 ACEI 的替代选择；③经利尿剂、ACEI 和 β 受体拮抗剂治疗后临床症状改善仍不满意，又不能耐受醛固酮受体拮抗剂的有症状心力衰竭患者，可以考虑加用 1 种 ARB（Ⅱb 类，A 级）。

6. **洋地黄类药物**　洋地黄类药物是 Na^+/K^+-ATP 酶抑制剂，作用机制为：①抑制衰竭心肌细胞膜 Na^+/K^+-ATP 酶，使细胞内 Na^+ 水平升高，促进 Na^+-Ca^{2+} 交换，提高细胞内 Ca^{2+} 水平，发挥正性肌力作用；②抑制副交感传入神经的 Na^+/K^+-ATP 酶，增强副交感神经活性，降低交感神经兴奋性，使房室传导减慢，减慢心房颤动患者的心室率；③抑制肾脏的 Na^+/K^+-ATP 酶，使肾脏分泌肾素减少。目前认为其有益作用可能是通过抑制神经内分泌系统的过度激活而发挥治疗心力衰竭的作用。早期的临床试验（PROVED 和 RADIANCE 试验）结果显示：轻至中度心力衰竭患者均能从地高辛治疗中获益，地高辛是唯一不增加慢性心力衰竭患者远期死亡率的口服正性肌力药，研究表明地高辛不能降低心力衰竭患者的死亡率,但可降低由于心力衰竭恶化所致的住院风险。适应证:适用于慢性 HFrEF 已应用利尿剂、ACEI(或 ARB)、β 受体拮抗剂和醛固酮受体拮抗剂,LVEF≤45%,持续有症状的患者,伴快速心室率的心房颤动患者尤为适合。采用维持剂量疗法 0.125~0.25mg/d,老年患者或肾功能受损者剂量减半。应注意监测地高辛不良反应及血药浓度,建议地高辛血药浓度维持在 0.5~1.0ng/ml。

7. 伊伐布雷定　伊伐布雷定是心脏窦房结起搏(If)电流的一种选择性特异性抑制剂,以剂量依赖性方式抑制 If 电流,降低窦房结发放冲动的频率,减慢心率,而对心内传导、心肌收缩力或心室复极化无影响。适应证:窦性心律的 NYHA 心功能分级 Ⅱ~Ⅳ级慢性稳定性心力衰竭患者,LVEF≤35%,合并下列情况之一①已使用 ACEI 或 ARB、β 受体拮抗剂、醛固酮受体拮抗剂,β 受体拮抗剂已达到推荐剂量或最大耐受剂量,心率仍≥70 次/min;②心率≥70 次/min,对 β 受体拮抗剂不能耐受或禁忌者。

8. 中药治疗　常用的中成药物,如:通心络胶囊侧重于益气活血;生脉饮口服液、益心舒胶囊偏于益气养阴;芪苈强心胶囊温阳益气,活血利水,兼顾标本;血府逐瘀软胶囊以活血见长。临床治疗时可在辨证论治的指导下灵活选用。

9. 有争议、正在研究或疗效尚不能肯定的药物

(1)血管扩张剂:在慢性心力衰竭的治疗中并无证据支持应用直接作用的血管扩张剂或 α 受体拮抗剂。硝酸酯类药物常被用于缓解心绞痛或呼吸困难的症状,但治疗慢性心力衰竭尚缺乏证据。

(2)改善能量代谢:基础研究提示心肌细胞能量代谢障碍在心力衰竭的发生和发展中可能发挥了一定的作用。改善心肌能量代谢状态的药物种类较多,如曲美他嗪、左卡尼汀、辅酶 Q_{10},也不断地进行了有益的探索,但缺少大样本的前瞻性研究。曲美他嗪在近几年国内外更新的冠心病指南中均获得推荐,故心力衰竭伴冠心病患者是可以应用的。

(3)抗血栓药物:慢性心力衰竭患者出现血栓栓塞事件的发生率较低,每年为 1%~3%,一般无须常规抗凝或抗血小板治疗。心力衰竭患者伴冠心病、心房颤动、肺栓塞、深静脉血栓形成、血栓栓塞的高危因素时,则应视相应临床情况应用抗血小板和/或抗凝药物,应用方法参见相关指南。

(三)心力衰竭的非药物治疗

在心功能尚未发展至不可逆性阶段之前或经过适当治疗后心功能显著改善的相关患者可行以下手术或介入治疗:矫正先天性心脏畸形,心脏瓣膜病变的修补、分离或置换术,室壁瘤切除术,肥厚型心肌病行化学消融术和基底部室间隔肥厚心肌切除术,心内膜心肌纤维化者行手术剥除心内膜纤维带,心包剥脱术,瓣膜狭窄的球囊扩张术,冠心病者行 PTCA、冠脉支架、冠状动脉旁路手术等。难治性或终末期心功能不全患者可行心脏移植术,左室减容术,心肌成形术,腹膜透析及血液透析,主动脉内气囊反搏,心脏辅助装置等。

四、常用药物与用药交代

由于大部分药物与其他章节重复,本章仅叙述洋地黄类常见药物地高辛。

地 高 辛

(Digoxin)

【适应证】

1. 用于高血压、瓣膜性心脏病、先天性心脏病等急性和慢性心功能不全。尤其适用于伴有快速心室率的心房颤动的心功能不全;对于肺源性心脏病、心肌严重缺血、活动性心肌炎及心外因素,如严重贫血、甲状腺功能低下及维生素 B_1 缺乏症的心功能不全疗效差。

2. 用于控制伴有快速心室率的心房颤动、心房扑动患者的心室率及室上性心动过速。

【药师知识储备】

1. **用法用量**　片剂,空腹口服。如有胃部不适,可饭后或与牛奶同服。**成人**:常用剂量为 0.125～0.5mg,每日 1 次,7 日可达稳态血药浓度;若达快速负荷剂量,可每 6～8 小时给药 0.25mg,总剂量为 0.75～1.25mg/d;维持剂量为 0.125～0.5mg,每日 1 次。**儿童**:常用剂量为本品总量,早产儿,0.02～0.03mg/kg;1 月龄以下新生儿,0.03～0.04mg/kg;1 月龄～2 岁,0.05～0.06mg/kg;2～5 岁,0.03～0.04mg/kg;5～10 岁,0.02～0.035mg/kg;10 岁或 10 岁以上,照成人常用量;本品总量分 3 次或每 6～8 小时给予。维持剂量为总量的 1/5～1/3,每 12 小时 1 次或每日 1 次。在小婴幼儿(尤其是早产儿)中需仔细调整剂量,密切监测血药浓度和心电图。

2. **特殊人群用药及注意事项**　**妊娠期妇女**:尚不能确定妊娠期间服用地高辛对胎儿的损害,妊娠期妇女服用应权衡利弊。**哺乳期妇女**:服用期间可以哺乳。**儿童**:新生儿对本品的耐受性不定,其肾清除减少;早产儿与未成熟儿对本品敏感,按其不成熟程度而减小剂量。按体重或体表面积,1 月龄以上婴儿比成人用量略大。**老年人**:肝、肾功能不全时,必须减少剂量。**肝功能不全者**:应选用不以肝脏代谢为主的洋地黄制剂。**其他**:透析不能从体内迅速去除本品。低钾血症;不完全性房室传导阻滞;高钙血症;甲状腺功能低下;缺血性心脏病;心肌梗死;心肌炎;肾功能损害者慎用。肾功能不全、老年及虚弱者在常用剂量及血药浓度时就可有中毒反应。地高辛血药浓度为 2.0～2.5ng/ml,可发生过量及毒性反应,处理方法为轻度中毒者停用本品及利尿治疗,如有低钾血症而肾功能尚好,可给予钾盐。发生促心律失常者可用:①氯化钾静脉滴注;②苯妥英钠成人用 100～200mg 加注射用水 20ml 缓慢静脉注射,如情况不紧急,亦可口服,每次 0.1mg,每日 3～4 次;③利多卡因对消除室性心律失常有效,成人用 50～100mg 加入葡萄糖注射液中静脉注射,必要时可重复;④阿托品对缓慢型心律失常者可用,成人 0.5～2mg 皮下或静脉注射;⑤心动过缓或完全房室传导阻滞有发生阿-斯综合征的可能时,可植入临时起搏器,应用异丙肾上腺素可以提高缓慢的心率;⑥依地酸钙钠(calcium disodium edetate)以其与钙螯合的作用,也可用于治疗地高辛所致的心律失常。

3. **重要相互作用**

(1)胺碘酮:合用可导致患者地高辛中毒,引起严重心动过缓,合用时应考虑停用地高辛,或减少其 1/2 用量,并严密监测血浆地高辛水平和地高辛中毒症状。

(2)克拉霉素、红霉素、四环素口服制剂:合用可抑制地高辛代谢,应避免同时使用,可以选择注射地高辛。如必须口服时应考虑临时减少地高辛用量,并严密监测地高辛血药浓度。

(3)维拉帕米、米非司酮、吲哚美辛、伊曲康唑、阿普唑仑、螺内酯、四环素、米诺环素:合用可使地高辛血药浓度增加,应调整地高辛剂量。

(4)碳酸钙、去甲肾上腺素、肾上腺素、多巴胺、琥珀酸胆碱:合用可致心律失常,应监测心脏毒性或避免联用。

(5)利福平、甲氧氯普胺、阿卡波糖:合用可降低血药浓度及作用。

(6)罗红霉素、卡托普利、曲唑酮、阿奇霉素、尼群地平、氟西汀:合用可增加地高辛血药浓度。

(7)两性霉素 B、皮质激素或排钾利尿剂如布美他尼:合用可引起低血钾而致洋地黄中毒。

（8）β受体拮抗剂：同用有导致房室传导阻滞而发生严重心动过缓的可能，应予重视。

4. **不良反应**　**常见**　心血管：促心律失常作用。消化：食欲不佳或恶心、呕吐（刺激延髓中枢）、下腹痛。其他：异常的无力、软弱。**严重**　心血管：促心律失常（如室性期前收缩、房室传导阻滞、阵发性或加速性交界性心动过速、阵发性房性心动过速伴房室传导阻滞、室性心动过速、窦性停搏、心室颤动等）。**少见**　眼部：视物模糊或"色视"（如黄视、绿视）。神经：精神抑郁或错乱、嗜睡、头痛。消化：腹泻。过敏：皮疹、荨麻疹（过敏反应）。

5. **禁忌证**　与钙注射剂合用；任何洋地黄类制剂中毒；室性心动过速、心室颤动；梗阻性肥厚型心肌病（若伴收缩功能不全或心房颤动仍可考虑）；预激综合征伴心房颤动或扑动。

【患者用药交代】

1. 适宜空腹口服。如有胃部不适，可饭后或与牛奶同服。

2. 不得随意增加用药剂量或次数。

3. 应定期监测地高辛的血药浓度，药物过量一般于停药后 1~2 日中毒表现可以消退。定期监测：血压、心率及心律；心电图；心功能监测；电解质尤其钾、钙、镁；肾功能。

4. 若出现心律失常、视物模糊或黄视、绿视等不适症状，应及时就医。

（靳晓琴　徐　娟）

附：缩略语

ACEI：血管紧张素转化酶抑制剂

ARB：血管紧张素Ⅱ受体拮抗剂

CCB：钙通道阻滞药

CHD：冠心病

ASCVD：动脉粥样硬化性心血管疾病

ACS：急性冠脉综合征

HF：心力衰竭

LVEF：左心室射血分数

HFrEF：射血分数降低的心衰

HFpEF：射血分数保留的心衰

HFmrEF：射血分数中间值的心衰

BNP：B 型利钠肽

NT-proBNP：N 末端 B 型利钠肽原

GPT：谷丙转氨酶

CK：肌酸激酶

ULN：正常值上限

参考文献

［1］宋文宣，李德爱. 实用心血管药物学. 北京：人民卫生出版社，2010.

［2］中国高血压防治指南修订委员会，高血压联盟（中国），中华医学会心血管病学分会，等. 中国高血压防治指南（2018 年修订版）. 中国心血管杂志，2019，24（1）：24-56.

［3］国家卫生计生委合理用药专家委员会，中国医师协会高血压专业委员会. 高血压

合理用药指南 2017. 中国医学前沿杂志,2017,9(7):28-126.

[4] 苏冠华,王朝晖. 新编临床用药速查手册. 2 版. 北京:人民卫生出版社,2019:27-28

[5] 国家基本药物临床应用指南和处方集编委会. 国家基本药物临床应用指南(化学药品和生物制品)2018 年版. 北京:人民卫生出版社,2019:136.

[6] 葛均波,徐永健,王辰. 内科学. 9 版. 北京:人民卫生出版社,2018:218.

[7] 国家卫生计生委合理用药专家委员会,中国药师协会. 冠心病合理用药指南(第 2 版). 中国医学前沿杂志(电子版),2018,10(6):108-130.

[8] 中华医学会心血管病学分会,中华心血管病杂志编辑委员会. 硝酸酯在心血管疾病中规范化应用的专家共识. 中华心血管病杂志,2010,38(9):770-774.

[9] 中华医学会外科学分会血管外科学组. 深静脉血栓形成的诊断和治疗指南(第 3 版). 中华普通外科杂志,2017,32(9):807-812.

[10] 中华医学会心血管病学分会,中国生物医学工程学会心律分会,胺碘酮抗心律失常治疗应用指南工作组. 胺碘酮抗心律失常治疗应用指南(2008)精编. 中国社区医师,2009,25(6):11-13.

[11] 中华医学会心血管病学分会心力衰竭学组,中国医师协会心力衰竭专业委员会,中华心血管病杂志编辑委员会. 中国心力衰竭诊断和治疗指南 2018. 中华心力衰竭和心肌病杂志(中英文),2018,2(4):196.

[12] 国家卫生计生委合理用药专家委员会,中国药师协会. 心力衰竭合理用药指南(第 2 版). 中国医学前沿杂志(电子版),2019,11(7):3.

[13] 中华医学会神经病学分会,中华医学会神经病学分会脑血管病学组. 中国急性缺血性脑卒中诊治指南. 中华神经外科杂志,2015,48(4):246-257.

第二章　内分泌和代谢性疾病

第一节　糖　尿　病

一、概述

糖尿病是由遗传和环境因素共同作用导致胰岛素分泌和/或作用缺陷，引起碳水化合物、蛋白质、脂肪、水和电解质等的代谢紊乱，以高血糖为主要特点的代谢性疾病。急性并发症包括糖尿病酮症酸中毒（DKA）、高血糖高渗状态等；慢性并发症包括大血管病变如动脉粥样硬化、冠心病、高血压、脑血管疾病、周围血管疾病等，以及微血管病变如糖尿病肾病、糖尿病视网膜病变、糖尿病神经病变等。

二、诊断要点

（一）糖尿病的分类

根据病因学证据（WHO，1999 年）将糖尿病分为 4 大类，即 1 型糖尿病、2 型糖尿病、妊娠期糖尿病和特殊类型糖尿病。

（二）糖尿病的诊断标准

糖尿病的临床诊断应依据静脉血浆血糖的检测结果，WHO（1999 年）标准见表 2-1，表 2-2。

表 2-1　糖代谢状态分类

糖代谢状态分类	静脉血浆葡萄糖/（mmol/L）	
	空腹血糖	糖负荷后 2 小时血糖
正常血糖	<6.1	<7.8
空腹血糖受损（IFG）	≥6.1，<7.0	<7.8
糖耐量减低（IGT）	<7.0	≥7.8，<11.1
糖尿病	≥7.0	≥11.1

注：IFG 和 IGT 统称为糖调节受损，也称糖尿病前期。

表 2-2 糖尿病的诊断标准

诊断标准	静脉血浆葡萄糖/(mmol/L)
(1)典型糖尿病症状(烦渴多饮、多尿、多食、不明原因的体重下降)加上随机血糖 或加上	≥11.1
(2)空腹血糖检测 或加上	≥7.0
(3)葡萄糖负荷后2小时血糖无典型糖尿病症状者,需改日复查确认	≥11.1

注:空腹状态指至少8小时未进食热量;随机血糖指不考虑上次用餐时间,一日中任意时间的血糖,不能用于诊断空腹血糖受损或糖耐量异常。

(三)2型糖尿病综合控制目标

2型糖尿病患者常合并代谢综合征的一个或多个组分的临床表现,如高血压、血脂异常、肥胖症等。伴随着血糖、血压、血脂等水平的升高及体重的增加,2型糖尿病并发症的发生风险、发展速度及其危害等将显著增加。因而,对2型糖尿病基于循证医学证据的科学、合理的治疗策略应是综合性的,包括降糖、降压、调脂、抗凝、控制体重和改善生活方式等治疗措施,综合控制目标参考《中国2型糖尿病防治指南(2017年版)》,见表2-3。

表 2-3 中国2型糖尿病综合控制目标

指标	目标值
血糖/(mmol/L)[a]	
空腹	4.4~7.0
非空腹	10.0
糖化血红蛋白/%	<7.0
血压/mmHg	<130/80
总胆固醇/(mmol/L)	<4.5
高密度脂蛋白胆固醇/(mmol/L)	
男性	>1.0
女性	>1.3
甘油三酯/(mmol/L)	<1.7
低密度脂蛋白胆固醇/(mmol/L)	
未合并动脉粥样硬化性心血管疾病	<2.6
合并动脉粥样硬化性心血管疾病	<1.8
体重指数/(kg/m²)	<24.0

注:1mmHg=0.133kPa;[a]毛细血管血糖。

三、治疗方案

降糖治疗包括饮食控制、合理运动、血糖监测、糖尿病教育和应用降糖药物等综合性治疗措施。糖尿病的非药物治疗是控制2型糖尿病高血糖的基本措施,在饮食和运动不能使血糖控制达标时应及时采用药物治疗。

（一）非药物治疗

非药物治疗的措施及具体要求见表2-4。

表2-4 糖尿病非药物治疗的措施及具体要求

措施	具体要求
饮食控制	一日三餐按时吃饭，每餐：碳水化合物（谷物、淀粉以及水果）——拳头大小的分量；蔬菜——双手合拢能够拿起的分量；蛋白质——掌心大小相当的分量；脂肪——限制摄入量，拇指指尖大小相当的分量。 限制食用甜食、糖果、饮料、果酱以及蜂蜜等。 限制食用高热量食物，如薯片、沙拉酱、糕点等。 减少用油烹调，如煎炒食物。 选择低脂奶制品，如奶脂含量≤15%的奶酪、牛奶或者1%~2%奶脂含量的酸奶
运动治疗	（1）运动治疗应在医师指导下进行。 （2）空腹血糖>16.7mmol/L、反复低血糖或血糖波动较大、有DKA等急性代谢并发症、合并急性感染、增殖性视网膜病、严重肾病、严重心脑血管疾病（不稳定型心绞痛、严重心律失常、一过性脑缺血发作）等情况下禁忌运动，病情控制稳定后方可逐步恢复运动。 （3）成年糖尿病患者每周至少150分钟（如每周运动5日，每次30分钟）中等强度的有氧运动。 （4）中等强度的体育运动包括：快走、打太极拳、骑车、乒乓球、羽毛球。较强体育运动为舞蹈、有氧健身操、慢跑、游泳、骑车上坡。 （5）日常生活中可以：走楼梯、提前两三个公交车站下车步行、把车停到更远处步行、在您的庭院中做园艺、与您的孩子做游戏、步行，目标每日10 000步
限制饮酒	（1）不推荐糖尿病患者饮酒。若饮酒应计算酒精中所含的总能量。 （2）女性每日饮酒的酒精量不超过15g，男性不超过25g（15g酒精相当于450ml啤酒、150ml葡萄酒或50ml低度白酒）。每周不超过2次。 （3）应警惕酒精可能诱发的低血糖，避免空腹饮酒。 （4）具有2型糖尿病风险的个体应限制含糖饮料的摄入
戒烟	吸烟有害健康。吸烟与肿瘤、糖尿病大血管病变、糖尿病微血管病变、过早死亡的风险增高相关。 2型糖尿病患者戒烟有助于改善代谢指标、降低血压和减少白蛋白尿。 应劝诫每一位吸烟的糖尿病患者停止吸烟或停用烟草类制品，对患者吸烟状况以及尼古丁依赖程度进行评估，提供短暂咨询、戒烟热线，必要时加用药物等帮助戒烟
监测	空腹或饭前的血糖范围为4.0~6.1mmol/L；饭后2小时后的血糖范围低于7.8mmol/L。并非所有人在血糖不达标时都会感觉到糖尿病症状。血糖监测是测量血糖水平最可靠的方法

（二）药物治疗

高血糖的药物治疗多基于纠正导致血糖升高的两个主要病理生理改变——胰岛素抵抗和胰岛素分泌受损。常用的降糖药物有口服降糖药、GLP-1受体激动剂和胰岛素，其分类及药理作用见表2-5。

表 2-5　糖尿病治疗药物的分类及药理作用

分类	代表药物	作用机制
磺酰脲类	格列吡嗪 格列喹酮 格列齐特 格列美脲	通过刺激胰岛细胞分泌胰岛素,降低血糖水平
格列奈类	那格列奈 瑞格列奈	与胰岛 B 细胞上的受体结合以关闭 B 细胞膜中 ATP-依赖性钾通道,使 B 细胞去极化,打开钙通道,使钙的流入增加。此过程诱导 B 细胞分泌胰岛素
噻唑烷二酮类	罗格列酮 吡格列酮	激活脂肪、骨骼肌和肝脏等胰岛素所作用组织的 PPARγ 核受体,进而调节胰岛素应答基因的转录,控制血糖的生成、转运和利用
双胍类	二甲双胍	促进糖的无氧酵解,增加肌肉、脂肪等外周组织对葡萄糖的摄取和利用;抑制肠道吸收葡萄糖,并抑制肝糖原异生,减少肝糖输出
α-葡萄糖苷酶抑制剂	阿卡波糖 伏格列波糖 米格列醇	在肠道中抑制了将双糖分解为单糖的双糖类水解酶(α-葡萄糖苷酶)的活性,延迟了糖分的消化和吸收,从而改善餐后高血糖
二肽基肽酶-4(DPP-4)抑制剂	西格列汀 阿格列汀 沙格列汀 维格列汀 利格列汀	DPP-4 抑制剂,降低肠促胰岛素的失活速率,增高其血药浓度,减少 2 型糖尿病患者空腹和餐后血糖浓度
钠-葡萄糖共转运蛋白 2(SGLT2)抑制剂	达格列净	抑制 SGLT2,减少滤过葡萄糖的重吸收,降低葡萄糖的肾阈值,增加尿糖排泄
胰高血糖素样肽-1(GLP-1)受体激动剂	艾塞那肽 利拉鲁肽	GLP-1 类似物,能促进胰岛 B 细胞葡萄糖浓度依赖性分泌胰岛素,抑制胰高血糖素释放,抑制食欲并减缓胃排空,发挥降血糖作用
胰岛素	分为速效类似物、短效、中效、长效(包括长效类似物)和预混胰岛素,具体见各药	抑制肝糖原分解及糖异生作用,减少肝输出葡萄糖;促使肝摄取葡萄糖及肝糖原的合成;促使肌肉和脂肪组织摄取葡萄糖

四、常用药物与用药交代

(一) 磺脲类

格 列 吡 嗪

(Glipizide)

【适应证】

用于 2 型糖尿病,与饮食控制、运动联合控制血糖。

【药师知识储备】

1. **用法用量**　片剂,口服。普通片和分散片最佳服药时间为餐前 30 分钟,控释制剂为早餐时服用。推荐起始剂量为每次 5mg,每日 1 次。逐渐增加剂量,每次增加 5mg,每日最大剂量为 20mg。每日剂量超过 15mg 时,分 2~3 次给药。

2. **特殊人群用药及注意事项**　妊娠期妇女:禁用。哺乳期妇女:不宜使用。儿童:不推荐使用。老年人:从小剂量开始,逐渐调整剂量,伴肝、肾功能异常者慎用。65 岁以上老人达稳态时间较年轻人延长 1~2 日。其他:严重胃肠道狭窄患者(病理性或医源性)、腹泻者不宜使用控释片。

3. **重要相互作用**

(1)阿卡波糖:合用可增加低血糖的风险。

(2)β 受体拮抗剂:谨慎合用,避免使用普萘洛尔。

(3)环孢素:合用可增加环孢素毒性。

(4)伏立康唑:合用可使磺脲类药品血药浓度升高。

(5)左甲状腺素:合用可能会降低降糖疗效。

(6)NSAIDs、具有高蛋白结合力的药物、双香豆素类、MAOIs、磺胺类药物、氯霉素、环磷酰胺、丙磺舒:合用可增强降血糖作用。

4. **不良反应**　常见:胃肠道症状、头痛、皮疹、低血糖、鼻炎、咽炎等。严重:严重低血糖症、溶血性贫血(伴有 G-6-PD 缺乏者)、Stevens-Johnson 综合征。

5. **禁忌证**　对本品及其他磺酰脲类药物过敏者;1 型糖尿病患者;2 型糖尿病伴有酮症酸中毒、昏迷、感染、外伤和重大手术等应激情况;肝肾功能不全、肾上腺功能不全、晚期尿毒症及白细胞减少的患者。

【患者用药交代】

1. 普通片和分散片最佳服药时间为餐前 30 分钟,缓、控释片最佳服药时间为早餐时服用。应整片吞服,不可咀嚼或压碎。

2. 必须按规定时间服药,治疗时不定时进餐或不进餐会引起低血糖。

3. 用药期间定期监测血糖,同时警惕出现低血糖症状,应随身携带糖块。

4. 服药期间避免饮酒。

5. 服用控释制剂时,可能会在大便中发现药品的空壳,无须担心。

6. 须向患者解释服药同时控制饮食、规律运动的重要性。

7. 如果发生漏服的错误,不得通过之后服用更大剂量的药物来纠正。

格 列 喹 酮

（Gliquidone）

【适应证】

2 型糖尿病。

【药师知识储备】

1. **用法用量**　一般日剂量为 15~120mg,餐前半小时服用。通常日剂量为 30mg 以内者可于早餐前一次服用,更大剂量应分 3 次,分别于餐前服用。日最大剂量不得超过180mg。适用于病程短、病情较轻的 2 型糖尿病患者,60 岁以上老年人,体质虚弱、营养不良及伴有明显心、脑血管硬化的患者。

2. **特殊人群用药及注意事项**　妊娠期妇女:禁用。哺乳期妇女:禁用。儿童:尚不明确。老年人:合并肝功能异常者慎用。肝功能不全者:严重时禁用,轻至中度异常时慎用。

肾功能不全者:轻至中度异常时可常规使用,严重时禁用。

3. **重要相互作用**

(1)合用可增强本品作用的药物:NSAIDs,磺胺类药物,抗结核药,四环素类,MAOIs,H_2 受体拮抗剂,抗凝药及氯霉素、咪康唑,双香豆素类和环磷酰胺。

(2)合用可降低本品降血糖作用的药物:氯丙嗪、拟交感神经药、皮质激素类、甲状腺激素、雌激素、噻嗪类利尿剂、利福平、苯妥英钠、口服避孕药和烟酸制剂等。

(3)与香豆素类抗凝药合用时,两者初始血药浓度均升高,但随后血药浓度均降低。

(4)β受体拮抗剂:谨慎合用,避免使用普萘洛尔。

(5)本品可减弱患者对酒精的耐受力,而酒精亦可能加强药物降血糖作用。

4. **不良反应**　**一般**:胃肠道症状、肝功能异常、头痛、低血糖、白细胞减少等血液系统改变,皮肤过敏等。**严重**:胆汁淤积性黄疸,剥脱性皮炎。

5. **禁忌证**　1 型糖尿病,糖尿病昏迷或昏迷前期,糖尿病合并酸中毒或酮症;白细胞减少者;卟啉病患者;严重肝、肾功能不全及晚期尿毒症患者;对本品及其他磺酰脲类药物过敏者。

【患者用药交代】

1. 餐前半小时口服,或餐时服以减少胃肠道反应,服药期间按时就餐、戒酒。

2. 发生漏服应尽快补服;若已接近下次服药时间,则不必补服或加倍用药。

3. 定期监测血糖,若发生低血糖,进食糖、糖果或甜饮料即可纠正。

格 列 齐 特
(Gliclazide)

【适应证】

用于成人单纯限制饮食、运动治疗和减轻体重不足以控制的 2 型糖尿病。

【药师知识储备】

1. **用法用量**　**普通制剂**:起始剂量为每次 40~80mg,每日 1 次或 2 次,餐时服用。以后根据血糖水平调整至 80~240mg/d,分 2~3 次服用,特殊病例可用到 320mg/d。65 岁以上患者开始治疗时,每日 1 次,每次 30mg。**缓释制剂**:起始剂量为每日 30mg,早餐时服用。以后剂量可逐渐增至每日 60mg、90mg 或 120mg。最大剂量不得超过每日 120mg。整片吞服,不可咀嚼或压碎服用。

2. **特殊人群用药及注意事项**　**妊娠期妇女**:禁用。**哺乳期妇女**:不宜服用。**老年人**:应从小剂量开始,谨慎给药。**儿童**:用药的安全性和有效性尚未确定。**肾功能损害者**:轻至中度异常时可用,严重时禁用。**肝功能损害者**:严重肝功能损害者禁用。

3. **重要相互作用**

(1)合用可增加低血糖风险的药物:阿卡波糖,咪康唑(禁止联合应用),保泰松(不推荐联合应用),酒精和含有酒精的药物,其他降糖药,氟康唑,ACEIs,H_2 受体拮抗剂,MAOIs,磺胺类药物,克林霉素和 NSAIDs(联合应用需谨慎)。

(2)合用可能引起血糖水平升高的药物:达那唑(不推荐联合应用),氯丙嗪,糖皮质激素,利托君,沙丁胺醇,特布他林(联合应用需谨慎)。

(3)β受体拮抗剂:谨慎合用,避免使用普萘洛尔。

4. **不良反应**　**常见**:低血糖[症状通常在摄入碳水化合物(糖)后消失],胃肠道功能障碍(如早餐时服药,症状可避免或是风险降到最低)。**罕见**:皮疹、瘙痒等皮肤反应,贫血等血液和淋巴系统疾病,肝炎等肝胆疾病,暂时性视力障碍。

5. **禁忌证**　对本品或其他磺脲类、磺胺类药物过敏者;1 型糖尿病患者、DKA;肝、肾功能不全者;昏迷、严重烧伤、感染、外伤和重大手术等应激情况;白细胞减少的患者。

【患者用药交代】

1. 最佳服药时间为餐前 30 分钟,也可于进餐时服用,缓释片最佳服药时间为早餐时服用,整片吞服,不可咀嚼或压碎服用。

2. 用药期间定期监测血糖,注意出现的低血糖症状,应随身携带糖块。

3. 如忘记服用,不必补服或加倍服用。

4. 服药期间避免饮酒。

格 列 美 脲
（Glimepiride）

【适应证】

用于控制饮食,运动疗法及减轻体重均不能满意控制血糖的 2 型糖尿病。

【药师知识储备】

1. **用法用量**　片剂,早餐前立即服用,整片吞服,每日 1 次。起始剂量为每日 1mg,可每隔 1~2 周逐步增加剂量至每日 2mg、3mg、4mg,最大剂量为每日 6mg(有报道少数患者最大推荐剂量为每日 8mg)。

2. **特殊人群用药及注意事项**　**妊娠期妇女**:禁用。**哺乳期妇女**:不宜服用。**儿童**:尚无可靠参考文献,不推荐使用。**老年人**:从小剂量开始,逐渐调整剂量。**肝功能不全者**:轻度异常时从小剂量开始,严重时禁用。**肾功能不全者**:轻至中度异常时剂量调整应慎重,严重时禁用。

3. **重要相互作用**

(1)合用可能导致低血糖发生的药物:保泰松、胰岛素和口服降糖药物、二甲双胍、对氨基水杨酸、NSAIDs、类固醇及雄激素、氯霉素、香豆素衍生物、芬氟拉明、贝特类、ACEIs、氟西汀、别嘌醇、丙磺舒、环磷酰胺、异环磷酰胺、长效磺胺类、四环素类、MAOIs、喹诺酮类、伏立康唑、氟康唑、胺碘酮等。

(2)合用可能减弱降血糖作用的药物:雌激素、孕激素、利尿剂、甲状腺激素、皮质激素,吩噻嗪类、泻药(长期使用时)、苯妥英钠、巴比妥类等。

4. **不良反应**　**一般**:胃肠道症状,肝功能异常,头痛,低血糖,白细胞减少等血液系统改变,皮肤过敏等。**严重**:个别可出现过敏性血管炎。**特殊**:个别病例发生血钠浓度降低。

5. **禁忌证**　对本品任何成分、其他磺脲类、磺胺类药物过敏者;1 型糖尿病、糖尿病昏迷、DKA、严重的肝或肾功能损害;白细胞减少者。

【患者用药交代】

1. 早餐前或餐中服用,整片吞服,不要嚼碎。服药后不要漏餐,避免饮酒。

2. 定期监测血糖,警惕发生低血糖,应随身携带糖果或含糖食物。

3. 定期进行肝功能、肾功能、血液学和眼科检查。

4. 本品可能导致注意力和反应能力下降,驾驶和操作机器者需注意。

5. 如果发生漏服的错误,不得通过之后补服更大剂量的药物来纠正。

（二）格列奈类

那 格 列 奈
（Nateglinide）

【适应证】

用于饮食及运动不能有效控制的 2 型糖尿病,与二甲双胍合用协同作用更好。

【药师知识储备】

1. **用法用量**　片剂,口服。起始剂量为每次 60mg,常用剂量为 60～120mg,餐前 15 分钟服药,每日 3 次。误餐或加餐应针对此餐相应减少或增加一次服药。

2. **特殊人群用药及注意事项**　**妊娠期妇女**:禁用。**哺乳期妇女**:不宜服用。**儿童**:不推荐使用。**老年人**:不需要调整剂量。**肝功能不全者**:轻至中度肝功能不全者不必调整剂量,严重不全者应慎用。**肾功能不全者**:无须调整剂量。**其他**:缺血性心脏病、重度感染、严重外伤和手术前后者慎用。

3. **重要相互作用**

（1）合用可能导致低血糖发生的药物:二甲双胍、MAOIs、ACEIs、NSAIDs、奥曲肽、酒精及促合成代谢的激素;芦荟、苦瓜、硫辛酸、桉树属植物、武靴藤提取物、圣约翰草、车前草、胍胶、其他口服抗糖尿病药。

（2）合用可使降糖作用削弱的药物:口服避孕药、噻嗪类药物、肾上腺皮质激素、达那唑、甲状腺激素、拟交感神经药;给药前 10 分钟进食脂肪,可显著降低本品的 C_{max}。

（3）合用可能掩盖低血糖症状的药物:β 受体拮抗剂。

4. **不良反应**　常见:低血糖,腹痛、腹泻。罕见:肝功能紊乱、过敏反应、心肌缺血等。

5. **禁忌证**　对本品过敏者;1 型糖尿病、DKA。

【患者用药交代】

1. 应于餐前 15 分钟口服。餐后给药可降低疗效;若于餐前 30 分钟以上服用,可能在进食前诱发低血糖。误餐或加餐应针对此餐相应减少或增加一次服药。

2. 本品可致低血糖,合并其他口服降糖药会增加低血糖发生的危险性。请随身携带糖果,以防发生低血糖,并定期监测血糖。

3. 酒精可加重本品导致的低血糖危险,并延长低血糖反应持续时间,避免饮酒。

4. 如发生漏服,不能通过补服来纠正,应在下次服药时间服用常规剂量。

5. 由于可能出现由低血糖引发的注意力不集中和意识降低,驾驶和操作机械者应特别注意。

瑞 格 列 奈
（Repaglinide）

【适应证】

用于饮食及运动不能有效控制的 2 型糖尿病,与二甲双胍合用协同作用更好。

【药师知识储备】

1. **用法用量**　片剂,餐前 0～30 分钟口服,误餐或加餐应针对此餐相应减少或增加一次服药。剂量因人而异,推荐起始剂量为 0.5mg,根据需要可以调整剂量,最大的推荐单次剂量为 4mg,但每日最大剂量不应超过 16mg。

2. **特殊人群用药及注意事项**　**妊娠期妇女**:禁用。**哺乳期妇女**:不宜服用。**儿童**:小于 18 岁者不推荐使用。**老年人**:从小剂量开始,逐渐调整剂量,75 岁以上慎用。**肝功能不全者**:慎用,重度肝功能异常时禁用。**肾功能不全者**:慎用。

3. **重要相互作用**

（1）合用可能增强降血糖作用的药物：吉非贝齐，甲氧苄啶，利福平，伊曲康唑，克林霉素，环孢素，其他类型抗糖尿病药物，MAOIs，非选择性β受体拮抗剂，ACEIs，水杨酸盐，非甾体抗炎药，奥曲肽，酒精以及促合成代谢的激素。禁止吉非贝齐和瑞格列奈联合使用。

（2）合用可能减弱降血糖作用的药物：口服避孕药，利福平，苯巴比妥，卡马西平，噻嗪类药物，皮质激素，达那唑，甲状腺激素和拟交感神经药。

4. **不良反应**　常见：低血糖，腹痛，腹泻。罕见：视觉异常、肝功能紊乱、过敏反应、皮疹、心肌缺血等。

5. **禁忌证**　已知对瑞格列奈或瑞格列奈片中任何辅料过敏的患者；1型糖尿病及C-肽阴性糖尿病患者；伴随或不伴昏迷的DKA患者；重度肝、肾功能异常者；伴随使用吉非贝齐者。

【患者用药交代】

1. 正餐前0~30分钟口服，误餐或加餐应针对此餐相应减少或增加一次服药。如果漏服，之后不得补服更大剂量。

2. 需要密切监测血糖，合并其他口服降糖药会增加低血糖发生的危险性。请随身携带糖果，以防发生低血糖。

3. 避免饮酒。

4. 虚弱或营养不良者应谨慎进行剂量调整。

5. 由于可能出现由低血糖引发的注意力不集中和意识降低，驾驶和操作机械者应特别注意。

（三）噻唑烷二酮类

罗格列酮
（Rosiglitazone）

【适应证】

用于2型糖尿病，与合理饮食、适当运动一起控制血糖。

【药师知识储备】

1. **用法用量**　片剂，口服。初始剂量为4mg，每日1次，或分2次口服。可以逐渐调整剂量至8mg，每日1次或2次口服。本品可空腹或进餐时服用。

2. **特殊人群用药及注意事项**　妊娠期妇女：禁用。哺乳期妇女：不宜服用。儿童：18岁以下患者不宜服用本品。老年人：无须调整剂量。肾功能不全/透析者：无须调整剂量，但这类患者不可与二甲双胍合用。肝功能不全者：不推荐使用，严重肝功能障碍者禁用。

3. **重要相互作用**

（1）利福平：合用时需密切监测患者血糖。

（2）非诺贝特：合用可能会导致少数患者HDL-C水平严重下降。

（3）胰岛素或其他口服降糖药：合用时有发生低血糖的风险。

4. **不良反应**　常见：上呼吸道感染，鼻窦炎，头痛，贫血，水肿，皮疹，血脂异常，骨折。严重：充血性心力衰竭，心绞痛，肝毒性，脑血管意外，糖尿病性黄斑水肿。

5. **禁忌证**　心力衰竭患者、有心脏病病史，尤其是缺血性心脏病病史患者禁用；对本品过敏者；1型糖尿病或DKA；既往曾有应用曲格列酮导致黄疸者。

【患者用药交代】

1. 空腹或进餐时服用，如漏服，次日不应加倍服药。

2. 应坚持饮食控制,定期测定血糖和糖化血红蛋白水平。

3. 定期监测肝功能。

4. 老年患者可能有轻至中度水肿及轻度贫血。

5. 对于绝经期前无排卵的胰岛素抵抗患者,本品可使排卵重新开始,需考虑采取避孕措施。

6. 患有骨质疏松症或发生过非外伤性骨折病的患者以及存在严重血脂紊乱的患者应慎用。

吡格列酮

(Pioglitazone)

【适应证】

用于 2 型糖尿病,与合理饮食、适当运动一起控制血糖。

【药师知识储备】

1. **用法用量** 片剂,口服。**单药治疗**:初始剂量为 15mg 或 30mg,每日 1 次,最大剂量为 45mg,每日 1 次。**与磺酰脲类合用**:当患者发生低血糖时,应减少磺酰脲类药物用量。**与二甲双胍合用**:二甲双胍剂量可维持不变。**与胰岛素合用**:出现低血糖时可降低胰岛素量。联合用药剂量不超过 30mg/d。

2. **特殊人群用药及注意事项** **妊娠期妇女**:禁用。**哺乳期妇女**:不宜服用。**儿童**:不宜用于儿童患者。**老年人**:65 岁以上患者用药的安全性和有效性与年轻患者无显著差别。**肾功能不全者**:无须调整剂量。**肝功能不全者**:不推荐使用,严重肝功能障碍者禁用。

3. **重要相互作用**

(1)合用可显著降低硝苯地平的疗效。

(2)合用可能会增加异环磷酰胺的神经毒性和肾毒性。

(3)合用时吉非贝齐可能会导致吡格列酮的药-时曲线下面积及半衰期显著增加。如合用,吡格列酮的最大剂量为每日 15mg,并需要密切监测患者血糖。

(4)合用时利福平可能会导致吡格列酮血药浓度下降 54%。

(5)与尼莫地平合用可能导致其血药浓度降低;可能使口服避孕药避孕作用消失。

4. **不良反应** **常见**:上呼吸道感染,鼻窦炎,咽炎,头痛,贫血,水肿,肌痛,骨折。**严重**:充血性心力衰竭,谷丙转氨酶升高,肝衰竭,糖尿病性黄斑水肿,膀胱恶性肿瘤。

5. **禁忌证** 心力衰竭患者;现有或既往有膀胱癌病史的患者或存在不明原因的肉眼血尿患者;1 型糖尿病、酮症酸中毒,糖尿病性昏迷或昏迷前;严重肾功能障碍者;严重感染,手术前后,严重创伤;对本品中任何成分过敏的患者;严重肝功能障碍者。

【患者用药交代】

1. 服药与进餐无关,如果发生漏服,在下次服药时不需服用双倍剂量。

2. 建议定期监测肝功能。

3. 应解释有膀胱癌发生的风险,当发生血尿、尿急、排尿疼痛症状时,必须立即咨询医生。

4. 对于绝经期前无排卵的胰岛素抵抗患者,本品可使排卵重新开始,需考虑采取避孕措施。

5. 水肿患者使用盐酸吡格列酮时应谨慎。

6. 定期测定血糖和糖化血红蛋白水平。

(四)双胍类

二甲双胍

(Metformin)

【适应证】

首选用于单纯饮食及运动不能有效控制的 2 型糖尿病,特别是肥胖的 2 型糖尿病患者。

【超说明书用途】

用于治疗多囊卵巢综合征,Micromedex 成人推荐级别Ⅱb。

【药师知识储备】

1. **用法用量** 片剂,口服。随餐服用,应从小剂量开始使用,根据病情逐渐增加剂量。起始剂量为 0.5g,每日 2 次;或 0.85g,每日 1 次。可每周增加 0.5g,或每 2 周增加 0.85g,逐渐加至每日 2g,分次服用。成人最大推荐剂量为每日 2 550mg。10~16 岁儿童每日最高剂量为 2 000mg。每日剂量超过 2g 时,随三餐分次服用。

2. **特殊人群用药及注意事项** **妊娠期妇女**:不推荐使用。**哺乳期妇女**:慎用,必须使用时应停止哺乳。**老年人**:使用本品应考虑肾功能,通常不用最大剂量,不推荐 80 岁以上的患者使用本品,除非其肌酐清除率检查表明其肾功能未降低。**儿童**:不推荐 10 岁以下儿童使用本品。

3. **重要相互作用**

(1)与碘对比剂合用可致乳酸性酸中毒。检查前后 48 小时暂停使用,之后重新评估肾功能,正常情况下可再次使用。

(2)与西咪替丁、利福平合用可增加二甲双胍的血药浓度。

(3)与依那普利合用可能导致高血钾性乳酸性酸中毒,肾功能不全患者应避免两药合用。

(4)合用时二甲双胍有增加华法林的抗凝倾向。

(5)避免与碱性溶液、碱性饮料合用。

4. **不良反应** **常见**:胃肠道反应。**特殊**:维生素 B_{12} 缺乏症(>9.9%)。**严重**:乳酸性酸中毒[罕见,可能出现深大呼吸(无酮臭味),神志模糊、嗜睡、木僵、昏迷症状],巨幼细胞贫血(罕见)。

5. **禁忌证** 肝肾功能不全者、肺功能不全或肌酐清除率异常者;心衰等心脏疾病及代谢性酸中毒,DKA,营养不良等全身情况较差者;酗酒者,维生素 B_{12}、叶酸缺乏者,并发严重糖尿病肾病或糖尿病眼底病变;对本品及其他双胍类药物过敏者。

【患者用药交代】

1. 应随餐口服,缓释片、肠溶片不可掰开嚼碎服用。

2. 长期用药应定期检查肾功能,定期监测血糖,同时警惕发生低血糖,应随身携带糖果。

3. 定期进行血液学检查,因本品可减少维生素 B_{12} 的吸收。

4. 接受血管内注射碘化造影剂者,检查前后 48 小时暂停使用本品。

5. 服药期间禁酒。

(五)α-糖苷酶抑制剂

阿 卡 波 糖
(Acarbose)

【适应证】

配合饮食控制,用于 2 型糖尿病和降低糖耐量减低者的餐后血糖。

【药师知识储备】

1. **用法用量** 片剂,用餐前即刻整片吞服或与前几口食物一起咀嚼服用,剂量需个体化,一般起始剂量为每次 50mg,以后可逐渐增加到每次 100mg,每日 3 次。

2. **特殊人群用药及注意事项** **妊娠期妇女**:禁用。**哺乳期妇女**:禁用。**儿童**:尚无本品对 18 岁以下患者的疗效和耐受性的足够资料,因此不应使用于 18 岁以下患者。**老年人**:无须改变服药剂量和次数。**严重肾功能不全者**:肌酐清除率<25ml/min 者禁用。**肝功能不全者**:慎用。

3. **重要相互作用**

(1)服用阿卡波糖期间,由于结肠内碳水化合物酵解增加,蔗糖或含有蔗糖的食物常会引起腹部不适,甚至导致腹泻。

(2)合用可能增加低血糖风险的药物:胰岛素、其他口服降糖药、特别是磺脲类降糖药。

(3)合用可降低阿卡波糖作用的药物:抗酸药、考来烯胺、肠道吸附剂、消化酶类制剂,避免同时服用。

(4)个别情况下,全用时可影响地高辛的生物利用度。

(5)华法林:合用时可能增加致出血风险。

4. **不良反应** **常见**:胃肠道症状如胃肠胀气等。**少见**:过敏反应、皮肤反应。**严重**:可引起肝细胞损伤,伴有黄疸和转氨酶升高。

5. **禁忌证** 对阿卡波糖或非活性成分过敏者;有明显消化和吸收障碍的慢性胃肠功能紊乱者;患有由于肠胀气而可能恶化的疾病(如 Roemheld 综合征、严重的疝气、肠梗阻和肠溃疡)的患者;严重肾功能损害(肌酐清除率<25ml/min)的患者。

【患者用药交代】

1. 用餐前即刻整片吞服或与前几口食物一起咀嚼服用。漏服时如果仍正在进餐中或刚结束进餐,立刻补服,否则等到下次进餐时再服用正常剂量,但不能同时服用两倍的剂量。

2. 服药期间特别是前期 6~12 个月应定期监测肝功能。

3. 定期监测血糖,如发生低血糖应使用葡萄糖纠正,不宜使用蔗糖。

4. 治疗期间定期监测空腹和餐后血糖及糖化血红蛋白的水平。

伏格列波糖

(Voglibose)

【适应证】

用于改善糖尿病餐后高血糖。

【药师知识储备】

1. **用法用量** 片剂,餐前服用,服药后即刻进餐。推荐剂量为每次 0.2mg,每日 3 次,疗效不明显时根据临床观察可将一次量增至 0.3mg。

2. **特殊人群用药及注意事项** **妊娠期妇女**:因有关妊娠期用药的安全性尚未确立,应慎重用药。**哺乳期妇女**:使用时应停止哺乳。**儿童**:安全性尚未确立,不推荐使用。**老年人**:应慎重从小剂量开始用药,并留意观察血糖值及消化系统症状等的发生。**严重肝、肾功能不全者**:慎用。**其他**:有明显消化和吸收障碍的慢性胃肠功能紊乱者;患有 Roemheld 综合征、严重的疝气、肠梗阻或结肠狭窄者;消化性溃疡者慎用。

3. **重要相互作用**

(1)合用可能发生低血糖风险的药物:其他糖尿病药物(磺胺类及磺酰脲类药物、双胍类药物、胰岛素制剂、胰岛素增敏剂);β 受体拮抗剂、水杨酸制剂、MAOIs、氯贝丁酯类血脂调节药、华法林。

(2)合用可降低糖尿病药物降血糖作用的药物:肾上腺素、肾上腺素皮质激素、甲状腺激素、抗酸药、考来烯酸、消化酶制剂。

4. **不良反应**　常见:胃肠道反应如腹胀、腹部不适等;可出现低血糖。**严重**:肝毒性。**其他**:高钾血症;贫血;HDL-C 降低;头晕;脱毛;血清淀粉酶上升等。

5. **禁忌证**　严重酮症酸中毒、糖尿病昏迷或昏迷前的患者;严重感染的患者、手术前后或严重创伤的患者;对伏格列波糖或非活性成分过敏者。

【患者用药交代】

1. 餐前口服,服药后即刻进餐。

2. 治疗期间定期监测血糖,如发生低血糖应给予葡萄糖纠正,不用蔗糖。

3. 长期服药应定期监测肝功能,严重肝功能障碍者应慎重用药。

4. 蔗糖或含有蔗糖的食物常会引起腹部不适,甚至导致腹泻。

5. 漏服时如果仍正在进餐中或刚结束进餐,立刻补服,否则等到下次进餐时再服用正常剂量,不能同时服用两倍的剂量。

米 格 列 醇
（Miglitol）

【适应证】

配合饮食控制和运动,用于改善 2 型糖尿病患者血糖控制。

【药师知识储备】

1. **用法用量**　片剂,餐时口服。剂量个体化,推荐的初始剂量为 25mg,每日 3 次,维持剂量为 50mg,每日 3 次,最大推荐量为 100mg,每日 3 次。

2. **特殊人群用药及注意事项**　**妊娠期、哺乳期妇女**:不推荐。**儿童**:安全性和有效性尚未证实。**老年人**:有效性与安全性在青年人与老年人之间无显著差别。**严重肾功能低下者**:肌酐清除率<25ml/min,不推荐使用。

3. **重要相互作用**

(1)合用可增强降血糖作用,增加低血糖风险的药物:胰岛素、其他口服降糖药、特别是磺脲类降糖药;β 受体拮抗剂、水杨酸制剂、MAOIs、氯贝丁酯类血脂调节药、华法林。

(2)合用可降低降血糖作用的药物:肾上腺素、肾上腺素皮质激素、甲状腺激素等。

(3)本品可影响地高辛的生物利用度。

(4)本品可使雷尼替丁和普萘洛尔的生物利用度分别降低约 60% 和 40%。

(5)肠吸附剂(如炭粒)和消化酶制剂包括碳水化合物分解酶均可降低米格列醇的作用,因此不宜合用。

4. **不良反应**　低血糖;胃肠道反应;皮疹发病率为 4.3%。异常实验室指标:使用米格列醇的患者血清铁含量可能降低。

5. **禁忌证**　DKA 者;炎症性肠病,结肠溃疡,部分性肠梗阻,易感染性肠梗阻者;慢性肠道疾病伴有明显胃肠功能失调,或进一步加重出现肠胀气炎症性肠病者;对该药物或其成分过敏者。

【患者用药交代】

1. 在正餐开始时服用,每日 3 次,口服。

2. 定期监测血糖,警惕低血糖。

3. 注意本品引起的胃肠道不适症状。

（六）二肽基肽酶-4 抑制剂

西 格 列 汀
（Sitagliptin）

【适应证】

用于治疗 2 型糖尿病。

【药师知识储备】

1. **用法用量** 片剂，可与或不与食物同服。推荐剂量为 100mg，每日 1 次。

2. **特殊人群用药及注意事项** **妊娠期妇女**：禁用。**哺乳期妇女**：禁用。**儿童**：在 18 岁以下儿童患者中使用的安全性和有效性尚未确立。**老年人**：不需要依据年龄进行剂量调整。**肾功能不全者**：轻度，不需要调整剂量；中度，剂量调整为 50mg；重度，剂量调整为 25mg，每日 1 次。**肝功能不全者**：轻至中度异常时不需要调整剂量。

3. **重要相互作用**

（1）合用可导致低血糖风险增加的药物：磺脲类降糖药，ACEIs，ARB，胰岛素，达那唑，胺碘酮。

（2）合用可引起血糖水平升高的药物：糖皮质激素，氢氯噻嗪，雌激素/孕激素，异烟肼，氯丙嗪，甲状腺激素，生长抑素，奥曲肽，奥氮平，喹硫平。

（3）合用可引起低血糖或高血糖的药物：左氧氟沙星，莫西沙星等氟喹诺酮类，应加强血糖监测。

（4）与 β 受体拮抗剂应谨慎合用，避免使用普萘洛尔。

（5）与地高辛合用，可使地高辛血药浓度略有升高。

4. **不良反应** 常见：低血糖，头痛，鼻咽炎，上呼吸道感染。严重：胰腺癌，胰腺炎，全身性过敏，血管神经性水肿，泛发性表皮脱落性皮炎，过敏反应，Stevens-Johnson 综合征，横纹肌溶解，肾功能异常，急性肾衰竭。

5. **禁忌证** 1 型糖尿病患者或 DKA 者；对本品中任何成分过敏者。

【患者用药交代】

1. 遵医嘱口服，每日 1 次。可与或不与食物同服。

2. 警惕持续性呕吐等急性胰腺炎症状，应及时停止使用本品。有胰腺炎病史者应密切监测。

3. 注意过敏反应症状和体征，如果怀疑发生超敏反应，应停止使用本品。

4. 定期监测肾功能，定期监测血糖，警惕低血糖症状。

5. 如果发生漏服，在下次服药时不需服用双倍剂量。

阿 格 列 汀
（Alogliptin）

【适应证】

用于治疗 2 型糖尿病。

【药师知识储备】

1. **用法用量** 片剂，可与食物同时或分开服用。推荐剂量为每次 25mg，每日 1 次。

2. **特殊人群用药及注意事项** **妊娠期、哺乳期妇女**：不推荐使用。**儿童**：无可靠参考文献。**老年人**：年龄不会对其药动学产生任何具有临床意义的影响。**肾功能不全者**：轻度受损患者（肌酐清除率≥60ml/min）不需调整剂量。中度受损患者（30ml/min≤肌酐清除率<60ml/min）剂量为 12.5mg，每日 1 次。重度受损患者（15ml/min≤肌酐清除率<30ml/min）或终末期肾衰竭患者（肌酐清除率<15ml/min）剂量为 6.25mg，每日 1 次。**肝功能不全者**：慎用。

3. **重要相互作用** 与其他已知可能引起低血糖的药物或合并应用胰岛素和胰岛素促

泌剂(磺脲类)可引起低血糖。

4. **不良反应** 胰腺炎,低血糖,超敏反应包括过敏反应、血管神经性水肿、皮疹、荨麻疹和严重皮肤不良反应、肝酶升高、暴发性肝衰竭和急性胰腺炎。

5. **禁忌证** 1型糖尿病或DKA者;对本品中任何成分过敏者。

【患者用药交代】

1. 遵医嘱口服,可与食物同时或分开服用。

2. 警惕持续性呕吐等急性胰腺炎症状,有胰腺炎病史者应密切监测。

3. 定期监测血糖,警惕发生低血糖,特别是同时使用磺脲类药物和驾驶或机械操作者。

4. 如果发生漏服,在下次服药时不需服用双倍剂量。

沙 格 列 汀
(Saxagliptin)

【适应证】

用于治疗2型糖尿病,单药或联合二甲双胍。

【药师知识储备】

1. **用法用量** 片剂,口服,服药时间不受进餐影响。本品不得切开或掰开服用。推荐剂量为5mg,每日1次。

2. **特殊人群用药及注意事项** 妊娠期、哺乳期妇女:不推荐使用。儿童:不推荐使用。老年人:应根据肾功能慎重选择用药剂量。肾功能不全者:轻度无须调整剂量。中至重度或接受血液透析的患者应慎用,可将剂量调整为2.5mg,每日1次,应该在血液透析后服用。肝功能不全者:不需调整剂量。免疫功能低下者:尚未获得有效性和安全性数据。其他:在具有心力衰竭高风险的患者中,应在本品起始治疗前评估风险和获益。

3. **重要相互作用** 与强效CYP3A4/5抑制剂,如阿扎那韦、克拉霉素、伊曲康唑、奈法唑酮、奈非那韦、利托那韦、沙奎那韦和泰利霉素合用时,应将沙格列汀剂量限制在2.5mg/d。

4. **不良反应** **常见**:上呼吸道感染,尿路感染,头痛。**罕见**:淋巴细胞减少,皮疹,肾功能不全。**严重**:超敏反应,重度和失能性关节痛,胰腺炎。

5. **禁忌证** 1型糖尿病或DKA者;对本品有严重超敏反应史(如速发型过敏反应、血管神经性水肿或剥脱性皮肤损害)者。

【患者用药交代】

1. 服药时间不受进餐影响,不得切开或掰开服用。

2. 如果疑有严重的超敏反应,则停止使用本品。

3. 本品可能引起重度和失能性关节痛,应警惕。

4. 糖尿病并发皮损的患者使用本品应密切监测。

5. 本品含有乳糖一水合物。罕见的半乳糖不耐受遗传疾病、Lapp乳糖酶缺乏症或葡萄糖/半乳糖吸收不良患者不得服用本品。

6. 与胰岛素促泌剂或胰岛素合用,应警惕低血糖。

7. 警惕持续性呕吐等急性胰腺炎症状,应及时停止使用本品。有胰腺炎病史者应密切监测。

8. 如果发生漏服,在下次服药时不需服用双倍剂量。

维 格 列 汀
(Vildagliptin)

【适应证】

用于治疗2型糖尿病。可与二甲双胍、磺酰脲类、噻唑烷二酮类降糖药物合用。

【药师知识储备】

1. **用法用量** 片剂,口服,餐时或非餐时均可服用。每次 50mg,每日 2 次;与磺酰脲类合用时,推荐剂量为 50mg,每日清晨给药 1 次。不推荐使用 100mg 以上剂量。

2. **特殊人群用药及注意事项** 妊娠期、哺乳期妇女:禁用。儿童:不推荐。老年人:老年患者无须调整剂量,75 岁以上应慎用。肾功能不全者:轻度无须调整剂量,中度或重度肾损伤或进行血液透析的终末期肾病患者,不推荐使用。肝功能不全者:不能使用本品。其他:心力衰竭患者不推荐使用本品。

3. **重要相互作用** 与噻嗪类利尿剂、皮质激素、甲状腺激素、拟交感神经药物合用时,降糖作用可能会减弱。

4. **不良反应** 荨麻疹,胰腺炎,多汗,心悸,皮肤及皮下组织异常。罕见:血管神经性水肿,肝功能损伤。

5. **禁忌证** 对本品或本品中任一成分(含有乳糖)过敏者禁用。1 型糖尿病或 DKA 者。

【患者用药交代】

1. 遵医嘱服用,餐时或非餐时均可服用。

2. 定期监测肝功能。警惕持续性呕吐等急性胰腺炎症状,有胰腺炎病史者应密切监测。

3. 使用本品的患者,应特别注意监测其皮肤病变。

4. 服药后有眩晕不良反应的患者,应避免驾驶车辆或操控机器。

5. 应提醒患者发生低血糖的风险。

6. 如果发生漏服,在下次服药时不需服用双倍剂量。

利 格 列 汀

(Linagliptin)

【适应证】

用于治疗 2 型糖尿病,可与二甲双胍、磺酰脲类药物联合使用。

【药师知识储备】

1. **用法用量** 片剂,餐时或非餐时均可服用。推荐剂量为 5mg,每日 1 次。

2. **特殊人群用药及注意事项** 妊娠期妇女:不得使用。哺乳期妇女:不推荐使用。儿童:不推荐使用。老年人:无须调整剂量。肾功能不全者:不需要调整剂量。肝功能不全者:不需要调整剂量。

3. **重要相互作用** CYP3A4 或 P-gp 的诱导剂(如利福平)会使利格列汀的暴露水平降低到亚治疗水平,很可能会降至无效的浓度,对于需要使用这类药物的患者,强烈建议替换利格列汀。

4. **不良反应** 鼻咽炎,腹泻,咳嗽,低血糖,胰腺炎,过敏反应(如荨麻疹、血管神经性水肿、局部皮肤剥脱或支气管高敏反应)和肌痛。

5. **禁忌证** 1 型糖尿病或 DKA 者;禁用于对利格列汀有过敏史,如荨麻疹、血管神经性水肿或支气管高敏反应的患者。

【患者用药交代】

1. 本品在餐时或非餐时均可服用。

2. 警惕持续性呕吐等急性胰腺炎症状,应及时停止使用本品。有胰腺炎病史者应密切监测。

3. 定期监测血糖,警惕发生低血糖,特别是同时使用磺脲类药物和驾驶或机械操作者。

4. 如果发生漏服,在下次服药时不需服用双倍剂量。

（七）钠-葡萄糖共转运蛋白2抑制剂

达 格 列 净

（Dapagliflozin）

【适应证】

用于治疗2型糖尿病成人患者改善血糖控制。

【药师知识储备】

1. **用法用量** 片剂,晨服,不受进食限制。推荐起始剂量为5mg,每日1次。对需加强血糖控制且耐受5mg、每日1次的患者,剂量可增加至10mg,每日1次。

2. **特殊人群用药及注意事项** **妊娠期妇女**:不推荐使用。**哺乳期妇女**:不推荐使用。**儿童**:在18岁以下儿童患者中使用的安全性和有效性尚未确立。**老年人**:不建议按年龄进行剂量调整。**肝功能不全者**:无须调整剂量。**肾功能不全者**:eGFR<60ml/（min·1.73m^2）的患者不推荐使用本品;轻度肾功能不全[eGFR≥60ml/（min·1.73m^2）]的患者无须调整剂量。

3. **重要相互作用** 服用本品可增加尿糖排泄,致尿糖试验结果呈阳性;服用本品使1,5-AG测量值不可靠。

4. **不良反应** 低血压;酮症酸中毒;急性肾损伤和肾功能损害;尿脓毒症和肾盂肾炎;与胰岛素和胰岛素促泌剂合用引起低血糖;生殖器真菌感染;低密度脂蛋白胆固醇水平升高;膀胱癌;有报告过敏反应(如血管神经性水肿、荨麻疹、超敏);血细胞比容升高;血清无机磷升高。

5. **禁忌证** 对本品有严重过敏反应史者;重度肾损害[eGFR<30ml/（min·1.73m^2）]、终末期肾病(ESRD)或需要透析的患者;活动性膀胱癌患者;1型糖尿病或DKA者。

【患者用药交代】

1. 晨服,不受进食限制。

2. 治疗期间监测低血压体征和症状。

3. 定期检查糖化血红蛋白,定期监测血糖。

4. 应注意尿路感染的指征,并及时处理。

5. 合用胰岛素或胰岛素促泌剂时,应警惕低血糖风险。

6. 注意监测LDL-C并按照标准疗法治疗。

（八）胰高血糖素样肽-1受体激动剂

艾 塞 那 肽

（Exenatide）

【适应证】

用于治疗2型糖尿病。

【药师知识储备】

1. **用法用量** 注射液,皮下注射,不可静脉或肌内注射。起始剂量为每次5μg,每日2次,在早餐和晚餐前60分钟内(或每日的两餐主食前;两次给药间隔至少6小时)皮下注射,不应在餐后注射本品。根据临床应答情况,在治疗1个月后剂量可增加至10μg,每日2次。

2. **特殊人群用药及注意事项**　妊娠期妇女:不推荐使用。哺乳期妇女:不推荐使用。儿童:尚未确定本品在儿童患者中的安全性和有效性。**老年人:**无特殊要求。**肾功能不全者:**不推荐用于终末期肾脏疾病或严重肾功能不全者。**肝功能不全者:**肝功能不会影响血药浓度。**其他:**不推荐本品用于严重胃肠道疾病的患者。

3. **重要相互作用**

(1)对正在口服需快速通过胃肠道吸收药物的患者,使用本品时应谨慎。

(2)对疗效依赖于阈浓度的口服药物,如抗生素,建议患者在注射本品前至少1小时服用这些药物。

(3)本品可降低洛伐他汀的生物利用度。

4. **不良反应**　胃肠道:恶心、腹泻、呕吐、便秘、腹痛和消化不良等;低血糖;肾功能损害;过敏反应;头痛;上呼吸道感染。**严重:**脱水、急性肾衰竭、急性胰腺炎、血管水肿。

5. **禁忌证**　对本品或本品其他成分过敏者;1型糖尿病或DKA者;有甲状腺髓样癌既往史或家族史者,以及2型多发性内分泌肿瘤综合征者。

【患者用药交代】

1. 每日2次,在早餐和晚餐前60分钟内(或每日的两餐主食前;两次给药间隔至少6小时)皮下注射。不应在餐后注射本品,注射部位可选择腹部,大腿或上臂,每次轮换。

2. 应告知患者警惕呕吐、剧烈腹痛等胰腺炎症状,一旦怀疑应停用本品。

3. 用药期间定期监测血糖。当本品与磺酰脲类药物合用时,防止发生低血糖。

4. 每次注射都使用新针头,注射完成后均应移除针头以防艾塞那肽注射液泄漏,也可防止产生气泡,减少针头堵塞而将感染的风险减到最低。注射笔从首次使用至30日后,即使注射笔内有尚余药液,也应丢弃。

5. 确认本品笔芯中的药液是澄明、无色且无颗粒物的,否则不得使用。

6. 药品保存　避光冷藏于2~8℃的冰箱中,开始使用后,在不高于25℃的室温条件下可保存30日。不得冷冻,冷冻后不可使用。

利 拉 鲁 肽
(Liraglutide)

【适应证】

用于治疗成人2型糖尿病。

【药师知识储备】

1. **用法用量**　注射液,皮下注射,不得静脉给药或肌内注射。起始剂量为每日0.6mg,至少1周后,剂量应增加至1.2mg,推荐每日剂量不超过1.8mg。每日1次皮下注射,可在任意时间注射,最好每日同一时间注射。

2. **特殊人群用药及注意事项**　妊娠期妇女:禁用。哺乳期妇女:禁用。儿童:不推荐用于18岁以下儿童和青少年。**老年人:**不需要根据年龄调整剂量,年龄超过75岁的老年患者中治疗经验有限。**肾功能损害者:**轻度不需要调整剂量,中度治疗经验有限,不推荐用于重度肾功能损害者。**肝功能损害者:**不推荐用于轻、中、重度肝功能损害者。**其他:**不推荐用于炎症性肠病和糖尿病性胃轻瘫患者,充血性心力衰竭患者。

3. **重要相互作用**　与磺脲类药物合用可能会发生低血糖;本品对胃排空的轻度延迟可能会影响同时口服的其他药物的吸收;配伍禁忌:本品不得与其他药物混合。

4. **不良反应**　胃肠道不适:恶心,腹泻,呕吐,便秘,腹痛和消化不良等;低血糖;肾功能损害;过敏反应;头痛;上呼吸道感染;甲状腺不良事件;胰腺炎。

5. **禁忌证** 对本品活性成分或者任何其他辅料过敏者;1 型糖尿病或 DKA 者;有甲状腺髓样癌既往史或家族史者,以及 2 型多发性内分泌肿瘤综合征患者。

【患者用药交代】

1. 每日 1 次,可在任意时间但最好同一时间皮下注射,注射部位可选择腹部,大腿或上臂,每次轮换。

2. 监测血糖,警惕低血糖。

3. 应告知患者警惕胰腺炎症状,一旦怀疑应停用本品。

4. 本品仅在无色澄明时才可以使用。

5. 本品应与长至 8mm 以及细至 32G 的诺和针配合使用。

6. 药品保存 冷藏于 2~8℃ 的冰箱中,不可冷冻。首次使用后应在 30℃ 以下贮藏或冷藏于 2~8℃ 的冰箱中,有效期为 1 个月。盖上笔帽避光保存。不得在冷冻后使用。

(九) 胰岛素

胰 岛 素
(Insulin)

【适应证】

1 型糖尿病;2 型糖尿病重度、消瘦营养不良者;轻至中度 2 型糖尿病经饮食和口服降糖药治疗无效者;糖尿病合并严重代谢紊乱(如酮症酸中毒、高渗性昏迷或乳酸性酸中毒)、重度感染、消耗性疾病(如肺结核、肝硬化)和进行性视网膜、肾、神经等病变及急性心肌梗死、脑血管意外者;合并妊娠、分娩及大手术者;胰岛素与葡萄糖同时输注,可促使钾离子从细胞外液进入组织细胞内,从而纠正高钾血症和细胞内缺钾。

【药师知识储备】

1. **分类** 根据来源和化学结构的不同,胰岛素分为速效胰岛素类似物、短效胰岛素、中效胰岛素、长效胰岛素(包括长效胰岛素类似物)和预混胰岛素(包括预混胰岛素类似物)。具体药物参见后续章节,各药参数见胰岛素特点与汇总表。

2. **重要相互作用**

(1)合用可能增强降糖作用的药物:口服降糖药物,MAOIs,非选择性 β 受体拮抗剂,ACEIs,水杨酸盐,合并类固醇和磺胺类药物。

(2)合用可能减弱降糖作用的药物:口服避孕药,噻嗪类利尿剂,糖皮质激素,拟交感神经药,生长激素和达那唑。

(3)合用可掩盖低血糖症状的药物:β 受体拮抗剂。

(4)配伍禁忌:胰岛素只能加入已知的与其相溶的药物,加入其他药物(如含有巯基或亚硫酸盐的药物)可能导致胰岛素降解。

(5)胰岛素混悬液不能加到输注的液体中。

3. **不良反应** 低血糖;注射部位可能发生脂肪代谢障碍。**罕见**:全身性过敏反应。**偶见**:外周神经病变、屈光异常;外周性水肿。

4. **禁忌证** 低血糖症者、对胰岛素及其中任何成分过敏者。

【患者用药交代】

1. **胰岛素注射部位** 常用注射部位有腹部、大腿、上臂、臀部等,各部位吸收速度不同,腹部>大腿>上臂>臀部。脐周是最常选择的注射部位之一,可在距离脐部 5cm 范

围处按顺时针依次间隔 2.5cm(约两指宽)进行注射,在应注射区内持续轮换注射点
(图 2-1、图 2-2)。

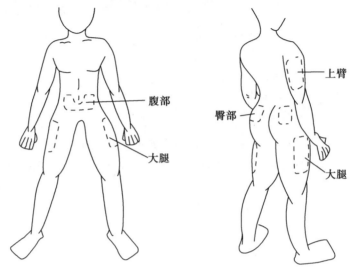

图 2-1　胰岛素注射部位图

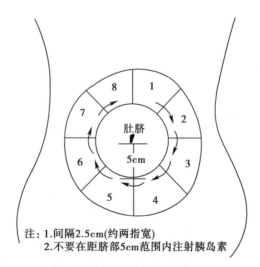

注:1.间隔2.5cm(约两指宽)
　　2.不要在距脐部5cm范围内注射胰岛素

图 2-2　肚脐周围注射胰岛素的部位

2. **注射方法**　对儿童及消瘦的成人,须在注射部位提起皮褶,将针头按 45°刺入皮
肤进行注射;正常体重的成人,须在注射部位提起皮褶,将针头按 90°垂直刺入皮肤进
行注射;肥胖的成人,若选择腹部注射,因皮下脂肪较厚,不需提起皮褶,直接将针头
按 90°垂直刺入皮肤注射即可;需使用专用注射器,每次注射必须更换新针头,具体
见表 2-6。

表 2-6　胰岛素注射方法

人群	针头长度/mm	是否捏皮	进针角度	注射图(参考)	
成人	4,5,6,8,12.7	否	90°		无须捏皮 垂直进针
		消瘦—是	90°		6mm,需捏皮 垂直进针
		正常—否	90°		6mm,无须捏皮 垂直进针
儿童	4,5	否	90°		4mm,无须捏皮 垂直进针
		否	90°		5mm,无须捏皮 垂直进针
		消瘦—是	90°		5mm,需捏皮 垂直进针
	6	是	90°		6mm,需捏皮 垂直进针
	8,12.7	是	45°		

3. **胰岛素的储存**　未开封的胰岛素应在 2~8℃冷藏储存,不得冷冻;开封后的胰岛素制剂应放置于室温(25~30℃)保存,避免高温和阳光照射,保存不能超过 4~6 周,具体参见说明书。第一次使用前需室温放置 1~2 小时,以减轻疼痛。使用中的笔不要保存在冰箱

里,每次注射完成时要将笔帽重新盖回笔身上以避光。

4. 胰岛素的使用注意事项　在使用之前,须仔细核对胰岛素标签,以确定胰岛素类型正确;检查液体的性状(或呈无色澄明或者白色混悬液,振荡后可均匀分散),否则不可使用;未经医生允许,不得更换胰岛素类型;禁止相互换用胰岛素笔芯;空预填充笔不可重新使用,并应经适当处理后丢弃。

5. 漏餐或进行无计划、高强度的体力活动可导致低血糖,低血糖可能会降低患者的注意力和反应能力,因此运动员、驾驶和机械操作者慎用;跨时区旅行可能会打乱患者以往进餐和用药规律,因此事先应咨询医师或药师以获得相应指导。

6. 定期评估血糖控制以确定治疗效果,监测高血糖或低血糖症状。

7. 用药期间避免饮酒和饮用含酒精的饮料。

重组(生物合成)人胰岛素注射液

[Recombinant(Biosynthetic)Human Insulin Injection]

【商品名】

诺和灵 R,甘舒霖 R,优泌林,重和林 R。

【成分】

活性成分:重组人胰岛素(生物合成人胰岛素)。**其他成分**:间甲酚、氯化锌、甘油、氢氧化钠、盐酸和注射用水。

【性状】

本品为无色澄明的液体。

【适应证】

1. 用于治疗糖尿病。

2. 静脉注射用于包括应激性高血糖在内的急性状态的处理。

【药师知识储备】

1. 用法用量　本品为短效胰岛素制剂,可以与中效或长效胰岛素制剂联合使用。剂量须个体化调整,一般胰岛素的需要量为每日 0.3~1.0U/kg,餐前 15~30 分钟皮下注射。本品也可静脉注射,必须由医务人员进行操作,不可用于胰岛素输注泵。

2. 特殊人群用药及注意事项　**妊娠期妇女**:妊娠期使用不受限制。**哺乳期妇女**:对婴儿影响很小,哺乳期使用不受限制,但需要调整剂量。**儿童**:6 岁以上与成人药动学特性基本相同。**老年人**:治疗的主要目的是减轻症状和避免低血糖反应。**肝功能不全者**:通常胰岛素需要量减少,肝硬化者禁用。**肾功能不全/透析者**:通常胰岛素需要量会减少,肾炎患者禁用。**其他**:与噻唑烷二酮类药物合用有导致充血性心力衰竭的风险,应密切观察。

3. 重要相互作用　见胰岛素部分。

4. 不良反应　见胰岛素部分。

5. 禁忌证　见胰岛素部分。其他:溶血性黄疸;胰腺炎;肝硬化;肾炎。

【患者用药交代】

餐前 15~30 分钟皮下注射。其他见胰岛素部分。

精蛋白重组(生物合成)人胰岛素注射液

[Protamine Recombinant(Biosynthetic)Human Insulin Injection]

【商品名】

诺和灵 N、甘舒霖 N、重和林 N、优泌林 NPH

【成分】

主要成分:低精蛋白锌胰岛素。**活性成分**:重组人胰岛素(生物合成人胰岛素)。**其他成分**:甘油、磷酸氢二钠、苯酚、间甲酚、鱼精蛋白。

【性状】

本品为白色或类白色的混悬液,振荡后能均匀分散。

【适应证】

用于治疗糖尿病。

【药师知识储备】

1. **用法用量** 本品为中效胰岛素制剂,单独使用,也可以与短效或速效胰岛素制剂联合使用。剂量须个体化调整,每日早餐或晚餐前 30~60 分钟皮下注射。本品不得静脉或肌内途径给药,也不适用胰岛素输注泵。

2. **特殊人群用药及注意事项** **妊娠期妇女**:不可穿过胎盘,妊娠期使用不受限制。**哺乳期妇女**:使用不受限制。**儿童**:药动学特性与成人基本相同。**老年人**:治疗的主要目的是减轻症状和避免低血糖反应。**肝功能不全者**:通常胰岛素需要量会减少,肝硬化者禁用。**肾功能不全/透析者**:通常胰岛素需要量会减少,肾炎患者禁用。**其他**:与噻唑烷二酮类药物合用有导致充血性心力衰竭的风险,应密切观察。

3. **重要相互作用** 见胰岛素部分。

4. **不良反应** 见胰岛素部分。

5. **禁忌证** 见胰岛素部分。其他:溶血性黄疸;胰腺炎;肝硬化;肾炎。

【患者用药交代】

1. 每日早餐前 30~60 分钟皮下注射,其他见胰岛素部分。

2. 使用前应将本品轻轻混匀,直至呈白色均匀混悬液,否则请勿使用。

精蛋白重组(生物合成)人胰岛素注射液(预混 30R)
[Protamine Recombinant(Biosynthetic) Human Insulin Injection(pre-mixed 30R)]

【商品名】

诺和灵 30R、甘舒霖 30R、优泌林 70/30、重和林 M30。

【成分】

主要成分:30% 可溶性中性胰岛素和 70% 低精蛋白锌胰岛素的混悬液。**活性成分**:重组人胰岛素(生物合成人胰岛素)。**其他成分**:鱼精蛋白、苯酚、间甲酚、氧化锌、甘油、磷酸氢二钠、氢氧化钠、盐酸和注射用水。

【性状】

本品为白色或类白色混悬液,振荡后能均匀分散。

【适应证】

用于治疗糖尿病。

【药师知识储备】

1. **用法用量** 本品为双时相胰岛素制剂,用药剂量需个体化。在需要快速起效并使效应延长时,通常每日 1 次或 2 次给药,早餐或早、晚餐前 30 分钟皮下注射。本品不得静脉注射,也不可用于胰岛素输注泵。

2. **特殊人群用药及注意事项** **妊娠期妇女**:妊娠期使用不受限制。**哺乳期妇女**:对婴儿影响很小,哺乳使用不受限制,但需要调整剂量。**儿童**:药动学特性与成人基本相同。**老年人**:治疗的主要目的在于减轻症状和避免低血糖反应。**肝功能不全者**:通常胰岛素需要量会减少,肝硬化者禁用。**肾功能不全/透析者**:通常胰岛素需要量会减少,肾炎患者禁用。**其他**:与噻唑烷二酮类药物合用有导致充血性心力衰竭的风险,应密切观察。

3. **重要相互作用**　见胰岛素部分。

4. **不良反应**　见胰岛素部分。

5. **禁忌证**　溶血性黄疸;胰腺炎;肝硬化;肾炎;其他见胰岛素部分。

【患者用药交代】

1. 每日 1 次或 2 次给药,早餐或早、晚餐前 30 分钟皮下注射,其他见胰岛素部分。

2. 使用前,轻轻摇动直到药液呈白色均匀的混悬液。如小瓶内有凝块物出现或底部有白色固体颗粒沉积,切勿使用。

精蛋白重组(生物合成)人胰岛素注射液(预混 50R)

［Protamine Recombinant(Biosynthetic)Human Insulin Injection(pre-mixed 50R)］

【商品名】

诺和灵 50R,甘舒霖 50R,优泌林 50/50。

【成分】

主要成分:50%可溶性中性胰岛素和 50%低精蛋白锌胰岛素的混悬液。**活性成分**:重组人胰岛素(生物合成人胰岛素)。**其他成分**:鱼精蛋白、苯酚、间甲酚、氯化锌、甘油、二水合磷酸氢二钠、氢氧化钠、盐酸和注射用水。

【性状】

本品为白色或类白色混悬液,振荡后能均匀分散。

【适应证】

用于治疗糖尿病。

【药师知识储备】

1. **用法用量**　本品为双时相胰岛素制剂,剂量需个体化。在需要快速起效并使效应延长时,通常每日 1 次或 2 次给药,早餐或早、晚餐前 30 分钟皮下注射。本品不得静脉注射,也不可用于胰岛素输注泵。

2. **特殊人群用药及注意事项**　**妊娠期妇女**:不可穿过胎盘,使用不受限制。**哺乳期妇女**:使用不受限制。**儿童**:药动学特性与成人基本相同。**老年人**:治疗的主要目的在于减轻症状和避免低血糖反应。**肝功能不全者**:通常胰岛素需要量会减少。**肾功能不全/透析者**:通常胰岛素需要量会减少。**其他**:与噻唑烷二酮类药物合用有导致充血性心力衰竭的风险,应密切观察。

3. **重要相互作用**　见胰岛素部分。

4. **不良反应**　见胰岛素部分。

5. **禁忌证**　见胰岛素部分。

【患者用药交代】

1. 每日 1 次或 2 次给药,早餐或早、晚餐前 30 分钟皮下注射,其他见胰岛素部分。

2. 使用前,轻轻摇动直到药液呈白色均匀的混悬液。如小瓶内有凝块物出现或底部有白色固体颗粒沉积,切勿使用。

门冬胰岛素注射液
（Insulin Aspart Injection）

【商品名】

诺和锐。

【成分】

主要成分:门冬胰岛素。**其他成分**:间甲酚、苯酚、氯化锌、甘油、二水合磷酸氢二钠、氯化钠、氢氧化钠或盐酸、注射用水。

【性状】

本品为无色澄明的液体。

【适应证】

用于治疗糖尿病。

【药师知识储备】

1. **用法用量**　本品为速效胰岛素类似物,用量因人而异,应由医生根据患者的病情决定。通常每日总胰岛素需要量范围为每日 0.5~1U/kg;一般应与至少每日 1 次的中效胰岛素或长效胰岛素联合使用。皮下注射,紧临餐前(5~10 分钟)给药,必要时也可餐后立即给药。本品还可用于胰岛素泵做连续输注或在医务人员严密监测下进行静脉给药,不可肌内注射。

2. **特殊人群用药及注意事项**　**妊娠期妇女**:使用不受限制。**哺乳期妇女**:使用不受限制。**儿童**:2 岁以上儿童的药动学特性与成人基本相同,如果儿童能从快速起效中获益,则可优先使用本品。**老年人**:治疗的主要目的在于减轻症状和避免低血糖反应。**肝功能不全者**:通常胰岛素需要量会减少。**肾功能不全/透析者**:通常胰岛素需要量会减少。**其他**:与噻唑烷二酮类药物合用有导致充血性心力衰竭的风险,应密切观察。

3. **重要相互作用**　见胰岛素部分。

4. **不良反应**　见胰岛素部分。

5. **禁忌证**　见胰岛素部分。

【患者用药交代】

紧临餐前(即餐前 5~10 分钟)或餐后即刻皮下注射,其他见胰岛素部分。

门冬胰岛素 30 注射液
（Insulin Aspart 30 Injection）

【商品名】

诺和锐 30。

【成分】

主要成分:可溶性门冬胰岛素和精蛋白门冬胰岛素比例为 30:70。**其他成分**:间甲酚、苯酚、甘油、氯化锌、氯化钠、二水合磷酸氢二钠、鱼精蛋白、盐酸或氢氧化钠,注射用水。

【性状】

本品为白色或类白色的混悬液,振荡后能均匀分散。

【适应证】

用于治疗糖尿病。

【药师知识储备】

1. **用法用量**　本品为双时相胰岛素类似物制剂,用量因人而异,起始剂量:从未使用过胰岛素的患者,在 2 型糖尿病患者中,推荐起始剂量为早餐前 6U,晚餐前 6U。开始时也可每日 1 次给药,晚餐前 12U;强化治疗:可由每日 1 次强化至每日 2 次治疗。每日 1 次使用量达到 30U 时,建议转为每日 2 次给药,将剂量等分(50∶50)在早餐前和晚餐前给药;由每日 2 次转为每日 3 次给药治疗:将每日 2 次给药方案的早餐前剂量分到早餐和午餐前给药。皮下注射,进餐前 15 分钟给药,必要时也可餐后立即给药。不得静脉途径给药或肌内注射,也不可用于胰岛素输注泵。

2. **特殊人群用药及注意事项**　**妊娠期妇女**:妊娠期使用临床经验有限。**哺乳期妇女**:不限制使用,但需要调整剂量。**儿童**:10 岁及以上儿童青少年可以使用,6~9 岁儿童临床数据有限。**老年人**:可用于老年人,但在 75 岁以上的患者中,与口服降糖药联合治疗的经验有限,遵医嘱。**肝**、**肾功能异常者**:须密切监测血糖值。**其他**:与噻唑烷二酮类药物合用有导致充血性心力衰竭的风险,应当密切观察。

3. **重要相互作用**　见胰岛素部分。

4. **不良反应**　见胰岛素部分。

5. **禁忌证**　见胰岛素部分。

【患者用药交代】

1. 进餐前 15 分钟给药,必要时也可餐后立即给药。其他见胰岛素部分。

2. 使用前,轻轻摇动直到药液呈白色均匀的混悬液,如小瓶内有凝块物出现或底部有白色固体颗粒沉积,切勿使用。

门冬胰岛素 50 注射液
(Insulin Aspart 50 Injection)

【商品名】

诺和锐 50 笔芯。

【成分】

主要成分:可溶性门冬胰岛素和精蛋白门冬胰岛素比例为 50∶50。**其他成分**:间甲酚、苯酚、甘油、锌(氯化物)、二水合磷酸氢二钠、氯化钠、鱼精蛋白、盐酸或氢氧化钠和注射用水。

【性状】

本品为白色混悬液,振荡后能均匀分散。

【适应证】

用于治疗糖尿病。

【药师知识储备】

1. **用法用量**　本品为双时相胰岛素类似物制剂,用量因人而异,皮下注射,进餐前 0~10 分钟给药,必要时也可餐后立即给药。不得静脉途径给药或肌内注射,不可用于胰岛素输注泵。

2. **特殊人群用药及注意事项**　**妊娠期妇女**:妊娠期使用临床经验有限,一般不受限制。**哺乳期妇女**:不限制使用,但需要调整剂量。**儿童**:不推荐 18 岁以下的儿童和青少年使用。**老年人**:应加强血糖监测,调整剂量。**肝**、**肾功能异常者**:须密切监测血糖值,调整剂量。

3. **重要相互作用**　见胰岛素部分。

4. **不良反应**　见胰岛素部分。

5. **禁忌证**　见胰岛素部分。

【患者用药交代】

1. 进餐前 0~10 分钟给药,必要时也可餐后立即给药。其他见胰岛素部分。

2. 使用前,轻轻摇动直到药液呈白色均匀的混悬液,如小瓶内有凝块物出现或底部有白色固体颗粒沉积,切勿使用。

赖脯胰岛素注射液
（Insulin Lispro Injection）

【商品名】

优泌乐。

【成分】

主要成分:赖脯胰岛素。**其他成分**:间甲酚、苯酚、氧化锌、甘油、磷酸氢二钠、氢氧化钠或盐酸、注射用水。

【性状】

本品为无色澄明的液体。

【适应证】

用于治疗糖尿病。

【药师知识储备】

1. **用法用量**　剂量根据患者的需要制订,可在三餐前 15 分钟至进餐开始时或餐后即刻皮下注射。也可持续皮下输液泵用药、肌内注射(不推荐使用),必要时也可静脉内给药。可以与长效的人胰岛素或口服磺脲类药物结合使用。

2. **特殊人群用药及注意事项**　妊娠期妇女:妊娠期使用研究有限。哺乳期妇女:慎用。儿童:12 岁以下儿童的安全性和有效性尚未确定。老年人:无特殊说明,遵医嘱。肝、肾功能损害者:通常胰岛素需要量会减少。但是,在慢性肝损害患者中,胰岛素抵抗增加可能导致胰岛素的需要量增加。其他:疾病或情绪紊乱期间胰岛素的需要量可能会增加。

3. **重要相互作用**　见胰岛素部分。

4. **不良反应**　见胰岛素部分。

5. **禁忌证**　见胰岛素部分。

【患者用药交代】

餐前 15 分钟或餐后即刻皮下注射,其他见胰岛素部分。

甘精胰岛素注射液
（Insulin Glargine Injection）

【商品名】

来得时。

【成分】

主要成分:甘精胰岛素。**其他成分**:氯化锌、M-甲酚、甘油、盐酸、氢氧化钠、注射用水。

【性状】

本品为无色澄明的液体。

【适应证】

用于治疗糖尿病。

【药师知识储备】

1. **用法用量**　本品具有长效作用,应该每日 1 次在同一时间皮下注射给药,不可静脉给药。用量及剂量调整因人而异。

2. **特殊人群用药及注意事项**　**妊娠期妇女**:使用不受限制。**哺乳期妇女**:使用不受限制,但可能需要调整剂量。**儿童**:有效性和安全性尚未证实。**老年人**:对胰岛素的需要量可能减少。**肝功能不全者**:通常胰岛素需要量会减少。**肾功能不全/透析者**:减量慎用。

3. **重要相互作用**　见胰岛素部分。

4. **不良反应**　见胰岛素部分。

5. **禁忌证**　见胰岛素部分。

【患者用药交代】

每日 1 次在同一时间皮下注射给药(最好在晚上)。其他见胰岛素部分。

<h2 style="text-align:center">地特胰岛素注射液</h2>
(Insulin Detemir Injection)

【商品名】

诺和平。

【成分】

活性成分:地特胰岛素。**其他成分**:甘油、醋酸锌、二水合磷酸氢二钠、氯化钠、盐酸、氢氧化钠、注射用水。

【性状】

本品为无色澄明液体。

【适应证】

用于治疗糖尿病。

【药师知识储备】

1. **用法用量**　本品为长效胰岛素,可与速效或短效胰岛素、口服降糖药等联合使用。作为基础-餐时胰岛素给药方案的一部分时,应根据患者需要,每日注射 1 次或 2 次,用量个体化。每日 1 次给药方案建议在晚餐时或睡前皮下注射;每日 2 次给药方案在早晨给药 1 次,间隔 12 小时或晚餐时或睡前皮下注射给予第 2 剂量。仅用于皮下注射。

2. **特殊人群用药及注意事项**　**妊娠期妇女**:使用不受限制。**哺乳期妇女**:仅在对母亲的益处大于对婴儿的潜在风险时使用,但需要调整剂量。**儿童**:6 岁及以上儿童安全性和有效性得以证实。**老年人**:药动学特性与青年无差异。**伴有肾脏或肝脏疾病者**:需要调整用量。**其他**:与噻唑烷二酮类药物合用有导致充血性心力衰竭的风险,应当密切观察。

3. **重要相互作用**　见胰岛素部分。

4. **不良反应**　见胰岛素部分。

5. **禁忌证**　见胰岛素部分。

【患者用药交代】

每日 1 次或 2 次,皮下注射。其他见胰岛素部分。

<h2 style="text-align:center">谷赖胰岛素注射液</h2>
(Insulin Glulisine Injection)

【商品名】

艾倍得。

【成分】

主要成分:谷赖胰岛素。**其他成分**:间甲酚、氨丁三醇、氯化钠、聚山梨酯 20、盐酸或氢氧化钠和注射用水。

【性状】

无色澄明液体。

【适应证】

治疗成人糖尿病。

【药师知识储备】

1. **用法用量**　用药剂量需个体化调整,在餐前 0~15 分钟内或餐后立即给药,可按照与中效或长效胰岛素或基础胰岛素类似物联合使用的方案给药,也可联合口服降糖药使用。皮下注射或持续皮下泵输注。

2. **特殊人群用药及注意事项**　**妊娠期妇女**:本品在妊娠期妇女中的使用没有足够的数据。**哺乳期妇女**:本品是否通过人乳汁排泄尚不清楚。**老年人**:对胰岛素的需要量可能减少。**儿童**:安全性和有效性尚待评估。**肾功能障碍者**:胰岛素需求量可能会减少。**肝功能损伤者**:胰岛素需求量可能由于糖异生量减少和胰岛素代谢减少而降低。

3. **重要相互作用**　见胰岛素部分。

4. **不良反应**　见胰岛素部分。

5. **禁忌证**　见胰岛素部分。

【患者用药交代】

餐前 0~15 分钟内或餐后立即给药。其他见胰岛素部分。

糖尿病治疗药物选择原则,见表 2-7;胰岛素特点汇总与比较,见表 2-8;糖尿病治疗药物使用剂量汇总,见表 2-9;糖尿病治疗药物药动学参数汇总,见表 2-10;糖尿病治疗药物相互作用汇总,见表 2-11。

表 2-7　糖尿病治疗药物选择原则

分类	优先选择的药物
餐前高血糖	二甲双胍、格列美脲、格列齐特、TZDs、利拉鲁肽、达格列净、胰岛素(基础/预混)
餐后高血糖	格列奈类、格列吡嗪、格列喹酮、阿卡波糖、伏格列波糖、米格列醇、艾塞那肽、DPP-4 抑制剂、胰岛素(短效/速效/预混)
妊娠糖尿病和糖尿病合并妊娠者	常规胰岛素、门冬胰岛素、地特胰岛素
儿童青少年糖尿病	胰岛素、二甲双胍(≥10 岁)
糖尿病合并动脉粥样硬化性心血管疾病(如冠心病、缺血性卒中及外周动脉疾病)	二甲双胍、利拉鲁肽
糖尿病合并慢性肾病	格列喹酮、瑞格列奈、利格列汀
糖尿病合并肝功能不全	利格列汀、达格列净、胰岛素
糖尿病合并超重或肥胖(尤其是腹型肥胖)	艾塞那肽、利拉鲁肽、达格列净、二甲双胍

表 2-8 胰岛素特点汇总与比较

分类	名称	起效时间	达峰时间	维持时间	用法	妊娠期妇女	哺乳期妇女	儿童
速效	门冬胰岛素（诺和锐）	10~20 分钟	40 分钟	3~5 小时	紧临餐前也可餐后立即给药，皮下注射，可静脉注射和用于胰岛素输注泵；不可肌内注射	可用	可用	可用于 2 岁以上
	赖脯胰岛素（优泌乐）	15~20 分钟	30~60 分钟	2~5 小时	紧临餐前也可餐后立即给药，皮下注射，可静脉注射，能用于胰岛素输注泵	不推荐	慎用	12 岁以下不推荐
	合赖胰岛素（艾倍得）	快速吸收	55 分钟	98 分钟	餐前 0~15 分钟或餐后立即给药；皮下注射或持续的皮下泵输注	不推荐	不推荐	不推荐
短效	普通胰岛素	10~30 分钟	10~30 分钟	0.5~1 小时	静脉注射	可用	可用	可用
		0.5~1 小时	2~4 小时	6~8 小时	皮下注射	可用	可用	可用
	重组人胰岛素 R（甘舒霖 R）	0.5 小时内	1~3 小时	4~8 小时	餐前 15~30 分钟皮下注射，可肌内或静脉注射，不可用于胰岛素输注泵	可用	可用	可用于 6 岁以上
	生物合成人胰岛素（诺和灵 R）	0.5 小时内	1.5~3.5 小时	7~8 小时	餐前 15~30 分钟皮下注射，可肌内或静脉注射，不可用于胰岛素输注泵	可用	可用	可用于 6 岁以上
中效	精蛋白生物合成人胰岛素（诺和灵 N）	1.5 小时	4~12 小时	24 小时	早餐或晚餐前 30~60 分钟，仅用于皮下注射	可用	可用	可用
	精蛋白重组人胰岛素（甘舒霖 N）	起效缓慢	6~9 小时	24 小时	早餐或晚餐前 30~60 分钟，仅用于皮下注射	可用	可用	可用
长效	甘精胰岛素（来得时）	1.5 小时	几乎无峰值	22 小时	每日 1 次同一时间皮下注射；不能静脉注射	可用	可用	不推荐
	地特胰岛素（诺和平）	2 小时	6~8 小时	24 小时	仅用于皮下注射，每日 1 次或 2 次	可用	可用	可用于 6 岁以上

续表

分类	名称	起效时间	达峰时间	维持时间	用法	妊娠期妇女	哺乳期妇女	儿童
预混	精蛋白生物合成人胰岛素30R（诺和灵30R）	0.5小时	2~8小时	24小时	仅用于皮下注射，每日1次或2次	可用	可用	可用
	30/70混合重组人胰岛素（甘舒霖30R）	0.5小时	2~8小时	24小时	仅用于皮下注射，每日1次或2次	可用	可用	可用
	精蛋白生物合成人胰岛素50R（诺和灵50R）	0.5小时	2~8小时	24小时	仅用于皮下注射，每日1次或2次	可用	可用	可用
	门冬胰岛素30（诺和锐30）	10~20分钟	1~4小时	24小时	紧临餐前给药，仅用于皮下注射	不推荐	可用	可用于10岁以上
	门冬胰岛素50（诺和锐50）	10~20分钟	1~4小时	14~24小时	餐前0~10分钟给药，仅用于皮下注射	不推荐	可用	不推荐

表2-9　糖尿病治疗药物使用剂量汇总

分类	代表药物	推荐剂量	日最大剂量	肾功能不全者	肝功能不全者	妊娠期/哺乳期妇女	儿童	老年人
SUs	格列吡嗪	2.5~5mg	30mg	禁用	禁用	禁用	-	小剂量逐渐调整
	格列喹酮	15~120mg	180mg	轻至中度适用重度禁用	重度禁用轻至中度慎用	禁用	-	-
	格列齐特	普:40~160mg 缓:30mg	普:240mg 缓:10mg	重度禁用	重度禁用	禁用	-	小剂量逐渐调整
	格列美脲	1mg	6mg	重度禁用	重度禁用	禁用	-	小剂量逐渐调整

续表

分类	代表药物	推荐剂量	日最大剂量	肾功能不全者	肝功能不全者	妊娠期/哺乳期妇女	儿童	老年人
格列奈类	那格列奈	60~120mg	-	剂量不调整	重度慎用	禁用	不推荐	不调整
	瑞格列奈	0.5~1mg	单次:4mg;日最大:16mg	慎用	重度禁用	禁用	不推荐	75岁以上慎用
TZDs	罗格列酮	4mg	8mg	不调整	不推荐、重度禁用	禁用	不推荐	不调整
	吡格列酮	15~30mg	45mg	不调整	不推荐、重度禁用	禁用	不推荐	不调整
双胍类	二甲双胍	0.5g或0.85g	2.55g	禁用	禁用	禁用/慎用	10岁以下不推荐	慎用,80岁以上不推荐
GI	阿卡波糖	50mg	300mg	严重禁用	慎用	禁用	不推荐	不调整
	伏格列波糖	0.2mg	0.9mg	慎用	慎用	慎用/不推荐	不推荐	慎用
	米格列醇	25~50mg	300mg	严重禁用	不调整	慎用/不推荐	不推荐	不调整
DPP-4抑制剂	西格列汀	100mg	100mg	调整剂量	不调整、重度慎用	禁用	不推荐	不调整
	阿格列汀	25mg	25mg	调整剂量	-	禁用	-	不调整
	沙格列汀	5mg	5mg	调整剂量	不调整	禁用	不推荐	慎用
	维格列汀	50mg	100mg	轻度不调整 中至重度不推荐	不推荐	禁用	不推荐	75岁以上慎用
	利格列汀	5mg	5mg	不调整	不调整	禁用	不推荐	不调整
SGLT2抑制剂	达格列净	5mg	10mg	轻度不调整 中至重度禁用	不调整	禁用	不推荐	不调整
GLP-1受体激动剂	艾塞那肽	5μg	20μg	轻至中度不调整 重度慎用	可用	不推荐	不推荐	不调整
	利拉鲁肽	0.6mg	1.8mg	中至重度不推荐	不推荐	禁用	不推荐	75岁以上慎用

表2-10 糖尿病治疗药物药动学参数汇总

分类	代表药物	达峰时间	持续时间	半衰期	代谢途径	排泄	蛋白结合率	分布容积	生物利用度
SUs	格列吡嗪	1~2小时	24小时	10小时	肝	肾	—	—	吸收完全
	格列喹酮	2~3小时	8小时	1~2小时	肝	肝+肾 5/5	—	—	吸收快
	格列齐特	2~6小时	24小时	10~12小时	肝	肾	95%	30L	吸收完全
	格列美脲	2~3小时	—	5~8小时	肝	肾+肝 60/40	>99%	8.8L	吸收完全
格列奈类	那格列奈	1小时	—	1.5小时	肝	肾+肝 83/10	97%~99%	10L	72%
	瑞格列奈	1小时	—	4~6小时	肝	肝主要 肾少量	>98%	30L	63%
TZDs	罗格列酮	1小时	—	3~4小时	肝	肾+肝 64/23	9.8%	17.6L	99%
	吡格列酮	2小时	—	3~7小时, 总1~24小时	肝	肝	99%	(0.63±0.4)L/kg	—
双胍类	二甲双胍	2小时	8小时	4小时	—	肾	不合	—	50%~60%
AGI	阿卡波糖	—	—	约2小时	—	—	—	—	1%~2%与治疗效果无关
	伏格列波糖			—					
	米格列醇	2~3小时	—	2小时	无代谢	肾	4%	0.18L/kg	与剂量有关
DPP-4 抑制剂	西格列汀	1~4小时	24小时	12.4小时	—	肾	38%	198L	87%
	阿格列汀	1~2小时	—	21小时	极少,肝	肾+肝 6/13	20%	417L	接近100%

续表

分类	代表药物	达峰时间	持续时间	半衰期	代谢途径	排泄	蛋白结合率	分布容积	生物利用度
	沙格列汀	2.5小时,活性代谢物4小时	24小时	2.5小时,活性代谢物3.1小时	肝	肝肾	可忽略不计	-	-
	维格列汀	17小时	-	静脉注射:2小时 口服:3小时	肾	肾+肝 85/15	9.3%	71L	85%
	利格列汀	1.5小时	-	终末半衰期>100小时	极少	肠肝+肾 80/5	呈浓度依赖性	1110L	30%
SGLT2抑制剂	达格列净	2小时	-	12.9小时	肝	肾+肝 75/21	91%	-	78%
GLP-1受体激动剂	艾塞那肽	3小时	5小时	2.4小时	蛋白水解酶	肾	-	28.3L	-
	利拉鲁肽	8~12小时	-	13小时	-	肾+肝 6/5	>98%	11~17L	55%

表2-11 糖尿病治疗药物相互作用汇总

药物	相互作用	相互作用的结果
格列吡嗪	西咪替丁,氯霉素,氟康唑,磺胺类药物和抗凝药	合用可延缓降糖药的代谢,增加降糖作用
	双香豆素类抗凝药,水杨酸盐,贝特类降脂药,磺胺类药物	合用可竞争降糖药与蛋白结合,增加降糖作用
格列喹酮	水杨酸类,胍乙啶,单胺氧化酶抑制剂,奎尼丁,胰岛素和其他口服降糖药	药物本身有降糖作用,合用可增加降糖效果
	β受体结抗剂	合用可增加低血糖危险,掩盖低血糖症
格列齐特	噻嗪类利尿剂,糖皮质激素,雌激素,苯妥英钠和利福平	合用使降糖药的降糖效果降低
	酒精	磺脲类药物可增强乙醇毒性,治疗期间宜戒酒

续表

药物	相互作用	相互作用的结果
格列美脲	保泰松、阿扎丙宗、羟布宗、胰岛素和口服降糖药物、二甲双胍、水杨酸、对氨基水杨酸、ACEI、氟西汀、别嘌醇、芬氟拉明、氯贝丁酯、磺胺类、长效磺胺抑制剂、环磷酰胺、异烟酰胺、单胺氧化酶抑制剂、曲托喹啉酮英钠、丙磺舒、咪康唑、已酮可可碱（胃肠外高剂量给药）	合用可能导致低血糖
	雌激素和孕激素、促甲状腺激素、糖皮质激素、吩噻嗪及其衍生物、氯丙嗪、肾上腺素和其他拟交感神经药物、烟酸（高剂量）及其衍生物、轻泻药（长期使用时）、苯妥英钠、二氮嗪、高血糖素、巴比妥类、利福平、乙酰唑胺	合用可能会升高血糖
	香豆素衍生物	合用可能增强或减弱后者的作用
	氟喹诺酮类药品	合用可致血糖波动，需密切监测血糖水平，调整降糖药的剂量
	伏立康唑、氟康唑	合用需密切监测患者血糖，或选择替代药物
	非诺贝特	合用可能会导致格列美脲血药浓度增加，进而导致低血糖风险增加
	胺碘酮	合用可导致降糖药血药浓度增加，需密切监测血糖水平，并调整格列美脲的剂量
那格列奈	二甲双胍	合用使发生低血糖的危险性增加
	单胺氧化酶抑制剂、ACEI、非留体抗炎药、水杨酸盐、奥曲肽、酒精及促合成代谢的激素	合用使降糖作用增强
	β受体拮抗剂	合用可能掩盖低血糖症状
	口服避孕药、噻嗪类、肾上腺皮质激素、达那唑、甲状腺激素、拟交感神经药	合用使降糖作用削弱
瑞格列奈	伊曲康唑、红霉素、氟康唑	合用会升高降糖药的血药浓度

续表

药物	相互作用	相互作用的结果
罗格列酮	利福平、苯妥英钠	合用会降低降糖药血浆水平
	利福平	合用需密切监测患者血糖，需要根据血糖变化调整剂量
	非诺贝特	合用使少数患者 HDL-C 水平严重下降
	胰岛素或其他口服降糖药	合用有发生低血糖的风险
吡格列酮	硝苯地平	合用可显著降低硝苯地平的疗效，应避免联用
	异环磷酰胺	合用可能会增加异环磷酰胺的神经毒性和肾毒性
	苦非贝齐	合用会导致吡格列酮的药-时曲线下面积及半衰期显著增加。如果要联用，吡格列酮的最大推荐剂量为每日 15mg，并需要密切监测患者血糖
	利福平	合用可能会导致本品血药浓度下降
	尼莫地平	合用可能导致尼莫地平血药浓度降低，从而导致降压效果降低。需要监测
	口服避孕药	合用可能使避孕作用消失，避孕应更谨慎
	葡萄糖甘露聚糖	合用可能使降血糖作用增强
	苦瓜、肌醇、车前草、圣约翰草	合用使发生低血糖的风险增加
	桉树属植物、葫芦巴、人参	合用可能导致低血糖
	阔叶灌木丛类、聚合草、石蚕属植物、金不换、卡瓦椒素、薄荷、黄芩属植物、缬草	合用可致血清转氨酶水平升高
阿卡波糖	胰岛素、其他口服降糖药	合用可能导致低血糖反应
	肾上腺素、肾上腺皮质激素、甲状腺激素、抗酸剂、考来烯胺、消化酶制剂、氯贝丁酯类血脂调	合用可降低降糖作用
伏格列波糖	β受体拮抗剂、水杨酸制剂、单胺氧化酶抑制剂、氯贝丁酯类血脂调节药、华法林	合用可增强降糖作用

续表

药物	相互作用	相互作用的结果
米格列醇	地高辛	个别情况下合用可影响地高辛的生物利用度
	氟喹诺酮类	合用可能致血糖波动,需密切监测血糖水平
	华法林	合用可能致出血风险增加
	格列本脲	合用有潜在相互作用
	肠吸附剂(如炭粒)和消化酶制剂包括碳水化合物分解酶	合用可降低本品降糖作用
	雷尼替丁和普萘洛尔	合用使后者生物利用度降低
二甲双胍	维生素 B$_{12}$	合用可减少肠道吸收维生素 B$_{12}$,使血红蛋白减少,产生巨幼细胞贫血
	双香豆素类药	合用可使抗凝血作用增强,致出血倾向
	氟喹诺酮类	合用会导致血糖变化,增加低血糖或高血糖风险
	树脂类药物	合用可使本品胃肠道吸收减少
	依那普利	合用可能导致高血钾性或酸性酸中毒。肾功能不全的患者应避免两药合用
	碱性溶液、碱性饮料	避免同用
	利福平	合用可增加降糖药血药浓度,增强降糖效果
	西咪替丁	合用可增加二甲双胍的血药浓度,需密切监测血糖,及时调整剂量
	碘对比剂:包括以下药品:碘普罗胺、碘海醇、碘帕醇、碘克沙醇	合用可致乳酸性酸中毒
	噻嗪类药物或其他利尿剂、糖皮质激素、甲状腺激素、吩噻嗪、雌激素、口服避孕药、苯妥英钠、烟酸、拟交感神经药、钙通道阻滞药和异烟肼等	合用可引起血糖升高,要密切监测血糖,而在这些药物停用后,要密切注意低血糖的发生
	阿米洛利、地高辛、吗啡、普鲁卡因胺、奎尼丁、奎宁、雷尼替丁、氨苯蝶啶、甲氧苄啶、万古霉素	合用可能竞争肾小管转运系统,发生相互作用,因此建议密切监测、调整本品的剂量
	加压素	合用使升压作用增强

续表

药物	相互作用	相互作用的结果
西格列汀	生长抑素或奥曲肽抑制胰岛素和胰高血糖素分泌	合用可引发高血糖
	氟喹诺酮类:左氧氟沙星,莫西沙星等	合用可引起低血糖或高血糖
	奥氮平,喹硫平	合用可降低降糖作用
	β受体拮抗剂:阿替洛尔,比索洛尔,普萘洛尔,美托洛尔等	合用可引起低血糖或高血糖,同时可掩盖低血糖的症状,应密切监测血糖
	磺脲类降糖药,血管紧张素转化酶抑制剂,血管紧张素受体拮抗剂,胰岛素,达那唑,胺碘酮	合用可导致低血糖
	糖皮质激素,氢氯噻嗪,雌激素/孕激素,异烟肼	合用可引起血糖水平升高
	氯丙嗪	合用可引起血糖控制不佳
	甲状腺激素	合用可使降糖作用降低
	地高辛	合用可使地高辛血药浓度略有升高,应监测
阿格列汀	其他已知可能引起低血糖的药物或胰岛素促泌剂(磺脲类)	合用可引起低血糖
维格列汀	噻嗪类利尿剂,皮质激素,甲状腺激素,拟交感神经药物	合用能使本品的降糖作用减弱
利格列汀	CYP3A4或P-gp的诱导剂(如利福平)	合用会使利格列汀的暴露水平降低到亚治疗水平,很可能会降至无效的浓度,对于需要使用这类药物的患者,强烈建议替换利格列汀
沙格列汀	阿扎那韦,克拉霉素,茚地那韦,伊曲康唑,萘法唑酮,萘非那韦,利托那韦,沙奎那韦和泰利霉素	合用时沙格列汀剂量限制在2.5mg
	二甲双胍	不良反应以中头痛,鼻咽炎比单用二甲双胍的发生率增加,而且联合治疗使淋巴细胞绝对计数降低
达格列净	尿糖试验	合用增加尿糖排泄,致尿糖试验结果呈阳性
	1,5-脱水葡萄糖醇(1,5-AG)	合用使1,5-AG测量值不可靠
艾塞那肽	对时效依赖于阈浓度的口服药物,如抗生素	注射本品前至少1小时服用这些药物
利拉鲁肽	洛伐他汀	合用可降低洛伐他汀的生物利用度
	磺脲类药物	合用可能会发生低血糖

（郝耀梅 徐 娟）

第二节　甲状腺功能亢进症

一、概述

甲状腺功能亢进症(hyperthyroidism)是合成和分泌甲状腺激素增加所致的以神经、循环、消化等系统兴奋性增高和代谢亢进为主要表现的病症,简称甲亢。可以分为多种类型:毒性弥漫性甲状腺肿(Graves 病)、毒性结节性甲状腺肿(Plummer 病)、T_3 型甲亢、T_4 型甲亢、甲状腺炎引起的甲亢(亚急性甲状腺炎、慢性淋巴细胞性甲状腺炎即桥本甲状腺炎)、碘甲亢、毒性甲状腺腺瘤、小儿甲亢、肿瘤引起的甲亢、甲状腺激素抵抗综合征及不适当促甲状腺激素(TSH)分泌综合征等。其中以 Graves 病最为常见。

甲亢的临床表现症状和体征的严重程度与病史长短、激素升高程度和患者年龄等因素相关。症状主要有:易激动、烦躁失眠、心悸、乏力、怕热、多汗、消瘦、食欲亢进、大便次数增多或腹泻、女性月经稀少。可伴发周期性瘫痪(亚洲、青壮年男性多见)和近端肌肉进行性无力、萎缩,后者称为甲亢性肌病,以肩胛带和骨盆带肌群受累为主。Graves 病有 1%伴发重症肌无力。少数老年患者高代谢的症状不典型,相反表现为乏力、心悸、畏食、抑郁、嗜睡、体重明显减少,称之"淡漠型甲亢"(apathetic hyperthyroidism)。

二、诊断要点

(一) 甲亢的诊断

1. 临床高代谢的症状和体征。

2. 甲状腺肿大和/或甲状腺结节。

3. 血清 TT_4、FT_4 增高,TSH 降低,一般<0.1mU/L。

具备以上 3 项时诊断成立。

注意:T_3 型甲亢时仅有血清 T_3 升高;少数病例无甲状腺肿大;淡漠型甲亢的高代谢症状不明显,仅表现为明显消瘦或心房颤动,尤其是老年患者。

(二) Graves 病的诊断

1. 临床甲亢症状和体征。

2. 甲状腺弥漫性肿大(触诊和 B 超证实),少数病例可以无甲状腺肿大。

3. 血清 TSH 浓度降低,甲状腺激素浓度升高。

4. 眼球突出和其他浸润性眼征。

5. 胫前黏液性水肿。

6. 甲状腺 TSH 受体抗体(TRAb 或 TSAb)阳性。以上标准中,1、2、3 项为诊断必备条件,4、5、6 项为诊断辅助条件。临床也存在 Graves 病引起的亚临床甲亢。

三、治疗方案

1. 控制目标

(1)甲状腺明显缩小。

(2)TSAb 阴性者,停药后复发率低。

(3)停药时甲状腺仍肿大或 TSAb 阳性者停药后复发率高。

2. 非药物治疗　甲亢的一般治疗包括注意休息,补充足够热量和营养,包括糖、蛋白

质和 B 族维生素;减少碘摄入量是甲亢的基础治疗之一,过量碘的摄入会加重和延长病程,增加复发的可能性,所以甲亢患者应当食用无碘食盐,忌用含碘药物;^{131}I 和甲状腺次全切除术都是通过破坏甲状腺组织来减少甲状腺激素的合成和分泌,疗程短,治愈率高,复发率低。但是甲减的发生率显著增高。

3. **药物治疗**　抗甲状腺药物治疗可以保留甲状腺产生激素的功能,但是疗程长,治愈率低,复发率高,复发多发生在停药后 3～6 个月内。在治疗过程中出现甲状腺功能低下或甲状腺明显增大时,可酌情加用左甲状腺素或甲状腺片。

抗甲状腺药物(antithyroid drug,ATD)主要有甲巯咪唑(MMI)、丙硫氧嘧啶(PTU),适用于病情轻、甲状腺轻至中度肿大的甲亢患者。年龄在 20 岁以下,妊娠甲亢,年老体弱或合并严重心、肝、肾疾病不能耐受手术者均宜采用药物治疗。

四、常用药物与用药交代

丙硫氧嘧啶
(Propylthiouracil)

【适应证】

1. 用于多种类型的甲状腺功能亢进症,包括 Graves 病(毒性弥漫性甲状腺肿)。在 Graves 病中尤其适用于:①病情较轻、甲状腺轻至中度肿大者;②儿童、青少年及老年患者;③甲状腺手术后复发,但又不适用于放射性^{131}I 治疗的患者;④手术前准备;⑤作为^{131}I 放疗的辅助治疗;⑥妊娠合并 Graves 病。

2. 用于甲状腺危象(作为辅助治疗,以阻断甲状腺素的合成)。

【药师知识储备】

1. **用法用量**　片剂,每日剂量分次口服,间隔时间尽可能平均。用药剂量应个体化,根据病情、治疗反应及甲状腺功能检查结果随时调整。

(1)**甲亢**:成人常用剂量为 300～450mg/d,分 3 次口服;极量为每次 0.2g,每日 0.6g。1～3 周后可见症状缓解,1～2 个月后症状可以得到控制,患者甲状腺功能正常后,应逐渐减量至维持量。通常为 50～100mg/d。**儿童**:①新生儿,每日 5～10mg/kg;②6～10 岁,每日 50～150mg;③10 岁以上,每日 150～300mg;均分 3 次口服。并根据病情调节用量,甲亢症状控制后应逐步减至维持量。

(2)甲状腺危象:每日 0.4～0.8g,分 3～4 次服用,疗程不超过 1 周,作为综合治疗措施之一。

(3)甲亢的术前准备:术前服用本品,每次 100mg,每日 3～4 次,使甲状腺功能恢复到正常或接近正常,然后加服 2 周碘剂再进行手术。

2. **特殊人群用药及注意事项**　**妊娠期妇女**:本品透过胎盘的量较甲巯咪唑少,妊娠合并 Graves 病可选用本品。鉴于妊娠期妇女用药后可导致胎儿甲状腺肿、甲状腺功能减退,故妊娠期妇女用药应谨慎,宜采用最小有效剂量,一旦出现甲状腺功能偏低即应减量。**哺乳期妇女**:哺乳期妇女服用剂量较大时,可能引起婴儿甲状腺功能减退,故哺乳期妇女禁用本品。**老年人**:老年人药物半衰期延长,用药时应减量。

3. **重要相互作用**　磺胺类、对氨基水杨酸、保泰松、巴比妥类、酚妥拉明、妥拉唑林、维生素 B$_{12}$、磺酰脲类等都有抑制甲状腺功能和致甲状腺肿大的作用,故合用本品需注意;本品与口服抗凝药合用可致后者疗效增加。

4. **不良反应**　大多发生在用药的头 2 个月。**常见**:头痛、眩晕、关节痛、唾液腺和淋巴结肿大以及味觉减退、恶心、呕吐、上腹部不适,也有皮疹、皮肤瘙痒、药物热;血液不良反应多为轻度粒细胞减少。**少见**:严重的粒细胞缺乏、血小板减少、凝血因子Ⅱ或Ⅶ降低、凝血酶原时间延长。另可见再生障碍性贫血;可见脉管炎(表现为患部红、肿、痛)、红斑狼疮样综合征(表现为发热、畏寒、全身不适、软弱无力)。**罕见**:间质性肺炎、肾炎、肝功能损害(血清碱性磷酸酶、谷草转氨酶和谷丙转氨酶升高、黄疸)。

5. 禁忌证　对本品或其他硫脲类药物过敏者禁用;严重肝功能损害者禁用;白细胞严重缺乏者禁用;结节性甲状腺肿合并甲状腺功能亢进症者、甲状腺癌患者禁用。

【患者用药交代】

1. 治疗期间应检测血 T_3、T_4 或血清游离三碘甲状腺原氨酸(FT_3)、血清游离甲状腺素(FT_4)、超敏血清促甲状腺素(老年患者应每 3 个月监测一次)。

2. 不得擅自增加剂量和服药频次。

3. 服用本品期间应避免摄入高碘食物或含碘药物,以免病情加重。

4. 如果用药过程中出现心动过速、心悸、心绞痛、心律失常、头痛、假脑瘤(头部受压感及眼胀)、震颤、坐立不安、失眠、骨骼肌疼挛、肌无力、多汗、潮红、发热、呕吐、腹泻、体重减轻、月经紊乱等症状时,应停药并及时咨询医师或药师。

甲巯咪唑
(Thiamazole)

【适应证】

1. 甲状腺功能亢进症的药物治疗,尤其适用于不伴有或伴有轻度甲状腺增大(甲状腺肿)的患者及年轻患者。

2. 用于各种类型甲状腺功能亢进症的手术前准备。

3. 甲状腺功能亢进症患者拟采用放射性碘治疗时的准备用药,以预防治疗后甲状腺毒性危象的发生。

4. 放射碘治疗后间歇期的治疗。

5. 在个别情况下,因患者一般状况或个人原因不能采用常规的治疗措施,或因患者拒绝接受常规治疗措施时,由于对甲巯咪唑片剂(在尽可能低的剂量)耐受性良好,可用于甲状腺功能亢进症的长期治疗。

6. 对于必须使用碘照射(如使用含碘造影剂检查)的有甲状腺功能亢进症病史的患者和功能自主性甲状腺瘤患者,可作为预防性用药。

【药师知识储备】

1. 用法用量　片剂,每日剂量分次口服,间隔时间尽可能平均。用药剂量应个体化,根据病情、治疗反应及甲状腺功能检查结果随时调整。

(1)甲状腺功能亢进症:一般开始用量为 30mg/d,分 3 次口服;可根据病情轻重调整为 15~40mg,每日最大剂量为 60mg。当病情基本控制时,需 4~8 周开始减量,每 4 周减 1/3~1/2。维持剂量为每日 5~15mg,一般需要治疗 18~24 个月。

(2)甲状腺危象:每日 60~120mg,分次服用。在初始剂量服用 1 小时后加用碘剂。

(3)甲亢的术前准备:术前服用本品,一般用量为 30mg/d,连续用药直至甲状腺功能正常,在术前 7~10 日加用碘剂。

(4)儿童:甲状腺功能亢进症,每日 0.3~0.5mg/kg;维持剂量,每日 0.2~0.3mg/kg,可能需要加用甲状腺激素治疗。

2. **特殊人群用药及注意事项** **妊娠期妇女**:本品可透过胎盘,妊娠期妇女用药应谨慎,必须用药时宜采用最小有效剂量。**哺乳期妇女**:本品可由乳汁分泌,哺乳期妇女服用较大剂量时可能引起婴儿甲状腺功能减退,故服药期间应暂停哺乳。**儿童**:详见用法用量。**老年人**:老年人尤其是肾功能不全者应酌情减量给药,推荐在严密监测下小心地对剂量进行个体化调整。

3. **重要相互作用** 磺胺类、对氨基水杨酸、保泰松、巴比妥类、酚妥拉明、妥拉唑林、维生素 B$_{12}$、磺酰脲类等都有抑制甲状腺功能和致甲状腺肿大的作用,故合用本品需注意;本品与口服抗凝药合用可致后者疗效增加。与抗凝药合用时,应密切监测凝血酶原时间和国际标准化比值(INR)。

4. **不良反应** **常见**:皮疹、皮肤瘙痒及白细胞减少。**较少见**:严重的粒细胞缺乏,可能出现再生障碍性贫血。**少见**:血小板减少、凝血因子Ⅱ或Ⅶ降低;可见味觉减退、恶心、呕吐、上腹部不适、关节痛、头晕头痛、脉管炎、红斑狼疮样综合征。

5. **禁忌证** 对本品或其他硫酰胺衍生物及任何赋形剂过敏者禁用;严重肝功能损害者禁用;中到重度血细胞计数紊乱(中性粒细胞减少)者禁用;既存的并非由甲状腺功能亢进症导致的胆汁淤积患者禁用;在妊娠期间,禁止甲巯咪唑与甲状腺激素联合治疗。

【患者用药交代】

1. 请遵医嘱服药,不得擅自增加剂量和服药频次。

2. 治疗期间应监测甲状腺激素水平,定期监控血象、转氨酶和胆固醇指标。

3. 服用本品期间应避免摄入高碘食物或含碘药物,以免病情加重。

4. 注意粒细胞缺乏症的症状(口腔炎、咽炎、发热)。治疗期间,特别是治疗的最初几周,如果出现上述症状应及时去医院就诊,若确诊为粒细胞缺乏症,应立即停药。

(尉大伟　徐　娟)

第三节　甲状腺功能减退症

一、概述

甲状腺功能减退症(hypothyroidism,简称甲减)是由于甲状腺激素合成和分泌减少或组织作用减弱导致的全身代谢低综合征。甲减的患病率与 TSH 诊断切点值、年龄、性别、种族等因素有关。根据 2010 年我国 10 城市甲状腺疾病患病率调查,以 TSH>4.2mU/L 为诊断切点,临床甲减的患病率为 1.0%,女性患病率高于男性,随年龄增长患病率升高。

甲减病因复杂,以原发性甲减最多见,此类甲减约占全部甲减的99%,其中自身免疫损伤、甲状腺破坏、碘过量、抗甲状腺药物是主要病因,占90%以上。

本病发病隐匿,病程较长,不少患者缺乏特异症状和体征。典型患者症状:畏寒、乏力、手足肿胀感、嗜睡、记忆力减退、少汗、关节疼痛、体重增加、便秘、女性月经紊乱或者月经过多、不孕。典型患者可有表情呆滞、反应迟钝、声音嘶哑、听力障碍,面色苍白、颜面和/或眼睑水肿、唇厚舌大、常有齿痕,皮肤干燥、粗糙,毛发稀疏干燥。少数病例出现胫前黏液性水肿。

二、诊断要点

1. 甲减的症状和体征。
2. 血清 TSH 增高,FT_4 减低,原发性甲减即可成立。
3. 血清 TSH 减低或正常,TT_4、FT_4 减低,考虑中枢性甲减。

三、治疗方案

1. **控制目标**　甲减的症状和体征消失,TSH、TT_4、FT_4 维持在正常范围。
2. 左甲状腺素($L-T_4$)是本病的主要替代治疗药物。长期应用经验证明 $L-T_4$ 具有疗效可靠、不良反应小、依从性好、肠道吸收好、血清半衰期长、治疗成本低等优点。一般需要终身替代,也有桥本甲状腺炎所致甲减自发缓解的报道。

四、常用药物与用药交代

左甲状腺素
(Levothyroxine)

【适应证】
1. 治疗非毒性的甲状腺肿(甲状腺功能正常)。
2. 甲状腺肿切除术后,预防甲状腺肿复发。
3. 甲状腺功能减退症(先天性及其他各种原因引起)的替代治疗。
4. 抗甲状腺药物治疗甲状腺功能亢进症的辅助治疗。
5. 甲状腺癌术后的抑制治疗。
6. 用于甲状腺功能亢进症抑制试验的诊断。

【药师知识储备】
1. **用法用量**　早餐前半小时,空腹将一日剂量一次性用适量温开水送服;婴幼儿应在每日首餐前至少 30 分钟服用本品的一日全剂量。可以用适量温开水将片剂捣碎制成混悬液。但谨记该步骤需服药前临时进行。得到的药物混悬液可再用适量温开水送服。左甲状腺素钠片常用剂量,见表 2-12。

表 2-12　左甲状腺素钠片常用剂量

疾病	剂量
甲状腺肿(甲状腺功能正常)	$75\sim200\mu g$
预防甲状腺肿切除术后甲状腺肿复发	$75\sim200\mu g$
甲状腺功能减退症(成人)	
——初始剂量	$25\sim50\mu g$
(初始剂量每 2~4 周增加 $25\sim50\mu g$,至维持剂量)	
——维持剂量	$100\sim200\mu g$
甲状腺功能减退症(儿童)	
——初始剂量	$12.5\sim50\mu g$
——维持剂量	$100\sim150\mu g/m^2$

2. **特殊人群用药及注意事项**　**妊娠期妇女:**极少量可透过胎盘,故推荐剂量下不会对

胎儿产生不良影响,但妊娠期妇女过度使用高剂量的左甲状腺素钠可能对胎儿或胎儿出生后发育产生不良反应;妊娠期间不宜将左甲状腺素钠与抗甲状腺药物联合应用以治疗甲状腺功能亢进症,原因是加用左甲状腺素钠需增加抗甲状腺药物的剂量,抗甲状腺药物能通过胎盘,并可能导致胎儿甲状腺功能减退;妊娠期妇女禁用放射性物质,因此妊娠期间须避免进行甲状腺抑制诊断试验。**哺乳期妇女**:在推荐剂量下,由乳汁排泌的左甲状腺素钠的量甚微,不会对婴儿产生不良影响。**儿童**:见用法用量。**老年人**:老年患者对甲状腺激素较敏感,超过 60 岁者甲状腺素激素替代需要量比年轻人约低 25%。

3. **重要相互作用**

(1)利福平、卡马西平、苯妥英钠、氯喹和巴比妥有酶诱导作用,可增加甲状腺激素的代谢,降低其疗效,需要增加替代治疗的剂量。

(2)甲状腺素与蛋白高度结合,可与其他蛋白结合率高的药物卡马西平、苯妥英钠、阿司匹林、双香豆素类及口服降血糖药等产生竞争性结合,增加对方药物在血浆中的游离量,从而增强其作用,加重不良反应。

(3)硫糖铝、氢氧化铝、碳酸钙、考来烯胺和铁盐可降低本品在胃肠道的吸收,应间隔 4～5 小时服用。

(4)雌激素或避孕药,因血液中甲状腺素结合球蛋白水平增加,合用时甲状腺素剂量应适当增加。

(5)β 受体拮抗剂可减少外周组织 T_4 向 T_3 的转化,合用时应予注意。

(6)本品可能增加胰岛素或者口服降糖药的需要量。

(7)与三环类抗抑郁药合用可增强两类药的作用和不良反应。

(8)含大豆物质可能会降低本品在肠道中的吸收量,因此可能需要调整本品剂量,尤其是在开始或停止用大豆产品补充营养时。

4. **不良反应** 少数患者由于对剂量不耐受或用药过量,特别是治疗开始时剂量增加过快,可能出现心动过速、心悸、心绞痛、心律失常、头痛、假脑瘤(头部受压感及胀)、震颤、坐立不安、失眠、骨骼肌痉挛、肌无力、多汗、潮红、发热、呕吐、腹泻、体重减轻、月经紊乱,但减量或停药数日上述症状可逐渐消失。一旦上述症状消失后,应谨慎地重新开始用药;对部分超敏患者,可能会出现过敏反应。

5. **禁忌证** 对本品及其辅料过敏者;未经治疗的肾上腺功能减退、垂体功能不全和甲状腺危象;急性心肌梗死、急性心肌炎和急性全心炎;非甲状腺功能减退性心力衰竭、快速型心律失常患者;肥胖症患者(国外资料)。

【患者用药交代】

1. 本品应于早餐前半小时,空腹将一日剂量一次性用适量温开水送服。

2. 不得擅自增加剂量和服药频次。

3. 治疗期间应检测血 T_3、T_4 或血清游离三碘甲状腺原氨酸(FT_3)、血清游离甲状腺素(FT_4)、超敏血清促甲状腺素(老年患者应每 3 个月监测一次)。

4. 对合并冠心病、心功能不全或心动过速型心律不齐的患者,必须注意避免使用本品引起的甚至轻度的甲亢症状。应该经常对这些患者进行甲状腺素水平的监测。

5. 如果用药过程中出现心动过速、心悸、心绞痛、心律失常、头痛、假脑瘤(头部受压感及眼胀)、震颤、坐立不安、失眠、骨骼肌痉挛、肌无力、多汗、潮红、发热、呕吐、腹泻、体重减轻、月经紊乱等症状时,应停药并及时咨询医师或药师。

(尉大伟 徐 娟)

第四节 骨质疏松症

一、概述

骨质疏松症(osteoporosis,OP)是指一种以骨量(bone mass)降低和骨组织微结构破坏为特征,导致骨脆性增加和易于骨折的代谢性骨病。按病因分为原发性和继发性两类。原发性骨质疏松症包括:绝经后骨质疏松症(postmenopausal osteoporosis,PMOP)和老年性骨质疏松症(老年性OP);继发性骨质疏松是由内分泌代谢疾病(如性腺功能减退症、甲亢、甲旁亢、库欣综合征、1型糖尿病等)、肿瘤、糖皮质激素类药物等原因引起。骨质疏松症可见周身疼痛,身高缩短、驼背、脆性骨折及呼吸受限等。成年期前获得的峰值骨量的高低和成年后骨量丢失的速度是骨质疏松症发病的两个重要因素。

二、诊断要点

骨密度数值下降和/或低能量外伤后出现的骨折(脆性骨折)是诊断骨质疏松症的主要依据。骨密度测定是直接对骨的量化指标,常用于诊断骨质疏松症、预测骨折风险和评定治疗效果。

为统一诊断标准,世界卫生组织(WHO)在1998年和2004年发布诊断骨质疏松症的诊断标准(表2-13)。其明确表述为:绝经后女性和50岁以上男性使用双能X线设备测得的腰椎 $L_{1~4}$,股骨颈和全髋骨密度,参照白种人年轻女性峰值骨量减少2.5标准差(-2.5SD),作为诊断标准。

表2-13 国内外用骨密度诊断骨质疏松的标准及分级

诊断标准分级	WHO 标准差	OCCGS 标准差	OCCGS 百分率/%
正常	±1SD 之内	±1SD 之内	±12% 之内(含12%)
骨量减少	-1~-2.5SD	-1~-2SD	-13%~-24%(含24%)
骨质疏松	≤-2.5SD	≤-2SD	骨量丢失≥25%
严重骨质疏松	≤-2.5SD 并发生一处或多处骨折,骨量丢失30%以上	≤-2SD 并发生一处或多处骨折或没有骨折但丢失小于-3SD	≥25%并发生一处或多处骨折或没有骨折但丢失大于37%

注:OCCGS,中国老年学学会骨质疏松委员会。

三、治疗方案

(一) 非药物治疗

预防及治疗骨质疏松症及其并发症的主要原则主要包括早期诊断、对症处理、延缓骨量丢失或增加骨量、预防骨折的发生。非药物治疗详见表2-14。

表 2-14 骨质疏松症的非药物治疗

分类	注意事项
1. 食物疗法	调节饮食结构,保持合适的、健康的体重。 注重平衡膳食,保持足够的钙营养。 适当补充维生素 D。 影响骨代谢的其他营养素:适量摄入蛋白质、镁、钾、微量元素、维生素 C 和维生素 K(尤其是 K_2)等营养素,对骨钙的维持也是必要的。 对骨代谢产生不良影响的其他因素:①钠的过量摄入;②维生素 A 的过量摄入;③咖啡因、酒精的过量摄入;④吸烟
2. 运动疗法	如果身体一般状况良好,首选每日早晨慢跑 30 分钟;鼓励老年人进行有氧运动,如散步、缓慢长跑、游泳、骑自行车,做体操等; 50~60 岁的中老年人,一次散步时间在 30 分钟之内,一日早晚 2 次,以每次 800 步左右为标准,且每周要安排有 2 日左右的休息
3. 物理学疗法	人工紫外线疗法、日光浴疗法、电疗、水疗等
4. 延长绝经年龄	家庭成员和睦相处;同事间关系融洽;保持乐观、开朗的心理状态;积极治疗慢性疾病;加强营养;戒烟;适度的性生活;适当的营养和体育锻炼
5. 预防跌倒的生活方式	维持并改善步行能力,积极地改善视力障碍和应用药物治疗

(二)药物治疗

临床治疗骨质疏松症的药物原则上应用单种药物。下列三种情况出现时可考虑两种或两种以上的药物联合使用:

1. 已有骨折的重度骨质疏松症患者。

2. 单一药物治疗,但病情仍在进展的骨质疏松症患者。

3. 一种药物治疗疗效不理想,骨矿含量很难恢复的患者。

骨质疏松症治疗药物按其不同的作用机制分成三大类,即促进骨矿化类药物、促进骨形成类药物和抑制骨吸收类药物,详见表 2-15。

表 2-15 骨质疏松症治疗药物种类

项目/类别	药物种类	主要作用
促进骨矿化类	钙剂 活性维生素 D_3 制剂 维生素 K 剂	促进骨质的矿化进程,增加肌力及神经肌肉协调性(维生素 D_3)
促进骨形成类	甲状旁腺激素(PTH1~34 片段) 维生素 K 剂	促进成骨细胞活性,增加骨形成
抑制骨吸收类	双膦酸盐类药物、降钙素、雌激素及雌激素受体调节剂、维生素 K_2	抑制破骨细胞活性,减少骨吸收

四、常用药物与用药交代

替勃龙见第十章第三节"绝经综合征"部分。

氨基葡萄糖
(Glucosamine)

【适应证】

1. 治疗和预防全身所有部位的骨关节炎(包括膝关节、肩关节、髋关节、手腕关节、颈及脊椎关节和踝关节等)。

2. 缓解和消除骨关节炎的疼痛、肿胀等症状,改善关节活动功能。

【药师知识储备】

1. **用法用量** 胶囊剂,餐时或饭后口服。每次 0.24~0.48g,每日 3 次,一般疗程 4~12 周,如有必要在医师指导下可延长服药时间。每年重复治疗 2~3 次。

2. **特殊人群用药及注意事项** 妊娠初期 3 个月内妇女应避免使用;妊娠期、哺乳期妇女慎用;严重肝、肾功能不全者慎用;过敏体质者慎用。

3. **重要相互作用** 增加四环素类药物在胃肠的吸收;减少口服青霉素或氯霉素的吸收;同服非甾体抗炎药,需降低本品或非甾体抗炎药两者之一的剂量;同服利尿剂,需加大利尿剂的服用剂量。

4. **不良反应 罕见**:轻度的胃肠不适,如恶心、便秘、腹胀和腹泻;过敏反应,包括皮疹、瘙痒和皮肤红斑。**偶见**:轻度嗜睡。

5. **禁忌证** 对本品过敏者。

【患者用药交代】

本品宜在进餐时或饭后服用,可减少胃肠道不适,特别是有胃溃疡的患者。

碳酸钙 D₃
(Calcium Carbonate and Vitamin D₃)

【适应证】

用于机体钙缺乏,妊娠、哺乳期妇女、更年期妇女、老年人等的钙补充剂,也用于骨质疏松症的辅助治疗。

【药师知识储备】

1. **用法用量** 片剂,口服。每日 1~2g,每日 2~3 次,与食物同服。

2. **特殊人群用药及注意事项** 儿童需在成人监护下使用。

3. **重要相互作用**

(1)与复方 α-酮酸片合用,可引起高钙血症,应注意监测并调整用量。

(2)与氧化镁合用,可减轻本品的便秘不良反应。

(3)与噻嗪类利尿剂合用,易发生高钙血症。

(4)不宜与洋地黄类药物合用。

(5)与苯妥英钠、四环素合用,两者吸收减少。

(6)与维生素 D、避孕药、雌激素合用,可增加本品的吸收。

(7)与含铝的抗酸药合用,可增加铝的吸收。

(8)与含钾药物合用,应注意心律失常的发生。

(9)与钙通道阻滞药(如硝苯地平)合用,血钙可明显升高,但盐酸维拉帕米等的作用则降低。

(10)避免与喹诺酮类药物合用,有增加喹诺酮类药物尿道结晶析出的可能。

4. **不良反应 常见**:腹胀、嗳气、便秘。**过量**:可发生高钙血症、肾结石、碱中毒。**偶见**:奶-碱综合征,表现为高血钙、碱中毒及肾功能不全(因服用牛奶及碳酸钙或单用碳酸钙引起);长期服用可能引起维生素 D 中毒;长期过量服用可引起胃酸分泌反跳性增高。

5. **禁忌证**　高磷血症伴肾性佝偻病者禁用;高钙血症、含钙肾结石或有肾结石病史者禁用;服用洋地黄类药物期间禁用;心、肾功能不全者慎用;对本品过敏者禁用。

【患者用药交代】

1. 随餐服用或餐后即服;避免吸烟、饮酒及饮用含咖啡因的饮料;避免大量进食富含纤维素的食物。

2. 因服用牛奶及碳酸钙或单用碳酸钙偶可发生奶-碱综合征,表现为高血钙、碱中毒及肾功能不全,故建议避免与牛奶同服。

乳 酸 钙
（Calcium Lactate）

【适应证】

用于预防和治疗钙缺乏症,如骨质疏松、手足抽搐症、骨发育不全佝偻病以及儿童、妊娠期和哺乳期妇女、绝经期妇女、老年人钙的补充。

【药师知识储备】

1. **用法用量**　颗粒剂,口服。**成人**:每次 0.5~1g,每日 2~3 次;**小儿**:每次 0.3~0.6g,每日 2~3 次,温开水冲服。

2. **特殊人群用药及注意事项**　心、肾功能不全者慎用。

3. **重要相互作用**

(1)与苯妥英钠、四环素合用,两者吸收减少。

(2)与维生素 D、避孕药、雌激素合用,可增加本品的吸收。

(3)与含铝的抗酸药合用,可增加铝的吸收。

(4)与噻嗪类利尿剂合用,可增加本品的重吸收,易发生高钙血症。

(5)与含钾药物合用,应注意心律失常的发生;不宜与洋地黄类药物合用。

4. **不良反应**　偶见:便秘。

5. **禁忌证**　对本品过敏者禁用,过敏体质者慎用;心、肾功能不全者慎用。

【患者用药交代】

1. 避免饮酒、吸烟,以及含咖啡因的饮料,过量可抑制钙剂的吸收。

2. 因钙与纤维素结合成不易吸收的化合物,能抑制钙的吸收,故服药期间不宜大量进食富含纤维素的食物。

骨 化 三 醇
（Calcitriol）

【适应证】

绝经后骨质疏松;慢性肾衰竭尤其是接受血液透析患者之肾性骨营养不良症;术后甲状旁腺功能低下;特发性甲状旁腺功能低下;假性甲状旁腺功能低下;维生素 D 依赖性佝偻病;低血磷性维生素 D 抵抗性佝偻病等。

【药师知识储备】

1. **用法用量**　胶丸,口服。**绝经后骨质疏松**:推荐剂量为每次 0.25μg,每日 2 次。服药后分别于第 4 周、第 3 个月、第 6 个月监测血钙和血肌酐浓度,以后每 6 个月监测一次。**肾性骨营养不良**(包括透析患者):起始阶段的每日剂量为 0.25μg。血钙正常或略有降低的患者隔日 0.25μg 即可。如 2~4 周内生化指标及病情未见明显改善,则每隔 2~4 周将本品的每日用量增加 0.25μg,在此期间至少每周测定血钙 2 次。大多数患者最佳用量为每日

0.5~1.0μg。**甲状旁腺功能低下和佝偻病**:推荐起始剂量为每日0.25μg,晨服。如生化指标和病情未见明显改善,则每隔2~4周增加剂量。在此期间,每周至少测定血钙浓度2次。**甲状旁腺功能低下**:偶见吸收不佳现象,因此这种患者需要较大剂量。如果医生决定对患有甲状旁腺功能低下的妊娠期妇女用本品治疗时,在妊娠后期应加大剂量,在产后及哺乳期应减小剂量。

2. **特殊人群用药及注意事项** **妊娠期妇女**:妊娠期妇女使用本品需权衡利弊。**哺乳期妇女**:考虑到母亲发生高钙血症的潜在性和本品对授乳婴儿的不良影响,如果监测母亲和婴儿血钙浓度,母亲在服用本品期间可以哺乳。**老年人**:老年患者无须特殊剂量,但建议监测血钙和血肌酐浓度。**儿童**:本品在儿童中的安全性和疗效尚未得到充分的研究,因此不推荐使用。

3. **重要相互作用**

(1)与噻嗪类利尿剂合用会增加高钙血症的危险。

(2)对正在进行洋地黄类药物治疗的患者,应谨慎制定骨化三醇的用量,如发生高钙血症可能会诱发心律失常。

(3)维生素D类制剂能促进钙的吸收,而激素类制剂则抑制钙的吸收。

(4)含镁药物(如抗酸药)可能导致高镁血症,故长期接受透析的患者使用本品进行治疗时,不能服用这类药物。应根据血磷浓度(正常值2~5mg/100ml,或0.65~1.62mmol/L)调节磷结合性制剂的用量。

4. **不良反应** 高血钙综合征或钙中毒(取决于高血钙的严重程度及持续时间)。慢性症状:营养不良,感觉障碍,伴有口渴的发热,尿多,脱水,情感淡漠,发育停止以及泌尿道感染。偶见的急性症状:食欲减退,头痛,呕吐和便秘。对敏感体质的患者可能会发生过敏反应,包括皮疹、红斑、瘙痒和荨麻疹。

5. **禁忌证** 禁用于与高血钙有关的疾病;亦禁用于已知对本品或同类药品及其任何赋形剂过敏的患者;禁用于有维生素D中毒迹象的患者。

【患者用药交代】

1. 定期复查血钙水平。若血钙超过正常范围,则必须减少剂量或完全中止治疗直至血钙正常。在血钙增高期间,必须每日测定血钙及血磷水平。血钙正常后可服本品,但日剂量应低于前剂量0.25μg。

2. 治疗开始时,补钙是必要的,每日钙总摄入量(如从食物和药物中获取)平均约为800mg,不应超过1 000mg。有高血钙倾向的患者,可能只需要小剂量补钙或完全不需要补钙。

3. 不需其他维生素D制剂与其合用,避免高维生素D血症。

4. 肾功能正常的患者服用本品时必须避免脱水,故应保持适当的水摄入量。

阿法骨化醇
(Alfacalcidol)

【适应证】

骨质疏松症;肾性骨病(肾病性佝偻病);甲状旁腺功能亢进(伴有骨病者);甲状旁腺功能减退;营养和吸收障碍引起的佝偻病和骨软化症;假性缺钙(D-依赖型Ⅰ)的佝偻病和骨软化症。

【药师知识储备】

1. **用法用量** 软胶囊,口服。**骨质疏松症**:首剂量为0.5μg/d,维持剂量为0.25~0.5μg/d。**其他指征**:首剂量为成人及体重20kg以上的儿童1μg/d,老年患者0.5μg/d,维持剂量为0.25~

1μg/d。

2. 特殊人群用药及注意事项　**妊娠期妇女**:妊娠期服用阿法骨化醇的安全性尚无足够的证据,虽然动物实验表明其无害,但同其他药物一样,只有在妊娠期需要用药而又无其他替代品,则可以使用阿法骨化醇。**哺乳期妇女**:用药的安全性尚未最后确定,但服用阿法骨化醇时,母乳中 1,25-二羟基维生素 D_3 的含量可能有所增加,由于这会影响婴儿的钙代谢,故哺乳期应考虑停药。**青年**:使用本品只限于特发性骨质疏松症、糖皮质激素过多引起的骨质疏松症。

3. 重要相互作用

(1)与钙制剂、噻嗪类利尿剂、维生素 D 及其类似物合用可增加高血钙风险;高血钙患者服用洋地黄制剂可能加速心律失常,须严密监控。

(2)与含镁的抗酸制剂或轻泻剂合用可增加高镁血症风险,因此慢性肾透析患者应谨慎使用。

(3)与巴比妥酸盐或其他酶诱导的抗惊厥药、矿物油(长期)、考来烯胺、硫糖铝和抗酸铝制剂合用,可能减少阿法骨化醇的吸收。

4. 不良反应　长期大剂量服用或患有肾损伤的患者可出现高血钙、高血磷,停药后即可恢复正常。高血钙征象:恶心、头晕、皮疹、便秘、畏食、呕吐、腹痛等。

5. 禁忌证　禁用于高钙血症、高磷酸盐血症(伴有甲状旁腺功能减退者除外)、高镁血症患者;具有维生素 D 中毒症状者;对维生素 D 及类似物过敏者。

【患者用药交代】

定期检测体内钙水平。如果在服用期间出现高血钙或高尿钙,应迅速停药直至血钙水平恢复正常(约需 1 周时间)。然后可以按末次剂量减半给药。一旦出现高钙血症就应立即中止钙的补充。

阿仑膦酸钠

(Alendronate Sodium)

【适应证】

适用于治疗绝经后妇女的骨质疏松症,以预防髋部和脊柱骨折(椎骨压缩性骨折);适用于治疗男性骨质疏松症以增加骨量。

【药师知识储备】

1. 用法用量　片剂,口服,早餐前 30 分钟用至少 200ml 白开水送服,不要咀嚼,避免躺卧。每日 1 次 10mg,或每周 1 次 70mg。骨折风险较低的患者在用药 3~5 年后应考虑停用。终止治疗的患者需周期性地对自己的骨折风险进行重新评估。

2. 特殊人群用药及注意事项　**妊娠期妇女**:妊娠期间,只有当证明潜在的治疗益处大于对母亲和胎儿的潜在风险时才可使用。**哺乳期妇女**:尚不明确是否能够通过乳汁分泌,哺乳期慎用。**儿童**:本品不适用于儿童。**老年人**:65 岁以上患者,有效性和安全性总体而言没有差异,但并不能排除某些老年人个体更加敏感。**肾功能不全者**:肌酐清除率为 35~60ml/min 者不需要调整剂量;肌酐清除率<35ml/min 者不推荐使用本品。**其他**:胃肠道功能紊乱、胃炎、十二指肠炎、溃疡病患者慎用。

3. 重要相互作用

(1)患者在服用本品以后,必须等待至少半小时后才可服用其他药物,如钙补充剂/抗酸等药物可干扰本品吸收。

(2)与非甾体抗炎药(NSAIDs)合用可加重后者的胃肠道刺激,如阿司匹林。

4. **不良反应**　少见:腹痛、腹泻、恶心、便秘、消化不良,如不按规定方法服用者可有食管溃疡,偶有头痛、骨骼肌疼痛、血钙降低、短暂白细胞计数升高、尿红细胞、白细胞升高。**罕见**:皮疹或红斑;食管狭窄和穿孔的报道;可能导致严重肌肉骨骼痛、颌骨坏死、颚骨坏死、食管癌、外耳道骨坏死等不良反应。英国警告双膦酸盐可能与房颤风险增加有关。美国 FDA 认为双膦酸盐类药物与房颤风险无明确相关性。

5. **禁忌证**　导致食管排空延迟的食管异常者;不能站立或直坐至少 30 分钟者;对本品任何成分和其他双膦酸盐类过敏者;明显低钙血症、骨软化症者;严重肾功能不全者。

【患者用药交代】

1. 晨起空腹服药,必须等待至少半小时才可进食或服其他药物。避免服用牛奶、奶制品、含钙较高的饮料、橘子汁和咖啡。

2. 用至少 200ml 白开水送服,服药 30 分钟内避免躺卧,因存在对食管刺激的风险,可诱导呕吐,患者应保持完全直立状态。

3. 开始本品治疗前,必须纠正钙代谢和矿物质代谢紊乱、维生素 D 缺乏及低钙血症。

4. 建议多食富含钙和维生素 D 的食物(如鱼肝油、动物肝脏、牛奶、蛋黄、菠菜等),防止低血钙。如食物中摄入不足,应药物补充钙和维生素 D。

5. 如果出现漏服的情况,不需补服。

6. 建议定期监测血钙、血磷水平和肾功能。

7. 用药期间出现腹痛、腹泻、恶心、便秘、消化不良、头痛、骨骼肌疼痛、上消化道刺激等不适,应及时就医。

雷 洛 昔 芬
(Raloxifene)

【适应证】

用于预防和治疗绝经后妇女的骨质疏松症。

【药师知识储备】

1. **用法用量**　片剂,可以在一日中的任何时候服用且不受进餐的限制。每日 1 次,每次 60mg。

2. **特殊人群用药及注意事项**　**妊娠期妇女**:禁用。**哺乳期妇女**:禁用。**儿童**:禁用。**肝功能不全者**:严重肝功能损害者禁用,轻至中度者慎用。**肾功能不全者**:严重肾功能损害者禁用。**其他**:手术前、制动前 72 小时以及长期制动期间应停药,以防止血栓性疾病。患者完全恢复活动后才能再次用药。脂质代谢异常者慎用。

3. **重要相互作用**

(1)合用华法林使其疗效降低,应严密监测 PT 或 INR。

(2)雷洛昔芬可使左甲状腺素疗效降低。

(3)考来烯胺可使本品疗效降低,不宜同用,如必须合用,则应至少间隔 2 小时以上。

4. **不良反应**　常见:血管扩张(潮热)、失眠、头痛、胃肠道功能紊乱等。**特殊**:血小板计数轻度减少。**严重**:静脉血栓栓塞事件、视网膜静脉阻塞等。

5. **禁忌证**　可能妊娠的妇女绝对禁用;正在或既往患有静脉血栓栓塞性疾病者,包括深静脉血栓、肺栓塞和视网膜静脉血栓者;对雷洛昔芬或所含的任何赋形剂成分过敏者;肝功能减退包括胆汁淤积者;严重肾功能减退者;难以解释的子宫出血者;绝经前妇女;有子宫内膜癌症状和体征者。

【患者用药交代】

1. 不得同时系统性使用雌激素或进行激素替代治疗;适当补充钙和维生素 D。

2. 定期监测肝功能;出现子宫出血应及时就诊。

利塞膦酸钠
（Risedronate Sodium）

【适应证】

治疗和预防绝经后妇女的骨质疏松症,糖皮质激素诱导的骨质疏松症。

【超说明书用途】

治疗男性骨质疏松患者,口服,5mg,1 次/d。Micromedex 推荐等级:成人Ⅱb;推荐意见:三星。

【药师知识储备】

1. **用法用量** 片剂,口服,需至少餐前 30 分钟直立位服用,用量为每日 1 次,每次 5mg。Paget 病:30mg,每日 1 片,连续服用 2 个月。用至少 200ml 白开水送服以促进药物到达胃部,服药后至少 30 分钟内不应躺卧。

2. **特殊人群用药及注意事项** **妊娠期妇女**:妊娠期妇女用药的安全性和有效性尚未确立,除非疾病本身对母子的危害性更大并无其他更安全药物替代时,才在妊娠期使用本品。**哺乳期妇女**:美国 Micromedex 哺乳期分级为婴儿风险不能排除。本品对婴儿有严重的不良反应,哺乳期妇女应停药或停止哺乳。**儿童**:儿童用药的安全性和有效性尚未确立。**老年人**:临床试验资料表明,老年人和年轻人在有效性和安全性上总体而言无差异,但不排除老年人个体对本品具有高敏性。**重度肾功能损害者**:慎用。

3. **重要相互作用** 本品与钙剂、抗酸剂以及含二价阳离子的口服制剂同服,会影响本品的吸收。

4. **不良反应** 可引起上消化道紊乱,表现为吞咽困难、食管炎、食管或胃溃疡,还可引起腹泻、腹痛、恶心、便秘等;可造成低钙血症和矿物质代谢紊乱;肌肉骨骼疼痛;肾损害;其他如流感样综合征、头痛、头晕、皮疹、关节痛等;可能导致严重肌肉骨骼痛、颌骨坏死、食管癌、外耳道骨坏死等不良反应。英国警告双膦酸盐可能与房颤风险增加有关。美国 FDA 认为双膦酸盐类药物与房颤风险无明确相关性。

5. **禁忌证** 对本品过敏者禁用;低钙血症患者禁用;30 分钟内难以坚持站立或端坐位者禁用。

【患者用药交代】

1. 勿嚼碎或吸吮本品。需至少餐前 30 分钟直立位服用,以促进药物到达胃部,用至少 200ml 白开水送服,服药后至少 30 分钟内不应躺卧。

2. 建议多食富含钙和维生素 D 的食物(如鱼肝油、动物肝脏、牛奶、蛋黄、菠菜等),防止低血钙。饮食中钙、维生素 D 摄入不足者,应加服这些药品。

3. 服药 2 小时内,避免食用高钙食品(如牛奶或奶制品)以及服用补钙剂或含铝、镁等的抗酸药物。

4. 定期监测血钙、血磷、矿物质代谢和肾功能。

5. 出现吞咽困难、食管炎、腹痛、腹泻、恶心、便秘,其他如流感样综合征、头痛、头晕、皮疹、关节痛、骨骼肌疼痛等不适,请及时就医。

鲑鱼降钙素

(Salcatonin Nasal)

【适应证】

1. **骨质疏松症**　①早期和晚期的绝经后骨质疏松症；②老年性骨质疏松症；③继发性骨质疏松症。

2. 伴有骨质溶解和/或骨质减少的骨痛。

3. Paget 病(变形性骨炎)，特别是伴有下列情况的患者：①骨痛；②神经并发症；③骨转换增加，表现为血清碱性磷酸酶增高和尿羟脯氨酸排泄增加；④骨病变进行性蔓延；⑤不完全或反复骨折。

4. 由下列情况引起的高钙血症和高钙危象：①继发性乳腺癌、肺癌或肾癌、骨髓瘤和其他恶性疾病的肿瘤性骨溶解；②甲状旁腺功能亢进，缺乏活动或维生素 D 中毒；③高钙血症危象的急诊治疗。

5. 神经性营养不良症(痛性神经性营养不良或 Sudeck 病)。

【药师知识储备】

1. **用法用量**　鼻喷剂，外用。**骨质疏松症**：每日 20μg 或每日或隔日 40μg，一次或分次给药。**伴有骨质溶解和/或骨质减少的骨痛**：每日 40~80μg；单次给药最高剂量为 40μg，当需要更大剂量时，应分次给药。**Paget 病(变形性骨炎)**：每日 40μg，一次或分次给药。**高钙血症**：慢性高钙血症的长期治疗，每日给药 40~80μg，单次给药最高剂量为 40μg，当需要更大剂量时应分次给药。**神经营养不良症**：在 2~4 周内，每日 1 次给药 40μg，以后根据临床情况可以进一步隔日给药 40μg，连续 6 周。

2. **特殊人群用药及注意事项**　**妊娠期妇女**：不能通过动物胎盘。目前缺乏在妊娠期妇女中的使用经验，因此妊娠期妇女不宜使用。**哺乳期妇女**：美国 Micromedex 哺乳期分级为婴儿风险不能排除。可进入乳汁，哺乳期妇女不能使用。**儿童**：14 岁以下儿童禁用。由于缺乏在儿童中长期使用本品的充分资料，所以除非医生认为有长期治疗的指征，一般治疗时间不要超过几周。**老年人**：无须调整剂量。**其他**：过敏体质者、有支气管哮喘或病史者、肝功能异常者慎用。

3. **重要相互作用**　抗酸药和导泻剂因常含钙或其他金属离子如镁、铁而影响本品吸收；与氨基糖苷类合用会诱发低钙血症。

4. **不良反应**　可出现恶心、呕吐、头晕、轻度的面部潮红伴发热感(与剂量有关，肌内注射或皮下注射较静脉注射少见，鼻喷给药又比皮下注射更少见)。**罕见**：有多尿或寒战的报道。这些反应常常自发性消退，仅在极少数病例中需暂时性减少剂量；其他不良反应有皮疹、腹痛、头痛、发冷、胸压迫感、虚弱、头晕、鼻塞、气短、眼痛、尿频、下肢水肿等。应警惕由低血钙造成的四肢搐搦现象；降钙素大剂量短期治疗时，少数患者易引起继发性甲状旁腺功能低下。

5. **禁忌证**　对鲑鱼降钙素过敏者禁用；妊娠期及哺乳期妇女、14 岁以下儿童禁用。

【患者用药交代】

1. 首次使用喷鼻剂之前手持鼻喷瓶，用力按压瓶帽至出现"咔喀"声，然后放松，重复操作，以便启动排气泵直至释放均匀细小的气雾。

2. 将头略向前倾，将鼻喷瓶口插入一侧鼻孔，确保瓶口与鼻腔呈一直线，以便喷剂充分扩散，按压瓶帽一次然后松开。

3. 喷压一个剂量后，用鼻深吸气几次，以免药液流出鼻孔。不要立即用鼻孔呼气。如果一次用药两喷，在另一个鼻孔重复操作一次。

4. 对有过敏史的患者,首次使用时应在医生监控下进行喷鼻一次,观察 2 小时,若无过敏反应则可以放心使用。

5. 每次用完后盖好瓶盖,以免瓶口堵塞。

6. 若喷雾器阻塞,可通过强力按压启动装置来解除,不要用尖锐的物体,以免损伤喷雾器。

7. 慢性鼻炎患者应定期作检查,因为鼻黏膜炎症时可以增加药物的吸收。

8. 定期监测血钙,建议多食富含钙和维生素 D 的食物(如鱼肝油、动物肝脏、牛奶、蛋黄、菠菜等),防止低血钙。警惕由低血钙造成的四肢搐搦现象。

9. 用药期间出现恶心、呕吐、头晕、轻度的面部潮红伴发热感,可自行消退,若不缓解请及时就医。治疗过程中如出现耳鸣、眩晕、哮喘和便意等应停用。

10. 避光,密闭冰箱 2~8℃ 保存。放置于儿童拿不到的地方。一旦使用,喷雾瓶应贮藏在室温下,并且在 1 个月内用完。

11. 不同厂家的商品,装置使用方法请参见说明书,本书以金尔力装置用法为例,如图 2-3 所示。

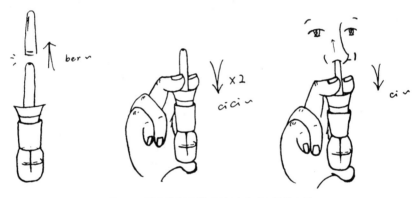

图 2-3　鲑鱼降钙素鼻喷剂(金尔力)使用方法

(赵红霞　徐　娟)

第五节　高尿酸血症和痛风

一、概述

血尿酸水平持续高于正常为高尿酸血症(hyperuricacidemia,HUA)。原因为原发性或继发性嘌呤代谢障碍导致人体内血尿酸生成增加或排出减少。当尿酸盐析出形成结晶,并在关节的软骨、滑膜、肌腱、肾脏等处沉积时即引起痛风(gout)。高尿酸血症并不一定引起痛风,血尿酸长期在体内堆积,如在酗酒、过度疲劳、走路过多引起的关节疲劳、关节受伤、寒冷、摄入大量高嘌呤食物等一些诱发因素的作用下,可出现痛风发作。

二、诊断要点

日常饮食下,非同日两次空腹血尿酸水平>420μmol/L 即可诊断为高尿酸血症。中年以上患者,特别是男性,突然出现第一跖趾、踝等单个关节剧烈红、肿、热、痛等急性关节炎的表现,结合血尿酸水平升高,秋水仙碱治疗能迅速缓解症状者,应考虑痛风。关节滑囊液检查发现尿酸盐结晶,则可确诊痛风,长期反复发作的患者可逐渐累及上肢关节,伴有痛风石形成。痛风可分为 4 期:①无症状 HUA 期;②痛风性关节炎急性发作期;③痛风性关节炎发作间歇期;④慢性痛风性关节炎期。在明确痛风和高尿酸血症后,还应进一步确定是原发性还是继发性。

三、治疗方案

(一)控制目标

临床治疗原则:①控制症状,终止急性发作,在痛风急性发作期及早进行抗炎止痛治疗;②纠正高尿酸血症,预防急性发作,防止并发症及结石形成、肾功能损害。

实验室控制目标:血清尿酸值<360μmol/L(6mg/dl),并定期监测 C 反应蛋白(CRP)、红细胞沉降率(ESR)、血肌酐值。

(二)非药物治疗

痛风患者应当保持健康体重,控制饮食总热量;限制饮酒和高嘌呤食物(如心、肝、肾等)的大量摄入;每日饮水 2 000ml 以上以增加尿酸的排泄。详见表 2-16。

表 2-16 痛风的非药物治疗

建议	类型	举例	备注
避免	带甲壳的海产品	贝类、牡蛎和龙虾	
	动物内脏	鹅肝、鸡肝、猪肝等	
	浓肉汤和肉汁	鸡汤、大骨汤	
限制食用	嘌呤含量高的动物性食品	牛肉、羊肉、猪肉	
	鱼类食品	草鱼、黄花鱼	
	含糖较多的食品	糖果、巧克力	
	各种含酒精饮料	啤酒和白酒	急性痛风发作、药物控制不佳或慢性痛风石性关节炎应避免食用
选择	脱脂或低脂乳类	脱脂牛奶	每日 300ml
	蛋类	鸡蛋	每日 1 个
	新鲜蔬菜	大白菜、芹菜	每日应达到500g 或更多
	升糖指数低的谷类食物	燕麦、荞麦、全麦面	
	充足饮水	包括茶水和咖啡等	每日至少 2 000ml

(三)药物治疗

除了控制饮食,痛风患者还应当配合规律降尿酸药物治疗,慎用抑制尿酸排泄的药物(如噻嗪类利尿剂等);避免诱发因素,积极治疗相关疾病。

1. 急性期处理 本期主要药物有秋水仙碱、非甾体抗炎药和糖皮质激素(表 2-17)。痛风急性发作期首选非甾体抗炎药(NSAIDs)缓解患者临床症状。如对 NSAIDs 有禁忌的患者,单独使用低剂量秋水仙碱。当上述药物无效或存在用药禁忌时,可短期应用糖皮质激素,其疗效和安全性与NSAIDs类似。

表2-17 急性发作期治疗选择(根据疾病严重程度、受累关节的数量和发作周期选择)

治疗方案	注意
秋水仙碱→首剂量1mg,1小时后0.5mg	严重肾衰竭者避免使用;使用强效CYP3A4(环孢素、克拉霉素、利托那韦)或P-糖蛋白抑制剂者避免使用
NSAIDs→传统或昔布类,必要时联合PPI(质子泵抑制剂)	严重肾衰竭者避免使用
泼尼松龙→30~35mg/d,连续5日	
糖皮质激素→关节腔注射	
联合治疗→秋水仙碱+NSAIDs或糖皮质激素	
对上述药物存在禁忌证→IL-1(白介素-1)拮抗剂	

2. **发作期处理** 本期治疗目标是使血尿酸维持在380μmol/L以下。主要使用促进尿酸排泄药物,如苯溴马隆等;抑制尿酸合成的药物,如别嘌醇、非布司他等。

3. **无症状期治疗** 对急性痛风关节频繁发作(每年>2次),有慢性痛风关节炎或痛风石的患者;和/或血尿酸浓度超过520μmol/L时,应进行降尿酸治疗。药物选择同发作期促进尿酸排泄、抑制尿酸合成的药物选择,并避免使用影响尿酸排泄的药物,如阿司匹林、氢氯噻嗪等。对于慢性肾病合并无症状高尿酸血症者不主张采用药物降低尿酸,治疗方案:①别嘌醇,起始剂量为100mg/d,根据肾功能缓慢加量直至允许最大剂量;②别嘌醇治疗未达目标血尿酸水平时,采用非布司他或促排药物;③非布司他治疗未达目标血尿酸水平时,采用黄嘌呤氧化酶抑制剂(XOI)+促排药物联合治疗;④联合治疗未达目标血尿酸水平或有严重且慢性痛风石时,采用聚乙二醇重组尿酸酶治疗。

四、常用药物与用药交代

苯 溴 马 隆

(Benzbromarone)

【适应证】

1. 原发性高尿酸血症。

2. 痛风性关节炎间歇期及痛风结节肿等。

【药师知识储备】

1. **用法用量** 片剂,早餐后服用。**成人**:每次口服50mg(1片),每日1次。用药1~3周检查血清尿酸浓度;在后续治疗中,成人和14岁以上的年轻人每日50~100mg(1~2片)。连用3~6个月。

2. **特殊人群用药及注意事项** **妊娠期妇女**:禁用。**哺乳期妇女**:禁用。**儿童**:不推荐使用。**老年人**:减量用药或遵医嘱。

3. **重要相互作用** 阿司匹林及其他水杨酸制剂、吡嗪酰胺、磺吡酮能减弱本品作用;应避免同其他潜在的肝毒性药物合并使用。

4. **不良反应** 常见:消化系统(腹泻、胃部不适、恶心等);皮肤过敏症(风团、斑疹、潮红、瘙痒等);肾绞痛及激发急性关节炎发作。严重:肝功能异常(谷草转氨酶、谷丙转氨酶及碱性磷酸酶升高)。细胞溶解性肝损害。个别情况下会出现眼结膜发炎(结膜炎),短时间的阳痿,头痛和尿意频增感。

5. **禁忌证**　对本品中任何成分过敏者;中至重度肾功能损害者(肾小球滤过率<20ml/min)及患有肾结石的患者;妊娠期妇女、有可能妊娠及哺乳期妇女。

【患者用药交代】

1. 不能在痛风急性发作期服用,有可能加重病症。

2. 治疗期间需大量饮水以增加尿量(治疗初期饮水量不得少于 1.5~2L)。

3. 定期监测肝、肾功能。

4. 在用药过程中应密切注意食欲缺乏、恶心、呕吐、全身倦怠感、腹痛、腹泻、发热、尿浓染、眼球结膜黄染等现象,一旦发生应立即停药并告知医生。

5. 出现持续性腹泻应停药。

6. 限制嘌呤、低热量、低脂肪、低蛋白质饮食,多吃蔬菜、水果,口味清淡、饮酒、饮茶、喝咖啡均可降低本品疗效,服药期间应尽量避免。

别 嘌 醇
(Allopurinol)

【适应证】

1. 原发性和继发性高尿酸血症,尤其是尿酸生成过多而引起的高尿酸血症。

2. 反复发作或慢性痛风者。

3. 痛风石。

4. 尿酸性肾结石和/或尿酸性肾病。

5. 有肾功能不全的高尿酸血症。

【药师知识储备】

1. **用法用量**　片剂,口服。**降尿酸浓度**:开始每次 0.05g,每日 1~2 次,剂量渐增,2~3周后增至每日 0.2~0.3g,分 2~3 次服,每日最大剂量不超过 0.6g。**儿童**:治疗继发性高尿酸血症,6 岁以内,每次 0.05g,每日 1~3 次;6~10 岁,每次 0.1g,每日 1~3 次。剂量可酌情调整。**治疗尿酸结石**:口服,每次 0.1~0.2g,每日 1~4 次或 300mg,每日 1 次。

2. **特殊人群用药及注意事项**　**妊娠期妇女**:是否可穿过胎盘尚不明确。临床管理中建议仅用于孕期有明确需求的妊娠期妇女。**哺乳期妇女**:说明书禁用,其他资料提示应谨慎用药。**老年人**:谨慎用药,并减少每日用量。**肝、肾功能损害者**:慎用。

3. **重要相互作用**

(1)酒精、氯噻酮、依他尼酸、呋塞米、美托拉宗、吡嗪酰胺或噻嗪类利尿剂均可增加血清中尿酸含量;对高血压或肾功能差的患者,本品与噻嗪类利尿剂同用时,有可能发生肾衰竭及出现过敏反应。

(2)本品与氨苄西林同用时,皮疹的发生率增多,尤其在高尿酸血症患者中。

(3)与抗凝药如双香豆素、茚满二酮衍生物等同用时,抗凝药的效应可加强。

(4)与硫唑嘌呤或巯嘌呤同用时,后者的用量一般要减少 1/4~1/3。

(5)与环磷酰胺同用时,对骨髓的抑制作用可更明显。

(6)本品与尿酸化药同用时,可增加肾结石形成的可能。

(7)控制痛风和高尿酸血症时,应用本品要注意用量的调整。

(8)不宜与铁剂同服。

4. **不良反应**　一般:皮肤(<1%)可呈瘙痒性丘疹或荨麻疹。血液可见粒细胞缺乏症,

再生障碍性贫血,骨髓抑制,血小板减少症(0.6%);肝脏、免疫及肾脏(<1%)。**严重**:皮疹广泛而持久,对症处理无效,并有加重趋势时,引起罕见的、威胁生命的 Stevens-Johnson 综合征(SJS)和中毒性表皮坏死松解症(TEN),应及时停药。SJS 和 TEN 的临床特征为红斑(发红或发疹),有时会演变为类似于Ⅱ度烧伤的广泛性水疱;同时伴有口腔、眼和生殖器黏膜糜烂,通常还会出现发热和流行性感冒样症状。

5. **禁忌证**　对本品过敏患者;严重肝、肾功能不全者;明显血细胞计数低下者;妊娠期及哺乳期妇女。

【患者用药交代】

1. 早餐后服用,服药期间应多饮水,并使尿液呈中性或碱性以利尿酸排泄。

2. 本品不能控制痛风性关节炎的急性炎症症状,不能作为抗炎药使用;必须在急性炎症症状消失后(一般在发作后 2 周左右)开始使用。

3. 由小剂量开始,逐渐递增至有效剂量维持,以后逐渐减量,用最小有效剂量维持较长时间,与排尿酸药合用可加强疗效。

4. 有肝、肾功能损害者及老年人应谨慎用药,并应减少一日用量。

5. 用药期间应定期检查血象及肝、肾功能。

秋 水 仙 碱
(Colchicine)

【适应证】

痛风性关节炎的急性发作;预防复发性痛风性关节炎的急性发作;家族性地中海热。

【超说明书用途】

1. 秋水仙碱用于控制贝赫切特病(白塞病)的症状(每次 0.5mg,每日 2~3 次)(Micromedex 中推荐内容:成人Ⅱb;推荐意见:三星)。

2. 秋水仙碱用于口腔颌面部淀粉样变性(每次 0.5~0.6mg,每日 2mg,分次服用)(Micromedex 中推荐内容:成人Ⅱb;推荐意见:三星)。

【药师知识储备】

1. **用法用量**　片剂,口服。急性期:成人常用剂量初始为 1~2mg,以后每 1~2 小时服用 0.5~1mg,直到关节症状缓解或出现腹泻或呕吐等胃肠道不良反应时停用。一般需 3~5mg,不宜超过 6mg,症状可在 6~12 小时减轻,24~48 小时内控制,以后 48 小时不需服用本品。此后每次给药 0.5mg,每日 2~3 次(0.5~1.5mg/d),共 7 日。预防:每日 0.5~1mg,分次服用。但疗程要酌定,并要注意不良反应的出现,如出现应立即停药。

2. **特殊人群用药及注意事项**　**妊娠期妇女**:可穿过胎盘,禁用。**哺乳期妇女**:禁用。美国儿科协会(AAP)哺乳期分级:可以服用。世界卫生组织哺乳期分级:可以服用。美国 Micromedex 哺乳期分级:对婴儿的风险很小。**儿童**:2 岁以下儿童禁用。**老年人**:谨慎,应减量给药。**其他**:骨髓造血功能不全,严重心脏病、肾功能不全及胃肠道疾病者慎用。

3. **重要相互作用**

(1)合用可使中枢神经系统抑制药增效,拟交感神经药的反应性加强。

(2)与 CYP3A4 强抑制剂(如克拉霉素、奈非那韦、伊曲康唑、泰利霉素、利托那韦)合用,可致血浆浓度升高,还可能出现致命毒性,肾功能或肝功能不全者,避免同服。

(3)与地尔硫䓬、维拉帕米、环孢素、氟康唑合用,会导致秋水仙碱血浆浓度增加,诱发中毒等后果。

(4)与吉非贝齐、洛伐他汀、辛伐他汀、非诺贝特合用可能引起横纹肌溶解等。

(5)本品可导致可逆性的维生素 B_{12} 吸收不良。

4. **不良反应**　常见:腹泻(高剂量,77%,低剂量,23%)、恶心(高剂量,17%,低剂量,43%)、呕吐(17%)。**严重**:骨髓抑制。

5. **禁忌证**　骨髓增生低下者;肾和肝功能不全者;妊娠期妇女;2 岁以下儿童。

【患者用药交代】

1. 本品不作为长期预防痛风性关节炎发作的药物。

2. 不受食物影响,如发生呕吐、腹泻等应减少用量,严重者应立即停药。

3. 限制嘌呤、低热量、低脂肪、低蛋白质饮食,多吃蔬菜、水果,服用期间大量饮水,口味清淡。饮酒、饮茶、喝咖啡均可降低本品疗效,服药期间应尽量避免。

4. 定期检查血象及肝、肾功能。可能导致尿血红蛋白阳性。

5. 女性患者在服药期间及停药数周内不得妊娠。

非 布 司 他

(Febuxostat)

【适应证】

适用于痛风患者高尿酸血症的长期治疗。

不推荐用于无临床症状的高尿酸血症。

【药师知识储备】

1. **用法用量**　片剂,口服。起始剂量为 40mg,每日 1 次。如果 2 周后血尿酸水平仍不低于 6mg/dl(约 360μmol/L),建议剂量增至 80mg,每日 1 次。食物和抗酸剂不影响药物疗效,可同时服用。

2. **特殊人群用药及注意事项**　**妊娠期妇女**:在妊娠期妇女中未进行充分的对照研究,只有确认潜在益处大于对胎儿风险时,妊娠期才能使用非布司他。**哺乳期妇女**:非布司他可经大鼠乳汁排泄,尚不知是否会经人乳排泄,哺乳期妇女慎用。**儿童**:尚未确定本品治疗18 岁以下患者的安全性和有效性。**老年人**:无须调整剂量。**肝功能不全者**:重度肝功能不全者不推荐使用,血清谷丙转氨酶(GPT)超过参考值的 3 倍,应停药。**肾功能不全者**:严重肾功能不全者不推荐使用,或肌酐清除率<30ml/min 的患者谨慎使用。**继发性高尿酸血症**:无实验数据,不建议用于尿酸盐大量升高的患者(如恶性疾病、Lesch-Nyhan 综合征)。**痛风发作期**:服用非布司他的初期,由于血尿酸浓度降低,导致组织中沉积的尿酸盐动员,所以会出现痛风发作频率增加,如果痛风发作,无须中止非布司他的治疗,可服用秋水仙碱或非甾体抗炎药进行对症处理。**心血管事件预防**:用药时应注意监测心肌梗死和脑卒中的症状,充分考虑患者发生心血管血栓事件(包括心血管死亡、非致死性心肌梗死、非致死性脑卒中)的风险。

3. **重要相互作用**

(1)禁用于接受硫唑嘌呤或巯嘌呤治疗的患者。

(2)谨慎与茶碱联合使用。

(3)用细胞毒类药物化疗期间使用非布司他的安全数据未知。

4. **不良反应**　常见:肝功能异常、恶心、关节痛、皮疹。**国外产品上市后经验**(不能准确评估发生频率或判断其与药物的因果关系):肝功能衰竭(有些是致命的)、黄疸、肝功能检查结果严重异常、肝脏疾病,免疫系统异常导致的过敏反应,横纹肌溶解症,精神异常,包括攻击性倾向的精神病行为,肾小管间质性肾炎,全身性皮疹,Stevens-Johnson 综合征,皮肤过敏反应。

5. **禁忌证**　禁用于正在接受硫唑嘌呤或巯嘌呤治疗的患者,过敏者禁用。

【患者用药交代】

1. 食物和抗酸剂不影响药物疗效,可同时服用。

2. 服药初期可能引起痛风发作,建议预防性服用非甾体抗炎药或秋水仙碱。

3. 服药期间注意监测心肌梗死和脑卒中的症状和体征。

4. 定期监测肝功能,如有畏食、乏力等症状,请咨询医师或药师。

不同种类抗痛风药物比较,见表 2-18;抗痛风药物药动学比较,见表 2-19;抗痛风药物特殊人群用药比较,见表 2-20。

表 2-18　不同种类抗痛风药物比较

药物分类	代表药	作用机制	适应证
抑制尿酸合成的药物	别嘌醇	竞争性抑制黄嘌呤氧化酶,减少尿酸合成	间歇期和慢性期痛风
	非布司他	新型非嘌呤类黄嘌呤氧化酶抑制剂,通过抑制尿酸合成,降低血清尿酸浓度。	痛风患者高尿酸血症的长期治疗
促进尿酸排泄的药物	丙磺舒 苯溴马隆	竞争性抑制肾小管对尿酸的重吸收	间歇期和慢性期痛风
抑制白细胞进入关节的药物	秋水仙碱	干扰尿酸盐所致的炎症反应,但不影响血尿酸水平	痛风急性发作
非甾体抗炎药	吡罗昔康 吲哚美辛 塞来昔布 依托考昔	减少痛风性关节炎时前列腺素的合成,发挥镇痛、缓解炎症反应的作用	首选用于无并发症的痛风急性发作,尤其适用于不能耐受秋水仙碱者
糖皮质激素	泼尼松 泼尼松龙	缓解痛风引起的炎症反应	痛风急性发作,一般用于对秋水仙碱和非甾体抗炎药不耐受或肾功能不全的患者

表 2-19　抗痛风药物药动学比较

药品名称 (英文名称)	蛋白结合率/%	达峰时间/h	半衰期/h	代谢途径	排泄
苯溴马隆 Benzbromarone	≥99	2~3	12~13	广泛代谢	胆汁、粪便及肾脏排泄
非布司他 Febuxostat	99.2	1~1.5	5~8	广泛代谢	肝脏、肾脏
别嘌醇 Allopurinol	不结合	2~5	1~3,代谢物氧嘌呤醇 14~28	肝脏代谢	肾脏排泄
秋水仙碱 Colchicine	10~34	0.5~2	0.3	肝脏代谢	胆汁及肾脏

表 2-20　抗痛风药物特殊人群用药比较

药品名称	常用剂量	妊娠期用药	儿童	老年人	肾功能损害	肝功能损害
苯溴马隆	50mg,q. d.	–	不推荐使用	酌情减量	肾小球滤过率 <20ml/min 的肾功能不全者禁用	慎用
非布司他	40~80mg,q. d.	慎用	18 岁以下安全性和有效性尚不确定	无须调整剂量	严重者慎用	严重者慎用
别嘌醇	0.1g,b. i. d.	禁用	继发性高尿酸血症。6 岁以下,50mg,1~3 次/d;6~10 岁,100mg,1~3 次/d,酌情减量	酌情减量	慎用,严重者禁用	慎用,严重者禁用
秋水仙碱	急性期:初始剂量 1~2mg,以后每 1~2 小时服 0.5~1.5mg 预防:每日 0.5~1mg	禁用	仅用于家族性地中海热。4~6 岁,0.3~1.8mg/d;6~12 岁,0.9~1.8mg/d;12 岁以上,1.2~2.4mg/d	酌情减量	0.5～0.6mg,每日 1~2 次	酌情减量

（赵红霞　徐　娟）

第六节　高脂血症

一、概述

高脂血症(hyperlipidemia)泛指各种原因导致的血浆胆固醇、甘油三酯等成分异常,包括高胆固醇血症、高甘油三酯血症、低高密度脂蛋白胆固醇血症和混合型高脂血症 4 种类型,对此进行干预是心血管疾病预防的重要组成部分。

二、诊断要点

1. 血脂异常的临床分类见表 2-21。

表 2-21　血脂异常的临床分类

	TC	TG	HDL-C	相当于 WHO 表型
高胆固醇血症	增高			Ⅱa
高 TG 血症		增高		Ⅳ、Ⅰ
混合型高脂血症	增高	增高		Ⅱb、Ⅲ、Ⅳ、Ⅴ
低 HDL-C 血症			降低	

注:TC,总胆固醇;TG,甘油三酯;HDL-C,高密度脂蛋白胆固醇。

2.《中国成人血脂异常防治指南》(2016年修订版)根据国人的实际情况设定了血脂的新标准,见表2-22。

表2-22　中国ASCVD一级预防人群血脂合适水平和异常分层标准/[mmol/L(mg/dl)]

分层	TC	LDL-C	HDL-C	非-HDL-C	TG
理想水平		<2.6(100)		<3.4(130)	
合适水平	<5.2(200)	<3.4(130)		<4.1(160)	<1.7(150)
边缘升高	≥5.2(200)且 <6.2(240)	≥3.4(130)且 <4.1(160)		≥4.1(160)且 <4.9(190)	≥1.7(150)且 <2.3(200)
升高	≥6.2(240)	≥4.1(160)		≥4.9(190)	≥2.3(200)
降低			<1.0(40)		

注:ASCVD,动脉粥样硬化性心血管病;TC,总胆固醇;LDL-C,低密度脂蛋白胆固醇;HDL-C,高密度脂蛋白胆固醇;非-HDL-C,非高密度脂蛋白胆固醇;TG,甘油三酯。

三、治疗方案

1. **非药物治疗**　生活方式干预是基本措施,包括合理饮食、体重控制、规律运动、戒烟、限酒等。

2. **药物治疗**　人体血脂代谢途径复杂,有诸多酶、受体和转运蛋白参与。临床上可供选用的调脂药物有许多种类,大体上可分为两大类(表2-23):①主要降低TC的药物;②主要降低TG的药物。其中部分调脂药物既能降低胆固醇,又能降低TG。对于严重的高脂血症,常需多种调脂药物联合应用,才能获得良好疗效。

表2-23　降脂药物的分类及作用机制

分类	药理分类	作用机制	代表药物
主要降低TC的药物	他汀类	能够抑制胆固醇合成限速酶HMG-CoA还原酶,减少胆固醇合成,继而上调细胞表面LDL受体,加速血清LDL分解代谢。此外,还可抑制VLDL合成	辛伐他汀、普伐他汀、氟伐他汀、阿托伐他汀、瑞舒伐他汀、洛伐他汀、匹伐他汀
	胆固醇吸收抑制剂	有效抑制肠道内胆固醇的吸收	依折麦布
	普罗布考	通过掺入LDL颗粒核心中,影响脂蛋白代谢,使LDL易通过非受体途径被清除	普罗布考
	胆酸螯合剂	可阻断肠道内胆汁酸中胆固醇的重吸收	考来烯胺、考来替泊、考来维仑
主要降低TG的药物	贝特类	通过激活过氧化物酶体增殖物激活受体α和激活脂蛋白脂酶而降低血清TG水平和升高HDL-C水平	非诺贝特、吉非贝齐、苯扎贝特
	烟酸类	大剂量时具有降低TC、LDL-C和TG以及升高HDL-C的作用。与抑制脂肪组织中激素敏感脂酶活性、减少游离脂肪酸进入肝脏和降低VLDL分泌有关	

续表

分类	药理分类	作用机制	代表药物
	高纯度鱼油制剂		ω-3 脂肪酸
新型调脂药物	微粒体 TG 转移蛋白抑制剂	可使 LDL-C 降低	洛美他派
	载脂蛋白 B100 合成抑制剂	减少 VLDL 的生成和分泌,降低 LDL-C 水平	米泊美生
	前蛋白转化酶枯草溶菌素 9 型抑制剂	通过抑制 PCSK9,可阻止 LDL 受体降解,促进 LDL-C 的清除	

四、常用药物与用药交代

(一)羟甲基戊二酸单酰辅酶 A 还原酶抑制剂(他汀类)

阿托伐他汀

(Atorvastatin)

【适应证】

1. 高胆固醇血症。

2. 混合型高脂血症。

3. 冠心病或冠心病等危症合并高胆固醇血症或混合型高脂血症。

【超说明书用途】

用于预防卒中、多种风险因素[糖尿病肾病、高血压、年龄(男性 ≥ 45 岁,女性 ≥ 55 岁),吸烟,高密度脂蛋白胆固醇 < 1.04mmol/L,体重指数(BMI) ≥ 28kg/m²,早发缺血性脑、心血管病家族史]2 型糖尿病患者预防心血管事件。

【药师知识储备】

1. **用法用量** 片剂,口服。起始剂量为 10mg,每日 1 次。剂量调整时间间隔应为 4 周或更长。最大剂量为 80mg,每日 1 次。10~17 岁儿童每日最高剂量为 20mg/d。每日用量可在一日内的任何时间一次服用,并不受进餐影响。胆固醇主要在夜间合成,建议睡前口服。

2. **特殊人群用药及注意事项** **妊娠期妇女**:禁用。**哺乳期妇女**:禁用,服药期间禁止哺乳。**老年人**:慎用。**儿童**:不推荐 10 岁以下儿童使用本品。**肾功能不全者**:无须调整剂量。**血液透析者**:无须调整剂量。**其他**:肾功能异常、甲状腺功能低下、个人或家族遗传性肌病史、既往他汀类或贝特类药肌损伤史、既往肝病史或大量饮酒者及 70 岁以上老年人治疗前监测肌酸激酶(CK)。

3. **重要相互作用**

(1)CYP3A4 抑制药(克拉霉素、伊曲康唑、HIV 蛋白酶抑制剂)、纤维酸衍生物、调脂剂量的烟酸、环孢素、葡萄柚汁:合用可增加肌病或横纹肌溶解症的风险。

(2)利福平和其他细胞色素 P4503A4 诱导剂:合用能使阿托伐他汀血浆浓度产生不同水平的降低。

(3)地高辛:当高剂量阿托伐他汀钙与地高辛合用时,地高辛的稳态血浆浓度增加约

20%,监测地高辛的水平和心脏情况,必要时调整地高辛剂量。

(4)口服避孕药:合用时分别增加炔诺酮和炔雌醇的药-时曲线下面积。

(5)华法林:合用时凝血酶原时间在最初几日内轻度下降,15 日后恢复正常。

4. 不良反应　常见:肌痛。严重:骨骼肌横纹肌溶解与肌病,肌腱断裂;大疱疹(包括多形性红斑,Stevens-Johnson 综合征和中毒性表皮坏死松解症);肝酶异常;肝衰竭;系统性红斑狼疮;出血性脑梗死。

5. 禁忌证　活动性肝脏疾病,可包括原因不明的肝脏转氨酶持续升高;已知对本品中任何成分过敏者;妊娠期或可能受孕的育龄妇女;哺乳期妇女。

【患者用药交代】

1. 不受进餐影响,建议睡前口服;维持合理膳食,低脂饮食。

2. 有肝功能损害的症状或体征时应及时检查肝功能,长期治疗应定期监测肝功能。如果 GPT 或 GOT 持续升高超过正常值上限 3 倍以上,建议减低用药剂量或停止用药。

3. 用药期间出现不明原因的肌肉疼痛、肌肉压痛或肌肉无力,尤其是伴不适或发热的患者,应停药并及时就诊。

普 伐 他 汀
(Pravastatin)

【适应证】

高脂血症、家族性高胆固醇血症。

【药师知识储备】

1. 用法用量　片剂,口服。成人:开始剂量为 10~20mg,每日 1 次,临睡前服用,每日最高剂量为 40mg(美国说明书最大剂量 80mg)。儿童:8~13 岁,每次 20mg,每日 1 次;14~18 岁,每次 40mg,每日 1 次。重度肾功能损害初始剂量为每日 10mg。

2. 特殊人群用药及注意事项　妊娠期妇女:禁用。哺乳期妇女:禁用,服药期间禁止哺乳。老年人:慎用,应定期检查肾功能。儿童:不推荐 18 岁以下患者使用。肾功能不全者:严密观察。肝功能不全者:伴有活动性肝脏疾病或不明原因的持续性转氨酶升高患者,禁用。对近期患过肝脏疾病、提示有肝脏病(如不明原因的持续性转氨酶升高,黄疸),酗酒患者,慎用。

3. 重要相互作用　合用可能增加肌病风险的药物:红霉素、环孢素等免疫抑制剂、烟酸、贝特类(吉非贝齐)。

4. 不良反应　常见:胃肠道不适。特殊:肌痛、无症状的血清转氨酶升高(常见)。严重:心绞痛;甲状腺功能异常;间质性肺病;骨骼肌横纹肌溶解与肌病;性功能障碍;红斑狼疮样综合征,多形性红斑,Stevens-Johnson 综合征和中毒性表皮坏死松解症;肝炎,胆汁淤积型黄疸,急性重型肝炎,肝细胞瘤;系统性红斑狼疮;周围神经病,面瘫。

5. 禁忌证　活动性肝炎或肝功能试验持续升高者;已知对本品中任何成分过敏者;妊娠期妇女;哺乳期妇女。

【患者用药交代】

1. 建议睡前口服。维持合理膳食,低脂饮食。开始用药或调整剂量 4 周或 4 周以上应检测脂质水平。

2. 有肝功能损害的症状或高胆红素血症、黄疸应暂停用药,除非发现其他病因,否则不得重新使用。定期监测肝功能,如果 GPT 或 GOT 持续升高超过正常值上限 3 倍以上,建议减低用药剂量或停止用药。

3. 用药期间出现肌酸激酶显著升高、疑似或确诊出现肌病(不明原因的肌肉疼痛、肌肉压痛或肌肉无力),应停药并及时就诊。

辛伐他汀
(Simvastatin)

【适应证】

高胆固醇血症和混合型高脂血症;降低冠心病死亡及非致死性心肌梗死的危险性,降低卒中和短暂性脑缺血的危险性,降低心脏血管重建手术(冠状动脉旁路移植术及经皮腔内冠状动脉成形术)的危险性,延缓冠状动脉粥样硬化的进程。

【药师知识储备】

1. **用法用量** 片剂,口服。对于因存在冠心病、糖尿病、周围血管疾病、卒中或其他脑血管疾病史而属于冠心病事件高危人群患者,推荐的起始剂量为20~40mg/d。对于只需中度降低低密度脂蛋白胆固醇的患者,起始剂量为10mg,晚间一次服用。推荐剂量为每日5~40mg。对于40mg/d剂量未能使低密度脂蛋白胆固醇达标的患者,不应再增加剂量,而应转换为其他疗效更强的疗法。10~17岁儿童,起始剂量为10mg/d,晚上服用。剂量范围为10~40mg/d,最大剂量为40mg/d。严重肾功能不全者,起始剂量为5mg/d。调整剂量应间隔4周或以上。

2. **特殊人群用药及注意事项** **妊娠期妇女**:X级,禁用。**哺乳期妇女**:禁用,服药期间禁止哺乳。**儿童**:不推荐10岁以下儿童或月经初潮前儿童使用本品。**肾功能不全者**:轻至中度无须调整剂量。**肝功能不全者**:有肝病史者,大量饮酒者,慎用。

3. **重要相互作用**

(1)合用会增加肌病/横纹肌溶解危险的药物:CYP3A4抑制剂(包括:伊曲康唑、红霉素、克拉霉素,HIV蛋白酶抑制剂)、达那唑、环孢素、吉非贝齐、贝特类(非诺贝特除外)、烟酸(≥1g/d)、胺碘酮、氨氯地平、雷诺嗪、维拉帕米、地尔硫䓬、夫西地酸、葡萄柚汁。

(2)香豆素衍生物:合用可中度提高香豆素类抗凝药的抗凝效果,合用时在辛伐他汀使用之前、使用期间、剂量调整以及停药时应监测凝血原时间。

(3)地高辛:合用增加地高辛的浓度。如需要合用应监测地高辛的浓度,必要时调整剂量。

(4)考来替泊、考来烯胺:合用使辛伐他汀生物利用度降低,应在服用后4小时后服用。

4. **不良反应** **常见**:胃肠道反应。**特殊**:肌痛、横纹肌溶解;肝酶异常。**严重**:间质性肺炎;心绞痛;血管神经性水肿、狼疮样综合征;周围神经病变;自身免疫性肝炎、胆汁淤积性肝炎、肝衰竭。

5. **禁忌证** 活动性肝脏疾病或无法解释的血清转氨酶持续升高者;妊娠期和哺乳期妇女;对本品任何成分过敏者。

【患者用药交代】

1. 建议晚间与食物同服;维持合理膳食,低脂饮食控制。

2. 定期检查胆固醇、肝功能、CK,若转氨酶值上升到正常值上限3倍并持续不降时,诊断或可疑为肌病(CK水平高于正常值上限10倍并伴有原因不明的肌肉症状),应停药。

3. 应用本品期间出现低血压、严重急性感染、创伤、代谢紊乱等,须注意可能出现继发于横纹肌溶解后的肾衰竭。

瑞舒伐他汀
（Rosuvastatin）

【适应证】

高胆固醇血症或混合型高酯血症。

【超说明书用途】

用于经饮食控制的Ⅲ型高脂血症、高甘油三酯血症的辅助治疗;作为饮食控制的辅助治疗,以延缓动脉粥样硬化的进展;用于心血管系统疾病的一级预防,以降低心肌梗死、脑卒中和冠状动脉重建术的风险。适用于不伴有临床显著的冠心病但伴有心血管疾病风险因素的患者;用于预防造影剂肾病。

【药师知识储备】

1. **用法用量**　片剂,口服。起始剂量为 5mg,每日 1 次。每日最大剂量不超过 40mg。可在一日中任何时间给药,可在进食或空腹时服用。

2. **特殊人群用药及注意事项**　**妊娠期妇女**:禁用。**哺乳期妇女**:禁用,服药期间禁止哺乳。**老年人**:70 岁以上老年患者慎用。**儿童**:在儿童中的临床试验经验有限。**肾功能不全者**:轻度和中度肾功能损害者无须调整剂量。重度肾功能损害患者禁用。**肝功能不全者**:禁用于患有活动性肝病者。

3. **重要相互作用**

(1)合用可能增加肌病风险的药物:环孢素、吉非贝齐、HIV 蛋白酶抑制剂、非诺贝特、其他贝特类和降脂剂量的烟酸、厄洛替尼。

(2)维生素 K 拮抗剂:合用会增加出血的风险,定期检测 INR 直至稳定。如果瑞舒伐他汀钙的剂量发生变化,需要重新监测 INR。

(3)抗酸药:合用一种含氢氧化铝镁的抗酸药混悬液,可使瑞舒伐他汀的血浆浓度降低。建议在服用本品 2 小时后再给予抗酸药。

(4)红霉素:与红霉素合用导致瑞舒伐他汀的血药浓度、最大峰浓度降低。

(5)口服避孕药:合用时使雌醇和炔诺孕酮的血药浓度增加。

(6)依折麦布:合用导致瑞舒伐他汀血药浓度增加,不能排除。

(7)秋水仙碱:合用有肌病的报道,合用时需谨慎。

(8)胺碘酮:合用可升高血清转氨酶水平,合用时需监测转氨酶的基础水平并定期监测,同时需监测肝功能不全或肌病的症状。

4. **不良反应**　**常见**:胃肠道反应。**特殊**:肌痛、肝酶异常。**严重**:外周神经病变,外周水肿,横纹肌溶解与肌病,肝衰竭。

5. **禁忌证**　活动性肝病患者,包括原因不明的血清转氨酶持续升高和任何血清转氨酶升高超过正常值上限(ULN)3 倍的患者;严重肾功能损害(肌酐清除率<30ml/min)者;肌病患者;妊娠期、哺乳期妇女及有可能妊娠而未采用适当避孕措施的妇女;对瑞舒伐他汀或本品中任何成分过敏者。

【患者用药交代】

1. 在治疗开始前,应给予患者标准的降胆固醇饮食控制,并在治疗期间保持饮食控制。

2. 对继发于甲状腺功能低下或肾病综合征的高胆固醇血症,应在开始本品治疗前治疗原发疾病。

3. 对于任何弥漫性肌痛、肌肉压痛或无力和/或显著的肌酸激酶升高,应立即报告,尤其是伴有不适或发热时应停药。

4. 若持续出现不明原因的蛋白尿和/或血尿,应考虑减量。

5. 如果 GPT 或 GOT 持续升高超过正常值上限 3 倍以上,建议减低本品用药剂量或停止用药。

6. 于治疗前、治疗开始后 12 周和剂量增加后 12 周监测肝功能。

7. 有生育能力的妇女用药期间应采取适当的避孕措施。

8. 用药前监测血脂,开始用药或调整剂量后 4~12 周内监测 1 次,随后 3~12 个月监测 1 次。

9. 尚不明确对驾驶和操作机械的影响,但用药期间可能会出现头晕。

氟伐他汀
(Fluvastatin)

【适应证】
用于饮食未能完全控制的原发性高胆固醇血症和原发性混合型高脂血症。

【超说明书用途】
用于防治冠状动脉硬化。

【药师知识储备】

1. **用法用量**　胶囊,口服。推荐剂量为 20mg 或 40mg,每日 1 次。晚餐时或睡前吞服。胆固醇极高或对药物反应不佳者,可增加剂量至 40mg,每日 2 次。给药后,4 周内达到最大降低低密度脂蛋白胆固醇作用。10~16 岁青少年患者(青春期男性、月经初潮女性)起始剂量为每晚 20mg,6 周调整剂量。最大剂量为 80mg/d。

2. **特殊人群用药及注意事项**　妊娠期妇女:禁用。哺乳期妇女:禁用,服药期间禁止哺乳。老年人:高龄患者慎用。儿童:不推荐 10 岁以下儿童使用。肾功能不全:对轻至中度肾功能不全患者不必调整剂量。重度患者剂量超过 40mg 无研究数据,需谨慎。肝功能不全者:活动性肝病或不明原因的血清转氨酶持续升高患者禁用;慎用于有肝病史或大量饮酒的患者。血液透析者:无须调整剂量。其他:应用本品期间出现低血压、严重急性感染、创伤、代谢紊乱等,须注意可能出现继发于横纹肌溶解后的肾衰竭。

3. **重要相互作用**

(1)合用可升高氟伐他汀的血药浓度,发生肌病的危险性增加的药物①苯扎贝特、非诺贝特、红霉素:密切监测肌病或横纹肌溶解症状和体征,定期监测 CK,如果 CK 显著升高或有疑似症状应立即停药;②免疫抑制剂、吉非贝齐、烟酸:服用环孢素的肾移植患者,氟伐他汀剂量不要超过 40mg/d;与吉非贝齐避免合用;③氟康唑:合用时氟伐他汀不应超过每次 20mg,每日 2 次;④米非司酮:停用米非司酮 2 周后再使用氟伐他汀。

(2)合用使氟伐他汀生物利用度降低,包括利福平、离子交换树脂:服用离子交换树脂(如考来烯胺、考来替泊)后至少 4 小时才能给予氟伐他汀钠。经 CYP2C9 代谢的药物(华法林、甲苯磺丁脲、双氯芬酸、苯妥英钠):合用苯妥英钠期间监测苯妥英钠的血药浓度;合用华法林密切监测患者 INR,必要时调整华法林剂量。

(3)秋水仙碱:合用出现肌肉毒性(包括肌肉疼痛、无力及横纹肌溶解)的报道。

4. **不良反应**　常见:胃肠道反应。特殊:肌痛、肝酶异常。严重:糖耐量异常,肝炎,认知障碍,血小板减少,横纹肌溶解与肌病。

5. **禁忌证**　活动性肝病患者,持续的无法解释的转氨酶升高患者,严重肾功能不全患者(血清肌酐>260μmol/L,肌酐清除率<30ml/min);肌病患者;妊娠期、哺乳期妇女以及有

可能妊娠而未采用适当避孕措施的妇女;对氟伐他汀或药物其他任何成分**过敏**者。

【患者用药交代】

1. 在用药前及用药期间,应给予患者标准的降胆固醇饮食控制。

2. 需要定期监测肝功能,如果谷丙转氨酶(GPT)或谷草转氨酶(GOT)升高大于正常值上限的 3 倍或以上,应停药。

3. 如出现不明原因的弥漫性肌肉疼痛,触痛或无力和/或明显的肌酸激酶水平显著升高,特别是伴有无力或发热或全身不适,要考虑肌病,须停药。无论是否确诊出现肌肉相关疾病,只要 CK 水平显著升高(超过正常值上限的 5 倍),则应停药。

4. 尚不明确对驾驶和操作机械的影响,但用药期间可能引起头晕、失眠或嗜睡。

5. 有生育能力的妇女用药期间应采取有效的避孕措施。

(二)贝特类

非 诺 贝 特

(Fenofibrate)

【适应证】

治疗成人饮食控制疗法效果不理想的高胆固醇血症、高甘油三酯血症,特别是饮食控制后血中胆固醇仍持续升高,或是有其他并发的危险因素时。

【药师知识储备】

1. **用法用量**　配合饮食控制,**微粒化胶囊**:口服,每次 0.2g(1 粒),每日 1 次,与餐同服。**普通片剂**:每次 0.1g,每日 3 次,维持剂量为每次 0.1g,每日 1~2 次。当胆固醇水平正常时,建议减少剂量。

2. **特殊人群用药及注意事项**　**妊娠期妇女**:国内资料建议禁用。**哺乳期妇女**:禁用,服药期间禁止哺乳。**老年人**:根据肾功能调整剂量。**儿童**:禁用。**肝、肾功能不全者**:禁用。**血液透析者**:禁用。

3. **重要相互作用**

(1)其他贝特类药物:合用会增加不良反应如横纹肌溶解症和两种分子间的药效拮抗作用的发生率,禁止联用。

(2)HMG-CoA 还原酶抑制剂:合用会增加不良反应如横纹肌溶解症的发生率,不建议合用。

(3)口服抗凝药:合用会增加出血的危险性,需谨慎使用。对 INR 进行更频繁的检查和监控。在用非诺贝特治疗期间和停药 8 日后,调节口服抗凝药剂量。

(4)环孢素:合用会增加肾功能损伤的风险。如果必须合用,监测肾功能并且使用非诺贝特的最低剂量。

(5)罗格列酮:合用导致 HDL-C 降低。合用时需严密监测胆固醇和 HDL-C 水平。

(6)依折麦布:合用会增加依折麦布的血药浓度,增加胆石症的风险。如果两药合用,应监测胆石症症状;如果疑似胆石症发生,考虑更改降脂治疗方案。

(7)格列美脲:合用会增加格列美脲的血药浓度,增加低血糖风险,需要定期监测血糖和低血糖症状。

4. **不良反应**　**常见**:胃肠道反应。**特殊**:肌炎、肌痛、肝酶异常。**严重**:肺栓塞、胰腺炎;肝炎、肝硬化;横纹肌溶解;血清肌酐上升。

5. **禁忌证**　活动性肝病患者(原发性胆汁性肝硬化,不明原因持续性肝功能异常);严重肾功能受损患者(包括接受透析患者);已知在治疗过程中使用非诺贝特或与之结构相似的药物,尤其是酮洛芬时,会出现光毒性或光敏反应;已知有胆囊疾病患者;儿童;妊娠期妇女;哺乳期妇女;对非诺贝特过敏者。

【患者用药交代】

1. 微粒化胶囊,与餐同服。同时进行标准的降胆固醇饮食控制。

2. 定期监测肝功能(在治疗的最初 12 个月,每隔 3 个月全面检查转氨酶浓度)、血常规、血胆固醇、甘油三酯、HDL-C、LDL-C、CK、VLDL。如出现肝炎症状(如黄疸、瘙痒)且实验室检查确认为肝炎,应停药;如果谷丙转氨酶(GPT)或谷草转氨酶(GOT)升高大于正常值上限的 3 倍或以上,应停药;如出现弥漫性肌肉疼痛、肌炎、肌痛性肌肉痉挛、肌无力、肌源性 CK 明显增高(超过正常值上限的 5 倍),则应停药。

3. 如疑似出现胆石症,应进行胆囊检查。如确诊时应停药。

4. 肾功能损害者、糖尿病患者、老年人应定期监测肾功能。

苯 扎 贝 特
(Bezafibrate)

【适应证】

用于治疗高甘油三酯血症、高胆固醇血症、混合型高脂血症。

【药师知识储备】

1. **用法用量**　片剂,口服。成人常用量:每日 3 次,每次 0.2 ~ 0.4g。可在饭后或与饭同服。疗效佳者维持剂量可为每日 2 次,每次 0.4g。缓释制剂服药剂量为 400mg/d,每日 1 次。肾功能障碍时按肌酐清除率调整剂量:40 ~ 60ml/min 时,每日 2 次,每次 0.4g;15 ~ 40ml/min 时,每日或隔 1 次,每次 0.4g;低于 15ml/min 时,每 3 日 1 次,每次 0.4g。

2. **特殊人群用药及注意事项**　**妊娠期妇女**:对妊娠期妇女的影响未知,但氯贝丁酯(相似药品)禁用于妊娠期妇女,因此苯扎贝特应避免用于妊娠期妇女。**哺乳期妇女**:慎用,服药期间不宜哺乳。**老年人**:根据肾功能调整剂量。**儿童**:儿童用药的安全性及有效性尚不明确,故不宜使用。

3. **重要相互作用**

(1)抗凝药:合用可明显增强口服抗凝药的作用,应注意降低口服抗凝药的剂量,经常监测凝血酶原时间以调整抗凝药剂量。

(2)其他高蛋白结合率的药物(包括:甲苯磺丁脲及其他磺脲类降糖药、苯妥英钠、呋塞米等):合用时导致其作用加强,在降血脂治疗期间服用上述药物,则应调整降糖药及其他药的剂量。

(3)HMG-CoA 还原酶抑制剂(如洛伐他汀等):合用时将增加两者严重肌肉毒性发生的危险,可引起肌痛、横纹肌溶解、血肌酸激酶增高等肌病,应尽量避免联合使用。

(4)免疫抑制剂(如环孢素):合用时可增加免疫抑制剂的血药浓度和肾毒性,有导致肾功能恶化的危险,合用时应减量或停药。

(5)其他有肾毒性的药物合用时也应注意。

4. **不良反应**　**常见**:胃肠道反应、头痛、眩晕。**特殊**:肌炎、肌痛、肝酶异常。**严重**:肌病和横纹肌溶解,并可导致肾衰竭、胆石症、白细胞减少、急性胰腺炎。

5. **禁忌证**　患胆囊疾病、胆石症者;肝功能不全或原发性胆汁淤积性肝硬化的患者;严重肾功能不全者;肾病综合征引起血白蛋白减少的患者;对苯扎贝特过敏者。

【患者用药交代】

1. 用药期间应定期检查。全血象及血小板计数;肝、肾功能试验;血脂;血肌酸激酶。

2. 如用药后临床上出现胆石症、肝功能显著异常、可疑的肌病症状(如肌痛、触痛、乏力等)或血肌酸激酶显著升高,则应停药。

3. 饮食疗法始终是治疗高血脂的首要方法,加上锻炼和减轻体重等方式,都将优于任何形式的药物治疗。

(三)烟酸类衍生物

阿 昔 莫 司

(Acipimox)

【适应证】

治疗高甘油三酯血症、高胆固醇血症、高甘油三酯合并高胆固醇血症。

【药师知识储备】

1. **用法用量** 胶囊剂,口服。高甘油三酯血症:每次 250mg,每日 2 次。高胆固醇血症:每次 250mg,每日 3 次。进餐时或餐后服用,通常在服药治疗 1 个月内血脂状况即有改善。长期服用的每日安全剂量可达 1 200mg。肌酐清除率 40~80ml/min 者,每日 250mg;20~40ml/min 者,隔日 250mg。

2. **特殊人群用药及注意事项** **妊娠期妇女**:禁用。**哺乳期妇女**:禁用,服药期间禁止哺乳。

3. **重要相互作用** 他汀或贝特类药物:合用时应谨慎不良反应。

4. **不良反应** **常见**:胃肠道反应、血管扩张、潮红。**特殊**:肌炎、肌痛。**严重**:风疹;眼睑和/或唇水肿;皮疹;哮喘样呼吸困难和低血压。

5. **禁忌证** 消化性溃疡患者;妊娠期妇女;哺乳期妇女;儿童;严重肾功能损害(肌酐清除率<30ml/min)者。

【患者用药交代】

1. 适当饮食控制血脂,同时需要戒酒、运动以及减轻体重,以免发生肥胖。

2. 建议患者长期接受阿昔莫司治疗,应在治疗前检测包括血脂谱在内的所有基线值,并定期检测血脂,监测肝功能和肾功能。

(四)胆固醇吸收抑制剂

依 折 麦 布

(Ezetimibe)

【适应证】

单独或与 HMG-CoA 还原酶抑制剂(他汀类)合用可降低总胆固醇(TC)、低密度脂蛋白胆固醇(LDL-C)、载脂蛋白 B(Apo B)。用于治疗高胆固醇血症、为其他降脂治疗的辅助疗法,或在其他降脂治疗无效时用于降低纯合子家族性高胆固醇血症患者。作为饮食控制以外的辅助治疗,用于降低纯合子家族性谷甾醇血症患者的谷甾醇和植物甾醇水平。

【药师知识储备】

1. **用法用量** 片剂,口服。本品推荐剂量为每日 1 次,每次 10mg,可单独服用、或与他汀类联合应用、或与非诺贝特联合应用。本品可在一日之内任何时间服用,可空腹或与食物同时服用,但每日服药时间应相同。

2. **特殊人群用药及注意事项** **妊娠期妇女**:禁用。**哺乳期妇女**:禁用,服药期间禁止哺乳。儿童:小于 10 岁儿童不推荐应用本品。

3. **重要相互作用**

(1)胆酸螯合剂:合用应在服用胆酸螯合剂之前 2 小时以上或在服用之后 4 小时以上服用依折麦布。

（2）贝特类：除非诺贝特外，不推荐与其他贝特类合用（与非诺贝特合用会增加胆石症的风险，监测胆石症症状，必要时选择其他降脂药品）。

（3）环孢素：合用会增加两者的血药浓度，应监测环孢素浓度和依折麦布的毒性反应，依折麦布的剂量应小于推荐剂量（5mg）。

（4）抗凝药：合用华法林、其他香豆素类抗凝药或氟茚二酮时，应适当监测国际标准化比值（INR）。

4. 不良反应 **常见**：胃肠道反应、乏力。**特殊**：肌痛、肝酶异常。**严重**：周围水肿；横纹肌溶解与肌病；肝炎；胆囊炎；胰腺炎。

5. 禁忌证 活动性肝病，或不明原因的血清转氨酶持续升高者；所有 HMG-CoA 还原酶抑制剂被限制使用于妊娠期及哺乳期妇女；对本品任何成分过敏者。

【患者用药交代】

1. 保持降胆固醇饮食。

2. 若确诊或怀疑出现肌病时，应立即停药。

3. 定期监测肝功能，GPT 或 GOT 持续升高超过正常值上限的 3 倍以上时停药。

4. 定期检测 LDL-C、HDL-C、TC、TG、载脂蛋白 B。

降脂药物选择原则，见表 2-24；药物相互作用（总论），见表 2-25；药物相互作用（分论），见表 2-26；降脂药物特点汇总，见表 2-27；降脂药物药动学汇总，见表 2-28。

表 2-24 降脂药物选择原则

分类	优先选择药物
为 LDL-C 达标的首选药物、对于有高 TG 血症的高危个体	他汀类
对于中等强度他汀类治疗胆固醇水平不达标或不耐受者	他汀类与依折麦布或胆汁酸螯合剂
纯合子家族性高胆固醇血症（HoFH）及黄色瘤患者，有减轻皮肤黄色瘤的作用	普罗布考
推荐应用药物治疗严重高 TG 血症（TG>5.7mmol/L）。对于 TG≥2.3mmol/L 且 HDL-C<1.0mmol/L 的患者进行一级预防和二级预防可能改善 ASCVD 的预后	贝特类
作为治疗高 TG 血症的辅助用药 不用于接受强化他汀类治疗且 LDL-C 已达标的患者	烟酸类
对于尽管使用了他汀类治疗，TG 仍>2.3mmol/L 的高危患者	非诺贝特与他汀类联合

表 2-25 降脂药物相互作用（总论）

药物	相互作用药物	相互作用结果
他汀类	抗感染药物：伊曲康唑、泊沙康唑、克拉霉素、泰利霉素、HIV 蛋白酶抑制剂 钙通道阻滞药：维拉帕米、地尔硫草、氨氯地平 其他：环孢素、达那唑、胺碘酮、雷诺嗪、葡萄柚汁、奈法唑酮、吉非贝齐	通过 CYP3A4 代谢可能与他汀类相互作用导致肌病或横纹肌溶解风险增高
胆酸螯合剂	很多常用的处方药存在重要的药物相互作用	故应在服用其他药物之前 4 小时或之后 1 小时使用

注：考来维仑与其他药物的相互作用较少，能够与他汀类药物和几种其他药物一起服用。

表 2-26　降脂药物相互作用(分论)

药物	相互作用药物	相互作用结果
阿托伐他汀	CYP3A4 抑制剂、纤维酸衍生物、调脂剂量的烟酸、环孢素、大环内酯类抗感染药、HIV 蛋白酶抑制剂、唑类抗真菌药、贝特类调脂药、奈法唑酮、地尔硫䓬、胺碘酮、夫西地酸、葡萄柚汁	合用会增加肌病或横纹肌溶解的风险
	利福平和其他细胞色素 P4503A4 诱导剂	合用使阿托伐他汀血浆浓度产生不同水平的降低。建议阿托伐他汀与利福平同时给药
	地高辛	合用使地高辛的稳态血浆浓度增加约 20%。监测地高辛的水平和心脏情况,必要时调整地高辛剂量
	口服避孕药	合用会增加炔诺酮和炔雌醇的药-时曲线下面积(AUC)约 30% 和 20%
	华法林	合用时凝血酶原时间在最初几日内轻度下降,15 日后恢复正常
	果胶	合用可降低 HMG-CoA 还原酶抑制剂的作用。给予 HMG-CoA 还原酶抑制剂 2 小时前或 4~6 小时后使用果胶
普伐他汀	红霉素、克拉霉素、环孢素等免疫抑制剂、烟酸、贝特类(吉非贝齐)、秋水仙碱	合用会增加其他 HMG-CoA 还原酶抑制剂引起肌病的可能性
辛伐他汀	CYP3A4 抑制剂(包括:伊曲康唑、红霉素、克拉霉素、泰利霉素、HIV 蛋白酶抑制剂,或奈法唑酮)、吉非贝齐、达那唑、环孢素、其他贝特类(非诺贝特除外)、烟酸(≥1g/d)、胺碘酮、氨氯地平、雷诺嗪、维拉帕米、地尔硫䓬、夫西地酸、洛美他派、葡萄柚汁	合用会增加肌病或横纹肌溶解的危险
	香豆素衍生物	合用可中度提高香豆素类抗凝药的抗凝效果,合用时在辛伐他汀使用之前、使用期间、剂量调整以及停药时应监测凝血原时间
	地高辛	合用会增加地高辛的浓度。如需要合用,监测地高辛的浓度,必要时调整剂量
	考来替泊、考来烯胺	合用使辛伐他汀生物利用度降低,应在服用后 4 小时后服用

药物	相互作用药物	相互作用结果
瑞舒伐他汀	环孢素、吉非贝齐和其他降脂药物、非诺贝特、其他贝特类、烟酸(≥1g/d)、蛋白酶抑制剂(包括:司普瑞韦、阿扎那韦/利托那韦、洛匹那韦/利托那韦)、伊曲康唑(CYP3A4抑制剂)、依折麦布、厄洛替尼、秋水仙碱	合用会增加瑞舒伐他汀的暴露量,增加肌病或横纹肌溶解的危险
	维生素 K 拮抗剂	合用会增加出血的风险,定期检测 INR 直至稳定。如果瑞舒伐他汀钙的剂量发生变化,需要重新监测 INR
	抗酸药:含氢氧化铝镁的抗酸药混悬液	合用可使瑞舒伐他汀的血浆浓度降低约 50%。如果在服用本品 2 小时后再给予抗酸药,这种影响可减轻
	口服避孕药,激素替代治疗(HRT)	合用使炔雌醇和炔诺酮的 AUC 分别增加 26% 和 34%
	胺碘酮	合用可升高血清转氨酶水平,合用需监测转氨酶的基础水平并定期监测,同时需监测肝功能不全或肌病的症状
	红霉素	合用可导致瑞舒伐他汀的 $AUC_{0\sim t}$ 下降 20%、C_{max} 下降 30%。这种相互作用可能是由红霉素引起的胃肠运动增加所致
氟伐他汀	苯扎贝特、非诺贝特、免疫抑制剂(包括:环孢素)、吉非贝齐、烟酸和红霉素、氟康唑、秋水仙碱	合用可使氟伐他汀的生物利用度增加
	米非司酮	合用会增加氟伐他汀的血药浓度。应停用米非司酮 2 周后再使用氟伐他汀
	离子交换树脂	合用使氟伐他汀生物利用度降低。服用离子交换树脂后至少 4 小时才能给予氟伐他汀
	利福平	合用使氟伐他汀的生物利用度降低约 50%
	经 CYP2C 代谢的药物(华法林、甲苯磺丁脲、双氯芬酸、苯妥英钠)	体外研究结果提示氟伐他汀可能影响细胞色素 P450(CYP2C)的活性,合用可能发生相互作用,合用苯妥英钠期间监测苯妥英钠的血药浓度;合用华法林期间密切监测患者 INR,必要时调整华法林剂量

续表

药物	相互作用药物	相互作用结果
非诺贝特	其他贝特类药物,HMG-CoA 还原酶抑制剂:阿托伐他汀、氟伐他汀	合用会增加不良反应如横纹肌溶解
	口服抗凝药:如双香豆素	合用会增加出血的危险性。对 INR 进行更频繁的检查和监控。在用非诺贝特治疗期间和停药 8 日后,调节口服抗凝药的剂量
	环孢素	合用会增加肾功能损伤的风险。如果必须合用,监测肾功能并且使用最低剂量
	罗格列酮	合用可导致 HDL-C 降低。合用时需严密监测胆固醇和 HDL-C 水平
	依折麦布	合用会增加依折麦布的血药浓度,增加胆石症的风险。如果两药合用,监测胆石症的症状和信号,如果疑似胆石症发生,考虑更改降脂治疗方案
	格列美脲	合用会增加格列美脲的血药浓度,增加低血糖风险,需要定期监测血糖和低血糖症状
苯扎贝特	HMG-CoA 还原酶抑制剂	合用将增加两者严重肌肉毒性发生的危险。应尽量避免联合使用
	抗凝药	合用会增强口服抗凝药的作用,应注意降低口服抗凝药的剂量,经常监测凝血酶原时间以调整抗凝药剂量
	免疫抑制剂(如环孢素)	合用会增加免疫抑制剂的血药浓度和肾毒性,有导致肾功能恶化的危险,合用时应减量或停药。其他有肾毒性的药物合用时也应注意
	其他高蛋白结合率的药物(包括:甲苯磺丁脲及其他磺脲类降糖药、苯妥英钠、呋塞米等)	合用可导致作用加强,在降血脂治疗期间服用上述药物,则应调整降糖药及其他药的剂量
依折麦布	胆酸螯合剂	应在服用胆酸螯合剂之前 2 小时以上或在服用之后 4 小时以上服用
	贝特类	除非诺贝特外,不推荐此两种药物合用(与非诺贝特合用增加胆石症的风险,监测胆石症症状,必要时选择其他降脂药品)
	环孢素	合用会增加环孢素和依折麦布的血药浓度,应监测环孢素浓度和依折麦布的毒性反应,依折麦布的剂量应小于推荐剂量(5mg)
	抗凝药	与香豆素类抗凝药或氟茚二酮合用时,应适当监测国际标准化比值(INR)

表 2-27 降脂药物特点汇总

分类	代表药品	作用机制	不良反应	禁忌证	注意事项
他汀类	阿托伐他汀	HMG-CoA 还原酶抑制剂	肌痛;骨骼肌、横纹肌溶解;肌病、肌腱断裂;肝酶异常;肝衰竭	活动性肝脏疾病、原因不明的肝脏转氨酶持续升高;已知对本品中任何成分过敏;妊娠期或可能受孕的育龄妇女;哺乳期妇女	有肾损害病史者需密切监测药物对骨骼肌的影响。对于任何弥漫性肌痛、肌压痛或无力和/或显著的肌酸激酶升高患者应考虑为患肌病,尤其是伴有不适或发热时。若肌肉症状严重,引起日常不适,即使 CK 未超过正常值上限的 5 倍,也应考虑终止治疗。任何患者如有急性、低血压、大的外科手术、创伤、严重代谢、内分泌或电解质紊乱,未控制的癫痫发作)易诱发继发于肌溶解的肾衰竭,应暂停或中断治疗。如果 GPT 或 GOT 持续升高超过正常值上限的 3 倍以上,建议减低本品用药剂量或应停止使用。于治疗前,治疗开始后 12 周和剂量增加后 12 周监测肝功能;长期治疗应定期监测肝功能。用药期间出现任何提示有肝功能损害的症状或体征时应及时检查肝功能。当其他药物与能够降低内源性胆固醇水平或活性胆固醇的药物如螺内酯、西咪替丁合用时应谨慎使用。乳糖不耐症有罕见的遗传性半乳糖不耐受性、乳糖酶缺乏症或葡萄糖-半乳糖吸收不良等患者不应服用。
贝特类	非诺贝特	抑制 VLDL 和甘油三酯的生成,及增强其分解	胃肠道反应、肌炎、肌痛,肝酶异常、肺栓塞、胰腺炎;肝炎、肝硬化、横纹肌溶解;血清肌酐上升	活动性肝病患者、不明原因的肝功能异常持续性肝功能异常;严重肾功能受损患者;已知在治疗过程中使用非诺贝特或之结构相似的药物;已知有胆囊疾病者;儿童;妊娠期妇女;哺乳期妇女;对非诺贝特过敏者	在使用药前及用药期间,应给予患者标准的降胆固醇饮食控制。如用药 3~6 个月后血脂未见明显改善,应考虑补充治疗或采用其他治疗。如出现弥漫性肌肉疼痛、肌炎、肌痛、肌源性肌肉痉挛、肌无力,应停药,若实验室检查确认肌源性 CK 明显增高(超过正常值上限的 5 倍),则应停药。如出现肝炎症状(如黄疸、瘙痒)日实验室检查确认为肝炎,应停药。如果谷丙转氨酶(GPT)或谷草转氨酶(GOT)升高大于正常上限的 3 倍或以上,应停药。如疑似出现胆结石症,应进行胆囊检查。如确诊,应停药。用药期间应定期监测:肝功能(在治疗的最初 12 个月,每隔 3 个月全面检查转氨酶浓度),肾功能、血常规、血胆固醇、甘油三酯 LDL、CK、VLDL。肾功能损害患者、糖尿病患者、老年人应定期监测肾功能。用药最初数个月内监测 HDL-C。用药贮藏于 20℃(不超过 20℃),干燥处保存。微粒化胶囊,与餐同服。将胶囊整个吞服。先天性半乳糖血症、葡萄糖-半乳糖吸收不良,或乳糖酶缺乏患者禁用

续表

分类	代表药品	作用机制	不良反应	禁忌证	注意事项
烟酸	阿昔莫司	抑制游离脂肪酸从脂肪组织释放	胃肠道反应,血管扩张,潮红。特殊:肌炎,肌痛。严重,风险;眼睑样水和/或皮疹;肿,喘样呼吸困难和低血压	消化性溃疡患者;妊娠期妇女;哺乳期妇女;女;儿童(鲁南贝特);严重肾功能损害(肌酐清除率<30mL/min)者(辉瑞,CFDA要求)	应采用适当饮食控制血脂,同时需要戒酒,运动以及减轻体重,以免发生肥胖。建议患者长期接受阿昔莫司治疗时,应在治疗前检测包括血脂谱在内的所有基线值,并定期检测血脂,应监测肝功能和肾功能。30℃以下贮存
胆固醇吸收抑制剂	依折麦布	抑制小肠对胆固醇的吸收	胃肠道反应,乏力。特殊:肌痛,肝酶异常,严重:肌周围水肿;横纹肌溶解与肌病;肝炎;胆囊炎;胰腺炎	活动性肝病或不明原因的血清转氨酶持续升高患者;所有HMG-CoA还原酶抑制剂被限制使用于妊娠期及哺乳期妇女;对本品任何成分过敏者	在治疗开始前,应给予患者标准的降胆固醇饮食控制,并在治疗期间保持饮食控制。用药期间定期检测LDL-C、HDL-C、TC、TG、载脂蛋白B。与他汀类或非诺贝特药物合用时,请参考该他汀类药物的使用说明书。与他汀类联合应用时,治疗前应进行肝功能测定,同时参照他汀类药物的使用说明书。若转氨酶升高超过正常值上限的3倍,应停药。鉴于依折麦布长期应用对中度或重度肝功能不全患者的影响尚未明确,故不推荐此类患者使用。所有患者在开始治疗时,应被告知肌病发生的危险性,并被告知要速报告任何不明原因的肌痛、触痛或无力。如果患者被诊断为或疑似肌病时,应立即停用依折麦布。出现以上的症状以及正在合用的任何一种他汀类药物,水平>10×ULN时表明发生肌病。

表2-28 降脂药物药动学汇总

分类	药品名称	剂量	日最大剂量	肝功能不全	肾功能不全	代谢途径及酶	排泄途径	起效时间	作用达峰时间	作用持续时间/h	$t_{1/2}$/h	蛋白结合率/%	分布容积/L	生物利用度/%
他汀类	阿托伐他汀钙	10~80mg, q.d.	80mg	禁用	不减量	CYP3A4	粪便+尿液98/2	–	–	20~30	14	98	38	14
	氟伐他汀钠	20~80mg, q.d.	80mg	禁用	重度禁用	CYP2C9	粪便+肾脏90/5	–	4周	–	服用40mg: 2.3±0.9	98	–	24
	普伐他汀钠	10~80mg, q.d.	80mg	禁用	重度肾功能损害的患者初始剂量为每日10mg	不依赖细胞色素P450	粪便+尿液70/20	–	–	–	1.5~2	50	–	17
	瑞舒伐他汀钙	5~40mg, q.d.	20mg	禁用	重度禁用	CYP2C9 CYP2C19 CYP3A4	粪便+尿液90/10	2周	4~6周	–	19	90	134	20
	辛伐他汀	5~40mg, q.d.	40mg	禁用	重度肾功能不全的患者建议起始量应为每日5mg	CYP3A4	粪便+尿液60/13	2周	4~6周	–	3	95	–	5%
贝特类	苯扎贝特	0.2~0.4g, t.i.d.		禁用	减量	–	肾脏	–	–	–	1.5~2	95%	–	–
	非诺贝特	10~20mg, t.i.d.		禁用	重度禁用	酯酶水解	尿液	–	–	–	20	99%	–	生物利用度低
烟酸类	阿昔莫司	250mg b.i.d.~t.i.d.		重度禁用	重度禁用	不代谢	尿液	–	–	–	2	不结合	–	–
其他	依折麦布	10mg, q.d.		轻度不减量	不减量		粪便+肾脏78/11	–	–	–	22	结合物:99.7%; 原型:88%~92%	–	–

（屈芬芬　马　乐）

附：缩略语

NSAIDs：非甾体抗炎药

MAOIs：单胺氧化酶抑制剂

DKA：糖尿病酮症酸中毒

SMBG：自我血糖监测

ACEIs：血管紧张素转化酶抑制剂

ARB：血管紧张素Ⅱ受体拮抗剂

HDL-C：高密度脂蛋白胆固醇

LDL-C：低密度脂蛋白胆固醇

ESRD：终末期肾病

C_{max}：最大血药浓度

SUs：磺酰脲类

ZDs：噻唑烷二酮类

AGI：α-糖苷酶抑制剂

参考文献

［1］中华医学会糖尿病学分会. 中国 2 型糖尿病防治指南（2017 年版）. 中国实用内科杂志,2018,38（4）:292-344.

［2］中华医学会内分泌学分会. 中国甲状腺疾病诊治指南. 中华内科杂志,2007,46（10）:876-882.

［3］中国老年学学会骨质疏松委员会. 中国人群骨质疏松症防治手册（2013 年版）. 中国骨质疏松杂志,2013:50.

［4］国家基本药物临床应用指南和处方集编委会. 国家基本药物临床应用指南（化学药品和生物制品）2018 年版. 北京:人民卫生出版社,2019:206.

［5］中华医学会风湿病学分会. 2016 中国痛风诊疗指南. 中华内科杂志,2016,55（11）:892-899.

［6］高尿酸血症相关疾病诊疗多学科共识专家组. 中国高尿酸血症相关疾病诊疗多学科专家共识. 中华内科杂志. 2017,56（3）:235-236.

［7］张冰清,盛峰,谷俊杰,等.《2015 年美国风湿病学会/欧洲抗风湿联盟痛风分类标准》摘译. 中华临床免疫和变态反应杂志,2015,9（4）:333-336.

［8］中国成人血脂异常防治指南修订联合委员会. 中国成人血脂异常防治指南（2016 年修订版）. 中华全科医师杂志,2017,16（1）:15-35.

第三章 神经系统疾病

第一节 疼　　痛

一、概述

疼痛(pain)是机体对伤害性刺激所引起的反应(躯体运动性反应和/或内脏自主性反应),常伴有不愉快的情绪体验。它是一种复杂的生理心理活动,是临床上最常见的症状之一。某些长期的剧烈疼痛,能影响机体正常功能的发挥,引发不良的情绪和心理活动,是一种难以忍受的折磨。因此必须合理使用镇痛药,缓解疼痛和减轻患者痛苦。

二、诊断要点

疼痛既可能是一种疾病,也可能只是某些疾病的一个症状,因此详细了解病史、细心的体格检查和完善的辅助诊断,对于诊断和鉴别诊断就显得十分重要,尽量在实施治疗前明确诊断。

疼痛诊断的标准和程序是:①根据患者主诉详细询问病史;②根据主诉和病史,重点进行专科体格检查,确定压痛点和阳性体征;③同时进行全面体格检查,发现或排除其他系统疾病;④根据病史和体格检查后的初步诊断,进行必要的实验室检查和其他辅助检查,如 CT、MRI、超声波、肌电图、神经电生理和心电图等;⑤必要时行诊断性神经阻滞。

三、治疗方案

(一) 疼痛的治疗方法

根据引起疼痛的原因和疼痛的特点,决定治疗方法。疼痛的治疗方法包括祛除疼痛病因、阻断疼痛信号传递和提高痛阈 3 方面。对慢性疼痛目前主张采取综合治疗原则。对于内、外科及其他专科疾病引发的疼痛症状,主要的治疗是祛除病因,同时也应治疗疼痛症状。目前疼痛治疗手段在不断地增加,治疗方法包括药物治疗、中医中药与针灸疗法、物理治疗、心理治疗、神经阻滞疗法、神经毁损疗法、经皮神经电刺激疗法、脊髓电刺激治疗、经皮椎间盘切吸术或椎间盘化学髓核溶解术等微创介入治疗、手术治疗。

（二）疼痛治疗药物

1. 在临床疼痛治疗中,常用的有麻醉性镇痛药、非甾体抗炎药（NSAIDs）、抗抑郁药、抗焦虑与镇静催眠药、糖皮质激素等。本节主要介绍麻醉性镇痛药。

2. 麻醉性镇痛药又称为阿片类镇痛药,它是治疗疼痛的主要药物。常用的药物有吗啡、芬太尼等。该类药物与中枢神经系统内的阿片受体结合而产生镇痛作用。按药物与阿片受体的关系,将麻醉性镇痛药及其拮抗药分为 3 类:

（1）阿片受体激动剂:主要激动 μ 受体,如吗啡、芬太尼、可待因、哌替啶等。吗啡是经典的阿片受体激动剂,临床上有口服、针剂以及即释、控释等多种剂型。芬太尼透皮贴剂（多瑞吉）也已广泛用于临床,主要适用于治疗中、重度慢性疼痛。该贴剂能持续释放芬太尼进入血液循环达 72 小时。首次使用时,经 6 ~ 12 小时,芬太尼的血药浓度即可产生镇痛效应,经 12 ~ 14 小时芬太尼达稳定状态,可维持 72 小时,每 72 小时更换一次,当取下停用时,血浆芬太尼浓度逐渐下降,经 17 小时（13 ~ 22 小时）下降约 50%。

（2）阿片受体激动-拮抗剂:又称部分激动剂,主要激动 κ 和 σ 受体,对 μ 受体有不同程度的拮抗作用,如喷他佐辛等。

（3）阿片受体拮抗剂:主要拮抗 μ 受体,对 κ 和 δ 受体也有一定的拮抗作用,如纳洛酮等。

四、常用药物与用药交代

阿　片
（Opium）

【适应证】

用于某些腹泻和肛门手术后,亦可用于镇痛、镇咳。

【药师知识储备】

1. **用法用量**　片剂,口服,每次 50 ~ 100mg,每日 3 次。

2. **特殊人群用药及注意事项**　**妊娠期妇女**:X 级,禁用。**哺乳期妇女**:禁用,服药期间禁止哺乳。**儿童**:婴幼儿禁用。**肝功能不全者**:严重肝功能不全者禁用。

3. **重要相互作用**　尚未观察到药物相互作用。

4. **不良反应**　常见:便秘,老年人还有排尿困难。

5. **禁忌证**　肠炎或巨结肠急性炎症患者;严重肝功能不全患者;肺源性心脏病患者;支气管哮喘患者;妊娠期及哺乳期妇女;婴幼儿禁用。

【患者用药交代】

本品长期服用可致依赖性,戒断症状显著,用量宜逐渐递减。

吗　啡
（Morphine）

【适应证】

强效镇痛药,普通片适用于其他镇痛药无效的急性剧痛,如严重创伤、战伤、烧伤、晚期癌症等疼痛。缓释片主要适用于晚期癌症患者镇痛。

【药师知识储备】

1. **用法用量**　口服。**普通片**：常用剂量为每次 5～15mg，每日 15～60mg。极量为每次 30mg，每日 100mg。对于重度癌痛患者，应按时口服，个体化给药，逐渐增量，以充分缓解癌痛。首次剂量范围可较大，每日 3～6 次，临睡前一次剂量可加倍。**缓释片**：成人每隔 12 小时按时服用 1 次，用量应根据疼痛的严重程度、年龄及服用镇痛药史决定用药剂量，个体间可存在较大差异。最初应用本品者，宜从每 12 小时服用 10mg 或 20mg 开始，根据镇痛效果调整剂量，以及随时增加剂量，达到缓解疼痛的目的。

2. **特殊人群用药及注意事项**　哺乳期妇女：禁用，禁用于临盆产妇。老年人：慎用。儿童：婴幼儿慎用，未成熟新生儿禁用。

3. **重要相互作用**

（1）与吩噻嗪类、镇静催眠药、单胺氧化酶抑制剂、三环类抗抑郁药、抗组胺药等合用，可加剧及延长吗啡的抑制作用。

（2）本品可增强香豆素类药物的抗凝血作用。

（3）与西咪替丁合用，可能引起呼吸暂停、精神错乱、肌肉抽搐等。

4. **不良反应**　①连用 3～5 日即产生耐药性，1 周以上可成瘾，需慎用。但对于晚期中、重度癌痛患者，如果治疗适当，少见依赖及成瘾现象；②恶心、呕吐、呼吸抑制、嗜睡、眩晕、便秘、排尿困难、胆绞痛等，偶见瘙痒、荨麻疹、皮肤水肿等过敏反应；③本品急性中毒的主要症状为昏迷，呼吸深度抑制、瞳孔极度缩小、两侧对称，或呈针尖样大、血压下降、发绀、尿少、体温下降、皮肤湿冷、肌无力，由于严重缺氧致休克、循环衰竭、瞳孔散大、死亡；④中毒解救距口服 4～6 小时内应立即洗胃以排出胃中药物。采用人工呼吸、给氧、给予升压药提高血压，β 肾上腺素受体拮抗剂可减慢心率、补充液体维持循环功能。

5. **禁忌证**　呼吸抑制已显示发绀、颅内压增高和颅脑损伤、支气管哮喘、肺源性心脏病代偿失调、甲状腺功能减退、皮质功能不全、前列腺肥大、排尿困难及严重肝功能不全、休克尚未纠正控制前、炎症性肠梗阻等患者禁用。

【患者用药交代】

1. 药品遇光易变质，注意避光、密闭保存。缓释片必须整片吞服，不可截开或嚼碎。

2. 可干扰对脑脊液压升高的病因诊断，这是因为本品使二氧化碳潴留，脑血管扩张的结果。

3. 对血清碱性磷酸酶、谷丙转氨酶、谷草转氨酶、胆红素、乳酸脱氢酶等测定有一定影响，故应在本品停药 24 小时以上方可进行以上项目测定，以防可能出现假阳性。

4. 吗啡过量可致急性中毒，成人中毒量为 60mg，致死量为 250mg。对于重度癌痛患者，吗啡使用量可超过上述剂量（即不受《中国药典》中关于吗啡极量的限制）。

羟　考　酮

（Oxycodone）

【适应证】

缓解持续的中至重度疼痛。

【药师知识储备】

1. **用法用量**　缓释片，口服。初始用药剂量一般为 5mg，每 12 小时服用 1 次，然后根据病情仔细滴定剂量,直至理想镇痛;最高用药剂量一般为 200mg/12h,少数患者可能需要更高的剂量。

2. **特殊人群用药及注意事项**　**妊娠期妇女**:禁用。**哺乳期妇女**:禁用,服药期间禁止哺乳。**儿童**:不推荐用于 18 岁以下的儿童。**老年人**:成人服药剂量和用药间隔亦适用于老年患者。

3. **重要相互作用**

(1)与下列药合用会有叠加作用,出现呼吸抑制、低血压、深度镇静或昏迷等症状:镇静剂、麻醉剂、催眠药、酒精、抗精神病药、抗抑郁药、肌肉迟缓剂、吩噻嗪类和降压药。

(2)使用激动-拮抗混合型镇痛药(如喷他佐辛、纳布啡和布托啡诺)时应谨慎,可能会降低羟考酮的镇痛作用,会出现戒断症状。

(3)避免同时使用单胺氧化酶抑制剂。

(4)合用可能抑制羟考酮代谢的药物包括:西咪替丁和红霉素等。

4. **不良反应**　**常见**:便秘、恶心、呕吐、头晕、口干、多汗、瘙痒、嗜睡和乏力。**偶见**:畏食、精神错乱、消化不良、失眠抑郁、呼吸困难、直立性低血压、皮疹、腹痛、呃逆。**罕见**:心悸、支气管痉挛、肠梗阻、言语障碍、戒断综合征、过敏反应。

5. **禁忌证**　缺氧性呼吸抑制、颅脑损伤、麻痹性肠梗阻、急腹症、胃排空延迟、慢性阻塞性呼吸道疾病、肺源性心脏病、急性或严重支气管哮喘、高碳酸血症、已知对羟考酮过敏、中至重度肝功能障碍、重度肾功能障碍(肌酐清除率<10ml/min)、慢性便秘、同时服用单胺氧化酶抑制剂、停用单胺氧化酶抑制剂<2 周的患者。妊娠期或哺乳期妇女禁用。手术前或手术后 24 小时内不宜使用。

【患者用药交代】

1. 必须整片吞服,不得掰开、咀嚼或研磨。

2. 用药期间禁酒,羟考酮与酒精或其他具有抑制中枢神经系统作用的违禁药品合用具有累加效应。

3. 休克和低血压患者慎用。

4. 羟考酮可能改变患者的反应能力,因此,如患者的反应能力受到药物影响,不得从事驾驶车辆或操作机械等工作。

5. 对于接受阿片类药物治疗的术后患者,应密切监视其肠蠕动的降低,服药期间一旦发生或怀疑麻痹性肠梗阻时应立即停药。

6. 此类药物具有耐受性和躯体依赖性,突然停药会出现戒断综合征,应逐渐减量。

芬　太　尼
(Fentanyl)

【适应证】

用于治疗中至重度慢性疼痛以及那些只能依靠阿片类镇痛药治疗的难以消除的疼痛。

【药师知识储备】

1. **用法用量**　透皮贴,外用。在躯干或上臂未受刺激及未受照射的平整皮肤表面贴用。初始剂量选择应依据患者目前使用阿片类药物的剂量而定;剂量的调整及维持,每72小时更换一次本品贴剂,若首次使用后镇痛不足,可每3日进行一次剂量调整;治疗终止时,应逐渐开始其他阿片类药物的替代治疗,并从低剂量起缓慢加量。

2. **特殊人群用药及注意事项**　**哺乳期妇女**:禁用,服药期间禁止哺乳。**老年人**:应严密监测老年患者使用芬太尼的毒性症状,必要时可减量。**肾功能不全者**:轻至中度肾功能不全者,常从剂量的一半开始使用,密切监测镇静和呼吸抑制体征;重度肾损害者应避免使用本品。**肝功能不全者**:轻至中度肝功能不全者,常从剂量的一半开始使用,密切监测镇静和呼吸抑制体征;重度肝损害者应避免使用本品。

3. **重要相互作用**

(1)同时使用其他中枢神经系统抑制剂,可产生附加的抑制作用的药物包括:镇静剂(如苯二氮䓬)、催眠药、全身麻醉剂、吩噻嗪类、安定类、肌肉松弛药、镇静性抗组胺药及酒精饮料。

(2)与影响CYP3A4同工酶系的药物(伊曲康唑、克拉霉素、胺碘酮、地尔硫䓬、红霉素、利福平、卡马西平、苯巴比妥、苯妥英钠)合用,可能引起严重的呼吸抑制,应密切监测,必要时调整剂量。

(3)单胺氧化酶抑制剂(MAOIs):本品不推荐用于使用单胺氧化酶抑制剂的患者,会加强阿片作用和5-羟色胺作用。

(4)5-羟色胺能药物:两者合用,会增加5-羟色胺综合征的风险。

4. **不良反应**　**常见**:反复使用可能出现耐药、躯体依赖和心理依赖。

5. **禁忌证**　已知对芬太尼或本贴剂中黏附剂敏感的患者;急性疼痛和手术后疼痛的治疗;40岁以下非癌性慢性疼痛患者(艾滋病、截瘫患者疼痛治疗不受年龄及疼痛病史的限制)。

【患者用药交代】

1. 应在躯干或上臂未受刺激及未受照射的平整皮肤表面贴用。如有毛发,应在使用前剪除(勿用剃须刀剔除)。使用前可用清水清洗贴用部位,不能使用肥皂、油剂、洗剂或其他可能刺激皮肤或改变皮肤性状的用品;使用贴剂前皮肤应完全干燥。使用时用手掌用力按压30秒,尤其注意边缘部分,一贴可持续72小时,注意更换时要更换贴用部位。

2. 呼吸抑制是本品的主要风险,开始本品治疗时,要密切监测患者的呼吸抑制,尤其在首次给药后血清药物浓度达峰的初始24~72小时内,以及增加剂量后。

3. 热暴露可增加芬太尼的吸收,提醒患者用药期间避免进行导致体温升高的剧烈运动,避免将用药部位及周围区域直接暴露于外部热源,以免发生药物过量和死亡。

4. 本品可能产生心动过缓,尤其开始用药时,应密切监测缓慢型心律失常患者的心率变化。

5. 用药期间患者不得驾驶车辆或机械操作,除非患者对本品的作用耐受。

6. 药物过量应立即治疗呼吸抑制,去除贴剂,进行躯体或言语刺激,可使用拮抗剂纳洛酮;若发生严重或持续低血压,应考虑是否血容量过低,进行适当的输液治疗。

常用麻醉镇痛药的比较,见表3-1。

表3-1　常用麻醉镇痛药的比较

药品名称	镇痛程度	成瘾性	剂量	肝功能不全	肾功能不全	代谢及排泄	半衰期	不良反应	禁忌证	注意事项	其他
阿片片	镇痛镇咳	有	每次50~100mg	禁用	禁用	—	—	便秘,老年人还有排尿困难	肠炎或巨结肠急性炎症;严重肝功能不全、肺源性心脏病、支气管哮喘、妊娠期及哺乳期妇女、婴幼儿	本品可通过胎盘屏障到达胎儿体内,部分从经乳汁排出,故禁用于妊娠期及哺乳期妇女	遮光,密封保存
盐酸吗啡片	强效镇痛药,适用于其他镇痛药无效的急性剧痛	有	每次5~15mg	禁用	禁用	肝脏代谢为有活性的吗啡-6-葡糖醛酸,肾脏排泄	2~3小时	眩晕、恶心、呕吐、直立性低血压;耐受性及依赖性;急性中毒	支气管哮喘、肺源性心脏病代偿失调,甲状腺功能减退,皮质功能不全、前列腺肥大、排尿困难及严重肝功能不全、炎症性肠梗阻等	药品遇光易变质,注意避光,密闭保存。必须整片吞服,不可截开或嚼碎	未明确诊断的疼痛尽可能不用本品,以免掩盖病情,贻误诊断
盐酸吗啡缓释片	强效镇痛药,主要适用于晚期癌症患者镇痛	有	每12小时服用10mg或20mg	禁用	禁用	肝脏代谢为有活性的吗啡-6-葡糖醛酸,肾脏排泄	2~3小时	眩晕、恶心、呕吐、直立性低血压;耐受性及依赖性;急性中毒	支气管哮喘、肺源性心脏病代偿失调,甲状腺功能减退,皮质功能不全、前列腺肥大、排尿困难及严重肝功能不全、炎症性肠梗阻等	药品遇光易变质,注意避光,密闭保存。必须整片吞服,不可截开或嚼碎	未明确诊断的疼痛尽可能不用本品,以免掩盖病情,贻误诊断

续表

药品名称	镇痛程度	成瘾性	剂量	肝功能不全	肾功能不全	代谢及排泄	半衰期	不良反应	禁忌证	注意事项	其他
盐酸羟考酮缓释片	缓解持续的中至重度疼痛	有	初始5mg,每12小时服用1次	慎用	慎用	肝脏代谢为去甲羟考酮和羟氢吗啡酮,肾脏排泄	4.5小时	常见:便秘、恶心、呕吐、头晕等;偶见:畏食,消化不良,精神错乱。中不良:罕见:心悸、支气管痉挛、肠梗阻、言语障碍,戒断综合征,过敏反应	缺氧性呼吸抑制,胃排空延迟,慢性阻塞性呼吸道疾病,肺源性心脏病,急性或严重支气管哮喘,中至重度肝功能障碍,严重肾功能障碍,对羟考酮过敏的患者	必须整片吞服,不得掰开、咀嚼或研磨。用药期间禁酒	如患者的反应能力受到药物影响,不得从事驾驶车辆或操作机械等工作
芬太尼透皮贴	治疗中至重度慢性疼痛以及那些只能依靠阿片类镇痛药治疗的难以消除的疼痛	有	每72小时更换1次本品贴剂	减量	减量	肝脏代谢为无活性的去甲芬太尼,肾脏排泄	7小时	反复使用可能出现耐药,躯体依赖和心理依赖	急性痛和手术后疼痛的治疗;40岁以下非癌性慢性疼痛患者(艾滋病、截瘫患者疼痛治疗不受年龄及疼痛病史的限制)	热暴露可增加芬太尼的吸收,避免接触热源。使用时用手掌用力按压30秒,尤其注意边缘部分,一贴可持续72h,注意更换时要更换贴用部位	不推荐用于妊娠期及哺乳期妇女

（游晓君　徐　娟）

171

第二节　缺血性脑血管病

一、概述

脑血管病包括出血性和缺血性脑血管病,其中出血性脑血管病占 10%～30%,缺血性脑血管病占 70%～80%。脑血管病的发病多是在血管壁病变基础上,加之血液成分和血流动力学的改变所致。动脉硬化是最常见的导致血管病变的病因,其次为动脉炎性改变,而血流动力学障碍(如高血压、低血压、心功能障碍等导致的血流动力学改变)和血液成分变化(如血液黏稠度增高:高脂血症、高血糖症、高蛋白血症、白血病等)往往是诱发因素。当急性脑血管病发作时,保持脑血流量和保护脑组织是治疗的主要目的。

缺血性脑血管病包括:①短暂性脑缺血发作(简称 TIA,又叫小卒中或一过性脑缺血发作),其病因与脑动脉硬化有关,是脑组织短暂性、缺血性、局灶性损害所致的功能障碍;②脑血栓形成,多由动脉粥样硬化、各种动脉炎、外伤及其他物理因素、血液病引起脑血管局部病变形成的血凝块堵塞而发病;③脑栓塞,可由多种疾病所产生的栓子进入血液,阻塞脑部血管而诱发。临床上以心脏疾病为最常见的原因;其次是骨折或外伤后脂肪入血;虫卵或细菌感染;气胸等空气入血,静脉炎形成的栓子等因素,栓塞了脑血管所致。

二、诊断要点

(一) 短暂性脑缺血发作的诊断要点

1. 好发于中老年人(50～70 岁),多伴有高血压、动脉粥样硬化、糖尿病或高脂血症等脑血管病危险因素。

2. 起病突然,迅速出现局灶性神经系统(脑、脊髓)或视网膜的功能缺损,持续数分钟至数小时,多在 1 小时内恢复。

3. 可反复发作,每次发作表现基本相似。不遗留神经功能缺损症状和体征。

4. CT 或 MRI 无任何急性梗死的证据发现。

(二) 脑血栓形成的诊断要点

1. 中老年患者。

2. 有脑卒中的危险因素,如高血压、糖尿病、高血脂、吸烟、动脉粥样硬化等。

3. 静息状态下或睡眠中急性起病。

4. 病前可有反复的短暂性脑缺血发作。

5. 数小时或数日内出现局灶性神经功能缺损的症状和体征,并能与某一动脉供血区功能缺损相一致。

6. CT 或 MRI 检查发现梗死灶可明确诊断。

7. CT 管成像(CTA)或磁共振血管成像(MRA)或脑血管造影(DSA)可以发现狭窄或闭塞的责任血管。

(三) 脑栓塞的诊断要点

1. 以青壮年多见。

2. 多在活动中急骤发病,无前驱症状。

3. 骤然起病,数秒至数分钟达到高峰,出现偏瘫、失语等局灶性神经功能缺损。

4. 既往有栓子来源的基础疾病,如心脏病、动脉粥样硬化、严重的骨折或合并其他脏器栓塞等病史,基本可做出临床诊断。

5. CT 和 MRI 检查可确定脑栓塞部位、数目及是否伴发出血,有助于明确诊断。

三、治疗方案

缺血性脑血管病的药物治疗原则:①早期溶栓,恢复血氧供应;②改善脑循环,降低脑代谢,减轻脑水肿;③纠正高血糖,降低血黏度,维持水电解质平衡;④预防脑栓塞再发,稳定患者病情,阻止脑梗死进一步发展,尽可能减轻神经功能缺失,预防并发症的发生。

四、常用药物与用药交代

氟 桂 利 嗪
(Flunarizine)

【适应证】

1. 脑供血不足,椎动脉缺血,脑血栓形成后等。

2. 耳鸣,眩晕。

3. 偏头痛预防。

4. 癫痫辅助治疗。

5. 周围血管病,如间歇性跛行、下肢静脉曲张及微循环障碍、足踝水肿等。

【药师知识储备】

1. **用法用量** 胶囊剂,口服。①中枢性眩晕及外周性眩晕者,椎动脉供血不足者:每日 10~30mg(2~6 粒),2~8 周为 1 疗程;②特发性耳鸣:每次 10mg(2 粒),每晚 1 次,10日为 1 疗程;③间歇性跛行:每日 10~20mg(2~4 粒);④偏头痛预防:每次 5~10mg(1~2粒),每日 2 次;⑤脑动脉硬化、脑梗死恢复期:每日 5~10mg(1~2 粒),每日 1 次,睡前服用。

2. **特殊人群用药及注意事项** **妊娠期妇女**:禁用。**哺乳期妇女**:禁用。**儿童**:由于本品能透过血脑屏障,有明确的中枢神经系统不良反应且儿童中枢神经系统对药物的反应敏感;代谢能力相对较弱,目前虽无详细的儿童用药研究资料,原则上儿童慎用或忌用此药。**老年人**:由于老年患者神经系统较敏感,代谢能力较弱,在给药剂量上应酌情减少。

3. **重要相互作用**

(1)与酒精、催眠药或镇静药合用时,加重镇静作用。

(2)与肝药酶诱导剂(苯妥英钠,卡马西平等)合用时,可以降低氟桂利嗪的血药浓度。

(3)在应用抗癫痫药物治疗的基础上,加用氟桂利嗪可以提高抗癫痫效果。

4. **不良反应** ①嗜睡和疲惫感为最常见。②长期服用者可出现抑郁症,以女性患者较常见。③锥体外系症状,表现为不自主运动、下颌运动障碍、强直等。多数用药 3 周后出现,停药后消失。在老年人中容易发生。④少数患者可出现失眠、焦虑等症状。⑤消化道症状表现为:胃部烧灼感,胃纳亢进,进食量增加,体重增加。⑥其他:少数患者可出现皮疹,口干,溢乳,肌肉酸痛等症状,多为短暂性。

5. **禁忌证** 对本品或桂利嗪过敏者、脑出血性疾病急性期、帕金森病及锥体外系疾病、有抑郁病史者禁用。妊娠期及哺乳期妇女禁用。

【患者用药交代】

1. 用药后疲惫症状逐步加重者应当减量或停药。

2. 严格控制药物剂量,当应用维持剂量达不到治疗效果或长期应用出现锥体外系症状时,应当减量或停止服药。

3. 驾驶员和机械操作者慎用,以免发生意外。

尼 莫 地 平
(Nimodipine)

【适应证】

1. 各种原因的蛛网膜下腔出血后的脑血管痉挛和急性脑血管病恢复期的血液循环改善。

2. 缺血性脑血管病、偏头痛。

3. 突发性耳聋。

【药师知识储备】

1. **用法用量** 缓释片,口服。常用剂量为每次 60~120mg(1~2 片),每日 2 次。①缺血性脑血管病:每次 60mg,每日 2 次,连服 1 个月;②蛛网膜下腔出血并发的脑血管痉挛:每次 60mg,每日 2 次,3~4 周为一疗程,如需手术的患者,手术当日停药,以后可继续服用;③血管性头痛:每次 60mg,每日 2 次,12 周为一疗程;④缺血性突发性耳聋:每次 60mg,每日 1 次,5 日为一疗程,一般用药 3~4 个疗程。

2. **特殊人群用药及注意事项** **妊娠期妇女**:禁用。**哺乳期妇女**:禁用,服药期间禁止哺乳。

3. **重要相互作用**

(1)高血压患者应用尼莫地平可起到降血压作用,慎与其他降压药合用。

(2)与其他作用于心血管的钙通道阻滞药联合应用时,可增加其他钙离子拮抗的效用。

(3)尼莫地平经 CYP3A4 广泛代谢,与 CYP3A4 抑制剂合用可以增加尼莫地平血药浓度,药效增加,合用时应注意。尼莫地平 90mg/d 与西咪替丁 1 000mg/d 联合应用 1 周以上者,尼莫地平血浆浓度可增加 50%。

4. **不良反应** **常见**:血压下降(血压下降的程度与药物剂量有关)、肝炎、皮肤刺痛、胃肠道出血、血小板出血。个别患者可发生碱性磷酸酶(ALP)、乳酸脱氢酶(LDH)、AKP 的升高,血糖升高以及个别人的血小板计数升高。**偶见**:一过性头晕、头痛、颜面潮红、呕吐、胃肠不适等。

5. **禁忌证** 严重肝功能损害患者禁用。心源性休克、心肌梗死急性期、妊娠期和哺乳期妇女禁用。

【患者用药交代】

1. 严重心脏疾病、严重低血压者慎用。

2. 脑水肿及颅内压增高患者须慎用。

3. 本品可引起血压降低。在高血压合并蛛网膜下腔出血或脑卒中患者中,应注意减少或暂时停用降压药,或减少本品的用药剂量。

4. 可产生假性肠梗阻,表现为腹胀、肠鸣音减弱。当出现上述症状时应减少用药剂量和保持观察。

5. 避免与 β 受体拮抗剂或其他钙通道阻滞药合用。

<h1 style="text-align:center">萘 呋 胺</h1>
(Naftidrofuryl)

【适应证】

用于治疗脑梗死,脑血管意外后遗症,椎基底动脉供血不足引起的眩晕,脑卒中恢复期,间歇性跛行,外周血管痉挛性疾病等,并可用作雷诺现象的辅助治疗药,对内耳眩晕症也有一定的疗效。

【药师知识储备】

1. 用法用量　胶囊剂,口服:每次 100~200mg,每日 2~3 次。

2. 特殊人群用药及注意事项　肝、肾功能不全者,严重心功能不全者,妊娠期妇女慎用。

3. 重要相互作用

(1)不可与含有钙离子的溶液混合。

(2)与抗血栓制剂如阿司匹林、奥扎格雷等药物同时使用时,应监测凝血功能。

(3)本品能生成 Dse-A 纤维蛋白聚合物,可能引起血栓栓塞,故与溶栓药合用时需谨慎。

4. 不良反应　偶有:胃肠道不适及皮疹等不良反应。

5. 禁忌证　对本品过敏、房室传导阻滞、草酸尿或复发性含钙肾结石患者禁用。正患有活动性出血性疾病、有出血倾向或有出血史者、伴有性器官出血的早产、流产、产褥期妇女禁用。重度心、肝、肾功能损伤,多脏器功能衰竭者禁用。严重高血压及严重血糖增高者、手术后 7 日内患者禁用。

【患者用药交代】

1. 口服本品时切勿咬碎,以免药粉对口腔黏膜产生麻醉感。

2. 不可与含有钙离子的溶液混合。

3. 用药期间需监测凝血因子Ⅰ、血小板聚集功能。一旦出现出血或可疑出血时应中止给药,并采取输血或其他措施。

4. 应避免有创伤的诊断和治疗,以避免出血。

<h1 style="text-align:center">尼 麦 角 林</h1>
(Nicergoline)

【适应证】

改善脑梗死后遗症引起的意欲低下和情感障碍(感觉迟钝、注意力不集中、记忆力衰退、缺乏意念、抑郁、不安等)。急性和慢性周围循环障碍(肢体血管闭塞性疾病、雷诺现象,其他末梢循环不良症状)。也适用于血管性痴呆,尤其在早期治疗时对认知、记忆等有改善,并能减轻疾病严重程度。

【药师知识储备】

1. 用法用量　片剂,口服。每次 10~20mg,每日 3 次。

2. 特殊人群用药　**妊娠期妇女**:本品缺乏足够的妊娠期妇女用药后资料。妊娠期妇女一般不宜应用,必需时应遵医嘱,权衡利弊。**儿童**:用药的安全性和有效性尚未明确定论。**老年人**:一般无须调整剂量。**肾功能不全者**:减量。

3. 重要相互作用　人体试验发现,尼麦角林与降压药合用时能增强降压药的作用。另外,由于尼麦角林通过 CYP4502D6 代谢,不排除与通过相同代谢途径的药物有相互作用。

4. 不良反应　未见严重不良反应的报道。可有低血压、头晕、胃痛、潮热、面部潮红、嗜睡、失眠等。临床试验中，可观察到血液中尿酸浓度升高，但是这种现象与给药量和给药时间无相关性。

5. 禁忌证　本品不适用于下述情况：近期的心肌梗死、急性出血、严重的心动过缓、直立性调节功能障碍、出血倾向和对尼麦角林过敏者。

【患者用药交代】

1. 服药期间禁止饮酒。

2. 通常本品在治疗剂量时对血压无影响，但对敏感患者可能会逐渐降低血压。可能增强降压药的作用，因此与降压药合用应慎重。

3. 高尿酸血症、有痛风史患者慎用，谨慎联合可能影响尿酸代谢的药物。

罂 粟 碱
（Papaverine）

【适应证】

用于脑血栓形成、脑栓塞、肺栓塞、肢端动脉痉挛及动脉栓塞性疼痛。还可用于调节冠脉血流，缓解胃肠道痉挛和咳嗽治疗。

【药师知识储备】

1. 用法用量　片剂，口服，每次 30～60mg，每日 3 次。

2. 特殊人群用药及注意事项　肝、肾功能不全者：慎用。

3. 重要相互作用　与左旋多巴合用可减弱后者疗效；吸烟可降低本品疗效。

4. 不良反应　可见胃肠道不适、头痛、嗜睡、潮红、出汗、皮疹、直立性低血压等。有时可见过敏引起肝受损所致黄疸，应立即停用。

5. 禁忌证　出血或有出血倾向、完全性房室传导阻滞、帕金森患者禁用。

【患者用药交代】

1. 使用本品应检查肝功能。

2. 青光眼患者应定期检查眼压。

3. 吸烟可降低本品疗效，故服用本品期间不应吸烟。

4. 心绞痛、新近心肌梗死或卒中、胃肠道蠕动缓慢或麻痹性肠梗阻、肝肾功能不全患者禁用。

己酮可可碱
（Pentoxifylline）

【适应证】

主要用于缺血性卒中后脑循环的改善，同时可用于周围血管病，如伴有间歇性跛行的慢性闭塞性脉管炎等的治疗。

【药师知识储备】

1. 用法用量　肠溶片，口服。每次 0.2～0.4g，每日 2～3 次。

2. 特殊人群用药及注意事项　妊娠期妇女：禁用。哺乳期妇女：本品及其代谢产物可由乳汁分泌，哺乳期妇女禁用。儿童：尚不明确。老年人：试验资料显示，60～68 岁患者的观察中发现其 AUC 比 22～30 岁年龄组的患者明显增加，清除时间延长，服药时请遵医嘱。

3. 重要相互作用

（1）与抗血小板或抗凝药合用时，凝血时间延长。在应用华法林的患者中合用此药时应减少剂量。

（2）与茶碱类药物合用时有协同作用,将增加茶碱的药效与毒性反应,因此必须调整茶碱和己酮可可碱的剂量。

（3）与抗高血压药、β 受体拮抗剂、洋地黄、利尿剂、抗糖尿病及抗心律失常药物合用时没有明显的交叉反应发生,但可轻度加重血压下降,应当注意。

4. **不良反应**　**常见**:头晕、头痛、畏食、腹胀、呕吐等,其发生率均在 5% 以上,最多达30% 左右。**较少见**:血压降低,呼吸不规则,水肿;焦虑,抑郁,抽搐,畏食,便秘,口干,口渴;皮肤血管神经性水肿,皮疹,指甲发亮;视物模糊,结膜炎,中央盲点扩大,以及味觉减退,唾液增多,白细胞减少,肌肉酸痛,颈部腺体肿大和体重改变等。**偶见**:心绞痛,心律不齐;黄疸,肝炎,肝功能异常,血液纤维蛋白原降低,再生不良性贫血和白血病等。

5. **禁忌证**　急性心肌梗死、严重冠状动脉硬化、严重高血压患者禁用。妊娠期和哺乳期妇女禁用。

【患者用药交代】

1. 进餐时或餐后服用(饭后服用)。

2. 有出血倾向或新近有过出血史者不宜应用此药,以免诱发出血。

3. 严重冠心病、低血压患者慎用。

4. 急性心肌梗死、严重冠状动脉硬化、严重高血压患者禁用。

5. 使用本品期间避免驾驶机动车和操作机械等活动。

维生素 E 烟酸酯
（Vitamin E Nicotinicate）

【适应证】

用于高脂血症及动脉粥样硬化的防治。

【药师知识储备】

1. **用法用量**　胶囊剂,餐后口服。每次 1~2 粒(0.1~0.2g),每日 3 次。

2. **特殊人群用药及注意事项**　**妊娠期妇女**:妊娠期妇女摄入正常膳食时,尚未发现有确切的维生素 E 缺乏,维生素 E 能部分通过胎盘,胎儿仅获得母亲血药浓度的20%~30%,故低出生体重婴儿出生后可因贮存少而致本品缺乏。**儿童**:烟酸在儿童中降血脂作用未经临床试验,2 岁以下小儿胆固醇为正常发育所需,不推荐应用烟酸降低血脂。**老年人**:尚不明确。**其他**:下列情况应慎用,动脉出血;糖尿病(烟酸用量大可影响糖耐量);青光眼;痛风;高尿酸血症;肝病;溃疡病(用量大可引起溃疡活动);低血压。

3. **重要相互作用**

（1）大量氢氧化铝可使小肠上段的胆酸沉淀,降低脂溶性维生素 E 的吸收。

（2）避免香豆素及其衍生物与大量维生素 E 同用,以防止低凝血酶原血症发生。

（3）降血脂药考来烯胺和考来替泊,矿物油及硫糖铝等药物可干扰维生素 E 的吸收。

（4）缺铁性贫血补铁时对维生素 E 的需要量增加。

（5）维生素 E 可促进维生素 A 的吸收,肝内维生素 A 的贮存和利用增加,并降低维生素 A 中毒的发生;但超量时可减少维生素 A 的体内贮存。

（6）异烟肼可阻止烟酸与辅酶 I 的结合,而致烟酸缺少。

（7）烟酸与胍乙啶等肾上腺素受体拮抗型抗高血压药合用,其血管扩张作用协同增强,并可产生直立性低血压。

4. **不良反应**　可有颈、面部感觉温热,皮肤发红,头痛等反应,亦可出现严重皮肤潮红、瘙痒、胃肠道不适。

5. **禁忌证**　尚不明确。

【患者用药交代】

1. 餐后服用。

2. 给药过程中应注意检查肝功能、血糖。

丁咯地尔
（Buflomedil）

【适应证】

1. 外周血管疾病　间歇性跛行、雷诺综合征、血栓闭塞性脉管炎等。

2. 慢性脑血管供血不足引起的症状　眩晕、耳鸣、智力减退、记忆力或注意力减退、定向障碍等。

【药师知识储备】

1. **用法用量**　片剂，口服。丁咯地尔使用有一定的危险性，必须考虑患者的肾功能情况使用，并严格遵守下列使用方法。**肾功能正常者**：每日 300~600mg，至少分 2 次服用。每日最多不可超过 600mg。**轻度和中低肾功能不全者**（肌酐清除率 30~80ml/min）：用量必须减半，每次 150mg，早晚各一次服用。每日用量不得超过 300mg。

2. **特殊人群用药及注意事项**　**妊娠期妇女（尤其是妊娠 3 个月内）、哺乳期妇女、儿童**：避免使用。**老年人**：慎用。**肝功能不全者**：适当调整剂量。**其他**：低血压、心功能不全、血液透析患者慎用。

3. **重要相互作用**　与降压药物合用会增强降压效果，可能会导致低血压。

4. **不良反应**　常见：胃肠不适、头痛、头晕和肢体皮肤刺痛灼热感等。过量使用或肾功能不全者使用会导致严重的神经和心血管不良反应。**神经系统不良反应**：痉挛、癫痫发作、肌阵挛等。**心血管不良反应**：心动过速，低血压，心律不齐，血液循环停止。

5. **禁忌证**　对本品中任何成分过敏者禁用。急性心肌梗死、心绞痛、甲亢、阵发性心动过速者禁用。脑出血及有出血倾向或近期有大量失血者禁用；分娩后产妇和严重动脉出血患者禁用。严重肾功能不全者（肌酐清除率<30ml/min）禁用。

【患者用药交代】

1. 与降压药物合用会增强降压效果，可能会导致低血压，合用者需监测血压、心率。

2. 本品可引起头晕或嗜睡，因此驾驶车辆及操作机器者不宜服用。

奥拉西坦
（Oxiracetam）

【适应证】

适用于轻至中度血管性痴呆、老年性痴呆及脑外伤等症引起的记忆与智能障碍。

【药师知识储备】

1. **用法用量**　胶囊剂，口服，每次 2 粒（800mg），每日 2~3 次。

2. **特殊人群用药及注意事项**　**妊娠期、哺乳期妇女**：尚不明确，不应使用。**儿童**：尚不明确。**老年人**：尚不明确。**肾功能不全者**：慎用，必须使用时应降低剂量。

3. **重要相互作用**　尚未观察到药物相互作用。

4. **不良反应**　奥拉西坦的不良反应少见，少数患者出现精神兴奋和睡眠异常。个别患者出现恶心和胃部不适。

5. **禁忌证**　对本品过敏者禁用。

【患者用药交代】

出现精神兴奋和睡眠异常表现时,应减量。

吡 拉 西 坦

（Piracetam）

【适应证】

适用于急、慢性脑血管病,脑外伤,各种中毒性脑病等多种原因所致的记忆减退及轻、中度脑功能障碍。也可用于儿童智能发育迟缓。

【药师知识储备】

1. **用法用量**　片剂,口服。每次 0.8~1.6g（2~4 片）,每日 3 次,4~8 周为一疗程。儿童用量减半。

2. **特殊人群用药及注意事项**　妊娠期妇女:易通过胎盘屏障,禁用。**哺乳期妇女**:尚不明确。**儿童**:新生儿禁用。**肝、肾功能障碍者**:慎用,适当减少剂量。

3. **重要相互作用**　本品与华法林联合应用时,可延长凝血酶原时间,可诱导血小板聚集的抑制。在接受抗凝治疗的患者中,同时应用本品时应特别注意凝血时间,防止出血危险,并调整抗凝治疗药物的剂量和用法。

4. **不良反应**　**常见**:消化道不良反应有恶心、腹部不适、食欲缺乏、腹胀、腹痛等,症状的轻重与服药剂量直接相关。中枢神经系统不良反应包括兴奋、易激动、头晕、头痛和失眠等,但症状轻微,且与服用剂量大小无关。停药后以上症状消失。**偶见**:轻度肝功能损害,表现为轻度转氨酶升高,但与药物剂量无关。

5. **禁忌证**　锥体外系疾病、Huntington 舞蹈症者禁用本品,以免加重症状。

【患者用药交代】

肝、肾功能障碍者慎用并应适当减少剂量。

长 春 胺

（Vincamine）

【适应证】

1. 本品用于治疗衰老期心理行为障碍(如警觉性和记忆力丧失、头晕、耳鸣、时间与空间定向力障碍、失眠)。

2. 也可用于急性脑血管病及脑外伤后综合征。

3. 眼科方面也可用于治疗缺血性视网膜疾病。

4. 耳鼻咽喉科治疗方面也可用于治疗耳蜗前庭疾病。

【药师知识储备】

1. **用法用量**　缓释胶囊,最好餐后服用。每次 30mg（1 粒）,每日 2 次,早晚各服 1 粒。

2. **特殊人群用药及注意事项**　妊娠期、哺乳期妇女:禁用。**老年人**:未进行该项试验且无可靠参考文献。**儿童**:未进行该项试验且无可靠参考文献。**其他**:心律失常或低钾血症患者慎用。

3. **重要相互作用**　尚未观察到药物相互作用。

4. **不良反应**　可见恶心、呕吐、腹痛、腹泻、便秘、失眠、荨麻疹等。

5. **禁忌证**　颅内高压患者禁用。妊娠期和哺乳期妇女禁用。

【患者用药交代】

1. 餐后服用。

2. 本品不具有长期抗高血压作用,因此不能代替抗高血压治疗。

长春西汀

（Vinpocetine）

【适应证】

改善脑梗死后遗症、脑出血后遗症、脑动脉硬化症等。

【药师知识储备】

1. **用法用量**　片剂，口服，成人每次 5mg（1 片），每日 3 次。

2. **特殊人群用药及注意事项**　**妊娠期妇女**：禁用。**哺乳期妇女**：慎用，必须使用时应停止哺乳。**儿童**：尚不明确。**老年人**：尚不明确。

3. **重要相互作用**　与抗血小板聚集药物、抗凝药物合用时建议检测凝血象。本品不可与肝素同时使用。

4. **不良反应**　**常见**：消化不良、恶心、焦虑、面色潮红、失眠、头痛、头晕、口干等。还可引起一过性血压降低。**偶见**：粒细胞减少、皮疹、荨麻疹等过敏症状，血清转氨酶、γ-GTP、尿素氮升高等。

5. **禁忌证**　对本品过敏者禁用。颅内出血急性期禁用。妊娠期妇女禁用。

【患者用药交代】

1. 进餐时或餐后服用。

2. 长期使用应注意检查血象变化。

3. 妊娠期妇女或已有妊娠可能的妇女禁用。

4. 有时可出现皮疹、荨麻疹、瘙痒过敏症状，此时应停药。

丁　苯　酞

（Butylphthalide）

【适应证】

轻、中度急性缺血性脑卒中。

【药师知识储备】

1. **用法用量**　软胶囊，空腹口服，每次 2 粒（0.2g），每日 4 次，10~12 日为一疗程。

2. **特殊人群用药及注意事项**　**妊娠期、哺乳期妇女**：尚未对其疗效和安全性进行研究。**儿童**：安全性尚未建立。**肝、肾功能受损者**：慎用。**其他**：因本品尚未进行出血性脑卒中临床研究，故不推荐出血性脑卒中患者使用。有精神症状者慎用。

3. **重要相互作用**　根据现有临床研究的用药方法，本品应与复方丹参注射液联合使用。

4. **不良反应**　本品不良反应较少，主要为转氨酶轻度升高，根据部分随访观察的病例，停药后可恢复正常。**偶见**：恶心、腹部不适、皮疹及精神症状等。

5. **禁忌证**　对本品或芹菜过敏者禁用，有严重出血倾向者禁用。

【患者用药交代】

1. 餐后服用影响药物吸收，建议餐前服用。

2. 用药过程中需要注意肝功能变化。

3. 吞咽功能障碍者不宜服用。

曲克芦丁

（Troxerutin）

【适应证】

用于闭塞综合征，血栓性静脉炎，毛细血管出血等。

【药师知识储备】

1. **用法用量** 胶囊剂,口服。每次 1 粒(0.12g),每日 3 次。

2. **特殊人群用药及注意事项** **妊娠期妇女、哺乳期妇女、儿童、老年人:**未进行该项试验且无可靠参考文献。**其他:**有药物过敏史,出血倾向,胃肠道溃疡,与抗血小板聚集药物、抗凝药物合用者慎用。

3. **重要相互作用** 与抗血小板聚集药物、抗凝药物合用,是否会导致出血倾向或出血发生率增加尚不明确,但在用药前应检查患者凝血常规。

4. **不良反应** 偶见胃肠道反应,表现为恶心及便秘。

5. **禁忌证** 对本品过敏者禁用。

【患者用药交代】

服药期间避免阳光直射,高温及过久站立。

血 塞 通

【适应证】

活血祛瘀,通脉活络,抑制血小板聚集和增加脑血流量。用于脑络瘀阻,中风偏瘫,心脉瘀阻,胸痹心痛;脑血管病后遗症,冠心病心绞痛属上述证候者。

【药师知识储备】

1. **用法用量** 片剂,口服,每次 50~100mg(1~2 片),每日 3 次。

2. **特殊人群用药及注意事项** **妊娠期妇女及过敏体质者:**慎用。

3. **重要相互作用** 尚未观察到药物相互作用。

4. **不良反应** 可见局部或全身皮疹,严重者出现胸闷、心悸、喘憋、血尿、急性肾功能不全,甚至过敏性休克。

5. **禁忌证** 脑出血急性期患者,对本品及人参、三七过敏者禁用。

【患者用药交代】

人参、三七过敏者禁用。

倍 他 司 汀
(Betahistine)

【适应证】

主要用于梅尼埃综合征,血管性头痛及脑动脉硬化,并可用于治疗急性缺血性脑血管疾病,如脑血栓、脑栓塞,一过性脑供血不足等;对高血压所致直立性眩晕、耳鸣等亦有效。

【药师知识储备】

1. **用法用量** 片剂,口服。每日 2~4 次,每次 4~8mg(1~2 片),最大日量不得超过 48mg(12 片)。

2. **特殊人群用药及注意事项** **妊娠期妇女:**慎用。**老年人:**使用时注意调节剂量。**儿童:**禁用。**其他:**消化性溃疡、支气管哮喘、褐色细胞瘤患者慎用。

3. **重要相互作用** 抗组胺药可拮抗本品的作用,两者不宜合用。

4. **不良反应** **偶见:**口干、胃部不适、心悸、皮肤瘙痒等。**个别病例偶有:**恶心、头晕、头胀、出汗等,一般不影响继续服药。

5. **禁忌证** 对本品过敏者、嗜铬细胞瘤患者、小儿禁用。

【患者用药交代】

1. 老年人使用时应注意调整剂量。

2. 用本品偶有口干、胃部不适、心悸、皮肤瘙痒等,个别病例偶有恶心、头晕、头胀、出汗等,一般不影响继续服药。

地 芬 尼 多
(Difenidol)

【适应证】

用于防治多种原因或疾病引起的眩晕、恶心、呕吐,如乘车、船、飞机时的晕动病等。

【药师知识储备】

1. **用法用量** 片剂,口服,成人:治疗晕动病每次 25~50mg(1~2 片),每日 3 次;6 个月以上儿童:每次 0.9mg/kg,每日 3 次。预防晕动病应在出发前 30 分钟服药。

2. **特殊人群用药及注意事项** **妊娠期、哺乳期妇女:**慎用。**6 个月以内婴儿:**禁用。**无尿或严重肾功能不全者:**禁用。**其他:**青光眼、胃溃疡、胃肠道或泌尿道严重梗阻性疾病以及心动过缓者、过敏体质者慎用。

3. **重要相互作用** 尚未观察到药物相互作用。

4. **不良反应** **常见:**有口干、心悸、头晕、头痛、嗜睡、不安和轻度胃肠不适,停药后即可消失。**偶见:**幻听、幻视、定向力障碍、精神错乱、抑郁、皮疹、一过性低血压反应。

5. **禁忌证** 对本品过敏者、青光眼患者、无尿或严重肾功能不全者、6 个月以内婴儿禁用。

【患者用药交代】

1. 预防晕动病应在出发前 30 分钟服药。

2. 如出现精神错乱应中止治疗。可能出现幻觉、意识模糊或定向力障碍,一般在开始治疗后 2 日内出现,停药后 2~3 日内逐渐消失,避免驾驶车辆、高空作业、操作精密仪器。

(焦 荣 徐 娟)

第三节 癫 痫

一、概述

癫痫(epilepsy)是一种由多种病因引起的慢性脑部疾病,以脑神经元过度放电导致反复性、发作性和短暂性的中枢神经系统功能失常为特征。癫痫在任何年龄、地区和种族的人群中都有发病,但以儿童和青少年发病率较高。近年来随着我国人口老龄化,脑血管病、痴呆和神经系统退行性疾病的发病率增加,老年人群中癫痫发病率已出现上升的趋势。

二、诊断要点

需要遵循三步原则:

1. 首先确定是否为癫痫发作。

(1)发作是否具有癫痫发作的特点:发作性运动、感觉、意识、精神、自主神经功能异常;症状出现和消失非常突然,持续时间短,数秒或数分钟;并且具有重复性、刻板性。

(2)发作表现是否具有不同发作类型的特征。

（3）进行脑电图检查出现癫痫样放电现象或影像学提示有相应的责任病灶,可协助诊断。

（4）同时除外其他非癫痫性发作性疾病。

2. 明确癫痫发作的类型或癫痫综合征。

3. 确定癫痫发作的病因。结合理化检查、头颅 CT 或 MRI 等影像学检查。

4. 需要同时与以下疾病相鉴别,如晕厥、心律失常、短暂性脑缺血发作、低血糖、假性癫痫发作、睡眠障碍等疾病。

三、治疗方案

（一）治疗方法

目前癫痫的治疗方法较多,近年来在药物治疗、神经调控等方面都有许多进展,现在常用治疗的方法可以分为:①癫痫的药物治疗;②癫痫外科治疗(包括神经调控疗法);③生酮饮食。其中,抗癫痫药物治疗是癫痫治疗最重要和最基本的治疗,也往往是癫痫的首选治疗。

（二）抗癫痫药物介绍

20 世纪 80 年代之前共有 7 种主要的抗癫痫药物(AEDs)应用于临床,习惯上称为传统 AEDs。80 年代以后,国外开发并陆续上市了多种新型 AEDs(表 3-2)。

表 3-2　目前临床使用的抗癫痫药物(AEDs)

传统 AEDs	新型 AEDs
卡马西平(Carbamazepine,CBZ)	* 氯巴占(Clobazam,CLB)
氯硝西泮(Clonazepam,CZP)	* 非尔氨酯(Felbamate,FBM)
乙琥胺(Ethosuximide,ESM)	加巴喷丁(Gabapentin,GBP)
苯巴比妥(Phenobarbitone,PB)	拉莫三嗪(Lamotrigine,LTG)
苯妥英(Phenytoin,PHT)	拉科酰胺(Lacosamide,LCS)
扑米酮(Primidone,PRM)	左乙拉西坦(Levetiracetam,LEV)
丙戊酸(Valproate,VPA)	奥卡西平(Oxcarbazepine,OXC)
	普瑞巴林(Pregabalin,PGB)
	* 卢非酰胺(Rufinamide,RUF)
	* 噻加宾(Tiagabine,TGB)
	托吡酯(Topiramate,TPM)
	* 氨己烯酸(Vigabatrin,VGB)
	唑尼沙胺(Zonisamide,ZNS)

注: * 表示暂未在中国上市。

目前对于 AEDs 的作用机制尚未完全了解,有些 AEDs 是单一作用机制,而有些 AEDs 可能是多重作用机制。了解 AEDs 的作用机制是恰当地选择药物、了解药物之间相互作用的基础。以下是已知 AEDs 可能的作用机制(表 3-3)。

表 3-3 抗癫痫药物可能的作用机制

AEDs 类型	电压依赖型的钠通道阻滞药	增加脑内或突触的GABA水平	选择性增强GABAA介导的作用	直接促进氯离子内流	钙通道阻滞药	其他
传统 AEDs						
卡马西平	++	?			+(L型)	+
苯二氮䓬类			++			
苯巴比妥		+	+	++	?	
苯妥英钠	++				?	+
扑米酮						
丙戊酸	?	+	?		+(T型)	++
新型 AEDs						
非尔氨酯	++	+	+		+(L型)	+
加巴喷丁	?	?			++(N型,p/Q型)	?
拉莫三嗪	++	+			++(N型,p/Q型,R,T型)	+
左乙拉西坦		?	+		+(N型)	++
奥卡西平	++	?			+(N,P型)	+
噻加宾		++				
托吡酯	++	+	+		+(L型)	+
氨己烯酸		++				
唑尼沙胺	++	?			++(N,P,T型)	

注:++ 主要作用机制;+ 次要作用机制;? 不肯定。

(三) 选择抗癫痫药物的基本原则和注意事项

1. 根据发作类型和综合征分类选择药物是治疗癫痫的基本原则,同时还需要考虑共患病、共用药、患者年龄及患者或监护人的意愿等进行个体化。

2. 如果合理使用一线抗癫痫药物仍有发作,需严格评估癫痫的诊断。

3. 由于不同抗癫痫药的制剂在生物利用度和药动学方面有差异,为了避免疗效降低或副作用增加,应推荐患者固定使用同一生产厂家的药品。

4. 尽可能单药治疗。

5. 如果选用的第一种抗癫痫药物因为不良反应或仍有发作而治疗失败,应试用另一种药物,并加量至足够剂量后,将第一种药物缓慢减量。

6. 如果第二种药物仍无效,在开始另一个药物前,应根据相对疗效、不良反应和药物耐受性将第一或第二种药物缓慢撤药。

7. 仅在单药治疗没有达到无发作时才推荐联合治疗。

8. 如果联合治疗没有使患者获益,治疗应回到原来患者最能接受的方案(单药治疗或联合治疗),以取得疗效和不良反应耐受方面的最佳平衡。

9. 对于儿童、妇女等特殊人群用药,需要考虑患者特点。

10. 对治疗困难的癫痫综合征及难治性癫痫,建议转诊至癫痫专科医生诊治。

（四）停药原则

癫痫患者在经过抗癫痫药物治疗后,有 60%～70% 可以实现无发作。通常情况下,癫痫患者如果持续无发作 2 年以上,即存在减停药的可能性,但是否减停、如何减停,还需要综合考虑患者的癫痫类型(病因、发作类型、综合征分类)、既往治疗反应以及患者个人情况,仔细评估停药复发风险,确定减停药复发风险较低时,并且与患者或其监护人充分沟通减药与继续服药的风险/效益比之后,可考虑开始逐渐减停抗癫痫药物。减停药物时的注意事项如下:

1. 对减停抗癫痫药物有参考价值,减药前必须复查脑电图,停药前最好再次复查脑电图。多数癫痫综合征需要脑电图完全无癫痫样放电再考虑减停药物,而且减药过程中需要定期(每 3～6 个月)复查长程脑电图,如果减停药过程中再次出现癫痫样放电,需要停止减量。

2. 少数年龄相关性癫痫综合征(如儿童良性癫痫伴中央颞区棘波),超过患病年龄,并不完全要求减停药前复查脑电图正常。存在脑结构性异常者或一些特殊综合征(如青少年肌阵挛性癫痫等)应当延长到 3～5 年无发作。

3. 单药治疗时减药过程应当不少于 6 个月;多药治疗时每种抗癫痫药物减停时间不少于 3 个月,一次只撤停一种药物。

4. 在撤停苯二氮䓬类与巴比妥药物时,可能出现的药物撤停相关性综合征和/或再次出现癫痫发作,撤停时间应当不低于 6 个月。

5. 如撤药过程中再次出现癫痫发作,应当将药物恢复至减量前一次的剂量并给予医疗建议。

6. 停药后短期内出现癫痫复发,应恢复既往药物治疗并随访;在停药 1 年后出现有诱因的发作可以观察,注意避免诱发因素,可以暂不应用抗癫痫药物;如有每年 2 次以上的发作,应再次评估确定治疗方案。

四、常用药物与用药交代

卡 马 西 平

（Carbamazepine）

【适应证】

1. 癫痫(部分发作:复杂部分性发作、简单部分性发作;原发或继发性全身强直-阵挛发作;混合型发作。)

2. 可单独或与其他抗惊厥药物合并服用。对失神发作和肌阵挛发作无效。

3. 用于多发性硬化症引起的三叉神经痛及原发性三叉神经痛;原发性舌咽神经痛。治疗急性躁狂,预防治疗躁狂抑郁症。

4. 戒酒综合征。

5. 糖尿病神经病变引起的疼痛。

6. 中枢性尿崩症。

7. 神经内分泌性的多尿和烦渴。

【超说明书用途】

用于治疗偏头痛:每次 200mg,3 次/d,口服。Micromedex 推荐内容:在美国神经病学会发布的指南中对药物预防偏头痛发作的临床研究进行了分析和评级,卡马西平的临床试验结果为 C 级,即可能有效。

【药师知识储备】

1. **用法用量**　片剂,口服,不受食物影响。

癫痫:卡马西平应尽可能单药治疗。治疗应从小剂量开始,缓慢增加至获得最佳疗效。当发作被控制后,可以缓慢减至最低有效剂量。测定血药浓度可帮助确定合适的剂量。如果服用其他抗癫痫药物时加用卡马西平,在维持原药剂量的情况下,卡马西平的剂量应逐渐增加,必要时可调整其他抗癫痫药物的剂量。

成人:初始剂量为每次 100~200mg,每日 1~2 次;逐渐增加剂量直至最佳疗效 (通常为每次 400mg,每日 2~3 次)。某些患者需加至每日 1 600mg,甚至每日 2 000mg。**儿童**:每日 10~20mg/kg。12 个月以下,100~200mg/d;1~5 岁,200~400mg/d;6~10 岁,400~600mg/d;11~15 岁,600~1 000mg/d,分次服用。推荐:4 岁或 4 岁以下儿童,初始剂量为 20~60mg/d,然后隔日增加 20~60mg。

三叉神经痛:初始剂量为 200~400mg/d,逐渐增加至疼痛缓解(通常每次 200mg,每日 3~4 次),然后剂量逐渐减小至最低可维持剂量。推荐老年患者的初始剂量为每次 100mg,每日 2 次。

戒酒综合征:平均剂量为每次 200mg,每日 3~4 次。对严重的病例,最初几日剂量可增加(如:加至每次 400mg,每日 3 次)。对有严重戒断症状的患者,治疗初期卡马西平应与镇静催眠药合用(如氯美噻唑、氯氮䓬)。急性期过后,卡马西平可继续作为单独治疗用药。

中枢性尿崩症:成人平均剂量为每次 200mg,每日 2~3 次。儿童剂量应减至与其年龄和体重比例相适。

糖尿病神经病变引起的疼痛:平均剂量为每次 200mg,每日 2~4 次。

躁狂症的治疗和躁狂抑郁症的预防治疗:剂量范围为 400~1 600mg/d。通常剂量为 400~600mg/d,分 2~3 次服用。对急性躁狂症,应较快地增加剂量。而为了预防躁狂抑郁症,应用小的剂量间隔逐渐增加剂量,以确保理想的耐受性。

2. **特殊人群用药及注意事项**　**妊娠期妇女**:妊娠期妇女服用可造成胎儿损伤,育龄期妇女需权衡利弊后使用。妊娠期间疾病的恶化会对母亲及胎儿同时造成伤害,不可突然中断有效的抗癫痫治疗;服药的妇女需在妊娠早期进行常规产前检查(包括胎儿心脏超声检查)。**哺乳期妇女**:卡马西平及其环氧化物可分泌到母乳中。由于卡马西平对哺乳期婴儿的潜在严重副作用,应权衡药物对母亲的重要性以决定停止哺乳或停止用药。**儿童**:见上。**老年人**:对药物敏感性增高,常可引起认知功能障碍、激越、不安、焦虑、精神错乱、房室传导阻滞或心动过缓,也可引起再生障碍性贫血,应慎重选择卡马西平的剂量。

3. **重要相互作用**

(1)CYP3A4 抑制剂(如西咪替丁、达那唑、地尔硫䓬、红霉素、克拉霉素、氟西汀、氯雷他定、特非那定、异烟肼、右丙氧芬、伊曲康唑、维拉帕米、丙戊酸盐):合用可降低卡马西平代谢速率,导致其血浆水平上升。

(2)CYP3A4 诱导剂(顺铂、多柔比星、利福平、苯巴比妥、苯妥英钠、茶碱):合用可增加卡马西平代谢速率,导致其血浆水平下降。

(3)其他可增加卡马西平血药浓度的药物:洛沙平、喹硫平、扑米酮、普洛加胺、丙戊酸、丙戊酰胺。

(4)增高活性代谢产物卡马西平-10,11 环氧化物血浆水平的药物:非尔氨酯、甲琥胺、奥卡西平、苯琥胺、氟硝西泮、异维 A 酸、含有贯叶连翘(金丝桃属)的中草药制剂等。

（5）卡马西平可降低以下药物血药浓度：对乙酰氨基酚、曲马多、多西环素、华法林、舍曲林、丙戊酸、避孕药、氯磺丙脲、去氨加压素等。

（6）左乙拉西坦：合用可能增加卡马西平毒性。

（7）异烟肼：合用可增加异烟肼诱导的肝毒性的发生率。

（8）利尿剂：合用可能引起低钠血症。

（9）酒精：合用可能降低酒精耐受性。

4. **不良反应** **常见** 中枢神经系统不良反应：头晕、头痛、共济失调、嗜睡、疲劳、复视。消化：恶心、呕吐、便秘、包括口腔炎在内的口干和咽干。血液：白细胞减少、血小板减少。内分泌：体液潴留、体重增加、低钠血症。肝胆：γ-GT 升高、碱性磷酸酶升高、胆汁淤积和肝细胞黄疸、肝炎。皮肤：过敏性皮炎、荨麻疹。**少见** 呼吸：呼吸困难、肺炎。心血管：水肿、充血性心衰、低血压、血栓栓塞。**罕见及严重** 血液：粒细胞缺乏、再生障碍性贫血、溶血性贫血。精神：幻觉、抑郁、畏食。神经：精神病发作、周围神经病。皮肤：Stevens-Johnson 综合征、中毒样表皮坏死松解症。泌尿：间质性肾炎、肾衰竭。

5. **禁忌证** 对本品及三环类抗抑郁药过敏者；房室传导阻滞者；血清铁严重异常者；有骨骼抑制史；肝卟啉病史和严重肝功能不全病史者；正在服用单胺氧化酶抑制剂（MAOIs）者。

【患者用药交代】

1. 规律服药，不可突然停药，在医生指导下调整剂量。

2. 建议在服药后的第 1 个月每周进行血液学检查，此后 5 个月内每个月检查一次，以后每年 2~4 次。治疗期间若出现白细胞和血小板明显减少，应严密监护并监测全血细胞计数，若出现明显的骨髓抑制，应立即停药。

3. 如果出现发热、咽喉痛、皮疹、口腔溃疡、易擦伤、瘀点或紫癜性出血等反应，请立即咨询医生。

4. 可能出现过敏反应，出现严重皮肤反应者应入院治疗。

5. 卡马西平可激活潜在性精神病发作，应密切监测，尤其是老年患者。

6. 定期监测肝功能，特别是有肝病史和老年患者，如出现肝损害加剧和活动性肝病立刻停用卡马西平。

7. 定期监测肾功能。

8. 抗癫痫药物可能少量增加一些自杀风险，应注意监测患者的自杀观念及行为，一旦出现应积极寻求医学建议。

氯硝西泮
（Clonazepam）

【适应证】

主要用于控制各型癫痫，尤适用于失神发作、婴儿痉挛症、肌阵挛性、运动不能性发作及 Lennox-Gastaut 综合征。

【药师知识储备】

1. **用法用量** 片剂，口服。**成人常用量：**开始用每次 0.5mg，每日 3 次，每 3 日增加 0.5~1mg，直到发作被控制或出现不良反应为止。用量应个体化，成人最大量每日不要超过 20mg。**小儿常用量：**10 岁或体重 30kg 以下的儿童开始每日 0.01~0.03mg/kg，分 2~3 次服用，以后每 3 日增加 0.25~0.5mg，至达到每日 0.1~0.2mg/kg 或出现不良反应为止。氯硝西泮的疗程应不超过 3~6 个月。

2. **特殊人群用药及注意事项** **妊娠期妇女：**妊娠 3 个月内本品有增加胎儿致畸的危

险,后期用药影响新生儿中枢神经活动,故妊娠期妇女禁用。**哺乳期妇女**:本品可分泌入乳,哺乳期禁用。**儿童**:尤其幼儿,长期应用有可能对躯体和神经发育有影响,应慎用。**老年人**:老年人中枢神经系统对本品敏感,用药易产生呼吸困难、低血压、心动过缓甚至心脏停搏,应慎用。**其他**:肝、肾功能损害者延长本品的半衰期。下列患者慎用:严重的急性酒精中毒、重度重症肌无力、急性闭角型青光眼、低蛋白血症、多动症者、严重慢阻肺、外科或长期卧床患者。

3. 重要相互作用

(1)中枢抑制药:合用增加呼吸抑制作用。

(2)抗高血压药:合用增强降压作用。

(3)西咪替丁、普萘洛尔:合用减慢氯硝西泮清除。

(4)扑米酮:合用影响扑米酮代谢,应调整扑米酮用量。

(5)左旋多巴:合用降低左旋多巴疗效。

(6)异烟肼:合用抑制氯硝西泮清除,致血药浓度增高。

(7)地高辛:合用增加地高辛血药浓度。

(8)利福平:合用增加氯硝西泮清除。

4. 不良反应　**常见**　神经:嗜睡、头晕、共济失调、行为紊乱异常兴奋、神经过敏易激惹(反常反应)、肌力减退。**罕见**　神经:行为障碍、思维不能集中、易暴怒(儿童多见)、精神错乱、幻觉、精神抑郁。其他:皮疹或过敏、咽痛、发热或出血异常、瘀斑或极度疲乏、乏力(血细胞减少)。

5. 禁忌证　对本品过敏者;妊娠期妇女、新生儿。

【患者用药交代】

1. 勿擅自加大剂量,如长期合用应逐渐减量,不宜骤停。

2. 癫痫患者不可突然停药,以免出现癫痫持续状态。

3. 少数患者可出现精神抑郁,甚至产生自杀倾向,应采取预防措施。

苯巴比妥
(Phenobarbital)

【适应证】

1. 治疗焦虑、失眠(用于睡眠时间短的早醒患者)。

2. 癫痫及运动障碍,是治疗癫痫大发作及局限性发作的重要药物。

3. 抗惊厥。

4. 抗高胆红素血症。

5. 麻醉前用药。

【超说明书用途】

苯巴比妥口服用于治疗新生儿黄疸。根据《新生儿黄疸诊疗原则的专家共识(2009年)》:体外试验证实苯巴比妥具有酶诱导作用,可能促使葡糖醛酸转移酶活性增高,新生儿黄疸可选用诱导剂苯巴比妥。根据《国家基本药物处方集(化学药品与生物制品)》2018版:苯巴比妥可用于抗高胆红素血症。儿童:每次 5~8mg/kg,分次口服,3~7 日见效。

【药师知识储备】

1. 用法用量　片剂,口服。**成人常用量**:①催眠,30~100mg(1~3 片),晚上一次顿服;②镇静,15~30mg(半片至 1 片),每日 2~3 次;③抗惊厥,每日 90~180mg(3~6 片),可在晚上一次顿服,或每次 30~60mg(1~2 片),每日 3 次;极量为每次 250mg(约 8 片),每日

500mg(约 17 片);④抗高胆红素血症,每次 30~60mg(1~2 片),每日 3 次。**小儿常用量**:用药应个体化。①镇静,每次 2mg/kg,或 60mg/m²,每日 2~3 次;②抗惊厥,每次 3~5mg/kg;③抗高胆红素血症,每次 5~8mg/kg,分次口服,3~7 日见效。

2. **特殊人群用药及注意事项** **妊娠期妇女**:本品可透过胎盘,妊娠期早期服用可引起依赖性及致新生儿撤药综合征;可能由于维生素 K 含量减少引起新生儿出血;妊娠晚期或分娩期应用可引起新生儿呼吸抑制和发育畸形,妊娠晚期妇女禁用。**哺乳期妇女**:可能引起婴儿中枢神经系统抑制,哺乳期禁用。**儿童**:可能引起反常的兴奋,慎用。**老年人**:常用剂量即可引起神经兴奋或抑制,应减量慎用。**肝功能不全者**:从小剂量开始。**其他**:轻度脑功能障碍、低血压、高血压、贫血、甲状腺功能低下、肾上腺功能障碍、心肾功能损害者慎用。与其他中枢抑制药合用时慎用。

3. **重要相互作用**

(1)麻醉剂:苯巴比妥诱导肝药酶导致麻醉剂代谢产物增加,导致肝毒性风险增高。

(2)氯胺酮:合用可增加血压降低、呼吸抑制的危险。

(3)苯巴比妥因肝药酶诱导作用可降低以下药物疗效:口服抗凝药、口服避孕药、雌激素、糖皮质激素、洋地黄类、三环类抗抑郁药、奎尼丁、布洛芬等。

(4)钙通道阻滞药:合用可引起血压下降。

(5)氟哌啶醇:合用可引起癫痫发作形式改变,需调整用量。

4. **不良反应** **常见** **中枢**:镇静、认知和记忆缺损、眼球震颤、共济失调、成瘾。**少见** 皮肤:皮疹。血液:叶酸缺乏、低钙血症、巨幼细胞贫血。**严重** **中枢**:呼吸抑制。皮肤:剥脱性皮炎、中毒性表皮坏死。

5. **禁忌证** 严重肺功能不全;肝硬化;血卟啉病史;贫血;哮喘史;未控制的糖尿病;过敏等。

【患者用药交代】

1. 抗癫痫时需 10~30 日才能达最大疗效,勿擅自加大药量。

2. 有条件的患者应定期进行血药浓度监测。

3. 长期用药可产生精神或躯体依赖性,停药逐渐减量,以免引起撤药综合征。

4. 因影响中枢神经系统,高空作业、驾驶、精细和危险工作者慎用。

苯 妥 英 钠
(Phenytoin Sodium)

【适应证】

全身强直-阵挛性发作、复杂部分性发作(精神运动性发作、颞叶癫痫)、单纯部分性发作(局限性发作)和癫痫持续状态。

【药师知识储备】

1. **用法用量** 片剂,口服。**成人常用剂量**:每日 250~300mg,开始时 100mg,每日 2 次,1~3 周内增加至 250~300mg,分 3 次口服,极量为每次 300mg,每日 500mg。由于个体差异及饱和药动学特点,用药需个体化。应用达到控制发作和血药浓度达稳态后,可改用长效(控释)制剂,一次顿服。如发作频繁,可 12~15mg/kg,分 2~3 次服用,每 6 小时 1 次,第 2 日开始给予 100mg(或 1.5~2mg/kg),每日 3 次直到调整至恰当剂量为止。**小儿常用剂量**:开始时每日 5mg/kg,分 2~3 次服用,按需调整,以每日不超过 250mg 为度。维持剂量为 4~8mg/kg 或 250mg/m²,分 2~3 次服用,如有条件可进行血药浓度监测。

2. **特殊人群用药及注意事项** **妊娠期妇女**:本品可透过胎盘,妊娠期妇女权衡利弊合用。如需合用,产前 1 个月应补充维生素 K,产后立即给新生儿注射维生素 K 以减少出血危险。**哺乳期妇女**:本品可分泌至乳汁中,不建议服药期间哺乳。**儿童**:小儿由于分布容积与消除半衰期随年龄而变化,应作血药浓度测定。新生儿和婴儿对本品药动学特殊,临床中毒评定困难,一般不首先采用。学龄前儿童肝脏代谢强,需多次监测血药浓度以决定服用药次数和用量。**老年人**:应减量慎用,定期监测血药浓度。**其他**:下列情况应慎用,嗜酒,使本品的血药浓度降低;贫血,增加严重感染的危险性;心血管病(尤其是老年人);糖尿病,可能升高血糖;肝、肾功能损害,改变本品的代谢和排泄;甲状腺功能异常者。

3. **重要相互作用**

(1)对乙酰氨基酚:长期合用可增加肝脏中毒的危险,并且降低疗效。

(2)由于肝药酶诱导,合用可降低这些药物的效应:皮质激素、洋地黄类(包括地高辛)、口服避孕药、环孢素、雌激素、左旋多巴、奎尼丁、土霉素或三环类抗抑郁药。

(3)酒精:长期饮酒可降低本品的浓度和疗效,但服药同时大量饮酒可增加血药浓度。

(4)氯霉素、异烟肼、保泰松、磺胺类:合用可能降低本品代谢使血药浓度增加,增加本品的毒性。

(5)抗凝剂:合用时开始增加抗凝效应,持续应用则降低。

(6)含镁、铝制剂或碳酸钙:合用时可能降低本品的生物利用度,两者应相隔 2~3 小时服用。

(7)利多卡因或普萘洛尔:合用时可能加强心脏的抑制作用。

(8)丙戊酸:合用有蛋白结合竞争作用,应经常监测血药浓度,调整本品用量。

(9)卡马西平:合用致卡马西平血药浓度降低。

(10)叶酸:增加体内叶酸可降低本品浓度和作用。

(11)抗精神病药或三环类抗抑郁药:合用可能致癫痫发作,需调整苯妥英钠用量。

4. **不良反应**　**常见**　神经:眩晕、头痛。口腔:牙龈增生。血液:粒细胞和血小板减少、巨幼细胞贫血。皮肤:皮疹。内分泌:血糖升高、骨质代谢异常、软骨病。**少见**　神经:眼球震颤、共济失调、语言不清、意识模糊。**罕见及严重**　血液:再生障碍性贫血。皮肤:剥脱性皮炎、多形糜烂性红斑。

5. **禁忌证**　对乙内酰脲类药有过敏史或阿-斯综合征;Ⅱ~Ⅲ度房室传导阻滞;窦房结阻滞;窦性心动过缓等心功能损害者。

【患者用药交代】

1. 规律服药,停药须在医生指导下逐渐缓慢减量,勿擅自突然停药。

2. 为避免对胃的刺激,可饭后服药。

3. 用药期间需检查血象、肝功能、血钙、口腔、脑电图、甲状腺功能并经常随访血药浓度,防止毒性反应;妊娠期每个月测定一次、产后每周测定一次血药浓度以确定是否需要调整剂量。

4. 加强口腔卫生和按摩牙龈,避免和减缓牙龈增生。

丙 戊 酸 钠

(Sodium Valproate)

【适应证】

1. 主要用于治疗各种全身性和部分性癫痫,既可单药治疗也可作添加治疗。

2. 治疗与双相情感障碍相关的躁狂发作。

【药师知识储备】

1. **用法用量**　缓释片,整片吞服,或沿刻痕掰开服用,不能研碎或咀嚼,服药不受进食影响。**癫痫**,成人,起始剂量为 10~15mg/kg,逐渐递增至疗效满意为止,常规剂量为 20~30mg/kg,每日剂量分 1~2 次服用,如不能控制发作可增加剂量,但必须测定血药浓度(有效浓度为 40~100mg/L)。**小儿常用剂量**,本品适用于 6 岁以上儿童,起始剂量同成人,常规剂量为 30mg/kg。**躁狂**:起始剂量为 500mg/d,分 2 次服用,早晚各一次。应该尽可能快地增加给药剂量,第 3 日到达 1 000mg/d,第一周末达 1 500mg/d,此后根据病情和血药浓度调整给药剂量,维持剂量为 1 000~2 000mg/d,最大剂量不超 3 000mg/d,治疗血药浓度在 50~125μg/ml 范围内。

2. **特殊人群用药及注意事项**　**妊娠期妇女**　丙戊酸钠具有致畸作用,可导致先天性畸形如神经管缺陷,为育龄期妇女处方丙戊酸钠前应充分考虑潜在获益及风险,建议服药妇女充分做好避孕工作。若服药期间意外妊娠或妊娠期间必须服药,应充分告知药品可能对胎儿产生的危害,并筛查是否出现神经管缺陷,定期监测凝血指标。**哺乳期妇女**:丙戊酸钠可分泌至乳汁,哺乳期慎用。2 岁以下儿童使用丙戊酸钠显著增加致死性肝毒性风险,如哺乳期母亲用药,密切监测婴儿是否出现肝毒性及血液系统异常的症状及体征,WHO 建议监测婴儿黄疸。**儿童**:见前“小儿常用量”。**老年人**:酌情减量。

3. **重要相互作用**

(1)氨曲南、碳青霉烯类:合用导致丙戊酸钠血药浓度降低,引发惊厥。

(2)卡马西平:合用增加卡马西平活性代谢产物血药浓度,可致药物过量反应。

(3)拉莫三嗪:丙戊酸可通过抑制拉莫三嗪的肝脏代谢使其血药浓度增加,产生严重皮肤反应的风险增加(Lyell 综合征)。

(4)非尔氨酯:可使丙戊酸的血药浓度增加,产生药物过量的风险。

(5)苯巴比妥、扑米酮:由于丙戊酸对肝脏代谢的抑制作用,可导致苯巴比妥或扑米酮的血药浓度增加,出现药物过量现象,在儿童中多发。同时,由于苯巴比妥或扑米酮对肝脏代谢的诱导作用,可使丙戊酸的血药浓度降低。

(6)苯妥英钠(或磷苯妥英):可导致苯妥英钠血药浓度的改变。同时,由于苯妥英钠对肝脏代谢的诱导作用,可使丙戊酸钠的血药浓度存在减低的风险。

(7)托吡酯:合用存在出现高氨血症或脑病的风险。

(8)西咪替丁和红霉素:合用可能使血清中丙戊酸浓度升高。

(9)抗凝血药、抗血小板药:合用可能会导致出血倾向增加。

4. **不良反应**　**常见**　皮肤:暂时性脱发;血液:血小板减少。中枢神经系统:嗜睡、孤立的中度高氨血症。**罕见**　肝脏:剂量相关肝毒性。血液:低钠血症。皮肤:红斑狼疮或脉管炎。中枢:意识模糊。

5. **禁忌证**　对本品任一成分过敏者;急慢性肝炎或有肝炎病史者;妊娠期妇女或备孕妇女;患有尿素循环障碍的患者。

【患者用药交代】

1. 整片吞服,可沿中央刻痕掰开,不可研碎或咀嚼;避免驾驶或危险操作。

2. 停药应在医生指导下缓慢减量,勿急剧减量或突然停药。

3. 如怀孕或准备怀孕应立即告知医生,作药物调整。

4. 定期进行血液学检查。

拉 莫 三 嗪
（Lamotrigine）

【适应证】

对 12 岁以上儿童及成人癫痫的单药治疗,2 岁以上儿童及成人癫痫的添加疗法。

【药师知识储备】

1. **用法用量** 片剂,口服。**单药治疗剂量**:成人及 12 岁以上儿童,初始剂量为 25mg,每日 1 次,每 1～2 周增加剂量直至疗效最佳。一般最佳疗效维持剂量为 100～200mg/d。**添加疗法的剂量**:成人及 12 岁以上儿童,对合用丙戊酸钠的患者,无论其是否服用其他抗癫痫药,本品的初始剂量为 25mg,隔日服用,连服 2 周;随后 2 周每日 1 次,每次 25mg。此后,应每 1～2 周增加剂量,最大增加量为 25～50mg,直至达到最佳疗效。通常达到最佳疗效的维持剂量为 100～200mg/d,1 次或分 2 次服用。对于同时服用具有酶诱导作用的抗癫痫药物时,初始、增加及维持剂量在上述基础上加倍。儿童(2～12 岁):服用丙戊酸钠加或不加任何其他抗癫痫药的患者,本品的初始剂量为 0.15mg/(kg·d),每日 1 次,连服 2 周;随后 2 周每日 1 次,每次 0.3mg/kg。此后,应每 1～2 周增加剂量,最大增加量为 0.3mg/kg,直至达到最佳疗效。通常达到最佳疗效的维持剂量为 1～5mg/(kg·d),1 次或分 2 次服用。整片吞服,不应咀嚼或研碎服用。

2. **特殊人群用药及注意事项** **妊娠期妇女**:人类致突变试验表明本品对人类相对安全,但妊娠期妇女仍须权衡利弊后使用。**哺乳期妇女**:可分泌入乳汁,但认为潜在益处大于对婴儿的不利。**儿童**:12 岁以下儿童单药治疗研究资料不足。添加疗法见上。**老年人**:同成年人,无须特殊调整。**其他**:肾功能不全者无须调整剂量,严重肝功能不全者须减量。

3. **重要的相互作用**

(1)诱导肝药物代谢酶的抗癫痫药(如苯妥英钠、卡马西平、苯巴比妥和扑米酮、利福平、炔雌醇和左炔诺孕酮合剂):合用会增强拉莫三嗪的代谢,而需增加使用剂量。

(2)丙戊酸钠:合用时与拉莫三嗪竞争肝药物代谢酶,可降低拉莫三嗪的代谢,使拉莫三嗪的平均半衰期增加近 2 倍。

4. **不良反应** **常见** 皮肤:皮疹。中枢:头痛、嗜睡、失眠、头晕,震颤。消化:恶心,呕吐,腹泻。其他:疲劳。**罕见及严重** 皮肤:Stevens-Johnson 综合征、中毒性表皮坏死松解症;中枢:眼球震颤、无菌性脑膜炎。

5. **禁忌证** 对拉莫三嗪和本品中任何成分过敏的患者。

【患者用药交代】

1. 整片吞服,或沿刻痕掰开服用,不应咀嚼或研碎服用。

2. 停药应在医生指导下缓慢减量,勿急剧减量或突然停药。

3. 用药前几周须注意皮肤不良反应,以皮疹多见,如出现皮疹或发热应考虑药物反应的可能。对其他抗癫痫药物过敏的患者尤其应注意。

4. 女性患者同时服用避孕药者须告知医师,以便作必要的剂量调整。

左乙拉西坦
（Levetiracetam）

【适应证】

用于成人及 4 岁以上儿童癫痫患者部分性发作的加用治疗。

【药师知识储备】

1. **用法用量** 片剂,口服。需以适量水吞服,服用不受进食影响。**成人(>18 岁)和青**

少年（12~17岁）,体重≥50kg:起始治疗剂量为每次500mg,每日2次。根据临床效果及耐受性,剂量可增加至每次1 500mg,每日2次。剂量的变化应每2~4周增加或减少500mg,每日2次。4~11岁儿童和青少年（12~17岁）,体重<50kg:起始治疗剂量为10mg/kg,每日2次。根据临床效果及耐受性,剂量可增加至30mg/kg,每日2次。剂量变化应以每2周增加或减少10mg/kg,每日2次。应尽量使用最低有效剂量。儿童和青少年体重≥50kg:剂量和成人一致。小于4岁的儿童和婴儿:无相关资料。

2. **特殊人群用药及注意事项** **妊娠期妇女**:动物实验表明本品有一定的生殖毒性,妊娠期妇女应权衡利弊服用。**哺乳期妇女**:本品可分泌入乳汁,一般情况下不建议哺乳期妇女使用。**儿童**:见上。**老年人和肾功能受损者**:根据肌酐清除率调整剂量。

3. **重要相互作用**　与托吡酯合用,导致食欲减退风险增加。

4. **不良反应**　**常见**　中枢:嗜睡,乏力和头晕。消化:腹泻、消化不良、恶心、呕吐代谢和营养障碍、食欲减退。呼吸:呼吸道感染、咳嗽。眼:复视。皮肤:皮疹。**严重**　相对安全,未发现严重不良反应。

5. **禁忌证**　对本品过敏或对吡咯烷酮衍生物或者其他任何成分过敏的患者。

【患者用药交代】

1. 整片吞服,或沿刻痕掰开服用,不应咀嚼或研碎服用。

2. 停药应在医生指导下缓慢减量,勿急剧减量或突然停药。

3. 服药后由于对中枢神经系统的影响,不建议驾驶车辆或者操纵机械等。

加巴喷丁
（Gabapentin）

【适应证】

1. **疱疹感染后神经痛**　用于成人疱疹后神经痛的治疗。

2. **癫痫**　用于成人和12岁以上儿童伴或不伴继发性全身发作的部分性发作的辅助治疗。也可用于3~12岁儿童部分性发作的辅助治疗。加巴喷丁胶囊对于原发性全身发作,如失神发作的患者无效。

【药师知识储备】

1. **用法用量**　胶囊剂,口服。**疱疹感染后神经痛**:第1日一次性服用加巴喷丁0.3g;第2日服0.6g,分2次服完;第3日服0.9g,分3次服完。随后,根据缓解疼痛的需要,可逐渐增加剂量至每日1.8g,分3次服用。国外临床研究中,在1.8~3.6g/d剂量范围内其疗效相当,超过1.8g/d的剂量未显示出更多益处。**癫痫**:加巴喷丁可与其他抗癫痫药物合用进行联合治疗。加巴喷丁的给药途径为口服,分次给药。给药方法从初始低剂量逐渐递增至有效剂量。12岁以上患者:在给药第1日可采用每日1次,每次0.3g;第2日为每日2次,每次0.3g;第3日为每日3次,每次0.3g,之后维持此剂量服用。3~12岁的儿科患者:开始剂量应该为10~15mg/(kg·d),每日3次,在大约3日达到有效剂量。3~4岁儿科患者的有效剂量为40mg/(kg·d),每日3次。5岁以上患者,加巴喷丁的有效剂量为25~35mg/(kg·d),每日3次。如有必要,剂量可增为50mg/(kg·d)。

2. **特殊人群用药及注意事项**　**妊娠期妇女**:权衡利弊后使用。**哺乳期妇女**:本品可分泌入乳汁,对婴儿影响不明,如须服药建议停止哺乳。**儿童**:见上。**老年人**:根据肌酐清除率调整用量。

3. **重要相互作用**

(1)抗酸剂(氢氧化铝等):合用可降低加巴喷丁的生物利用度。

(2)吗啡:合用可增加加巴喷丁的暴露。

(3)丙磺舒:合用可减少加巴喷丁经肾排出。

4. **不良反应**　**常见**　中枢:眩晕、嗜睡、疲劳、紧张、失眠、共济失调、眼球震颤、感觉异常。其他:情绪不稳定、运动功能亢进(多见于儿童)。消化:恶心、呕吐、畏食。**少见**　血液:低钠血症。肝脏:肝酶升高、黄疸。其他:血管神经性水肿、低钠血症。**罕见及严重**　出血性胰腺炎、Stevens-Johnson 综合征,多形性红斑,癫痫加重。

5. **禁忌证**　已知对本品中任一成分过敏的患者;急性胰腺炎。

【患者用药交代】

1. 停药应在医生指导下缓慢减量,勿急剧减量或突然停药。

2. 如服用抗酸剂,应在服用抗酸剂后至少 2 小时服用加巴喷丁。

3. 糖尿病患者需经常监测血糖,如有必要,随时调整降糖药剂量。

4. 同时使用吗啡治疗的患者加巴喷丁的血药浓度可能会升高。应仔细观患者是否出现嗜睡等中枢神经系统抑制现象,应适当减少加巴喷丁或吗啡剂量。

5. 本品作用于中枢神经系统,可引起镇静、眩晕或类似症状。故在服药初期,加量、更换药物或饮酒时,应谨慎驾驶、操作机械。

普 瑞 巴 林
（Pregalin）

【适应证】

成人部分性癫痫发作的添加治疗。

【药师知识储备】

1. **用法用量**　胶囊剂,餐前或餐后口服。推荐起始剂量为 $150mg/d$,分 2~3 次。最大日剂量为 $600mg$。

2. **特殊人群用药及注意事项**　**妊娠期妇女**:对妊娠期妇女分娩影响尚不清楚,使用须权衡利弊。**哺乳期妇女**:是否分泌入乳汁尚不清楚。应视药物对哺乳期妇女的重要性决定是否停止哺乳或停止服药。**儿童**:缺乏相关资料。**老年人**:应根据肌酐清除率调整剂量。

3. **重要相互作用**

(1)中枢抑制剂(阿片类或苯二氮䓬类):合用可能增加中枢抑制作用。

(2)酒精:合用可能加重对运动技能的损害和酒精的镇静作用。

4. **不良反应**　**常见**　中枢:头晕、嗜睡、焦虑、震颤。消化:胃肠炎、食欲增加。血液:淤斑。肌肉骨骼:关节痛、肌痛、肌无力、腿痛性痉挛。泌尿:尿频、尿失禁。其他:过敏、发热。**不常见**　皮肤:脓肿、蜂窝织炎。心血管:深部血栓静脉炎、心力衰竭、低血压等。血液:贫血、白细胞增多、红细胞减少、血小板减少等。**罕见**　过敏样反应、自杀想法、食管溃疡、紫癜等。

5. **禁忌证**　对本品或本品任一成分过敏的患者禁用。

【患者用药交代】

1. 停药应在医生指导下缓慢减量,勿急剧减量或突然停药。

2. 本品可引起血管神经性水肿并可伴有面部、嘴、颈肿胀,上述症状可引起致命性呼吸困难。若出现上述症状的患者应立即停药就医。

3. 警惕过敏反应,如气喘、呼吸困难、皮疹等,如出现应立即停药并就医。

4. 本品可引起头晕、嗜睡、视物模糊和其他中枢神经系统症状,因此不建议驾驶车辆和操控复杂机器,或从事其他危险的活动。

5. 本品可引起水肿和体重增加,心脏病患者慎用。

6. 服用本品期间不要饮酒,否则增加对运动技能的损害和酒精的镇静作用。

托 吡 酯
(Topiramate)

【适应证】

用于成人及 2 岁以上儿童青少年的伴有或不伴有继发性全身发作的部分性癫痫发作的单药治疗和加用治疗。

【超说明书用途】

预防治疗偏头痛:Micromedex 成人推荐等级Ⅱa。《中国偏头痛诊断治疗指南》中指出,目前应用于偏头痛预防性治疗的药物中就有抗癫痫药物,有试验证据支持抗癫痫药物托吡酯片对慢性偏头痛有效。

用于 2 岁以下癫痫儿童的添加治疗:Micromedex 儿童推荐等级Ⅱa,NICE 指南推荐对于一些儿童难治性癫痫(具体类型见指南),如一线药物无效可添加或换用托吡酯治疗。

【药师知识储备】

1. **用法用量** 片剂,整片吞服,不要研碎或咀嚼,不受食物影响。推荐从低剂量开始服药。**成人:**17 岁及以上成人,初始剂量为 25mg,睡前服用 1 次,一般每 1~2 周增加 25~50mg,分 2 次服用。**儿童:**2~16 岁儿童初始剂量为 0.5~1mg/(kg·d),一般每 1~2 周递增 0.5~1mg/(kg·d),分 2 次服用。根据临床疗效和患者耐受程度调整给药剂量,有些患者每日服药 1 次即可控制症状。

2. **特殊人群用药及注意事项** **妊娠期妇女:**权衡利弊后使用。**哺乳期妇女:**本品可分泌入乳汁,用药期间应停止哺乳。**儿童:**见上。**老年人:**同成人。

3. **重要相互作用**

(1)其他抗癫痫药物:在极少数患者中发现,托吡酯会升高苯妥英钠的血药浓度。苯妥英钠和卡马西平可降低托吡酯的血药浓度,但都需根据临床疗效调整剂量。与丙戊酸合用可增加肾结石风险。

(2)吡格列酮、格列本脲:托吡酯会降低这两种药物活性代谢产物的暴露,合用时须监测糖尿病患者血糖。

(3)阿米替林、氟哌啶醇:合用时增加两者代谢产物的暴露。

4. **不良反应** **常见** 中枢:嗜睡、头晕、注意力障碍、协调障碍、记忆障碍。代谢和营养:畏食、食欲减退。精神:行为变化、意识模糊。眼:视物模糊、视觉障碍。消化:恶心、腹泻、便秘、消化不良、胃部不适。全身:疲乏、易怒、步态障碍。**罕见** 血液:中性粒细胞减少。眼:感觉异常。皮肤:多形性红斑、中毒性表皮坏死溶解。全身:全身水肿、汗闭和高热。流感样疾病。肾脏:肾小管性酸中毒。

5. **禁忌证** 对本品及任一成分过敏者。

【患者用药交代】

1. 整片吞服,或沿刻痕掰开服用,不应咀嚼或研碎服用。

2. 停药应在医生指导下缓慢减量,勿急剧减量或突然停药。

3. 服药期间多饮水,保证足够尿量,防止出现肾结石等肾脏问题。

4. 本品可引起头晕、嗜睡、视物模糊和其他中枢神经系统症状,因此不应驾驶车辆和操控复杂机器,或从事其他危险的活动。

5. 服药期间避免饮酒,否则可能增加中枢神经系统不良反应。

奥 卡 西 平
（Oxcarbazepine）

【适应证】

本品适用于治疗原发性全面性强直-阵挛发作和部分性发作,伴有或不伴有继发性全面性发作。本品适用于成年人和 5 岁以及 5 岁以上儿童。

【超说明书用途】

奥卡西平用于 2 岁以下儿童癫痫部分性发作:单药治疗时 FDA 批准 4 岁以上的儿童,Micromedex 儿童推荐等级Ⅱa。用于治疗三叉神经痛:神经病理性疼痛诊疗专家组制定的《神经病理性疼痛诊疗专家共识》推荐奥卡西平作为三叉神经痛的一线用药。

【药师知识储备】

1. **用法用量** 片剂,口服。**成人**:在单药治疗和联合用药中,初始剂量为 600mg/d,分 2 次服用。给药根据患者的临床反应增加剂量;一般每隔 1 周增加剂量,每日增加不超过 600mg,每日维持剂量为 600~2 400mg。**儿童**:5 岁以及 5 岁以上儿童,在单药和联合用药过程中,初始剂量为 8~10mg/(kg·d),分 2 次给药,根据临床反应增加剂量,一般每隔 1 周增加每日的剂量,每次增量不要超过 10mg/(kg·d),平均约 30mg/(kg·d)的维持剂量就能获得成功的治疗效果。

2. **特殊人群用药及注意事项** **妊娠期妇女**:有限的妊娠期数据显示本品可能造成严重的出生缺陷,妊娠期妇女和备孕妇女须权衡利弊后使用。**哺乳期妇女**:本品和其活性代谢物能通过乳汁分泌。**儿童**:无 5 岁以下儿童使用的资料。**老年人**:肾功能受损患者应减量。

3. **重要相互作用**

(1)经 CYP2C19 代谢的药物(苯妥英钠、苯巴比妥等):奥卡西平及其代谢产物 MHD 抑制 CYP2C19,可能增加经其代谢的药物血药浓度。

(2)经 CYP3A4、CYP3A5 代谢的药物(二氢吡啶类钙通道阻滞药、口服激素类避孕药、卡马西平等):奥卡西平及其代谢产物 MHD 诱导 CYP3A4、CYP3A5,导致经其代谢的药物血药浓度降低。

(3)锂剂:合用能导致神经毒性反应增加。

4. **不良反应** **常见** 中枢:嗜睡、头痛、头晕、复视、视觉障碍。精神:意识模糊、激动、抑郁、淡漠。消化:恶心、呕吐。全身:疲劳。皮肤:皮疹、脱发。血液:低钠血症。**罕见** 皮肤:系统性红斑狼疮。心血管:高血压、房室传导阻滞。血液:骨髓抑制、粒细胞减少、血小板减少。肝脏:肝酶升高。

5. **禁忌证** 已知对本品任何成分过敏的患者;房室传导阻滞者。

【患者用药交代】

1. 整片吞服,或沿刻痕掰开服用,不应咀嚼或研碎服用。

2. 停药须在医生指导下逐渐减量,勿急剧减量或突然停药。

3. 定期监测血清电解质变化,防止低血钠。

4. 监测皮疹发生,一旦发生应停药就医。

5. 本品可引起头晕、嗜睡、视物模糊和其他中枢神经系统症状,因此不应驾驶车辆和操控复杂机器,或从事其他危险的活动。

6. 服药期间避免饮酒,否则可能增加中枢不良反应。

（原海忠　徐　娟）

第四节 帕 金 森 病

一、概述

帕金森病(Parkinson disease,PD)是一种常见的中老年神经系统退行性疾病,主要以黑质多巴胺能神经元进行性退变和路易小体形成的病理变化,纹状体区多巴胺递质降低、多巴胺与乙酰胆碱递质失衡的生化改变,震颤、肌强直、动作迟缓、姿势平衡障碍的运动症状和嗅觉减退、便秘、睡眠行为异常和抑郁等非运动症状的临床表现为显著特征。

二、诊断要点

1. 中老年发病,缓慢进展性病程。

2. 四项主征(静止性震颤、肌强直、运动迟缓、姿势步态异常)中,肌强直及运动迟缓必备,症状不对称性。

(1)静止性震颤:常为首发症状,一侧起病,"搓丸样"动作,静止时明显。

(2)肌强直:可表现为"铅管样肌强直"或"齿轮样肌强直"。

(3)运动迟缓表现:随意动作减少,动作缓慢,笨拙,可呈现"面具脸""写字过小征"。

(4)姿势步态异常:行走时呈"慌张步态"。

3. 左旋多巴治疗有效。

4. 无眼外肌麻痹、小脑体征、直立性低血压、锥体外系损害和肌肉萎缩等。

5. 注意与继发性帕金森病综合征、多系统萎缩、原发性震颤、脑血管病、多巴反应性肌张力障碍、抑郁症等疾病相鉴别。

三、治疗方案

(一) 治疗方法

每一例帕金森病患者都可以先后或同时表现出运动症状和非运动症状,但在整个病程中都会伴有这两类症状,有时会产生多种非运动症状。两种症状均会影响患者的工作和日常生活能力,降低患者的生活质量。因此,需对帕金森病的运动症状和非运动症状采取全面综合的治疗。治疗方法和手段包括药物治疗、手术治疗、运动疗法、心理疏导及照料护理等。药物治疗为首选,且是整个治疗过程中的主要治疗手段,手术治疗则是药物治疗的一种有效补充。早期药物治疗显效明显,而长期治疗的疗效明显减退,或出现严重的运动波动及异动症者可考虑手术治疗,详见《中国帕金森病脑深部电刺激疗法专家共识》。需要强调的是,手术可以明显改善运动症状,但不能根治疾病,术后仍需应用药物治疗,但可相应减少剂量。

(二) 药物治疗

疾病的运动症状和非运动症状均会影响患者的工作和日常生活能力,因此,用药原则应该以达到有效改善症状、提高工作能力和生活质量为目标。我们提倡①早诊断、早治疗:早期干预能更好地改善症状和延缓疾病进展;②坚持"剂量滴定":尽可能以小剂量达到满意临床效果的用药原则,降低运动并发症尤其是异动症的发生率;③个体化:不同患者的用药选择需要综合考虑患者的疾病特点(是以震颤为主,还是以强直少动为主)和疾病严重程度、有无认知障碍、发病年龄、就业状况、有无共病、药物可能的副作用、患者意愿、经济承受能力等因素,尽可能避免、推迟或减少药物的副作用和运动并发症。进行抗帕金森病药物治疗时,特别是使用左旋多巴时不能突然停药,以免发生撤药恶性综合征。

目前临床应用的主要治疗药物有:

(1)抗胆碱能药:主要代表药物为苯海索。适用于伴有震颤的患者,而对无震颤的患者不推荐应用。

(2)金刚烷胺:对少动、强直、震颤均有改善作用,并且对改善异动症有帮助。

(3)复方左旋多巴:代表药物有多巴丝肼(苄丝肼-左旋多巴)、卡比多巴-左旋多巴。

(4)多巴胺(DR)受体激动剂:DR激动剂有2种类型,麦角类包括溴隐亭、培高利特、α-二氢麦角隐亭、卡麦角林和麦角乙脲;非麦角类包括普拉克索、罗匹尼罗、吡贝地尔、罗替高汀和阿扑吗啡。麦角类DR激动剂可导致心脏瓣膜病变和肺胸膜纤维化,因此目前已不主张使用,其中培高利特在国内已停用。目前国内上市多年的非麦角类DR激动剂有吡贝地尔缓释剂、普拉克索、罗匹尼罗。

(5)单胺氧化酶B型(MAO-B)抑制剂:代表药物有司来吉兰和雷沙吉兰。

(6)儿茶酚-O-甲基转移酶(COMT)抑制剂:代表药物有恩他卡朋、托卡朋。

(三)药物治疗原则

根据临床症状严重度的不同,可以将帕金森病的病程分为早期和中晚期,即将Hoehn-Yahr 1~2级定义为早期,Hoehn-Yahr 3~5级定义为中晚期。以下分别对早期和中晚期帕金森病提出具体的治疗意见。

1. 早期帕金森病的药物治疗

(1)早发型患者,在不伴有智能减退的情况下,可有如下选择:①非麦角类DR激动剂;②MAO-B抑制剂;③金刚烷胺;④复方左旋多巴;⑤复方左旋多巴+COMT抑制剂。首选药物并非按以上顺序,需根据不同患者的具体情况而选择不同方案。若遵照美国、欧洲的治疗指南应首选方案①、②或⑤;若患者由于经济原因不能承受高价格的药物,则可首选方案③;若因特殊工作之需,力求显著改善运动症状,或出现认知功能减退,则可首选方案④或⑤;也可在小剂量应用方案①、②或③时,同时小剂量联合应用方案④。对于震颤明显而其他抗帕金森病药物疗效欠佳的情况下,可选用抗胆碱能药,如苯海索。

(2)晚发型或有伴智能减退的患者,一般首选复方左旋多巴治疗。随着症状的加重,疗效减退时可添加DR激动剂、MAO-B抑制剂或COMT抑制剂治疗。尽量不应用抗胆碱能药物,尤其针对老年男性患者,因其具有较多的副作用。

2. 中晚期帕金森病的药物治疗 对中晚期帕金森病患者的治疗,一方面要继续力求改善患者的运动症状;另一方面要妥善处理一些运动并发症和非运动症状。运动并发症(症状波动和异动症)是帕金森病中晚期常见的症状,调整药物种类、剂量及服药次数可改善症状,手术治疗如脑深部电刺激术(DBS)亦有效。

(1)症状波动的治疗(图3-1):症状波动主要包括剂末恶化、开-关现象。对剂末恶化的处理方法为:①不增加服用复方左旋多巴的每日总剂量,而适当增加每日服药次数,减少每次服药剂量(以仍能有效改善运动症状为前提),或适当增加每日总剂量(原有剂量不大的情况下),每次服药剂量不变,而增加服药次数;②由常释剂换用控释剂以延长左旋多巴的作用时间,更适宜在早期出现剂末恶化,尤其发生在夜间时为较佳选择,剂量需增加20%~30%;③加用长半衰期的DR激动剂,其中普拉克索、罗匹尼罗为B级证据,卡麦角林、阿扑吗啡为C级证据,溴隐亭不能缩短"关"期,为C级证据,若已用DR激动剂而疗效减退可尝试换用另一种DR激动剂;④加用对纹状体产生持续性DA能刺激的COMT抑制剂,其中恩他卡朋为 A 级证据,托卡朋为 B 级证据;⑤加用 MAO-B 抑制剂,其中雷沙吉兰为 A 级证据,司来吉兰为 C 级证据;⑥避免饮食(含蛋白质)对左旋多巴吸收及通过血脑屏障的影响,宜在餐前 1 小时或餐后 1.5 小时服药,调整蛋白饮食可能有效;⑦手术治疗主要为丘脑底核(STN)行 DBS 可获裨益,为 C 级证据。对开-关现象的处理较为困难,可以选用口服 DR 激动剂,或可采用微泵持续输注左旋多巴甲酯或乙酯或 DR 激动剂(如麦角乙脲等)。

（2）异动症的治疗(图 3-2):异动症又称为运动障碍,包括剂峰异动症、双相异动症和肌张力障碍。对剂峰异动症的处理方法为:①减少每次复方左旋多巴的剂量;②若患者是单用复方左旋多巴,可适当减少剂量,同时加用 DR 激动剂,或加用 COMT 抑制剂;③加用金刚烷胺(C 级证据);④加用非典型抗精神病药如氯氮平;⑤若使用复方左旋多巴控释剂,则应换用常释剂,避免控释剂的累积效应。对双相异动症(包括剂初异动症和剂末异动症)的处理方法为:①若在使用复方左旋多巴控释剂时应换用常释剂,最好换用水溶剂,可以有效缓解剂初异动症;②加用长半衰期的 DR 激动剂或延长左旋多巴血浆清除半衰期的COMT 抑制剂,可以缓解剂末异动症,也可能有助于改善剂初异动症。微泵持续输注 DR 激动剂或左旋多巴甲酯或乙酯可以同时改善异动症和症状波动,目前正在试验口服制剂是否能达到同样效果。其他治疗异动症的药物如作用于基底节非 DA 能的腺苷 A2A 受体拮抗剂等治疗效果的相关临床试验正在开展。对晨起肌张力障碍的处理方法为:睡前加用复方左旋多巴控释片或长效 DR 激动剂,或在起床前服用复方左旋多巴常释剂或水溶剂;对"开"期肌张力障碍的处理方法同剂峰异动症。手术治疗方式主要为 DBS,可获裨益。

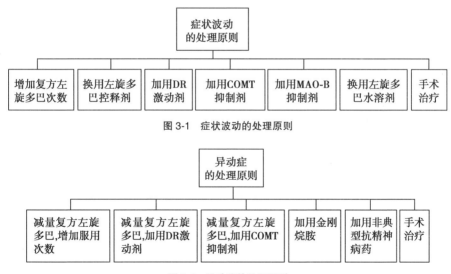

图 3-1　症状波动的处理原则

图 3-2　异动症的处理原则

非运动症状涉及许多类型,主要包括感觉障碍、精神障碍、自主神经功能障碍和睡眠障碍,需给予积极相应的治疗。

帕金森病的治疗没有绝对的固定模式,因为不同患者之间的症状可能会存在区别,对药物的敏感度也存在一定差异。不同患者对治疗的需求存在不同,同一患者在不同病情阶段对治疗的需求也不尽相同。在临床实际应用时,药师需注意详细了解患者的病情(疾病严重程度、症状类型等)、治疗反应情况(是否有效、起效时间、作用维持时间、"开期"延长和"关期"缩短时间、有无副作用或并发症等)等,做好药学监护和患者教育,以期达到更为理想的治疗效果。

四、常用药物与用药交代

苯 海 索
(Benzhexol)

【适应证】

用于帕金森病、帕金森综合征。也可用于药物引起的锥体外系疾病。

【超说明书用途】

苯海索片用于儿童。《中华儿科杂志》2013年发表的《儿童抽动障碍的诊断与治疗建议》《2009中华医学会抽动秽语综合征诊断与治疗指南》均指出,在氟哌啶醇治疗儿童抽动障碍时,为防止药源性锥体外系反应,可加服等量苯海索(安坦)。

【药师知识储备】

1. **用法用量** 片剂,口服。**帕金森病、帕金森综合征**:开始每日1~2mg,以后每3~5日增加2mg,至疗效最好而又不出现不良反应为止,一般每日不超过10mg,分3~4次服用,须长期服用。极量为每日20mg。**药物诱发的锥体外系疾病**:第一日2~4mg,分2~3次服用,以后视需要及耐受情况逐渐增加至5~10mg。老年患者应酌情减量。

2. **特殊人群用药及注意事项** **妊娠期妇女**:妊娠期妇女权衡利弊后使用。**哺乳期妇女**:本品可能分泌入乳汁,因此哺乳期妇女须停止哺乳。**儿童**:见上"超说明书用途"。**老年人**:大于60岁老年人不建议使用。

3. **重要相互作用**

(1)乙醇或其他中枢神经系统抑制药:合用可使中枢抑制作用加强。

(2)金刚烷胺、抗胆碱药、单胺氧化酶抑制剂:合用可加强抗胆碱作用,可能引起麻痹性肠梗阻。

(3)制酸药或吸附性止泻剂:合用可能减少本品生物利用度。

(4)氯丙嗪:合用导致氯丙嗪代谢加快。

(5)强心苷类:合用导致强心苷类肠道吸收增加,血药浓度升高。

4. **不良反应** **常见** 中枢:嗜睡、抑郁、认知功能下降、幻觉、意识混浊等。其他:口干、视物模糊、便秘等。**偶见** 心脏:心动过速。消化:恶心、呕吐。泌尿:尿潴留。

5. **禁忌证** 青光眼、尿潴留、前列腺肥大患者。

【患者用药交代】

1. 增加剂量时须在医生指导下缓慢增加剂量。

2. 老年人长期用药可能致认知功能下降,须严密监测。

3. 可能出现口干、尿潴留、便秘、视物模糊等不良反应,及时就医。

金 刚 烷 胺
(Amantadine)

【适应证】

用于帕金森病、帕金森综合征、药物诱发的锥体外系疾病。也用于防治A型流感病毒所引起的呼吸道感染。

【药师知识储备】

1. **用法用量**　片剂,口服。**帕金森病、帕金森综合征**:每次 100mg,每日 1~2 次,每日最大剂量为 400mg。**抗病毒**:成人,每次 200mg,每日 1 次或每次 100mg,每 12 小时 1 次;1~9 岁小儿,每次 1.5~3mg/kg,8 小时 1 次,或每次 2.2~4.4mg/kg,12 小时 1 次;9~12 岁小儿,每 12 小时口服 100mg;12 岁及 12 岁以上,用量同成人。

2. **特殊人群用药及注意事项**　**妊娠期妇女**:动物实验显示对胚胎有毒性且能致畸胎,妊娠期妇女权衡利弊后使用。**哺乳期妇女**:本品可由乳汁排泄,哺乳期妇女禁用。**儿童**:新生儿和 1 岁以下婴儿禁用。**老年人**:慎用。

3. **重要相互作用**

(1)乙醇:合用使中枢抑制作用加强。

(2)其他抗帕金森病药、抗胆碱药、抗组胺药、吩噻嗪类或三环类抗抑郁药:合用使抗胆碱反应加强。

(3)中枢神经兴奋药:合用可加强中枢神经的兴奋作用,严重者可引起惊厥或心律失常。

4. **不良反应**　**常见**　中枢:眩晕、失眠和神经质。消化:恶心、呕吐、畏食。其他:口干、便秘。**偶见**　中枢:抑郁、焦虑、幻觉、精神错乱、共济失调、头痛。**少见**　白细胞减少、中性粒细胞减少。**罕见**　惊厥。

5. **禁忌证**　对金刚烷胺过敏者、新生儿和 1 岁以下婴儿、哺乳期妇女禁用。

【患者用药交代】

1. 有癫痫史、精神错乱、幻觉、充血性心力衰竭、肾功能不全、外周血管神经性水肿或直立性低血压的患者,治疗帕金森病时不应突然停药。

2. 用药期间不宜驾驶车辆、操纵机械和高空作业。

3. 每日最后一次服药时间应在下午 4 时前,以避免失眠。

多巴丝肼
(Levodopa and Benserazide)

【适应证】

用于治疗帕金森病、症状性帕金森综合征(脑炎后、动脉硬化性或中毒性),但不包括药物引起的帕金森综合征。

【药师知识储备】

1. **用法用量**　片剂,口服。初次服用本品的患者每次 0.5~1 片(每片含左旋多巴 200mg 与盐酸苄丝肼 50mg),每日 2 次,缓慢加量,每 3~7 日可将每日剂量增加 0.25~0.5 片,分 3~4 次口服。不可超过 4 片/d。

2. **特殊人群用药及注意事项**　**妊娠期妇女**:妊娠期妇女禁用。**哺乳期妇女**:本品可能分泌至乳汁,并可能抑制乳汁分泌,哺乳期妇女禁用。**儿童**:不可用于 25 岁以下患者。**老年人**:同成人。

3. **重要相互作用**

(1)神经安定类药物、阿片类及含利血平的抗高血压药:合用可抑制多巴丝肼的作用。

(2)非选择性单胺氧化酶抑制剂:合用可能会发生像高血压危象等不良反应,用多巴丝肼前停用单胺氧化酶抑制剂至少两周。

(3)拟交感神经类药物(如兴奋交感神经系统的肾上腺素、去甲肾上腺素,异丙肾上腺素或苯丙胺等):合用时多巴丝肼能使这些药物的作用增强。如患者必须同时使用这类药物,则应严密监测心血管系统反应并需减少拟交感神经类药物的用量。

(4)氟烷:服用多巴丝肼片的患者用氟烷麻醉时,可致血压波动和心律失常,因此在进行外科手术前12~48小时内应停用多巴丝肼片,手术后可恢复使用多巴丝肼,并将剂量逐步增至手术前水平。

4. 不良反应 常见 血液和淋巴系统:溶血性贫血、一过性白细胞减少和血小板减少。胃肠道:恶心、呕吐、腹泻。代谢和营养:畏食症。精神:抑郁。**偶见** 心脏:心律失常。血管:直立性低血压。肝脏:肝转氨酶和碱性磷酸酶增高。**罕见** 皮肤和皮下组织:瘙痒和皮疹。

5. 禁忌证 已知对左旋多巴、苄丝肼或其赋形剂过敏的患者;将多巴丝肼与非选择性单胺氧化酶抑制剂合用;内分泌、肾(透析者除外)、肝功能代偿失调或心脏病、精神病、闭角型青光眼患者;25岁以下的患者(必须是骨骼发育完全的患者);妊娠或有准备妊娠的患者;哺乳期妇女。

【患者用药交代】

1. 勿急剧减量或突然停药及擅自加大剂量。

2. 其他的抗帕金森药不应当在本品治疗一开始就突然停服,因为后者的作用至少需几日才见效。

3. 服药期间避免高蛋白饮食,以免影响药物吸收。

4. 有心肌梗死、冠状动脉供血不足或心律不齐的患者,应定期检查心电图。

5. 患有胃、十二指肠溃疡或骨软化症的患者服用此药时应严密观察。

6. 服用多巴丝肼片可引起嗜睡和突然睡眠发作,驾驶和操作机械应谨慎,一旦出现应考虑降低服用剂量或终止治疗。

7. 理论上左旋多巴能升高眼压,患者应定期测量眼压。

8. 患者应定期检查血常规和肝、肾功能。

9. 开始服药时可能出现恶心、呕吐等胃肠道反应,通过与食物或饮料同服或者缓慢增加剂量可基本加以控制。

普 拉 克 索
（Pramipexole）

【适应证】

用于治疗特发性帕金森病的体征和症状,单独(无左旋多巴)或与左旋多巴联用。

【药师知识储备】

1. 用法用量 片剂,口服。服药不受进食影响。起始剂量为每日0.375mg,普通片每日3次,缓释片每日1次。然后每周增加一次剂量,每次日剂量增加0.75mg。如果患者可以耐受,应增加剂量以达到最大疗效。每日最大剂量为4.5mg。减量时应逐渐减量。

2. 特殊人群用药及注意事项 妊娠期妇女:动物实验显示母体毒性剂量下对大鼠胚胎有毒性,故妊娠期妇女使用须权衡利弊。**哺乳期妇女:**本品是否经乳汁分泌尚未知,哺乳期妇女应视情况停止哺乳或停药。**儿童:**无安全及有效性资料。**老年人:**无特殊注意事项。**肝功能不全者:**无须高剂量。**肾功能不全者:**本品主要经肾排泄,肾功能不全者应根据肌酐清除率调整剂量和给药频次。

3. 重要相互作用

(1)西咪替丁和金刚烷胺:合用可能致普拉克索肾清除减少。

(2)镇静药物或酒精:合用可能加强中枢抑制作用。

(3)抗精神病药物:合用存在药理上的拮抗作用。

4. **不良反应**　常见　中枢:做梦异常,意识模糊,嗜睡,便秘,妄想,头晕,运动障碍,疲劳,幻觉,头痛,失眠,运动机能亢进。心血管:低血压,外周水肿。其他:食欲增加(暴食,食欲过盛),体重增加,性欲障碍。消化:恶心。**少见**　突然睡眠发作。瘙痒、皮疹和其他过敏症状。**罕见**　病理性赌博,性欲亢进或其他异常行为。

5. **禁忌证**　对本品活性成分或任何辅料过敏者。

【患者用药交代】

1. 停药须在医生指导下逐渐减量,勿擅自突然停药。

2. 缓释片应整片吞服或沿中间刻痕掰开服用,勿研碎、咀嚼。

3. 本品经肾排泄,患者应定期监测肾功能。

4. 本品可能导致幻觉,属于抗帕金森药的正常副作用。

5. 联用左旋多巴时,在本品初始加量时患者可能出现运动障碍,出现时应减少左旋多巴用量。

6. 服用本品可能致嗜睡和突然睡眠发作,应避免驾驶车辆或操作机器或高空作业等危险操作。

7. 患者应定期或在发生视觉异常时进行眼科检查。

8. 服用本品可能导致直立性低血压发生,建议监测血压,尤其在治疗初期。

9. 普拉克索应避免与抗精神病药物同时应用。

罗匹尼罗
(Ropinirole)

【适应证】

用于自发性帕金森病的治疗。

【药师知识储备】

1. **用法用量**　片剂,口服,可以单独或与食物一起服用。先从低剂量开始逐渐增加到治疗剂量,推荐起始剂量为普通片每次 0.25mg,每日 3 次,缓释片每次 2mg,每日 1 次。根据每位患者的反应按周逐渐增加剂量,直至日服量达 24mg。停药时至少需要 7 日,每日逐渐减少剂量。

2. **特殊人群用药及注意事项**　**妊娠期妇女**:动物实验显示胚胎毒性,故妊娠期妇女使用须权衡利弊。**哺乳期妇女**:罗匹尼罗能抑制妇女催乳素的分泌从而减少泌乳。是否通过乳汁分泌尚不清楚,故考虑对婴儿的潜在影响,哺乳期妇女应视情况停止哺乳或停药。**儿童**:无安全性及有效性资料。**老年人**:老年人随年龄增长清除率下降,但本品因逐渐加量而不会出现严重毒副作用,故无须调整剂量。

3. **重要相互作用**　尚无有临床意义的药物相互作用。

4. **不良反应**　常见　中枢/外周神经:神经痛、嗜睡、困倦、幻觉。代谢/营养:血尿素氮升高。心血管:晕厥。**少见**　中枢/外周神经:非随意性肌肉收缩、肌张力亢进、发声困难、共济失调、锥体外系异常等。精神:性欲增加、激动、淡漠等。心血管:心衰、心律失常、症状性低血压。运动:关节炎加重、肌腱炎、骨质疏松症、骨痛。胃肠道:嗳气、胃炎、食管炎、胃溃疡、黑便、十二指肠炎、胃肠道出血、口腔炎、口腔溃疡、舌肥厚。内分泌等。血液:紫癜、血小板减少、白细胞增多或减少、淋巴细胞增多或减少。肿瘤:恶性乳房肿瘤。生殖-泌尿:闭经、阴道出血、阴茎功能失常等。全身:蜂窝织炎、周围水肿、发热、类流感症状等。**罕见**　消化:出血性胃炎、咯血、唾液腺管堵塞。神经:抽搐大发作、偏瘫。内分泌:甲状腺肿、抗利尿激素分泌过多症。血液:低氯血症。精神:自杀、攻击他人。

5. **禁忌证**　对本品有过敏反应的患者。

【患者用药交代】

1. 停药应在医生指导下缓慢减量,勿突然停药。

2. 缓释片应整片吞服或沿中间刻痕掰开服用,勿研碎、咀嚼。

3. 日常活动中易产生困倦、嗜睡表现,应尽量避免驾驶、操作机器等可能导致危险的行为。

4. 早期帕金森病患者(未合用左旋多巴)和进展期帕金森病患者(合用左旋多巴)治疗过程中都会出现晕厥,有时还伴有心动过缓,一旦出现应立即就医。

5. 患者应忌突然坐起、躺倒和直立,尤其在长时间保持一定姿势或治疗初期更须注意,防止因可能出现的直立性低血压而受伤。

6. 罗匹尼罗可以加重左旋多巴的副作用,使已有的运动障碍更加严重。减少左旋多巴剂量可以消除这种副作用。

吡贝地尔
（Piribedil）

【适应证】

1. 用于老年患者的慢性病理性认知和感觉神经障碍的辅助性症状治疗(除阿尔茨海默病和其他类型的痴呆)。

2. 用于下肢慢性阻塞性动脉病(第 2 期)所致间歇性跛行的辅助性治疗。

3. 建议用于眼科的缺血性症状。

4. 用于帕金森病的治疗时,可作为单一用药(治疗震颤明显类型),或在最初或稍后与多巴治疗联合用药,尤其是对伴有震颤的类型。

【药师知识储备】

1. **用法用量**　缓释片,进餐结束时用半杯水吞服,不要咀嚼。**除帕金森病之外的所有适应证**:每日 1 片(每片 50mg),或对于病情较严重者每日 2 片,分 2 次服用。**帕金森病**:作为单一用药,每日 150~250mg,即 3~5 片,分 3~5 次服用。作为左旋多巴治疗的补充:每日 1~3 片(每 250mg 左旋多巴约需 50mg 吡贝地尔)。剂量必须逐渐增加,治疗应同时遵循个体化原则。

2. **特殊人群用药及注意事项**　**妊娠期妇女**:本品仅限于老年患者,不建议妊娠期妇女使用。**哺乳期妇女**:在缺乏相关资料时,不建议哺乳期妇女使用。**儿童**:安全性和有效性尚未确定。**老年人**:无特殊注意事项。

3. **重要相互作用**　安定类精神安定药(不包括氯氮平):多巴胺激动剂和精神安定类药品之间存在着拮抗作用。

4. **不良反应**　**常见**　消化:恶心、呕吐、胀气。中枢:昏睡、嗜睡。**罕见**　精神:心理紊乱如混浊或激越。心血管:直立性低血压或血压不稳。其他:强迫性赌博、性欲亢进、性欲增加。

5. **禁忌证**　对本品中任何成分过敏者;心血管性虚脱;心肌梗死急性期;与止吐类抗精神病药联用;在非帕金森病患者中与抗精神病药(不包括氯氮平)联用。

【患者用药交代】

1. 缓释应整片吞服或沿中央刻痕掰开服用,不要研碎或咀嚼。

2. 停药须在医生指导下逐渐减量,勿突然停药。

3. 本品有致人嗜睡的副作用,在服药治疗期间如果患者驾驶车辆或进行机器操作必须小心注意。如出现上述症状,应考虑减量或停药。

4. 由于包含蔗糖成分,对于果糖不耐受、葡萄糖/半乳糖吸收不良或者蔗糖酶-异麦芽糖不足的患者不宜使用本品。

5. 在使用本品进行治疗的帕金森病患者中已有强迫性赌博,性欲亢进及性欲增加病例的报道。这些病例主要发生在使用高剂量治疗的患者中,减少剂量或停药后症状可逆转。

司来吉兰
（Selegiline）

【适应证】

单用或与左旋多巴或与左旋多巴/外周多巴脱羧酶抑制剂联合治疗早期帕金森病。与左旋多巴合用特别适用于治疗运动波动。

【药师知识储备】

1. **用法用量**　片剂,口服。初始剂量为每日 5mg,早晨顿服。剂量可增至每日 10mg（早晨一次服用或分开 2 次）。若患者在合用左旋多巴制剂时显示类似左旋多巴的不良反应,左旋多巴剂量应减低。

2. **特殊人群用药及注意事项**　**妊娠期妇女**:动物实验显示对胎儿有致畸作用,故妊娠期妇女权衡利弊后使用。**哺乳期妇女**:缺乏相关资料,不建议哺乳期妇女使用。**儿童**:无安全性和有效性资料。**老年人**:无特殊注意事项。

3. **重要相互作用**

（1）间接的拟交感神经药:合用可引起高血压。

（2）非选择性单胺氧化酶抑制剂:合用可能引起严重低血压。

（3）5-羟色胺重摄取抑制剂（氟西汀、舍曲林及帕罗西汀）:合用可导致严重的中枢不良反应,如共济失调、震颤、高热、眩晕及精神变化（激越、错乱、幻觉）演变至谵妄及昏迷。

（4）三环类抗抑郁药:合用可能致严重中枢不良反应。

4. **不良反应**　单服本品耐受性好,有口干、短暂血清转氨酶值上升及睡眠障碍发生率较安慰剂组高的报道。

5. **禁忌证**　对本品任一成分过敏者。

【患者用药交代】

1. 尽量少食富含酪胺食品（如啤酒、奶酪、扁豆、蘑菇等）,服用本品及含高酪胺食品可能引理论上的高血压症危险,服药期间尽量少食上述食品。

2. 用药初期应定期测定转氨酶。

雷沙吉兰
（Rasagiline）

【适应证】

适用于原发性帕金森病患者的单一治疗（不用左旋多巴）,以及作为左旋多巴的辅助用药用于有剂末波动现象的帕金森病患者。

【药师知识储备】

1. **用法用量**　片剂,口服,无论是否与左旋多巴联合,每日用量均为 1mg。

2. **特殊人群用药及注意事项**　**妊娠期妇女**:动物实验未发现对胎儿有致畸作用,故妊娠期妇女权衡利弊后使用。**哺乳期妇女**:本品可抑制乳汁分泌,但是否经乳汁分泌尚不清楚,考虑对婴儿潜在的不良影响,不建议哺乳期妇女使用。**儿童**:无安全性和有效性资料。**老年人**:无特殊注意事项。**其他**:中度肝功能损害患者应避免使用,重度肝功能不全禁用。

3. 重要相互作用

（1）其他 MAOIs：合用有导致高血压危象的危险。

（2）拟交感神经药：与雷沙吉兰有药理上的拮抗作用，不推荐联用。

（3）选择性 5-羟色胺再摄取抑制剂（SSRIs）、三环类和四环类抗抑郁药：联合应用时有出现严重不良反应的报道，应用时应谨慎。

（4）恩他卡朋：合用可增加雷沙吉兰口服清除率 28%。

4. 不良反应　常见　中枢：头痛、眩晕、抑郁。胃肠道：消化不良、食欲缺乏。呼吸：鼻炎。皮肤：皮疹、黑色素瘤。泌尿：尿急。血液：白细胞减少。其他：可见流感样综合征。肌肉骨骼：颈痛、关节痛、关节炎。**少见**　心脑血管：脑血管意外、心绞痛和心肌梗死。眼：可见结膜炎。

5. 禁忌证　对雷沙吉兰或本品中任何组分过敏者禁用；使用其他 MAOIs 或哌替啶时禁用；在使用雷沙吉兰与使用其他 MAOIs 或哌替啶之间至少间隔 14 日；重度肝损害患者禁用雷沙吉兰。

【患者用药交代】

1. 定期就诊于皮肤科进行皮肤检查。

2. 少食富含酪胺的食物（如啤酒、奶酪、扁豆等），否则可能升高血压。

3. 服药期间戒烟，因为烟草能加快药物代谢清除，降低疗效。

恩 他 卡 朋
（Entacapone）

【适应证】

本品可作为标准药物左旋多巴-苄丝肼或左旋多巴-卡比多巴的辅助用药，用于治疗以上药物不能控制的帕金森病及剂末现象（症状波动）。

【药师知识储备】

1. 用法用量　片剂，口服，每次 200mg，每日与多巴丝肼或卡左双多巴同时服用，建议不超过 1 600mg/d。本品单独服用无抗帕金森病作用。

2. 特殊人群用药及注意事项　妊娠期妇女：动物实验未发现致畸作用，但缺乏人类资料，故不推荐妊娠期妇女使用。**哺乳期妇女**：动物实验显示本品可经乳汁分泌，对婴儿的安全性未知，不建议哺乳期妇女服用。**儿童**：无安全性和有效性资料。**老年人**：不需进行剂量调整。

3. 重要相互作用

（1）左旋多巴：合用增强左旋多巴作用。

（2）华法林：合用增加华法林暴露。

（3）司来吉兰：可以联合使用，但是司来吉兰的日剂量不能超过 10mg。

4. 不良反应　常见　消化：腹痛、腹泻、便秘、恶心、呕吐。骨骼肌肉：后背痛。神经：活动减少、头晕。泌尿：尿液变色。其他：疲劳。**严重**　内分泌：高热。骨骼肌肉：横纹肌溶解。神经：运动神经功能障碍（强直、肌阵挛、震颤），行为过度活跃，神经阻滞剂恶性综合征。

5. 禁忌证　对本品或任何其他组分过敏者；肝功能不全者；嗜铬细胞瘤患者；同时使用非选择性 MAO（MAO-A 和 MAO-B）抑制剂（如苯乙肼、反苯环丙胺）者；与本品同时使用选择性 MAO-A 抑制剂加选择性 MAO-B 抑制剂者。既往有恶性神经阻滞综合征（NMS）和/或非创伤性横纹肌溶解症病史的患者。

【患者用药交代】

1. 撤药过程应缓慢,避免出现某些症状和体征。

2. 局部缺血性心脏病的患者使用恩他卡朋治疗应谨慎。

3. 本品可能会加重左旋多巴所致的直立性低血压。当患者还服用其他可导致直立性低血压的药物时,使用本品应谨慎。

4. 对于服药出现持续腹泻、进行性畏食、衰弱和短时间内体重下降的患者,应及时就医。

5. 本品总是作为左旋多巴的辅助治疗,因此其余注意要点参照左旋多巴。

(原海忠　徐　娟)

附:缩略语

ALP:碱性磷酸酶

LDH:乳酸脱氢酶

AEDs:抗癫痫药物

MAOIs:单胺氧化酶抑制剂

PD:帕金森病

DR:多巴胺

MAO-B:单胺氧化酶 B 型

COMT:儿茶酚-O-甲基转移酶

参考文献

[1]国家卫生健康委办公厅,国家中医药局办公室. 癌症疼痛诊疗规范(2018 年版). 全科医学临床与教育,2019,17(1):4-8.

[2]北京市疼痛治疗质量控制和改进中心. 癌症疼痛管理药学专家共识. 中国疼痛医学杂志,2019,25(11):801-807.

[3]姜远英,文爱东. 临床药物治疗学. 4 版. 北京:人民卫生出版社,2016:145.

[4]中华医学会. 临床诊疗指南·癫痫病分册(2015 修订版). 北京:人民卫生出版社,2015.

[5]中华医学会神经病学分会帕金森病及运动障碍学组. 中国帕金森病治疗指南(第三版). 药学与临床研究,2014,22(4):290.

第四章　精神障碍

第一节　睡眠障碍

一、概述

睡眠障碍(insomnia disorder)是以频繁而持续的入睡困难和/或睡眠维持困难并导致睡眠感不满意为特征的睡眠障碍。睡眠障碍可孤立存在或与精神障碍、躯体疾病或物质滥用共病,可伴随多种觉醒时功能损害。分为慢性睡眠障碍、短期睡眠障碍及其他类型睡眠障碍。

二、诊断要点

1. 主诉或是入睡困难,或是难以维持睡眠,或是睡眠质量很差。
2. 这种睡眠紊乱每周至少发生 3 次并持续 1 个月以上。
3. 日夜专注于失眠,过分担心失眠的后果。
4. 睡眠量和/或质的不满意引起了明显苦恼或影响了社会及职业功能。

三、治疗方案

睡眠障碍的治疗包括心理治疗、药物治疗、物理治疗、中医治疗和综合治疗等内容。

总体目标:增加有效睡眠时间和/或改善睡眠质量;改善失眠相关性日间损害;减少或防止短期失眠症向慢性失眠症转化;减少与失眠相关的躯体疾病或精神障碍共病的风险。**具体目标:**祛除诱发失眠的因素可使部分患者睡眠恢复正常;改善睡眠后达到的具体指标,如总睡眠时间>6 小时、睡眠效率>80%~85%、睡眠潜伏期<30 分钟、入睡后觉醒时间<30 分钟、降低觉醒次数或者减轻其他失眠症状;在床与睡眠之间建立积极和明确的联系;改善失眠相关性日间损害,如精力下降、注意或学习困难、疲劳或躯体症状、情绪失调等;改善与失眠相关的心理行为学问题;避免药物干预带来的负面影响。

睡眠障碍的药物治疗:

1. **药物治疗目标**　缓解症状,改善睡眠质量和/或延长有效睡眠时间,缩短睡眠潜伏期,减少入睡后觉醒次数,提高患者的生活质量。睡眠障碍药物治疗的原则,见表 4-1。

表 4-1 睡眠障碍药物治疗的原则

治疗原则	具体内容
基本原则	在病因治疗、认知行为治疗和睡眠健康教育的基础上,酌情给予催眠药物
用药剂量个体化	小剂量开始给药,达到有效剂量后不轻易调整药物剂量
给药原则	按需、间断、足量。 每周服药 3~5 日而不是连续每晚用药。需长期药物治疗的患者宜"按需服药",即预期入睡困难时,镇静催眠药物在上床前 5~10 分钟服用。上床 30 分钟后仍不能入睡时服用;比通常起床时间提前≥5 小时醒来,且无法再次入睡时服用(仅适合使用短半衰期的药物);当第 2 天日间有重要工作或事情时可于睡前服用;抗抑郁药不能采用间歇疗程的方法
用药疗程	根据患者睡眠情况来调整用药剂量和维持时间: 短于 4 周的药物干预,连续治疗。 超过 4 周的药物干预,每个月定期评估,每 6 个月或旧病复发时,需对睡眠情况全面评估;必要时变更治疗方案,或根据患者的睡眠改善状况适时采用间歇治疗
特殊人群	儿童,妊娠期妇女,哺乳期妇女,肝肾功能损害、重度睡眠呼吸暂停综合征、重症肌无力患者不宜服用催眠药物治疗

2. 常用睡眠障碍药物的分类及特点(表 4-2)

表 4-2 常用睡眠障碍药物的分类及特点

分类及代表药	达峰时间/h	半衰期/h	代谢/%	排泄/%	口服推荐剂量/mg	适应证
苯二氮䓬受体激动剂(BzRAs)	佐匹克隆片 1.5~2	5~6	肝	肾 80	成人:7.5 老年人:3.75	入睡及睡眠维持困难,短效
	艾司佐匹克隆片 1	成人:6 老年人:9	肝	肾	成人:2~3 老年人:1~2	入睡及睡眠维持困难,短效
	唑吡坦片 0.5~3	2.5	肝	肾+肝 60/40	成人:10 老年人:5~10	入睡困难,短效
	扎来普隆胶囊 1	1	肝	肾	成人:5~10 老年人:5	入睡困难,短效
	艾司唑仑片 3	10~24	肝	肾	成人:1~2 老年人:5	入睡及睡眠维持困难,中效
	阿普唑仑片 1~2	成人:12~15 老年人:19	肝	肾	成人:0.4~0.8 老年人:0.2	焦虑/激动/失眠患者,中效
	咪达唑仑片 吸收迅速完全	1.5~2.5	肝	肾	15	入睡困难,短效
	地西泮片 0.5~2	20~70	肝	肾	5~10	入睡及睡眠维持困难,长效
	劳拉西泮片 2	10~20	肝	肾	1~4	睡眠维持困难,中效

续表

分类及代表药	达峰时间/h	半衰期/h	代谢/%	排泄/%	口服推荐剂量/mg	适应证
巴比妥类　苯巴比妥片	2~18	成人:50~144 小儿:40~70	肝 48~65	肾	30~100	睡眠时间短/早醒患者,长效
褪黑素受体激动剂	雷美替胺(未上市) 0.75	1	肝	肾+肝 84/4	8	入睡困难,昼夜节律失调,短效
抗抑郁药　米塔扎平片	2	20~40	肝	肾+肝 75~85/15	7.5~30.0	焦虑/抑郁伴失眠患者首选
氟伏沙明片	1.5~8	15~20	肝	肾:94	50~100	焦虑/抑郁伴失眠患者
多塞平片	2~4	8~25	肝	肾	3~6	睡眠维持困难、短期睡眠紊乱
食欲素受体拮抗剂	苏沃雷生片(未上市) 0.5~6	9~13	肝	肾	10~20	入睡及睡眠维持困难
抗癫痫药　加巴喷丁胶囊	2~3	5~9	不代谢	肾	100~900	酒精依赖、疼痛性失眠、RLS、失眠时相前移
抗精神病药　喹硫平片	1~2	6~7	肝	肾+肝 70/20	12.5~50	入睡困难
奥氮平片	5~8	老年人:51.8 成人:33.8	肝	肾 75	2.5~10	矛盾性失眠

3. **推荐用药顺序**　①短、中效的苯二氮䓬受体激动剂(BzRAs)或褪黑素受体激动剂;②其他 BzRAs 或褪黑素受体激动剂;③具有镇静作用的抗抑郁药,尤其适用于伴有抑郁和/或焦虑症的失眠患者;④联合使用 BzRAs 和具有镇静作用的抗抑郁药;⑤抗癫痫药、抗精神病药不作为首选药物使用,仅适用于某些特殊情况和人群;⑥巴比妥类药物、水合氯醛等虽已被美国 FDA 批准用于失眠的治疗,但临床上并不推荐应用;⑦非处方药如抗组胺药常被失眠患者用于失眠的自我处理,临床上并不推荐使用,此外,食欲素受体拮抗剂中的苏沃雷生已被 FDA 批准用于失眠的治疗。

四、常用药物与用药交代

佐 匹 克 隆
(Zopiclone)

【适应证】

治疗失眠症。

【药师知识储备】

1. **用法用量**　片剂,口服。每次 7.5mg,临睡前口服。通常使用 7~10 日,连续用药超过 2~3 周,需对患者进行充分评估,最大处方量不超过 1 个月,但可间断使用。

2. **特殊人群用药及注意事项** **妊娠期妇女**:慎用。**哺乳期妇女**:不宜使用。**儿童**:15岁以下儿童不宜使用。**老年人**:剂量可减少到3.75mg。**肝、肾功能不全和呼吸功能不全者**:应适当调整剂量。**其他**:长期服药后突然停药会出现戒断症状,如较轻的激动、焦虑、肌痛、震颤、反跳性失眠及噩梦、恶心及呕吐,罕见较重的痉挛、肌肉颤抖、神志模糊。肌无力患者用药时需注意医疗监护。

3. **重要相互作用**

(1)神经肌肉阻断药、中枢神经抑制药:合用可增强镇静作用。

(2)与其他催眠药合用,增加戒断症状。

(3)红霉素、磺胺异噁唑:合用可增加本品的血药浓度及C_{max}。

(4)甲氧氯普胺(静脉给药)可升高本品的血药浓度。

(5)卡马西平使本品的峰浓度升高,而卡马西平的峰浓度降低。

(6)阿托品、利福平可降低本品的血药浓度。

(7)芬太尼和羟考酮:合用可增加中枢抑制作用。

(8)丙酸睾酮:合用可加重中枢抑制药的认知、运动功能障碍。

(9)乙醇:合用可增强本品的中枢抑制作用。

4. **不良反应** **常见**:味觉障碍。**少见**:胃肠功能障碍(恶心、呕吐)、口干、眩晕、困倦、头痛。**偶见**:轻度头晕、共济失调、过敏、攻击倾向、意识障碍,抑郁、幻听、噩梦、记忆减退,肌无力。

5. **禁忌证** 对本品过敏者;失代偿呼吸功能不全者;重症肌无力者;重症睡眠呼吸暂停综合征者。

【患者用药交代】

1. 睡前口服,用药后尽快卧床,以防跌倒。

2. 服药期间,严禁饮酒和摄入酒精饮料。

3. 连续用药时间不宜过长,突然停药可引起停药综合征,停药须逐渐减量。

4. 困倦可能延续到第2日,服药期间不宜操作机械及驾驶车辆。

右佐匹克隆
（Dexzopiclone）

【适应证】

用于治疗失眠。

【药师知识储备】

1. **用法用量** 片剂,口服。成年人推荐起始剂量为入睡前2mg,可逐渐增量至3mg。与CYP3A4强抑制剂合用,初始剂量不应大于1mg,必要时可增加至2mg。

2. **特殊人群用药及注意事项** **妊娠期及哺乳期妇女**:可部分通过胎盘屏障,在乳汁中浓度可能较高,慎用。**儿童**:18岁以下儿童不推荐。**老年人**:用药应从小剂量开始,推荐起始剂量为睡前1mg,必要时可增加到2mg。**肝功能损伤者**:严重肝功能损伤者应慎用,初始剂量为1mg,最高剂量为2mg;轻至中度肝功能损伤者不调整。**肾功能损伤者**:不调整。

3. **重要相互作用**

(1)利福平:与CYP3A4的强诱导剂利福平合用,可使消旋佐匹克隆的暴露率降低80%。本品可能产生相似的作用。

(2)酒精:合用可对神经运动功能产生相加作用影响,可持续4小时。

（3）伊曲康唑、克拉霉素、奈法唑酮、竹桃霉素、利托那韦、奈非那韦等 CYP3A4 强抑制剂：合用可使本品 AUC、C_{max} 和 $t_{1/2}$ 增加。

（4）高脂肪饮食可能会引起本品吸收缓慢。

4. **不良反应**　常见：口苦和头晕，其他如嗜睡、乏力、恶心和呕吐等轻度消化系统和中枢神经系统的不良反应，一般持续时间短，症状轻微，可自行缓解。

5. **禁忌证**　对本品及其成分过敏者；失代偿呼吸功能不全者；重症肌无力者；重症睡眠呼吸暂停综合征者。

【患者用药交代】

1. 本品起效快，应在临睡前或上床后难以入睡时服用。不要随意增减用量，不要突然停药。

2. 用药期间，有可能产生短期记忆损伤、幻觉、协调障碍、头晕眼花。如发现行为和精神异常，应及时就医。

3. 不要在食用高脂或过多食物后立即服用本品。

4. 服药期间禁止饮酒、驾驶车辆及操作精密仪器。

唑　吡　坦

（Zolpidem）

【适应证】

用于偶发性失眠症和暂时性失眠症。

【药师知识储备】

1. **用法用量**　片剂，口服。本品属于第二类精神药品。通常应使用最低有效剂量，不得超过 10mg。成人常用剂量：每日 1 次，每次 10mg。应在临睡前服用，一晚只能服用一次。持续治疗时间应尽可能短，最长不超过 4 周。

2. **特殊人群用药及注意事项**　**妊娠期妇女**：避免使用。**哺乳期妇女**：不建议使用。**老年或体弱患者**：对唑吡坦类药物特别敏感，剂量应减半即为 5mg。每日剂量不超过 10mg。**儿童**：不应用于 18 岁以下患者。**肝功能受损者**：应从 5mg 剂量开始用药，尤其应慎用于老年患者。**肾功能不全者**：不调整剂量。**其他**：本品含有乳糖，在先天性半乳糖血症、葡萄糖/半乳糖吸收不良综合征或乳糖酶缺乏症情况下禁用；有梦游症的患者强烈建议停止使用本品。

3. **重要相互作用**

（1）酒精：合用可增强镇静作用。

（2）CNS 抑制剂：合用可能发生中枢抑制作用的加重。

（3）利福平：合用时本品药效降低。

（4）氟伏沙明或环丙沙星：合用会增加唑吡坦的血药浓度。

（5）氟西汀、舍曲林、文拉法辛：合用可增加出现幻觉的风险，需监测。

4. **不良反应**　常见：腹泻，恶心，过敏，头晕，麻木，头痛，嗜睡，失眠及失眠症加剧，幻觉，激动，梦魇，共济失调，精神错乱，兴奋，认知障碍（如顺行性遗忘），关节痛，肌痛，背痛，视力障碍及疲劳。严重：胸痛，心动过速，肝性脑病，行为异常，抑郁加重，自杀倾向，罕见过敏反应和血管神经性水肿。

5. **禁忌证**　对本品任何成分过敏者；严重呼吸功能不全者；睡眠呼吸暂停综合征者；严重、急性或慢性肝功能不全（有肝性脑病风险）者；肌无力者。

【患者用药交代】

1. 应在临睡前口服,每晚只服用一次,不得多次服用。服用后应该马上卧床,以防跌倒。如发现行为和精神异常,应与医生联系。

2. 服药期间禁止饮酒。

3. 部分患者可能存在治疗后次日早晨出现困倦,反应时间延长、头晕、乏力、嗜睡、复视/视物模糊、精神警觉度降低、驾驶能力受损等情况,在此状况下或服药不足 8 小时,不建议驾驶机动车、操纵机器或从事其他需要精神警觉度的工作。

4. 可能引起顺行性遗忘,这种情况最常发生在服药几小时之后,因此为降低风险,应确保能有 7~8 小时连续睡眠。

<h2 style="text-align:center">扎 来 普 隆</h2>
(Zaleplon)

【适应证】

用于入睡困难的失眠症的短期治疗。

【药师知识储备】

1. **用法用量** 片剂,口服。本品属于第二类精神药品。**成人:**每次 5~10mg,睡前或入睡困难时服用。体重较轻的患者和糖尿病患者,推荐剂量为每次 5mg,每晚只服用一次。持续用药时间限制在 7~10 日。如果服用 7~10 日后失眠仍未减轻,医师应对患者失眠的病因重新进行评估。

2. **特殊人群用药及注意事项** **妊娠期妇女:**禁用。**哺乳期妇女:**禁用。**儿童:**小于 18 岁者禁用。**老年人:**对安眠剂影响较敏感,推荐剂量为每次 5mg。**轻、中度肝功能不全者:**推荐剂量为每次 5mg。**轻、中度肾功能不全者:**无须调整剂量。**其他:**有药物滥用史者,抑郁症患者慎用。

3. **重要相互作用**

(1)中枢神经抑制药、催眠药、抗精神病药、抗焦虑药、镇静药、抗抑郁药、麻醉药、镇静性抗组胺药:合用可加重后遗作用,导致清晨嗜睡。

(2)利福平:合用可使本品血药浓度降低。

(3)西咪替丁:合用可使本品血药浓度升高。

(4)乙醇:合用对 CNS 的损害可加重。

(5)高脂食物:合用可使本品吸收延缓。

4. **不良反应** 本品不良反应与剂量相关,应尽可能用最低剂量,特别是老年人。较轻的头痛、瞌睡、眩晕、口干、出汗及畏食、腹痛、恶心、呕吐、乏力、记忆困难、多梦、情绪低落、震颤、站立不稳、复视、精神错乱等不良反应。**其他:**短期的记忆损伤,镇静和精神运动损伤作用,反弹性失眠。

5. **禁忌证** 对本品过敏者禁用;严重肝、肾功能不全者;睡眠呼吸暂停综合征者;重症肌无力者;严重的呼吸困难或胸部疾病者;儿童、妊娠期及计划妊娠的妇女,哺乳期妇女。

【患者用药交代】

1. 本品起效快,应临睡前或难以入睡时服用。

2. 不要随意增加用量和使用期限,长期服用可能会产生依赖性。

3. 要保证 4 小时以上的睡眠时间,否则不要服用本品。

4. 停药后的第一晚或两个晚上,可能有入睡困难。

5. 服药期间禁止饮酒,驾驶车辆、操作机器等须慎用。

6. 不要在食用完高脂肪的饮食后立即服用本品。

艾司唑仑
(Estazolam)

【适应证】

主要用于抗焦虑、失眠。也用于紧张、恐惧及抗癫痫和抗惊厥。

【药师知识储备】

1. **用法用量** 片剂,口服。**成人常用量:镇静**,每次 1~2mg,每日 3 次;**催眠**,1~2mg,睡前服;**抗癫痫、抗惊厥**,每次 2~4mg,每日 3 次。

2. **特殊人群用药及注意事项** **妊娠期妇女:**禁用。**哺乳期妇女:**应避免使用。**老年人:**对本品较敏感,抗焦虑时开始用小剂量。**儿童:**18 岁以下患者的安全性及有效性尚未确定。**肝、肾功能损害者:**能延长本品消除半衰期,慎用。**其他:**以下情况慎用,中枢神经系统处于抑制状态的急性酒精中毒;重症肌无力;急性或易于发生的闭角型青光眼;严重慢性阻塞性肺部病变;有药物滥用和成瘾史者。对苯二氮䓬类药物过敏者,可能对本品过敏;对本类药耐受量小的患者应从小剂量开始;避免长期大量使用而成瘾,长期使用应逐渐减量,不宜骤停。严重精神抑郁可使病情加重,甚至产生自杀倾向,应采取预防措施。癫痫患者突然停药可引起癫痫持续状态。

3. **重要相互作用** 同地西泮。

4. **不良反应** **常见:**口干、嗜睡、头晕、乏力等,大剂量可有共济失调、震颤。有依赖性,但较轻,长期应用后,停药可能发生撤药症状,表现为激动或抑郁。**严重:**皮疹,白细胞减少(罕见)。**特殊:**个别患者发生兴奋、失语,睡眠障碍,甚至幻觉(停药后很快消失)。

5. **禁忌证** 妊娠期妇女禁用。

【患者用药交代】

1. 用于睡眠障碍时睡前服用。

2. 用药期间不宜饮酒及含酒精饮料。

3. 避免长期大量使用,易成瘾,如果长期服用时应逐渐减量,不宜骤停。

4. 监测血压,出现呼吸抑制或低血压常提示超量。

阿普唑仑
(Alprazolam)

【适应证】

1. 用于焦虑、紧张,激动。

2. 镇静催眠,抗惊恐。

3. 缓解急性酒精戒断症状。

【药师知识储备】

1. **用法用量** 片剂,口服。成人常用量:**抗焦虑**,初始剂量为每次 0.4mg,每日 3 次,用量按需递增,最大限量每日 4mg;**镇静催眠**,0.4~0.8mg,睡前服;**抗惊恐**,0.4mg,每日 3 次,用量按需递增,每日最大量 10mg。

2. **特殊人群用药及注意事项** **妊娠期妇女:**禁用。**哺乳期妇女:**可分泌入乳汁,禁用。**儿童:**18 岁以下儿童的用量尚未确定。**老年人:**开始用小剂量,每次 0.2mg,每日 3 次,逐渐增至最大耐受量。**肝、肾功能损害者:**能延长本品清除半衰期,慎用。**其他:**中枢神经系统处于抑制状态的急性酒精中毒;重症肌无力;急性或易于发生的闭角型青光眼发作;严重慢性阻塞性肺部病变;有精神抑郁的患者;癫痫;低蛋白血症;有药物滥用或成瘾史者;驾驶员、高空作业、危险精细作业者慎用。

3. 重要的相互作用

(1)与中枢抑制药合用:增加呼吸抑制作用。

(2)与易成瘾和其他可能成瘾药合用:成瘾的危险性增加。

(3)与酒及全麻药、可乐定、镇痛药、吩噻嗪类、单胺氧化酶 A 型抑制药和三环类抗抑郁药合用:可彼此增效,应调整用量。

(4)与抗高血压药和利尿降压药合用:可使降压作用增强。

(5)与西咪替丁、普萘洛尔合用:本品清除减慢,血浆半衰期延长。

(6)与扑米酮合用:由于减慢扑米酮代谢,需调整扑米酮的用量。

(7)与左旋多巴合用:可降低左旋多巴的疗效。

(8)与利福平合用:增加本品的消除,血药浓度降低。

(9)与异烟肼合用:抑制本品的消除,致血药浓度增高。

(10)与地高辛合用:可增加地高辛血药浓度而致中毒。

4. 不良反应 **常见:**嗜睡、头晕、乏力等,大剂量偶见共济失调、震颤、尿潴留、黄疸。**罕见:**皮疹、过敏、白细胞减少;个别患者发生兴奋,多语,睡眠障碍,甚至幻觉。停药后,上述症状很快消失。有成瘾性,长期应用后,停药可能发生撤药症状,表现为激动或抑郁;少数患者有口干、精神不集中、多汗、心悸、便秘或腹泻、视物模糊、低血压。

5. 禁忌证 对本品及苯二氮䓬类药物过敏者,严重呼吸功能不全,睡眠呼吸暂停综合征,严重肝功能不全,青光眼。

【患者用药交代】

1. 宜从小剂量逐渐增加,避免长期大量使用,久用后停药有戒断症状,应逐渐减量,癫痫患者突然停药可导致发作。

2. 服药期间避免饮酒,高空作业者、驾驶员、精细工作者、危险工作者慎用。

3. 注意监测血压,出现呼吸抑制或低血压常提示超量。

咪 达 唑 仑

（Midazolam）

【适应证】

1. 失眠症的短期治疗。

2. 镇静,抗惊厥。

3. 麻醉前给药,全麻醉诱导和维持。

【药师知识储备】

1. **用法用量** 片剂,口服。**治疗失眠症:**每次 7.5~15mg,睡前顿服。从低剂量开始,治疗时间为数日至 2 周。**镇静,抗惊厥:**每次 7.5~15mg。

2. **特殊人群用药及注意事项** **妊娠期妇女:**禁用。**儿童:**尤其幼儿长期应用有可能对躯体和神经发育有影响,应慎用;在新生儿中可产生持续性中枢神经系统抑制,应禁用。**老年人:**中枢神经系统对本品较敏感,易产生呼吸困难、低血压、心动过缓甚至心跳停止,应慎用。**肝功能不全者:**慎用,严重者禁用。**肾功能不全者:**慎用。**其他:**器质性脑损伤;心肺功能异常;充血性心衰;阻塞性肺疾病;生命体征减弱的急性酒精中毒;昏迷或休克;未经处理的开角型青光眼;衰弱或慢性病;其他神经肌肉接头病、肌营养不良、肌强直者慎用。用作全麻诱导术后常有较长时间再睡眠现象,应注意保持气道通畅。

3. **重要相互作用**

（1）卡马西平：合用时卡马西平和/或本品的血药浓度下降、半衰期缩短。

（2）左旋多巴：合用可降低左旋多巴的疗效。

（3）西咪替丁、法莫替丁、雷尼替丁、尼扎替丁：合用使本品血药浓度增高、半衰期延长。

（4）安普那韦、依法韦仑：合用使本品血药浓度升高，禁止合用。

（5）大环内酯类抗生素（如红霉素、醋竹桃霉素）：合用使本品代谢受抑制，血药浓度升高。

（6）地尔硫䓬：合用使本品血浆清除率下降，可出现过度镇静。

（7）其他 CNS 抑制药：合用使 CNS 抑制作用增强，应减量。

（8）麻醉药：合用可增强麻醉药的镇痛作用。

（9）降压药：合用使降压作用增强，应注意控制血压。

（10）烟草：合用可加速本品代谢清除，吸烟者应服用更大剂量。

（11）乙醇：合用可增强本品作用。

4. **不良反应** 常见：低血压、谵妄、幻觉、心悸、皮疹、过度换气。少见：视物模糊、头痛、头晕、手脚无力、麻刺感。此外，还有心率加快、血栓性静脉炎、皮肤红肿、呼吸抑制。

5. **禁忌证** 对苯二氮䓬类药物过敏者、重症肌无力、精神分裂症、严重抑郁状态者、睡眠呼吸暂停综合征、严重心肺功能不全者、急性闭角型青光眼。

【患者用药交代】

1. 低剂量起始，长期使用不宜突然撤药，可引起戒断综合征，应逐渐减量。

2. 服用本品前、后 12 小时内不得饮用含酒精的饮料。

3. 用药期间应避免驾驶车辆或机械性操作。

4. 老年人用药期间监测血压及心、肺功能。

地 西 泮
（Diazepam）

【适应证】

1. 主要用于焦虑、镇静催眠，还可用于抗癫痫和抗惊厥。

2. 缓解炎症引起的反射性肌肉痉挛等。

3. 用于治疗惊恐症。

4. 肌紧张性头痛。

5. 可治疗家族性、老年性和特发性震颤。

6. 可用于麻醉前给药。

【药师知识储备】

1. **用法用量** 片剂，口服。对苯二氮䓬类药物耐受量小的患者初用量宜小。**成人常用量：抗焦虑**，每次 2.5~10mg，每日 2~4 次；**镇静**，每次 2.5~5mg（1~2 片），每日 3 次；**催眠**，5~10mg，睡前服；**急性酒精戒断**，第一日 1 次 10mg，每日 3~4 次，以后按需要减少到每次 5mg，每日 3~4 次。

2. **特殊人群用药及注意事项** **妊娠期妇女**：禁用。**哺乳期妇女**：可分泌入乳汁，应避免使用。**儿童**：幼儿中枢神经系统对本品异常敏感，应谨慎给药。小儿常用量：6 个月以下不用，6 个月以上，每次 1~2.5mg，每日 3~4 次，用量根据情况酌量增减。最大剂量不超过 10mg。**老年人**：建议起始剂量为 2.5mg，每日 1~2 次，根据需要及耐受情况逐渐加量。**肝、肾功能损害者**：肝、肾功能损害者能延长本品清除半衰期。**其他**：严重的急性酒精中毒，可加重中枢神经系统抑制作用;重度重症肌无力,病情可能被加重;急性或隐形发生闭角型青光眼可因本品的抗胆碱能效应而使病情加重;低蛋白血症,可导致易睡、难醒;多动症者可有反常反应;严重慢性阻塞性肺部病变,可加重呼吸衰竭;外科或长期卧床患者,咳嗽反射可受到抑制;有滥用和成瘾史者慎用。对苯二氮䓬类药物过敏者,可能对本品过敏;对本类药耐受量小的患者应从小剂量开始;避免长期大量使用而成瘾,长期使用应逐渐减量,不宜骤停。严重精神抑郁可使病情加重,甚至产生自杀倾向,应采取预防措施。癫痫患者突然停药可引起癫痫持续状态。

3. **重要相互作用**

(1)与中枢抑制药合用:可增加呼吸抑制作用。

(2)与易成瘾和其他可能成瘾药合用:成瘾的危险性增加。

(3)与酒及全麻药、可乐定、镇痛药、吩噻嗪类、单胺氧化酶 A 型抑制药和三环类抗抑郁药合用:可彼此增效,应调整用量。

(4)与抗高血压药和利尿降压药合用:可使降压作用增强。

(5)与西咪替丁、普萘洛尔合用:本品清除减慢,血浆半衰期延长。

(6)与扑米酮合用:减慢后者代谢,需要调整扑米酮的用量。

(7)与左旋多巴合用:可降低后者疗效。

(8)与利福平合用:增加本品的消除,致血药浓度降低。

(9)与异烟肼合用:抑制本品的消除,致血药浓度增高。

(10)与地高辛合用:可增加地高辛血药浓度。

(11)与米塔扎平合用:可能导致运动技能受损,避免合用。

4. **不良反应** **常见**:嗜睡、乏力等;大剂量可致共济失调、震颤。**罕见**:皮疹,白细胞减少。长期连续用药可产生依赖性和成瘾性,停药可发生撤药症状,表现为激动或抑郁。个别患者发生兴奋、多语、睡眠障碍,甚至幻觉,停药后上述症状消失。

5. **禁忌证** 妊娠期妇女和新生儿禁用。

【患者用药交代】

1. 用于睡眠障碍时应于睡前服用。避免饮酒及含酒精饮料。

2. 避免长期大量使用而成瘾,如长期使用应逐渐减量,不宜骤停。

3. 可能引起嗜睡,若困倦,不要驾驶车辆或操作工具或机器。

劳 拉 西 泮
(Lorazepam)

【适应证】

1. 抗焦虑。

2. 镇静催眠。

3. 缓解由于激动诱导的自主症状,如头痛、心悸、胃肠不适、失眠等。

4. 抗惊厥及癫痫持续状态。

5. 还可用于癌症化疗时止吐(注射剂),麻醉前及内镜检查前的辅助用药。

【药师知识储备】

1. **用法用量** **片剂**,口服,抗焦虑:成人每次 1~2mg,每日 2~3 次;失眠:1~4mg,睡前服。**注射剂**,麻醉前给药:术前 1~2 小时,口服 4mg 或肌内注射 2~4mg;化疗止吐:在化疗前 30 分钟注射 1~2mg,预防呕吐发生;癫痫持续状态:1~4mg,肌内注射。

2. **特殊人群用药及注意事项** **妊娠期妇女**:禁用。除用于抗癫痫外。**哺乳期妇女**:慎用。**老年人**:应谨慎。**儿童**:12岁以下安全性与剂量尚未确定。**肝功能不全者**:慎用。**其他**:中枢神经系统处于抑制状态的急性酒精中毒;严重慢性阻塞性肺部病变;严重精神抑郁;癫痫;运动过多症;低蛋白血症;有药物滥用或成瘾史者;驾驶员、高空作业、危险精细作业者慎用。

3. 重要相互作用

(1)与中枢抑制药(如酒精、巴比妥类、抗精神病药、镇静催眠药、抗焦虑药、抗抑郁药、麻醉性镇痛药、镇静性抗组胺药、抗惊厥药和麻醉剂)合用:可增加中枢抑制作用。

(2)与氯氮平合用:可增强其镇静作用。

(3)与丙戊酸钠、丙磺舒合用:使本品血浆浓度升高。

(4)与茶碱合用:降低本品镇静作用。

(5)吸烟者所需剂量大于不吸烟者。

4. 不良反应 **常见**:镇静、眩晕、乏力,步态不稳。**少见**:头痛、恶心、激越、皮肤症状,一过性遗忘。**静脉注射**可发生静脉炎或形成静脉血栓;**长期用药**可产生巴比妥-乙醇样依赖性,骤然停药可引起惊厥。

5. 禁忌证 对本品及苯二氮䓬类药物过敏者、严重的呼吸功能不全者、闭角型青光眼患者、重症肌无力者、睡眠呼吸暂停综合征者。

【患者用药交代】

1. 服用本品期间避免驾驶车辆或操纵机器。

2. 避免饮酒,有药物或乙醇依赖倾向的患者服药应防止产生依赖性。

3. 连续服用的患者突然停药会出现戒断综合征,应逐渐减量至停药。

4. 对年老体弱的患者应酌情减少用量。

(高波 徐娟)

第二节 焦虑障碍

一、概述

焦虑障碍(anxiety disorder)是一种担心发生威胁自身安全和其他不良后果的心境状态。患者在缺乏明显客观因素或充分根据的情况下,对其本身健康或其他问题感到忧虑不安,或认为病情严重,或认为问题复杂,无法解决等,以致坐立不安、惶惶不可终日,即使多方劝解也不能消除。有时常伴有自主神经功能紊乱和疑病观念,常在焦虑性神经症中表现突出。

二、诊断要点

(一)惊恐障碍诊断要点

应在大约1个月之内存在几次严重的自主神经性焦虑:

1. 发作出现在没有客观危险的环境。

2. 不局限于已知的或可预测的情境。

3. 发作间期基本没有焦虑症状(尽管预期性焦虑常见)。

(二)广泛性焦虑诊断要点

一次发作中,患者必须在至少数周(通常数个月)内的大多数时间存在焦虑的原发症状,这些症状通常应包含以下要素:

1. 恐慌(为将来的不幸烦恼,感到"忐忑不安",注意困难等)。

2. 运动性紧张(坐卧不宁、紧张性头痛、颤抖、无法放松)。

3. 自主神经活动亢进(头重脚轻、出汗、心动过速或呼吸急促、上腹不适、头晕、口干等)。

三、治疗方案

焦虑障碍的治疗包括心理治疗和药物治疗。

常用药物有抗焦虑药、抗抑郁药或某些抗精神病药。苯二氮䓬类药物短期使用可缓解严重的焦虑,但应避免长期使用,以防产生依赖性。持续性焦虑和躯体症状,则以血浆半衰期较长的药物为宜,如地西泮、阿普唑仑。如患者焦虑呈波动形式,应选择半衰期短的药物,如劳拉西泮等。

药物治疗主要包括抗焦虑药和抗抑郁药。

(一) 抗焦虑药

主要包括苯二氮䓬类药物,如地西泮、氯硝西泮、劳拉西泮、艾司唑仑和阿普唑仑等和非苯二氮䓬类药物,如坦度螺酮、丁螺环酮等。

(二) 抗抑郁药

主要包括 SSRIs 和 SNRIs、NaSSAs 等,如帕罗西汀、多塞平、阿米替林和氯米帕明(详见本章第三节"抑郁障碍"部分)。

四、常用药物与用药交代

坦 度 螺 酮
(Tandospirone)

【适应证】

1. 各种神经症所致的焦虑状态。

2. 原发性高血压、消化性溃疡等疾病伴发的焦虑状态。

【药师知识储备】

1. **用法用量**　片剂,口服,每次 10mg,每日 3 次,根据患者年龄、症状等增减剂量,可每隔 2~3 日增加 5~10mg,常用剂量为每日 20~40mg,最大剂量为每日 60mg。

2. **特殊人群用药及注意事项**　**妊娠期妇女**:权衡利弊后使用。**哺乳期妇女**:用药应停止哺乳。**儿童**:尚缺乏安全性资料。**老年人**:慎用,应从小剂量开始。**肝功能不全者**:慎用。**肾功能不全者**:慎用。**其他**:对丁螺环酮、伊沙匹隆、吉吡隆等其他氮杂螺酮衍生物过敏者;器质性脑功能障碍者;中至重度呼吸功能衰竭者;严重心功能障碍者慎用。本品一般不作为焦虑的首选药。

3. **重要相互作用**

(1)合用丁酰苯类药物(如氟哌啶醇、螺哌隆等):可能增强其药理作用,增强锥体外系症状。

(2)合用钙通道阻滞药(如尼卡地平、氨氯地平、硝苯地平等):降压作用可能增强。

4. **不良反应**　**常见**:头痛、头晕、嗜睡、心动过速、口干、出汗、视物模糊和食欲缺乏。**其他**:血压降低、皮疹、荨麻疹、瘙痒、倦怠、乏力、情绪不佳、视物模糊等。

5. **禁忌证**　对本品及其代谢物 1-嘧啶基-哌嗪过敏。

【患者用药交代】

1. 定期监测血压及肝功能。

2. 用药期间不得从事驾驶和机械操作。

丁 螺 环 酮
（Buspirone）

【适应证】

用于各种焦虑症。

【药师知识储备】

1. **用法用量** 片剂,口服。开始剂量为每次 5mg,每日 2~3 次,根据病情和耐受情况调整剂量,可每隔 2~3 日增加 5~10mg,常用剂量为每日 20~40mg。

2. **特殊人群用药及注意事项** 妊娠期、哺乳期妇女:禁用。儿童:禁用。老年人:剂量减少。肝、肾功能不全者:轻至中度慎用,重度禁用。

3. **重要相互作用**

(1)合用时西咪替丁可使本品 C_{max} 升高 40%。与其他 CNS 抑制药合用易产生过度镇静,避免合用。

(2)合用时氟伏沙明可升高本品血药浓度。

(3)地尔硫䓬:合用可增强本品的作用。

(4)维拉帕米:合用可增强本品的不良反应。

(5)合用时红霉素、磺胺异噁唑、伊曲康唑、奈法唑酮等可使本品血药浓度升高,不良反应增加。

(6)合用可使洋地黄的血药浓度升高。

(7)合用可使氟哌啶醇的不良反应增加。

(8)合用时利福平可降低本品的抗焦虑作用。

(9)合用时避孕药可降低本品作用。

(10)合用降血糖药可增加心血管系统的毒性。

(11)合用氯氮平可增加出现胃肠道出血和高血糖症的危险。

(12)与 MAOIs 合用可发生高血压危象,禁止合用。

(13)曲唑酮:合用可能升高 GPT。

(14)合用时氟西汀可抑制本品的 5-HT 能作用,使焦虑症状加重。

(15)西酞普兰:合用可使 5-HT 重吸收受抑制,出现 5-HT 综合征。

(16)乙醇:合用可增强本品的中枢抑制作用,极易产生过度镇静。

(17)葡萄柚汁:饮用大量葡萄柚汁,会使本品毒性增加。

4. **不良反应** 常见:恶心、乏力、烦躁不安。少见:失眠、兴奋、头痛、头晕、震颤、共济失调、麻木、疲乏、感觉异常、胃肠不适。大剂量时能升高催乳素、生长激素浓度。可能诱发轻躁狂或躁狂。有轻度抗抑郁作用,大剂量可出现心境恶劣。

5. **禁忌证** 对本品过敏者;青光眼;重症肌无力;白细胞减少;癫痫。

【患者用药交代】

1. 本品显效较慢,需 2 周以上,不应自行加量或停药。

2. 服药期间勿饮酒,不宜驾驶车辆,操作机械或高空作业。

3. 应定期检查肝功能与白细胞计数。

（高波　徐娟）

第三节　抑郁障碍

一、概述

抑郁障碍(depressive disorder)是一种常见的心境障碍,可由各种原因引起,以显著而持久的心境低落为主要临床特征,且心境低落与其处境不相称,临床表现可以从闷闷不乐到悲痛欲绝,甚至发生木僵;部分病例有明显的焦虑和运动性激越;严重者可出现幻觉、妄想等精神病性症状。抑郁障碍主要包括:抑郁症、恶劣心境、心因性抑郁症、脑或躯体疾病患者伴发抑郁、精神活性物质或非成瘾物质所致精神障碍伴发抑郁、精神病后抑郁等。

二、诊断要点

(一)抑郁发作

抑郁障碍主要包括3种不同形式的抑郁发作(轻度、中度、重度)。各种形式的典型发作中,通常有心境低落、兴趣和愉快感丧失,导致劳累增加和活动减少的精力降低。也很常见的症状还有稍做事情即觉明显的倦怠。其他常见症状是:

1. 集中注意和注意的能力降低。
2. 自我评价和自信降低。
3. 自罪观念和无价值感(即使在轻度发作中也有)。
4. 认为前途暗淡悲观。
5. 自伤或自杀的观念或行为。
6. 睡眠障碍。
7. 食欲下降。

轻度抑郁发作:心境低落、兴趣和愉快感丧失、易疲劳这几条通常被视为最典型的抑郁症状。要做出确定的诊断,应至少存在心境低落、兴趣和愉快感丧失症状中的两条,再加上上述常见7条其他症状中的至少2条所描述的症状。所有症状都不应达到重度。整个发作持续至少2周。

中度抑郁发作:应至少存在轻度抑郁发作中给出3条典型抑郁症状中的2条,再加上上述常见7条其他症状中的至少3条(最好4条)。其中某几条症状较为显著。但如果存在的症状特别广泛,这一点也不是必需的。整个发作至少持续2周。

重度抑郁发作,不伴有精神病性症状:轻度和中度抑郁发作中提出的所有3条典型症状都应存在,并加上7条其他症状中的至少4条,其中某些症状应达到严重的程度。但是,如激越和迟滞这类主要症状十分明显时,患者可能不愿或不能描述许多其他症状。在这种情况下,从总体上评定为重度发作也是适宜的。抑郁发作一般应持续2周,但在症状极为严重或起病非常急骤时,依据不足2周的病程做出这一诊断也是合理的。重度抑郁症患者,除了在极有限的范围内,几乎不可能继续进行社交、工作或家务活动。

重度抑郁发作,伴精神病症状:符合重度抑郁发作的标准,并且存在妄想、幻觉或抑郁性木僵。妄想一般涉及自罪、贫穷或灾难迫在眉睫的观念,患者自认为对灾难降临负有责任。听幻觉常为诋毁或指责性的声音。嗅幻觉多为污物腐肉的气味。严重的精神运动迟滞可发展为木僵。若有必要,妄想或幻觉可进一步标明为与心境协调或与心境不协调。

（二）复发性抑郁障碍

反复出现抑郁发作中所标明的抑郁发作历史,不存在符合躁狂标准的心境高涨和活动过度的独立发作。抑郁发作的起病年龄、严重程度、持续时间、发作频率等均无固定规律。发作间期一般缓解完全。

（三）持续性心境障碍

表现为持续性并常有起伏的心境障碍,每次发作极少(极或有的话)严重到足以描述为轻躁狂,甚至不足以达到轻度抑郁。它们一次持续数年,有时甚至占据个体一生中的大部分时间,因而造成相当程度的主观痛苦和功能残缺。但在某些情况下,反复和单次发作的躁狂以及轻度或重度的抑郁障碍可叠加在持续的心境障碍之上。

1. 环性心境障碍　心境持续性不稳定,包括众多轻度低落和轻度高涨的时间。

2. 恶劣心境　基本特征为相当长时间存在的低落心境,无论从严重程度还是一次发作的持续时间,目前均不符合轻度或中度复发性抑郁障碍的标准,但过去(尤其是开始发病时)可曾符合轻度抑郁发作的标准。通常始于成年早期,持续数年,有时终身。若在晚年发病,通常为一次独立抑郁发作的后果,与居丧或其他明显的应激有关。

三、治疗方案

抑郁障碍的治疗方法有:药物治疗,心理治疗,心理治疗与药物治疗的合用,电痉挛治疗。

抑郁障碍的治疗目标:提高抑郁障碍的临床治愈率,最大限度地减少病残率和自杀率;提高生存质量,恢复社会功能,达到真正意义的治愈,而不仅是症状的消失;预防复发[抑郁为高复发性疾病(>50%)]。

抑郁障碍的药物治疗:

1. 药物的治疗原则

(1)诊断要确切。

(2)全面考虑患者症状特点、年龄、躯体状况、药物的耐受性、有无并发症,因人而异地个体化合理用药。

(3)剂量逐步递增,尽可能采用最小有效剂量,使不良反应减至最少,以提高服药依从性。

(4)小剂量疗效不佳时,根据不良反应和耐受情况,增至足量(药物有效剂量的上限)和足够长的疗程(4~6周)。

(5)如仍无效可考虑换药,改用同类其他药物或作用机制不同的另一类药物。应注意氟西汀需停药5周才能换用MAOIs,其他SSRIs需停药2周。MAOIs停用2周后才能换用SSRIs。

(6)尽可能单一用药,应足量、足疗程治疗。当换药治疗无效时,可考虑2种作用机制不同的抗抑郁药联合使用。一般不主张联用两种以上抗抑郁药。

(7)治疗前向患者及其家人阐明药物性质、作用和可能发生的不良反应及对策,争取他们的主动配合,能遵医嘱按时按量服药。

(8)治疗期间密切观察病情变化和不良反应并及时处理。

(9)根据心理-社会-生物医学模式,心理应激因素在本病发生发展中起到重要作用,因此,在药物治疗基础上辅以心理治疗,可望取得更佳效果。

(10)积极治疗与抑郁共病的焦虑障碍、躯体疾病、物质依赖等。

2. 抗抑郁药的种类 见表4-3。

表4-3 抗抑郁药的种类

种类	代表药
选择性5-HT再摄取抑制剂(SSRIs)	氟西汀、帕罗西汀、舍曲林、氟伏沙明、西酞普兰、艾司西酞普兰
四环类抗抑郁药	马普替林、米安色林
三环类抗抑郁药(TCAs)	阿米替林、丙米嗪、氯米帕明、多塞平
单胺氧化酶抑制剂(MAOIs)	吗氯贝胺
5-HT及NE再摄取抑制剂(SNRIs)	文拉法辛、度洛西汀
5-HT受体拮抗/再摄取抑制抗抑郁药(SMA)	曲唑酮
NE能及特异性5-HT能抗抑郁药(NaSSAs)	米氮平
其他	噻奈普汀、瑞波西汀

3. 抗抑郁药的选用

要综合考虑下列因素①既往用药史:如有效仍可用原药,除非有禁忌证;②药物遗传学:近亲中使用某种抗抑郁药有效,该患者也可能有效;③药理学特征:如有的药镇静作用较强,对明显焦虑激越的患者可能较好;④药物间相互作用:有无药效学或药动学配伍禁忌;⑤患者躯体状况和耐受性;⑥抑郁分型:如非典型抑郁可选用SSRIs或MAOIs,精神病性抑郁可选用阿莫沙平;⑦药物的可获得性及药物的价格和成本问题。

四、常用药物与用药交代

氟 西 汀
(Fluoxetine)

【适应证】

1. 抑郁症。

2. 强迫症。

3. 神经性贪食症。

【药师知识储备】

1. 用法用量 片剂,分散片,口服。可单次或分次给药,可与食物同服,亦可餐间服用。**抑郁症、强迫症**:起始剂量为每日20mg,晨服,2周后根据情况可逐渐增加到每日60mg,每日最大剂量不超过80mg。剂量大于每日20mg,应分2次服用,早晨与中午各1次。**神经性畏食症**:每日60mg,每日1次。

2. 特殊人群用药及注意事项 妊娠期妇女:慎用。**哺乳期妇女**:用药应停止哺乳,如需哺乳则应用最低有效剂量。**儿童**:不推荐使用,增加自杀意念和自杀行为风险,应权衡利弊后使用。**老年人**:起始剂量应降低,用药间隔也应延长。**肾功能不全者**:轻至中度肾功能不全者无须调整剂量,严重者减量,透析者无须调整剂量。**肝功能不全者**:减量,延长给药间隔。**其他**:癫痫;心脏病;严重肝、肾功能损害者;糖尿病;闭角型青光眼;躁狂病史;双相情感障碍;具有出血倾向的患者慎用。出现抽搐发作或抽搐发作频率增加、发生躁狂、出现不明原因的皮疹或可能的过敏现象时,应停药。停药时无须逐渐减量,但应考虑药物的蓄积作用。停药后可持续 5 周,在停药期间应继续观察服药期间的所有反应。

3. 重要相互作用

(1)合用 MAOIs 增加 5-HT 综合征风险,MAOIs 治疗结束 14 日后方可使用本品,停用本品 5 周后方可开始使用 MAOIs。

(2)合用利奈唑胺可增加 5-HT 综合征风险。

(3)合用甲氧氯普胺可增加锥体外系及神经阻滞剂恶性综合征风险。

(4)禁止与导致 Q-T 间期延长的药品合用。

(5)合用 NSAIDs、华法林出血风险增加。

(6)合用 5-HT 激动药、锂盐和色氨酸增加 5-HT 综合征风险。

(7)合用 CNS 抑制药、乙醇可相互强化中枢抑制作用。

(8)合用时可使苯妥英钠、美托洛尔血药浓度增加;合用降糖药可能发生低血糖。

4. **不良反应**　常见:食欲减退、恶心、腹泻、头痛、失眠、焦虑。少见:咳嗽、胸痛、体重下降、呕吐、口干、头晕、疲乏、欣快、幻觉、兴奋、尿潴留、性功能障碍、视觉异常。偶见:皮肤过敏、癫痫发作、低血糖。

5. **禁忌证**　对本品及其赋形剂过敏者;正在服用 MAOIs 的患者。

【患者用药交代】

1. 可单次或分次给药,可随餐服用,药片完整吞服,勿咀嚼。

2. 服药 1~3 周或更长时间才能充分显效,如有疑问及时就医,不要擅自增减剂量。

3. 定期监测肝肾功能、血常规、电解质水平、血压、心功能等。

4. 服药期间起立应缓慢,突然起床可发生头晕。

5. 服药期间不宜驾驶车辆或操作机械及高空作业,避免饮酒。

帕 罗 西 汀
(Paroxetine)

【适应证】

1. 各种类型的抑郁症。

2. 强迫性神经症、伴或不伴广场恐怖的惊恐障碍。

3. 社交恐怖症/社交焦虑症。

【药师知识储备】

1. **用法用量**　片剂,每日早餐时顿服,药片完整吞服,勿咀嚼。**抑郁症、社交恐怖症/社交焦虑症**:一般剂量为每日 20mg。根据患者反应,缓慢调整剂量,每周以 10mg 量递增,每日最大量不超过 50mg。**强迫性神经症**:一般剂量为每日 40mg,初始剂量为每日 10mg,根据患者反应缓慢调整剂量,每周以 10mg 量递增,每日最大量不超过 60mg。**惊恐障碍**:一般剂量为每日 40mg,初始剂量为每日 10mg,根据患者反应缓慢调整剂量,每周以 10mg 量递增,每日最大剂量不超过 50mg。

2. **特殊人群用药及注意事项**　**妊娠期妇女**:用药应权衡利弊,受益大于潜在风险时方可使用。**哺乳期妇女**:如用药应停止哺乳。**生育**:可能会影响精子的质量。**儿童**:不可用于 18 岁以下者。增加自杀意念和自杀行为风险,应权衡利弊后使用。**老年人**:半衰期明显延长,应慎用。起始剂量为 10~20mg,每日最大剂量为 40mg。**肝、肾功能损害者**:严重肝、肾功能不全者慎用。推荐剂量为每日 20mg,每日不超过 40mg。**其他**:癫痫;闭角型青光眼;具有出血倾向的患者;严重肝、肾功能损害者;严重心脏疾病、有自杀倾向的抑郁症、癫痫或有癫痫和躁狂病史、双相情感障碍者慎用。一般不宜突然停药。以周为间隔逐渐减量,每周的日用剂量比上周的日用剂量减少 10mg,每周减量 1 次。当日剂量减至每日 20mg 时,患者按该剂量继续用药 1 周,然后停药。如果减量或停药后出现不能耐受的症状,可恢复到前次的用药剂量治疗,而后采用继续减量方案,但减量速度要更加缓慢。

3. 重要相互作用

(1)禁止合用的药物:MAOIs(包括利奈唑胺和亚甲蓝,MAOIs 治疗结束后 2 周内不能使用本品)、硫利达嗪、色氨酸、匹莫齐特、甲氧氯普胺。

(2)合用 NSAIDs、阿司匹林、华法林:出血风险增加。

(3)合用阿米替林、右美沙芬、奥氮平、曲马多、曲唑酮、舍曲林、度洛西汀、氟西汀:可致 5-羟色胺综合征。

(4)合用药物代谢酶的诱导剂或抑制剂:影响本品的代谢和药动学。

(5)合用利托那韦:显著降低本品的血浆浓度。

(6)酒精:避免合用。

(7)TCAs:谨慎合用。

(8)合用时本品使他莫昔芬血药浓度降低。

(9)合用时使普罗帕酮和美托洛尔血药浓度增加。

(10)合用时本品能显著增加丙环定的血药浓度。

4. 不良反应 **常见**:恶心、便秘、腹泻、食欲减退、口干、胆固醇水平增高、体重增加、无力、嗜睡、失眠、眩晕、震颤、头痛、高血压、心动过速、出汗、瘙痒、性功能障碍、耳鸣、视物模糊。**严重**:Stevens-Johnson 综合征、急性肝炎、癫痫发作、抑郁加重、自杀倾向自杀行为、5-HT 综合征。

5. 禁忌证 对本品及其赋形剂过敏者;其他见"重要相互作用"。

【患者用药交代】

1. 每日早餐时顿服,药片完整吞服,勿咀嚼。

2. 服药 1~3 周或更长时间才能充分显效,如有疑问请及时就医,不要擅自增减剂量。

3. 定期监测肝肾功能、血常规、电解质水平、血压、心功能等。

4. 服药期间不宜驾驶车辆或操作机械及高空作业,避免饮酒。

5. 本品有停药综合征,停药应在医生指导下,在几周或几个月时间内逐渐减量停药。

舍 曲 林

(Sertraline)

【适应证】

1. 用于抑郁症的相关症状并有效防止复发。

2. 用于强迫症并有效防止复发。

【药师知识储备】

1. **用法用量** 片剂,每日早或晚口服 1 次,初始剂量为每日 1 次 25~50mg,剂量调整需缓慢,时间间隔不应少于 1 周,每次增加 50mg,最大日剂量为 200mg。

2. **特殊人群用药及注意事项** **妊娠期妇女**:用药应权衡利弊后使用。**哺乳期妇女**:慎用。**儿童**:只批准用于强迫症,应使用较低剂量,尤其 6~12 岁儿童。因增加自杀意念和自杀行为风险,应权衡利弊后使用。**老年人**:同成人或应减量。**肾功能不全者**:无须调整剂量。**肝功能不全者**:肝脏疾病者慎用;肝功损害,应减少用量或用药频率,严重肝功能不全者禁用。**其他**:有癫痫病史;严重心脏病;血容量不足或使用利尿剂者;血小板聚集功能受损者;双相情感障碍;闭角型青光眼患者慎用。

3. **重要相互作用**

（1）与 MAOIs、利奈唑胺、芬氟拉明、西布曲明、阿米替林、奋乃静、奥卡西平、曲唑酮、度洛西汀合用，可能导致 5-HT 综合征风险。

（2）合用甲氧氯普胺导致锥体外系症状。

（3）合用可增加卡马西平、苯妥英钠中毒的风险。

（4）合用阿司匹林、华法林后出血风险增加。

（5）合用可增加右美沙芬不良反应或 5-HT 综合征风险。

（6）与曲马多合用可增加癫痫及 5-HT 综合征风险。

（7）与酒精合用可增加精神和运动技能损害的危险。

4. **不良反应** **常见**：腹泻、消化不良和恶心、畏食、口干、心悸、头晕、失眠、震颤、嗜睡、多汗、性功能障碍。**少见**：GPT 及 GOT 升高、高血压、低血压、低钠血症、心动过速、心电图异常、体重改变、痛经、闭经等。**偶见**：癫痫发作、凝血障碍、精神运动性损害、溢乳、男性乳腺过度发育、呼吸困难、水肿、皮疹、脱发、光敏反应。

5. **禁忌证** 对本品及其赋形剂过敏者。

【患者用药交代】

1. 每日早或晚口服一次，不受食物影响，药片完整吞服勿咀嚼。葡萄柚汁可增加本品发生不良反应的风险。

2. 服药 7 日内可见疗效，完全起效则需要更长的时间。

3. 定期监测心率、血压、肝肾功能、全血细胞、心功能、电解质水平等。

4. 服药期间不宜驾驶车辆或操作机械及高空作业，不能饮酒。

氟伏沙明
（Fluvoxamine）

【适应证】

抑郁症、强迫症及相关症状的治疗。

【药师知识储备】

1. **用法用量** 片剂，晚间顿服。推荐起始剂量为每日 50～100mg，应根据疗效逐渐增加剂量，最大剂量为每日 300mg，剂量大于每日 150mg，可分每日早、晚两次服用。

2. **特殊人群用药及注意事项** **妊娠期妇女**：权衡利弊慎用。**哺乳期妇女**：禁用。**儿童**：不推荐使用，8 岁以上可酌情使用。可增加自杀意念和自杀行为风险，应权衡利弊后使用。**老年人**：应缓慢增量。**肾功能不全者**：减少初始剂量并严密监测。**肝功能不全者**：减少初始剂量再缓慢加量，严密监测。**其他**：癫痫；双相情感障碍；有出血倾向；躁狂症患者慎用。

3. **重要相互作用**

（1）与 MAOIs、呋喃唑酮、圣约翰草合用：引发 5-HT 综合征，禁止合用。

（2）与曲马多合用：可引起癫痫和 5-HT 综合征。

（3）与 TCAs、马普替林合用：血药浓度均可能升高，注意监测，酌情减量。

（4）与 NSAIDs、华法林及其他抗维生素 K 类抗凝血药合用：出血风险增加。

（5）与艾司唑仑、阿普唑仑、地西泮、咪达唑仑、三唑仑合用：本品增加上述药品的血药浓度和毒性反应发生率。

（6）与普萘洛尔合用：普萘洛尔血浆水平提高，导致心动过缓或低血压。

（7）与锂盐合用：加重 5-HT 能作用。

(8)与色氨酸合用:可引起严重呕吐。

(9)与乙醇合用:加强中枢抑制作用。

(10)与尼古丁合用:可增加本品代谢,吸烟者应增加剂量。

4. 不良反应　常见:恶心、呕吐、口干、腹泻、眩晕、头痛、失眠、激动、焦虑。**偶见:**5-HT综合征、凝血功能障碍、锥体外系反应、抗利尿激素分泌异常、溢乳、闭经、脱发、肌无力等。**少见:**直立性低血压、心悸、心动过速、GPT及GOT升高、性功能障碍。

5. 禁忌证　对本品及其赋形剂过敏者。

【患者用药交代】

1. 可能服药1~3周或更长时间才能充分显效,如有疑问请及时就医,不要擅自增减剂量。

2. 定期监测肝肾功能、血常规、电解质水平、心功能等。

3. 服药期间不宜驾驶车辆或操作机械及高空作业,避免饮酒和吸烟。

4. 突然停药,偶可引起头痛、恶心、头晕和焦虑,应在医生指导下停药。

5. 葡萄柚汁可增高本品血药浓度,咖啡因可引发咖啡因过量症状。

西酞普兰
(Citalopram)

【适应证】

用于各种类型的抑郁症。

【药师知识储备】

1. **用法用量**　片剂,推荐初始剂量为每日1次20mg,早或晚顿服。可以增加剂量至每日40mg,以20mg为单位逐渐增量,每次增量间隔2~3周。最大日剂量为60mg。不需要考虑食物摄入情况。

2. **特殊人群用药及注意事项　妊娠期妇女**:用药应权衡利弊慎用。**哺乳期妇女**:用药期间暂停哺乳。**儿童**:不推荐使用,青少年慎用。因增加自杀意念和自杀行为风险,应权衡利弊后使用。**老年人**:应减量。**肾功能不全者**:轻至中度者无须调整剂量;严重者减量慎用。**肝功能不全者**:低剂量开始,并仔细监测。**其他**:对其他选择性5-HT再摄取抑制剂过敏;心血管疾病;有自杀倾向;有癫痫、躁狂病史;驾驶员和操作机器者慎用。

3. **重要相互作用**

(1)酶诱导剂:合用可加速本品代谢,疗效降低。

(2)TACs:合用时本品可增加TACs的生物利用度,延长其半衰期。

(3)美托洛尔:合用时本品使美托洛尔血药浓度增高,心脏选择性可能因此降低。

(4)醋美沙朵及氟哌利多:合用可引发严重或危及生命的心脏毒性反应。

(5)MAOIs:合用可引发CNS毒性反应或5-HT综合征风险,禁止合用。

(6)伊立替康:合用可导致肌病或横纹肌溶解的发生率增高。

(7)神经安定类镇静药、曲马多:合用可引起癫痫和5-HT综合征。

(8)锂盐:合用可导致血锂浓度上升和/或增加5-HT综合征风险。

(9)丁螺环酮、圣约翰草:合用可引发5-HT综合征。

(10)匹莫齐特:合用可使Q-T间期延长,避免合用。

(11)乙醇或中枢抑制药合用:合用可增加精神和运动功能损害的危险性。

4. 不良反应　常见:食欲减退、口干、恶心、腹泻、便秘、多汗、头晕、失眠、嗜睡、震颤、性欲降低、疲乏、发热。**少见:**癫痫发作、过敏反应、心动过速。

5. **禁忌证** 对本品及其赋形剂过敏者;正在服用 MAOIs 的患者。

【患者用药交代】

1. 每日早或晚一次服用,不受食物影响,药片完整吞服勿咀嚼。

2. 服药 1 个月或更长时间才能充分显效,如有疑问请及时就医,不要擅自增减剂量。疗程至少需 6 个月。

3. 定期监测心率、血压、肝功能、全血细胞等。

4. 服药期间,不宜驾驶车辆或操作机械及高空作业,避免饮酒。

5. 避免突然停药,至少 1~2 周内逐渐减少剂量,以降低停药反应的风险。

艾司西酞普兰
(Escitalopram)

【适应证】

用于抑郁症;广泛性焦虑障碍。

【药师知识储备】

1. **用法用量** 片剂,起始剂量为每日 10mg,每日 1 次,一周后可增至一次 20mg,早或晚一次服用。

2. **特殊人群用药及注意事项** **妊娠期妇女**:应权衡利弊后使用。**哺乳期妇女**:治疗期间应停止哺乳。**儿童**:不适用于儿童和 18 岁以下青少年。可增加自杀意念和自杀行为风险,应权衡利弊后使用。**老年人**:推荐剂量为 5mg,每日最大剂量为 10mg。**肾功能损害者**:轻至中度肾功能不全者无须调整剂量;严重者(Ccr<30ml/min)慎用。**肝功能损害者**:起始剂量为每日 5mg,最大剂量为 10mg;严重者需注意并进行特别谨慎的增加剂量。**其他**:对其他选择性 5-HT 再摄取抑制剂过敏;异常出血;低钠血症;有癫痫、躁狂病史;糖尿病;精神疾病有自杀倾向;驾驶员和操作机器;心血管疾病者慎用。

3. **重要相互作用**

(1)MAOIs 及利奈唑胺:合用可增加 5-HT 综合征风险,禁止合用。

(2)甲氧氯普胺:合用可增加锥体外系及 NMS 风险。

(3)合用抗血小板药、NSAIDs、抗凝药:合用可使出血风险增加。

(4)锂盐、色氨酸、度洛西汀、曲唑酮、SSRIs:合用可增加 5-HT 综合征风险。

(5)曲马多:合用可增加 5-HT 综合征风险及癫痫风险。

(6)匹莫齐特:合用可使 Q-T 间期延长;避免合用。

(7)乙醇:合用可增加中枢抑制。

4. **不良反应** **常见**:多汗、恶心、腹痛、腹泻、便秘、呕吐、消化不良、口干、失眠、嗜睡、头晕、性功能障碍、疲劳。**少见**:血小板减少、心动过速、Q-T 间期延长、瘙痒、皮疹。**严重**:精神错乱、幻想、躁狂、自杀。**其他**:5-HT 综合征、视觉异常、耳鸣。

5. **禁忌证** 对本品及其赋形剂过敏者;正在服用非选择性、不可逆 MAOIs,利奈唑胺,匹莫齐特者;Q-T 间期延长或先天性长 Q-T 间期综合征患者。

【患者用药交代】

1. 每日 1 次服用,可与食物同服,药片完整吞服勿咀嚼。

2. 服药 3~6 个月才能取得最佳疗效,如有疑问请及时就医,不要擅自增减剂量。疗程至少需 6 个月。

3. 定期监测心率、血压、肝功能、全血细胞、心功能、电解质水平等。

4. 服药期间不宜驾驶车辆或操作机械及高空作业,避免饮酒。

5. 避免突然停药,至少 1~2 周内逐渐减少剂量,以降低停药反应的风险。

马普替林
(Maprotiline)

【适应证】

用于各型抑郁症。

【药师知识储备】

1. **用法用量** 片剂,口服。成人常用剂量:开始每次 25mg,每日 2~3 次,2 周以后,根据病情需要每日增加 25mg,有效治疗剂量为每日不超过 150mg。

2. **特殊人群用药及注意事项** **妊娠期妇女**:避免使用。**哺乳期妇女**:禁用。**儿童**:6 岁以下禁用,6 岁以上参考成人剂量酌情减量。**老年人**:从小剂量开始,慎用。**肝、肾功能不全者**:慎用。**其他**:前列腺肥大患者、老年人或心血管疾病患者、甲亢患者慎用。

3. **重要相互作用**

(1)与抗组胺药合用:可加强抗胆碱能作用。

(2)与西咪替丁合用:可使本品的血药浓度增加。

(3)与可乐定、胍乙啶合用:使两者降压作用减弱。

(4)与 MAOIs 合用:增加 5-HT 综合征风险。

(5)与甲状腺激素合用:可增加心律失常的危险。

(6)与氟西汀合用:两者血药浓度均增高,不宜合用。

(7)与麻醉药、肌松药、巴比妥类和苯二氮䓬类等镇静催眠药、吩噻嗪类、TACs、镇痛药等合用:可导致过度嗜睡。

(8)与乙醇合用:本品能加强乙醇作用,合用可致过度嗜睡。

4. **不良反应** **常见**:口干、便秘、排尿困难、眩晕、视物模糊等抗胆碱能症状。**少见**:过敏、直立性低血压、心动过速、癫痫发作、震颤、焦虑、躁狂、GPT 及 GOT 升高、尿潴留、过敏反应、中性粒细胞计数减少。

5. **禁忌证** 对本品过敏者、癫痫或有惊厥病史、闭角型青光眼、尿潴留、急性心肌梗死或心脏传导阻滞、合并使用 MAOIs 者禁用。

【患者用药交代】

1. 可与食物同服,以减轻胃肠道症状。

2. 在最初治疗数个月,应定期检查白细胞计数。

3. 使用本品期间,对有自杀倾向的患者应密切监护。

4. 心血管患者使用较高剂量时应注意监测心功能。

5. 用药期间不宜驾驶车辆、操作机械或高空作业,避免饮酒。

米安色林
(Mianserin)

【适应证】

用于治疗各型抑郁症。

【药师知识储备】

1. **用法用量** 片剂,初始剂量为 30mg/d,根据临床效果逐步调整剂量,有效剂量为 30~90mg/d,一般 60mg/d 有效。每日剂量可分次服用,但最好于睡前顿服;临床症状改善后,仍应维持数个月的治疗。

2. **特殊人群用药及注意事项** **妊娠期及哺乳期妇女**:尚不明确。**儿童**:慎用。**老年人**:

低剂量慎用。**肾功能不全者**:不需调整剂量,透析者用药间隔可能需延长。**肝功能不全者**:需调整剂量。**其他**:脑部器质性病变者、有癫痫或痉挛病史者、未控制的糖尿病患者、青光眼患者、排尿困难者慎用。对双相抑郁症患者可能诱发轻躁狂发作,应停止治疗。当患者同时有糖尿病、心脏病、肝或肾功能不全时,应采取常规预防措施,并严密检查其同时服用的其他药物剂量。对闭角型青光眼或前列腺肥大可疑患者,应加强观察。

3. **重要相互作用**

(1)卡马西平:合用使本品代谢增加、血药浓度降低。

(2)氟哌利多:合用使心脏毒性增加。

(3)乙醇:合用使中枢抑制作用增强,禁止合用。

(4)不能与 MAOIs 同时服用,停用 MAOIs 两周之内也不应服用本品。

4. **不良反应** **偶见**:视物模糊、造血功能障碍、癫痫发作、轻度躁狂、低血压、肝功能损害、关节痛、水肿及男性女性型乳房。**大剂量**:口干、便秘、困倦、疲劳、失眠、焦虑。**罕见**:心律不齐,严重低血压和呼吸抑制。

5. **禁忌证** 躁狂症患者;对本品过敏者。

【患者用药交代】

1. 推荐睡前顿服,可改善睡眠。也可分次服用,用少量水送服,不可嚼碎。

2. 禁止饮酒,避免从事驾驶车辆或操作机器等危险性工作。

3. 治疗初期,应定期检测全血细胞计数。

阿 米 替 林
(Amitriptyline)

【适应证】

1. 抑郁症,尤其是焦虑性或激动性抑郁症。

2. 焦虑症。

【药师知识储备】

1. **用法用量** 片剂,口服。初始剂量为每次 25mg,每日 2~3 次,然后根据病情和耐受情况逐渐增至每日 150~250mg,每日 3 次,最大日不超过 300mg,维持剂量为每日 50~150mg。

2. **特殊人群用药及注意事项** **妊娠期妇女**:慎用。**哺乳期妇女**:用药期间停止哺乳。**儿童**:6 岁以下禁用,6 岁以上儿童酌情减量。**老年人**:酌情减量。**肝功能不全者**:肝功能损害者禁用。**肾功能不全者**:严重肾功能不全者慎用。**其他**:哮喘、前列腺肥大、老年或心血管疾病患者慎用。

3. **重要相互作用**

(1)与口服避孕药或含雌激素的药物合用可降低本品疗效并增加不良反应。

(2)与硫糖铝合用可显著影响本品的吸收。

(3)与可乐定合用可使抗高血压作用减弱。

(4)与巴比妥类药物及其他酶诱导剂合用可使本品血药浓度降低,可降低抗癫痫药的作用。

(5)与氟西汀、氟伏沙明合用可增加两者的血浆浓度,出现惊厥,不良反应增加。

(6)与西咪替丁、钙通道阻滞药及酶抑制剂合用可使本品血药浓度增高。

(7)与抗心律失常药、抗组胺药、某些抗精神病药(舒托必利、舍吲哚、匹莫齐特)合用可能增加发生室性心律失常的风险。

(8)与 MAOIs 合用或相继应用可增加不良反应,需间隔 2 周。

(9)与乙醇或其他中枢神经系统抑制药合用可使中枢神经抑制作用增强。

4. 不良反应 常见:恶心、呕吐、心动过速、震颤、多汗、口干、视物模糊、排尿困难、便秘、直立性低血压、心电图异常、困倦、头痛、体重增加、性功能障碍。偶见:谵妄、心脏传导阻滞、心律失常、粒细胞缺乏、猝死等。少见:激越、失眠、精神症状加重、青光眼加剧、麻痹性肠梗阻、尿潴留、抽搐、迟发性运动障碍、男性乳房增大、闭经、肝功能异常、胆汁淤积性黄疸、过敏反应等。

5. 禁忌证 严重心脏病、高血压、癫痫、青光眼、尿潴留、甲亢、肝功能损害、排尿困难、对本品及其他三环类药物过敏者。

【患者用药交代】

1. 饭后服用,以减少胃肠道刺激。避免吸烟、饮酒。不宜驾驶车辆、操作机械或高空作业。本品可致光敏感性增加,应避免长时间暴露于阳光或日光灯下。

2. 开始服药通常先出现镇静作用,1~4 周后显现抗抑郁作用。

3. 停药时宜在 1~2 个月内逐渐减量,停药后药物作用至少可持续 7 日,应继续监测。

4. 老人应避免直立性低血压的发生。

5. 定期监测血细胞计数、肝功能、血压、心电图。

丙 米 嗪
(Imipramine)

【适应证】

用于各种类型抑郁症。但对精神分裂症伴发的抑郁状态疗效差。亦用于小儿遗尿症。

【药师知识储备】

1. **用法用量** 片剂,口服。开始剂量为每次 25~50mg,每日 2 次,早上与中午服用,以后逐渐增加至每日 100~250mg。每日最大剂量不超过 300mg。维持剂量为每日 50~150mg。小儿遗尿症:6 岁以上,每次 25~50mg,每日 1 次,睡前 1 小时服用。

2. **特殊人群用药及注意事项** 妊娠期妇女:禁用。哺乳期妇女:用药期间停止哺乳。儿童:6 岁以下禁用。6 岁以上酌情减量。老年人:从小剂量开始,酌减用量。肝功能不全者:肝功能损害者禁用。肾功能不全者:禁用。其他:前列腺炎、膀胱炎患者慎用。患者有躁狂倾向时应立即停药。

3. **重要相互作用**

(1)与拟肾上腺素类药合用可使升压作用增强,禁止合用。

(2)与双香豆素和华法林等抗凝药合用可使出血危险增加。

(3)与西咪替丁、氟西汀、帕罗西汀、文拉法辛、舍曲林、奎尼丁、普罗帕酮、维拉帕米、普萘洛尔合用可减少本品代谢,导致丙米嗪中毒。

(4)与苯海拉明合用可增加抗胆碱能的不良反应。

(5)与曲马多合用可增加癫痫发作的危险,避免合用。

(6)与替勃龙、氯烯雌醚、组合避孕药、己二烯雌酚、己烯雌酚、酯化雌激素等含雌激素的药物合用可使本品抗抑郁疗效降低,还可导致三环类药物中毒。

(7)禁止与 MAOIs 合用,停药 2 周后才可使用。

(8)与烟草合用可使本品血药浓度降低。

(9)与乙醇合用可使中枢神经的抑制作用增强。

4. **不良反应** 治疗初期:失眠、多汗、口干、震颤、眩晕、心动过速、视物模糊、排尿困难、便秘或麻痹性肠梗阻等。大剂量:心脏传导阻滞、心律失常、焦虑等。其他:皮疹,直立性低

231

血压。**偶见**:癫痫发作、骨髓抑制、白细胞减少或中毒性肝损害。

5. **禁忌证** 严重心脏病、青光眼、排尿困难、支气管哮喘、癫痫、甲亢、高血压、哮喘、谵妄、粒细胞减少、对三环类药物过敏者。

【患者用药交代】

1. 宜饭后服药,以减少胃肠道刺激。老人、儿童与心脏病患者宜分次服用。老年人尤须注意防止直立性低血压,以免摔倒。用药期间不宜驾驶车辆、操作机械或高空作业。避免饮酒、吸烟。

2. 开始服药通常先出现镇静作用,1~4周后显现抗抑郁作用。

3. 停药时宜在1~2个月内逐渐减量,停药后药物作用至少可持续7日,应继续监测。

4. 定期检查血细胞计数、血压、心脏功能、肝肾功能。

氯 米 帕 明
(Clomipramine)

【适应证】

用于治疗各种抑郁症。也用于治疗强迫症、恐怖症、各种疼痛。

【药师知识储备】

1. **用法用量** 片剂,口服。**抑郁症与强迫症**:初始剂量为每次25mg,每日2~3次,1~2周内缓慢增加至治疗剂量为每日150mg。**恐怖症**:剂量为每日75~150mg,分2~3次口服。

2. **特殊人群用药及注意事项** **妊娠期妇女**:慎用。**哺乳期妇女**:用药期间停止哺乳。**儿童**:6岁以下禁用,6岁以上酌情减量。**老年人**:小剂量开始,缓慢增加剂量,慎用。**肝功能不全者**:严重肝功能不全者慎用。**肾功能不全者**:严重肾功能不全者慎用。**其他**:心血管疾病患者宜从小剂量开始,逐渐增至最适剂量。患者有躁狂倾向时应立即停药。

3. **重要相互作用**

(1)与抗凝药合用可增加出血风险。

(2)与雌激素或含雌激素的避孕药合用可使本品抗抑郁作用降低,不良反应增加。

(3)合用时可降低抗惊厥药的作用。

(4)与甲状腺制剂合用可相互增效,导致心律失常。

(5)与沙美特罗合用可增加引起心血管兴奋的风险。

(6)与碘海醇、奥氮平、曲马多合用可导致癫痫发作。

(7)与可乐定合用可使抗高血压作用减弱。

(8)与拟肾上腺素合用易致阵发性高血压及心律失常。

(9)与阿托品类药物合用可使不良反应增加。

(10)与MAOI合用可产生高血压危象,禁止合用,MAOIs停药14日内也禁止使用。

(11)与乙醇或其他中枢神经系统抑制药合用,中枢神经抑制作用增强。

4. **不良反应** **常见**:便秘、口干、体重变化、性功能障碍等。**严重**:粒细胞缺乏、心搏骤停、震颤谵妄、癫痫发作、5-HT综合征等。**少见**:白细胞与血小板计数减少、贫血、躁狂、溢乳、冲动、尿潴留、分泌抗利尿激素、色素沉着、过敏反应等。

5. **禁忌证** 严重心脏病;近期有心肌梗死发作史;癫痫;青光眼;尿潴留及对本品、苯二氮䓬类、三环类药物过敏者。

【患者用药交代】

1. 宜饭后服药,以减少胃肠道刺激。易出现头晕、萎靡等不良反应者,可在晚间顿服,以免影响正常工作。

2. 不宜驾驶车辆、操作机械或高空作业。避免食用葡萄柚汁,避免饮酒。

3. 开始服药通常先出现镇静作用,1~4周后显现抗抑郁作用。

4. 停药时宜在1~2个月内逐渐减量,不宜骤然停药。

5. 应定期检查血细胞计数、血压、心电图。

多 塞 平
(Doxepin)

【适应证】

本品用于治疗抑郁症及焦虑性神经症。

【药师知识储备】

1. **用法用量** 片剂,口服。开始剂量为每次25mg,每日2~3次,以后逐渐增加至每日量100~300mg。每日量不超过300mg。

2. **特殊人群用药及注意事项** 妊娠期妇女:慎用。哺乳期妇女:慎用。儿童:慎用,尤其是小于12岁。老年人:从小剂量开始,每日25~50mg,酌情调整。肝功能不全者:轻至中度者慎用,严重者禁用。肾功能不全者:严重者禁用。其他:心血管疾病患者宜从小剂量开始,逐渐增至最适剂量。患者有躁狂倾向时应立即停药。

3. **重要相互作用**

(1)与西咪替丁合用使本品血药浓度显著升高,可出现严重的抗胆碱能症状。

(2)与舒托必利合用有增加室性心律失常的危险,严重者可致尖端扭转型心律失常。

(3)与肾上腺素、去甲肾上腺素合用易致高血压及心律失常。

(4)与可乐定合用抗高血压作用减弱。

(5)合用时可降低抗惊厥药的作用。

(6)合用时可增加氟西汀或氟伏沙明的血浆浓度,出现惊厥,不良反应增加。

(7)与阿托品类合用不良反应增加。

(8)与乙醇或其他中枢神经系统抑制药合用中枢神经抑制作用增强。

4. **不良反应** 参见"氯米帕明"。

5. **禁忌证** 严重心脏病、近期有心肌梗死发作史、癫痫、青光眼、尿潴留、甲亢、肝功能损害、谵妄、粒细胞减少、对本品及三环类药物过敏者。

【患者用药交代】

1. 宜饭后服药,以减少胃肠道刺激。易出现头晕、萎靡等不良反应者,可在晚间顿服,以免影响正常工作。

2. 不宜驾驶车辆、操作机械或高空作业,避免饮酒。

3. 开始服药通常先出现镇静作用,1~4周后显现抗抑郁作用。

4. 停药时宜在1~2个月内逐渐减量,不宜骤然停药。停药后药物作用至少可持续7日,应继续监测。

5. 应定期检查血细胞计数、血压、心脏功能、肝肾功能。

吗 氯 贝 胺
(Moclobemide)

【适应证】

用于各种抑郁症。

【药师知识储备】

1. **用法用量**　片剂,口服。起始剂量为每日 100~300mg,分 2~3 次饭后口服,常用剂量为每日 300~450mg。如有必要,可在第 2 周加至最大剂量每日 600mg。

2. **特殊人群用药及注意事项**　**妊娠期妇女:**权衡利弊慎用。**哺乳期妇女:**用药时应停止哺乳。**儿童:**禁用。**老年人:**酌情减少用量。**肝功能不全者:**慎用,必须用时,其剂量应为常用量的 1/2~1/3。**肾功能不全者:**严重者慎用。**其他:**甲亢,癫痫,高血压慎用。患者有躁狂倾向时应立即停药。

3. **重要相互作用**

(1)合用时西咪替丁可延长本品代谢,本品剂量应减少为常用量的 1/3~1/2。

(2)合用时使芬太尼、布洛芬作用增强。

(3)肾上腺素、去甲肾上腺素:合用可导致急性高血压。

(4)卡马西平、环苯扎林:合用可导致高血压危象、严重癫痫发作。

(5)氟哌利多:合用可导致心脏不良反应增加。

(6)抗糖尿病药:合用可引起严重低血糖、抑郁、癫痫发作。

(7)其他抗抑郁药:合用可引起中枢神经不良反应、癫痫发作、5-HT 综合征。

(8)吗啡:合用可加重高血压、中枢或呼吸抑制。

(9)高酪胺食物(如奶酪):合用可引起高血压。

4. **不良反应**　**常见:**头晕、头痛、恶心、多汗、口干、失眠、困倦、心悸等。**少见:**震颤、GOT 及 GPT 可逆性的意识模糊。

5. **禁忌证**　对吗氯贝胺过敏,有意识障碍及患嗜铬细胞瘤者禁用;接受 MAOIs 治疗的患者。

【患者用药交代】

1. 忌服含高酪胺饮食(如奶酪、酵母提取物,发酵的大豆类制品),避免饮酒。

2. 不宜驾驶车辆或操作机器等工作。

3. 由其他抗抑郁药换用本品时,应停药 2 周后再用本品,应用氟西汀者应停药 5 周后再用。

文 拉 法 辛
(Venlafaxin)

【适应证】

用于治疗各种类型抑郁症及广泛性焦虑症。

【药师知识储备】

1. **用法用量**　片剂,胶囊剂,口服。起始剂量为每日 75mg,分 2~3 次口服,缓释制剂每日 1 次。必要时逐渐增量,每日最大剂量 225mg。

2. **特殊人群用药及注意事项**　**妊娠期妇女:**权衡利弊后使用。**哺乳期妇女:**用药应停止哺乳。**儿童:**慎用。**老年人:**慎用。**肝功能不全者:**减量,慎用。**肾功能不全者:**轻至中度肾功能不全者日剂量应减少 25%。**接受透析治疗:**日剂量应减少 50%,透析完成 4 小时后服用。**其他:**近期心肌梗死,严重心脏病,高血压,血液病,癫痫,有躁狂史者,甲状腺疾病,闭角型青光眼,有皮肤黏膜出血倾向者慎用。建议逐渐减量,常以每 1 周减少日剂量 75mg 逐渐减药。与 MAOIs 换用时至少停用 14 日以后才能开始使用文拉法辛,另外,至少停用文拉法辛 7 日以后才能开始服用 MAOIs。警惕临床症状的恶化和自杀风险。

3. 重要相互作用

（1）西咪替丁：合用时抑制本品代谢，恶心、嗜睡、头晕、射精障碍等毒性增加。

（2）合用时使氟哌啶醇代谢减少，血药浓度增加。

（3）美托洛尔、普萘洛尔：合用可竞争性抑制本品代谢。

（4）抗凝药：合用可增加出血风险。

（5）与 CYP3A4 抑制剂及 CYP2D6 和 CYP3A4 双重抑制剂合用可能会升本品血药浓度水平。

（6）TCAs：合用可使毒性增加。

（7）MAOIs：合用时易出现严重不良反应，如中枢神经毒性或 5-HT 综合征，禁止合用，且停用 MAOIs 后 2 周内也不可使用。

（8）唑吡坦：合用可引起幻觉。

（10）舍雷肽酶肠溶片：合用可引起 5-HT 综合征。

（11）乙醇：合用时中枢抑制作用增加。

4. **不良反应**　常见：恶心、呕吐、口干、畏食、腹泻、便秘、消化不良、嗜睡、失眠、头痛、头晕、紧张、焦虑、出汗、打哈欠、性功能障碍等。**严重**：粒细胞缺乏、紫癜。**少见**：无力、震颤、激越、腹泻、腹胀、鼻炎、心悸、高血压、躁狂、惊厥、体重下降、GPT 及 GOT 升高、视物模糊等。**偶见**：抗利尿激素分泌异常、皮疹和瘙痒等。

5. **禁忌证**　对本品或任何赋形剂过敏的患者；正在服用 MAOIs 的患者。

【患者用药交代】

1. 缓释制剂应在每日相同时间、进餐时服用，整粒吞服，不得咀嚼或研磨。

2. 不宜驾驶车辆、操作机械或高空作业，服药期间避免饮酒。

3. 定期测量血压。

<h2 style="text-align:center">度 洛 西 汀
（Duloxetine）</h2>

【适应证】

用于治疗抑郁症。

【药师知识储备】

1. 用法用量　肠溶片，口服。推荐起始剂量为每次 20～30mg，每日 2 次，缓慢调整剂量，最大剂量为每日 120mg。

2. **特殊人群用药及注意事项**　**妊娠期妇女**：不推荐使用。**哺乳期妇女**：不推荐使用。**儿童**：慎用。增加自杀意念和自杀行为风险，应权衡利弊后使用。**老年人**：应酌减剂量。**肝功能不全者**：血药浓度会明显增加，不推荐服用。**肾功能不全者**：严重者禁用。**其他**：既往有癫痫发作史者、已稳定的闭角型青光眼者慎用。

3. 重要相互作用

（1）抗血小板药、NSAIDs：合用可使出血风险增加。

（2）SSRIs、曲马多、曲唑酮、右美沙芬：合用可增加 5-HT 综合征风险，不建议合用。

（3）利奈唑胺、司来吉兰：合用可增加中枢系统毒性及 5-HT 综合征风险，禁止合用。

（4）甲氧氯普胺：合用可增加锥体外系反应及神经阻滞剂恶性综合征的风险。

4. **不良反应**　常见：恶心、嗜睡、眩晕、便秘、口干、出汗、食欲减退和疲劳等。**严重**：高血压危象，心肌梗死，胃肠道出血，肝衰竭，自杀倾向。**其他**：5-HT 综合征。

5. **禁忌证**　对本品或任何非活性成分过敏的患者；正在服用 MAOIs 的患者。未经控制的闭角型青光眼患者。

【患者用药交代】

1. 整片服用,不要咀嚼和压碎。

2. 不要驾驶车辆或操作机械。避免饮酒。

3. 定期监测血压。

4. 停药应逐渐减量,不宜骤停药物,并注意观察停药症状。

5. 不可以在 MAOIs 停药 14 日内使用本品;根据度洛西汀的半衰期,停用度洛西汀后至少 5 日,才能开始使用 MAOIs。

曲 唑 酮

(Trazodone)

【适应证】

用于各种类型的抑郁症。

【药师知识储备】

1. **用法用量** 片剂,口服。从低剂量开始,逐渐增加剂量并观察治疗反应,在产生足够疗效后,可逐步降至最小有效量。初始剂量为每日 50~100mg,分 2 次服,常用剂量为每日 100~150mg,最大日剂量为每日 400mg。

2. **特殊人群用药及注意事项** **妊娠期妇女**:慎用。**哺乳期妇女**:慎用。**儿童**:不推荐使用。因增加自杀意念和自杀行为风险,应权衡利弊。**老年人**:心脏病的不良反应较少,对外周抗胆碱能作用很弱,较适合老年患者使用,注意酌减剂量。**肝功能不全者**:轻至中度者慎用,严重者禁用。**肾功能不全者**:慎用。**其他**:癫痫、心肌梗死急性恢复期慎用。曲唑酮和全麻药的相互作用了解甚少,在择期手术前,在临床许可的情况下尽早停用。

3. **重要相互作用**

(1)吩噻嗪类药:合用可产生协同降压作用。

(2)合用可使巴比妥类药和其他中枢神经抑制剂药物作用增强。

(3)合用可使地高辛、苯妥英钠的血药浓度升高。

(4)帕罗西汀、圣约翰草:合用可引起 5-HT 综合征。

(5)氟哌利多:合用可产生协同心脏毒性,易引发 Q-T 间期延长、心搏骤停、尖端扭转型心动过速,不可合用。

(6)MAOIs:合用可引发 CNS 毒性反应或 5-HT 综合征,应避免合用,且停药后 2 周内也不可使用。

(7)降压药:合用可使降压作用增强,需减量。

(8)乙醇:合用可加强乙醇的中枢抑制作用。

4. **不良反应** **常见**:嗜睡、疲乏、头晕、头痛、失眠、紧张、震颤以及视物模糊、口干、便秘。**少见**:直立性低血压(进餐时同时服药可减轻)、心动过速、恶心、呕吐和腹部不适。**罕见**:肌肉骨骼疼痛、多梦、GPT 及 GOT 升高、皮疹等。**严重**:意识错乱或谵妄。

5. **禁忌证** 对本品过敏者、肝功能严重受损者、严重的心脏疾病或心律失常者、意识障碍者。

【患者用药交代】

1. 宜在餐后立即服用,空腹服药可能会使头晕加重。有昏睡出现时,须将每日剂量的大部分分配至睡前服用或减量。避免驾驶或操作机械。避免饮酒。

2. 服药第 1 周内症状即有所缓解,2 周内出现较佳抗抑郁效果,通常需要服药 2~4 周才出现最佳疗效。

3. 偶尔出现白细胞总数和中性粒细胞计数减低,若白细胞计数低于正常值范围,则应该停药观察。

米 氮 平
（Mirtazapine）

【适应证】

用于各种抑郁症。

【药师知识储备】

1. **用法用量** 片剂,口服。起始剂量为每日 1 次,每次 15~30mg,逐步加大剂量至最佳疗效,有效剂量通常为每日 15~45mg。最好睡前顿服。

2. **特殊人群用药及注意事项** **妊娠期妇女:**不宜使用。**哺乳期妇女:**避免使用。**儿童:**不推荐使用。**老年人:**酌情减量。**肝功能不全者:**慎用并酌情减量。**肾功能不全者:**慎用并酌情减量。**其他:**癫痫病及器质性脑综合征患者;肝、肾功能不全者;有心血管疾病,如传导阻滞、心绞痛及心肌梗死患者;低血压患者;排尿困难如前列腺肥大者;急性闭角型青光眼和眼压升高者;糖尿病患者慎用。

3. **重要相互作用**

（1）可乐定:合用可使降压作用减弱。

（2）西咪替丁:合用可使本品 AUC、C_{max} 显著升高。

（3）MAOIs:合用可致严重神经毒性、癫痫发作,禁止合用,MAOIs 停用 2 周后才可服用本品。

（4）苯二氮䓬类:合用可加重镇静作用,避免合用。

（5）酒精:合用可加重对中枢神经系统的抑制作用。

（6）利奈唑胺、司来吉兰:合用可增加中枢系统毒性及 5-HT 综合征风险,禁止合用。

（7）甲氧氯普胺:合用可增加锥体外系反应及神经阻滞剂恶性综合征的风险。

4. **不良反应** **常见:**食欲增强、体重增加、疲倦、镇静、头晕。**少见:**直立性低血压、震颤、肌痉挛、GPT 及 GOT 升高、皮疹等。**严重:**急性骨髓抑制。

5. **禁忌证** 对本品过敏者。

【患者用药交代】

1. 最好睡前顿服,不要咀嚼或压碎。

2. 避免驾驶或从事需较高注意力和反应性要求的操作活动,避免饮酒。

3. 定期检查血常规和肝功能。

4. 长期使用突然停药后,有可能导致恶心、头痛及不适,应逐渐减量。

瑞 波 西 汀
（Reboxetine）

【适应证】

成人抑郁症。

【药师知识储备】

1. **用法用量** 片剂,口服,每次 4mg,每日 2 次,2~3 周逐渐起效。用药 3~4 周后视需要可增至每日 12mg,分 3 次服用。每日最大剂量不超过 12mg。

2. **特殊人群用药及注意事项**　妊娠期、哺乳期妇女:禁用。儿童:不宜使用。老年人:慎用。肝功能不全者:严重者禁用。肾功能不全者:严重者禁用。其他:双相情感障碍患者慎用。

3. **重要相互作用**

(1)与降低 CYP3A4 活性的药物,如氟康唑合用可增加本品的血药浓度。

(2)与 SSRIs、TCAs、抗心律失常药、红霉素、唑类抗真菌剂、免疫抑制剂、降压药以及美沙酮、利多卡因合用有协同作用。

(3)与 MAOIs 合用可引发 CNS 毒性反应或 5-HT 综合征,禁止合用。

4. **不良反应**　口干、便秘、多汗、失眠、勃起困难、排尿困难、尿潴留、心率加快、静坐不能、眩晕或直立性低血压。

5. **禁忌证**　对本品或其成分过敏者;有惊厥史者;癫痫;青光眼;前列腺增生引起的排尿困难;血压过低;心脏病及近期发生心血管意外事件的患者。

【患者用药交代】

1. 每日规律服药,漏服无须补服。避免驾驶或操作机械。

2. 老年患者对本品有较大个体差异,剂量不易掌握,应密切监测。

3. 服药不会立即减轻症状,通常几周后可改善,避免随意停药。

4. 本品停用 7 日以内不宜使用 MAOIs;停用 MAOIs 不超过 2 周者,亦不宜使用本品。

噻奈普汀
(Tianeptine)

【适应证】

用于抑郁症、焦虑症。

【药师知识储备】

1. **用法用量**　片剂,口服。推荐剂量为每日 3 次,每次 12.5mg,于三餐前服。

2. **特殊人群用药及注意事项**　妊娠期、哺乳期妇女:禁用。儿童:小于 15 岁禁用。老年人:慎用,70 岁以上应减量,每日最大剂量不超过 25mg。肝功能不全者:不必调整剂量。肾功能不全者:剂量限至每日不超过 25mg,严重者慎用。其他:心血管疾病,胃肠道疾病,有三环类抗抑郁药过敏史者慎用。需进行全身麻醉者,应在手术前 24~48 小时停药。在治疗开始阶段密切监护抑郁症患者的自杀倾向。

3. **重要相互作用**

(1)非选择性 MAOIs:合用有导致 5-HT 综合征的风险,避免合用。

(2)停用 MAOIs 2 周后才可用本品,停用本品 24 小时后可用 MAOIs。

(3)圣约翰草:合用可能会导致 5-HT 综合征。

(4)大麻属药物:合用可导致心动过速和谵妄。

(5)水杨酸:合用高剂量水杨酸时,本品减量。

4. **不良反应**　常见:困倦、眩晕、头痛、失眠、梦魇、体重增加、口干、便秘。少见:直立性低血压、心悸、心率减慢、震颤、颜面潮红、上腹疼痛、胀气、GPT 及 GOT 升高、皮疹。严重:室性心律失常。

5. **禁忌证**　对本品或任何成分过敏者;正在服用 MAOIs 者。

【患者用药交代】

1. 每日 3 次,于三餐前服。避免驾驶或操作机械

2. 定期检查血常规和肝功能。

3. 如中断治疗,需逐渐减少剂量,时间为 7~14 日或以上。

抑郁障碍治疗药物药动学参数汇总,见表4-4;抑郁障碍治疗药物特点比较,见表4-5。

表4-4 抑郁障碍治疗药物药动学参数汇总

药品名称	达峰时间/h	蛋白结合率/%	半衰期/h	排泄/%	代谢/%	稳态时间/d	活性代谢物	对肝药酶的抑制作用			
								2D6	1A2	3A4	2C19
氟西汀	4~8	95	96~144	肾:主 肝:少	肝	28~35	有	强	无	弱	中
帕罗西汀	3~8	95	24	肾:主 肝:36	肝	5~7	无	强	无	无/甚弱	无/甚弱
舍曲林	6~8	98	24~26	肾+肝 50/50	肝	5~7	弱	无/甚弱	无	无/甚弱	无/甚弱
氟伏沙明	2~8	77	15.6	肾	肝	10	无	无/甚弱	强	中	强
西酞普兰	2~4	80	35	肾	肝	5~7	有	无/甚弱	无/甚弱	无/甚弱	无/甚弱
艾司西酞普兰	2~5	56	30	肾	肝	–	有	弱	无	弱	中
马普替林	12	88	27~58	肾+肝 65/30	肝	14~21	有	–	–	–	–
米安色林	2~3	90	14~33	肾	肝	6	有	–	–	–	–
阿米替林	8~12	90	9~25	肾	肝	–	有	有	有	无	有
丙米嗪	2~8	76~95	9~24	肾	肝	–	有	–	–	–	–
氯米帕明	–	96~97	21~31	肾:主 肝:少	肝	7~14	–	–	–	–	–
多塞平	2~4	76	17	肾	肝	–	–	–	–	–	–
吗氯贝胺	1~2	50	1~3	肾	肝	–	–	有	无	无	有
文拉法辛	5.5	27~30	5	肾	肝	–	有	有	无	有	无
度洛西汀	6	>90	12	肾+肝 70+20	肝	3	无	有	有	无	无
曲唑酮	1.5	85~95	3~9	肾	肝	–	有	–	–	–	–
米塔扎平	2	85	女:37 男:26	肾+肝 75+15	肝	–	–	–	–	–	–
瑞波西汀	1.5~2.4	96~97	12~14	肾:76 肝:7~16	肝	–	无	–	–	–	–
噻奈普汀	0.79~1.8	94	2.5	肾	肝	–	–	–	–	–	–

表 4-5 抑郁障碍治疗药物特点比较

药品名称	食物影响	肝功能不全	肾功能不全	儿童	老年人	妊娠期妇女	哺乳期妇女
氟西汀	-	减少剂量,延长间隔时间	减少剂量及频率	慎用	初始剂量减半,延长间隔时间	慎用	不宜使用
帕罗西汀	与餐同服	最高剂量为40mg/d	最高剂量为40mg/d	15岁以下禁用	半衰期明显延长,给予小剂量	不宜使用	慎用
舍曲林	-	减少用量和频次	不影响	慎用	不影响	权衡利弊	慎用
氟伏沙明	-	减少初始剂量,缓慢加量	不影响	只用于8岁以上治疗强迫症	从小剂量开始	慎用	禁用
西酞普兰	不影响	不影响	严重者需调整剂量	禁用	剂量减半	禁用	禁用
艾司西酞普兰	不影响	从5mg/d逐渐增至10mg/d	严重者慎用	禁用	剂量减半	禁用	禁用
马普替林	与餐同服	慎用	慎用	6岁以下禁用	从25mg/d缓慢加至50~75mg/d	权衡利弊	禁用
米安色林	-	调整剂量	不影响	每日1mg/kg	增量缓慢	不明确	不宜使用
阿米替林	餐后	禁用	禁用	50mg/d	酌减用量	不宜使用	不宜使用
丙米嗪	餐后	禁用	禁用	6岁以下禁用	酌减用量,从小剂量开始	禁用	停止哺乳
氯米帕明	不影响	慎用	慎用	6岁以下禁用,6岁以上酌减	初始减量,慎用	慎用	慎用

续表

药品名称	食物影响	肝功能不全	肾功能不全	儿童	老年人	妊娠期妇女	哺乳期妇女
多塞平	餐后	禁用	慎用	12岁以下不适用	初始减量	不宜使用	不宜使用
吗氯贝胺	餐后服药(避免与酪胺食物联用)	减值常规1/3~1/2	慎用	禁用	酌减用量	不建议	禁用
文拉法辛	与食物同服	起始剂量减少50%	日总量减少1/4~1/2	慎用	个体化	慎用	不明确
曲唑酮	餐后立即服药	慎用	慎用	不明确	初始剂量为每次25mg,每日2次,经3~5日逐渐增至每次50mg,每日3次	慎用	不宜使用
米塔扎平	不影响	慎用	慎用减量	禁用	减量	禁用	禁用
度洛西汀	达峰时间推迟6~10小时	禁用	严重肾功能不全者禁用	禁用	不详	禁用	禁用
瑞波西汀	不影响	初始剂量为每次2mg,每日2次	初始剂量为每次2mg,每日2次	不明确	65岁及以上每日4mg	禁用	禁用
噻奈普汀	-	不影响	减少剂量;慎用	15岁以下禁用	70岁以上减少剂量;慎用	禁用	不宜哺乳

(潘 苗 徐 娟)

第四节 双相情感障碍

一、概述

(一) 概念和分类

双相情感障碍(bipolar affective disorder, BAD)也称双相障碍, 一般是指临床上既有躁狂发作, 又有抑郁发作的一类心境障碍。双相情感障碍一般呈发作性病程, 躁狂和抑郁常反复循环、交替往复或不规则等多样形式出现, 但也可以混合方式存在。

(二) 类型

双相情感障碍的类型分为双相Ⅰ型障碍、双相Ⅱ型障碍、阈下双相障碍(循环性情感), 见表4-6。

表4-6 双相情感障碍的类型特点

分类	特点
双相Ⅰ型障碍	躁狂发作通常出现在重性抑郁之后
双相Ⅱ型障碍	重性抑郁发作伴至少1次的轻至中度躁狂发作交替出现
阈下双相障碍(循环性情感)	许多轻躁狂和抑郁症状, 但发作次数和严重程度未满足双相Ⅰ型障碍和双相Ⅱ型障碍的诊断标准

二、诊断要点

本病的特点是反复(至少两次)出现心境和活动水平明显紊乱的发作, 紊乱有时表现为心境高涨、精力和活动增加(躁狂或轻躁狂), 有时表现为心境低落、精力降低和活动减少(抑郁)。发作间期通常以完全缓解为特征。与其他心境障碍相比, 本病在两性的发病率更为接近。由于仅有躁狂的患者相对罕见, 而且他们与至少偶有抑郁发作的患者有类似性(在家族史、病前人格、起病年龄、长期预后等方面), 故这类患者也归于双相。

躁狂发作通常起病突然, 持续时间为2~4周、5个月不等(中数约4个月); 抑郁持续时间趋于长一些(中数约6个月); 但除在老年期外, 很少有持续1年。两类发作通常都继发于应激性生活事件或其他精神创伤, 但应激的存在并非诊断必需。首次发病可见于从童年到老年的任何年龄。发作频率、复发与缓解的形式均有很大变异, 但随着时间的推移, 缓解期有渐短的趋势。中年之后, 抑郁变得更为常见, 持续时间也更长。

1. 双相情感障碍, 目前为轻躁狂诊断要点 确诊需要: ①目前发作符合轻躁狂的标准; ②过去必须至少有一次其他情感发作(轻躁狂、躁狂、抑郁或混合性)。

2. 双相情感障碍, 目前为不伴有精神病性症状的躁狂发作诊断要点 确诊需要: ①目前发作必须符合不伴有精神病性症状的躁狂发作的标准; ②过去必须至少有一次其他情感发作(轻躁狂、躁狂、抑郁或混合性)。

3. 双相情感障碍, 目前为伴有精神病性症状的躁狂发作诊断要点 确诊需要: ①目前发作必须符合伴精神病性症状的躁狂发作的标准;②过去必须至少有一次其他情感发作(轻躁狂、躁狂、抑郁或混合性)。

4. 双相情感障碍,目前为轻度或中度抑郁诊断要点 确诊需要:①目前发作必须符合轻度抑郁发作或中度抑郁发作的标准;②过去必须至少有一次轻躁狂、躁狂或混合性的情感发作。

5. 双相情感障碍,目前为不伴精神病性症状的重度抑郁发作诊断要点 确诊需要:①目前发作必须符合不伴精神病性症状的重度抑郁发作的标准;②过去必须至少有一次躁狂、轻躁狂或混合性的情感发作。

6. 双相情感障碍,目前为伴精神病性症状的重度抑郁发作诊断要点 确诊需要:①目前发作必须符合伴精神病性症状的重度抑郁发作的标准;②过去必须至少有一次躁狂、轻躁狂或混合性的情感发作。

7. 双相情感障碍,目前为混合状态诊断要点 患者过去至少有过一次躁狂、轻躁狂或混合性情感发作,目前或表现为混合性状态,或表现为躁狂、轻躁狂及抑郁症状的快速转换。

诊断要点:虽然双相情感障碍最典型的形式是交替出现的躁狂和抑郁发作,其间为正常心境分隔;但是,抑郁心境伴以连续数日至数周的活动过度和言语迫促,以及躁狂心境和夸大状态下伴有激越、精力和本能驱力降低,都并不罕见。抑郁症状与轻躁狂或躁狂症状也可以快速转换,每日不同,甚至因时而异。如果在目前的疾病发作中,两套症状在大部分时间里都很突出且发作持续至少两周,则应做出混合性双相情感障碍的诊断。

三、治疗方案

(一) 治疗原则
治疗原则见表4-7。

表4-7　双相障碍的治疗原则

综合治疗原则	精神药物、躯体治疗、物理治疗、心理治疗(包括家庭治疗)和危机干预等措施的综合运用
长期治疗原则	可分为3个治疗期: ①**急性治疗期**:目的是控制症状、缩短病程。一般情况下6~8周可达到此目的。 ②**巩固治疗期**:一般时间为抑郁发作4~6个月,躁狂混合性发作2~3个月。 ③**维持治疗期**:持续多久尚无定论。如过去为多次发作,可考虑在病情稳定达到既往发作2~3个循环的间歇期或2~3年后,再边观察边减少药物剂量,逐渐停药,以避免复发。在停药期间如有任何复发迹象应及时恢复原治疗方案,缓解后应给予更长维持治疗期
患者和家属共同参与	

(二) 药物治疗
药物治疗原则见表4-8,治疗药物见表4-9。

表 4-8 双相障碍的药物治疗原则

药物治疗原则	
使用最安全、有效的药物	以心境稳定剂为主
根据病情需要,及时联合用药	联用方式:两种心境稳定剂;心境稳定剂+抗精神病药/苯二氮䓬类药物、心境稳定剂+抗抑郁药
定期监测血药浓度,评估疗效及不良反应	锂盐治疗指数低,治疗剂量和中毒剂量接近,应对其浓度进行动态监测;卡马西平或丙戊酸盐也应达到抗癫痫的血药浓度水平
一种药物疗效不好,可换用或加用另一种药物	应排除依从性差和血药浓度过低等因素,且用药时间应大于3周。如排除以上因素仍无效,可换用或加用另一种心境稳定剂

表 4-9 双相障碍的治疗药物

常用的心境稳定剂		碳酸锂、丙戊酸盐、卡马西平
候选的心境稳定剂		拉莫三嗪、托吡酯、加巴喷丁、第二代抗精神病药
心境稳定剂的选择	双相Ⅰ型急性躁狂或双相Ⅱ型轻躁狂	首选锂盐;如既往对锂盐缺乏疗效,则选用丙戊酸盐或卡马西平,或在锂盐的基础上加用丙戊酸盐或卡马西平;如不能耐受锂盐治疗,则选用丙戊酸盐或卡马西平
	快速循环发作或混合发作	因其对锂盐缺乏理想的反应,则应首先选用丙戊酸盐或卡马西平,或与候选的心境稳定剂联合用药治疗
	双相抑郁障碍	可首选拉莫三嗪,必要时也可短期合用抗抑郁药
	难治性病例	联合应用锂盐和丙戊酸盐或卡马西平,若仍无效,可在原治疗的基础上加用候选的心境稳定剂,或根据情况加用增效剂
其他药物	BZPs	氯硝西泮
	第一代抗精神病药物	对有兴奋、激惹、攻击或精神病性症状的急性躁狂或混合发作者,伴有精神症性症状的抑郁症患者也可在治疗早期阶段短期联用心境稳定剂与第一代抗精神症药
	增效剂	对于难治性双相情感障碍患者,特别是难治性快速循环发作患者,候选的心境稳定剂、钙通道阻滞药(维拉帕米、尼莫地平)、甲状腺激素、5-HT$_{1A}$受体拮抗剂(如丁螺环酮)可考虑作为增效剂与经典心境稳定剂联合使用
	抗抑郁药	一般可首选几乎无转躁作用的丁胺苯丙酮,其次选用 5-HT 再摄取抑制剂,尽量不选转躁作用强的 TCAs

四、常用药物与用药交代

碳 酸 锂

(Lithium Carbonate)

【适应证】

用于治疗躁狂症,对躁狂和抑郁交替发作的双相情感障碍有很好的治疗和预防复发作用,对反复发作的抑郁症也有预防发作作用。也用于治疗分裂-情感性精神病。

【药师知识储备】

1. 用法用量 片剂,口服。应从小剂量开始。每次 0.25g,分 2~3 次饭后服,剂量应参照血锂浓度、患者反应逐日增加至每日 0.25~0.5g,一般每日不超过 1.5~2.0g,维持剂量为每日不超过 1.0g。**缓释片:**每日 0.9~1.5g,分 1~2 次口服,维持剂量为每日 0.6~0.9g。

2. 特殊人群用药及注意事项 妊娠期妇女:妊娠尤其是早期禁用。哺乳期妇女:用药期间应停止哺乳。儿童:12 岁以下禁用。老年人:慎用,密切关注不良反应。**肾功能不全者:禁用。其他:**脑器质性疾病、严重躯体疾病和低钠血症患者慎用。碳酸锂治疗剂量和中毒剂量很接近,用药期间定期监测血锂浓度。急性治疗的血锂浓度为 0.6~1.2mmol/L,维持治疗的血锂浓度为 0.4~0.8 mmol/L,1.4mmol/L 视为有效浓度的上限,超过此值容易出现锂中毒。早期中毒症状包括腹泻、嗜睡、食欲缺乏、肌肉无力、呼吸困难、恶心、呕吐、言语不清、震颤。重度中毒症状包括视物模糊、笨拙、意识错乱、惊厥、眩晕、多尿和严重震颤,也可能发生癫痫、昏迷甚至死亡。中毒的处理:催吐或小容量洗胃;保持体液、电解质平衡,监测肾功能;每 3 小时测量一次血浆锂浓度,直到锂浓度低于 1mmol/L 为止;对于严重中毒者,可间断血液透析和/或给予一次静脉滴注渗透性利尿剂(乙酰唑胺或甘露醇);避免感染。

3. 重要相互作用

(1)与氨茶碱、咖啡因或碳酸氢钠合用:降低本品血药浓度和药效。

(2)合用时使氯丙嗪的血药浓度降低。

(3)与碘化物合用:可导致甲状腺功能低下。

(4)与去甲肾上腺素合用:升压效应降低。

(5)与肌松药(如琥珀胆碱等)合用:肌松作用增强,作用时效延长。

(6)与吡罗昔康合用:导致血锂浓度过高而中毒。

(7)与利尿剂(如氢氯噻嗪、贝美噻嗪、阿米洛利、呋塞米、布美他尼)合用:导致血锂浓度增高,引起锂中毒。

(8)与抗利尿剂、血管紧张素Ⅱ受体拮抗剂(如坎地沙坦酯、氯沙坦)、NSAIDs 合用:可能发生锂中毒,合用时需注意监测。

(9)与 ACEI(如卡托普利、依那普利、阿拉普利)合用:可能引发锂中毒和肾毒性反应。

(10)与选择性 5-HT 再摄取抑制剂(如西酞普兰、氟西汀、舍曲林)合用:可导致血锂浓度升高和/或 5-HT 综合征的发生率增高,合用时需注意监测。

(11)与甲硝唑合用:导致本品血药浓度升高、毒性增强。

(12)与甲基多巴合用:可引发治疗浓度下的锂中毒。

(13)与卡马西平合用:用于治疗浓度下引发虚弱、眼球震颤、扑翼样震颤等症状。

(14)与钙通道阻滞药合用:引发神经毒性反应和加重躁狂症状。

(15)与某些抗精神病药(如奋乃静、氟哌啶醇、舒必利、利培酮)合用:可导致虚弱、运动障碍、锥体外系症状、脑病等。

(16)与乙酰唑胺合用:降低本品疗效或增高血锂浓度和毒性反应发生率。

4. 不良反应 常见:口干、烦渴、多饮、多尿、便秘、腹泻、恶心、呕吐、上腹痛、双手细震颤、萎靡、无力、嗜睡、视物模糊、腱反射亢进、中性粒细胞计数升高。上述不良反应加重可能是中毒的先兆,应密切观察。少见:白细胞计数升高、体重增加、水肿、甲状腺功能亢进或减退、高钙血症、低钾血症、心电图及肾功能改变。

5. 禁忌证 严重心血管疾病患者、中枢神经系统疾病、肾病、脱水、糖尿病、甲状腺功能低下者、严重感染者、电解质平衡失调、使用利尿剂者。

【患者用药交代】

1. 饭后服用以减少对胃的刺激。不可用低盐饮食。

2. 注意体液大量丢失,如持续呕吐、腹泻、大量出汗等情况易引起锂中毒。

3. 定期监测血锂浓度。治疗期应每1~2周测量血锂一次,维持期可每个月测定一次。取血时间应在次日晨即末次服药后12小时。

4. 长期服药者应定期检查肾功能和甲状腺功能。

5. 锂盐应逐步减量停药,突然停药可导致病情复发。

(潘 苗 徐 娟)

第五节 精神分裂症

一、概述

精神分裂症(schizophrenia)是一组病因未明的重性精神障碍,具有认知、思维、情感、行为等多方面精神活动的显著异常,并导致明显的职业和社会功能损害。

二、诊断要点

精神分裂症的诊断应结合病史、临床症状、病程特征及体格检查和实验室检查的结果来作出,典型病例诊断一般不难。

1. 症状特点 尽管目前尚无特异性的标示为精神分裂症的特征性症状,但出于实践的目的,诊断标准对某些症状或综合征界定对作出诊断有特殊意义。一般来说,患者在意识清晰的基础上(少数急性起病的患者可有意识障碍)出现下述症状就要考虑到精神分裂症的可能,出现的症状条目越多,诊断的信度和效度就越高。

(1)思维鸣响,思维插入或思维被撤走以及思维被广播。

(2)明确涉及躯体或四肢运动,或特殊思维、行动或感觉地被影响、被控制或被动妄想;妄想性知觉。

(3)对患者的行为进行跟踪性评论,或彼此对患者加以讨论的幻听,或来源于身体一部分的其他类型的听幻觉。

(4)与文化不相称且根本不可能的其他类型的持续性妄想,如具有某种宗教或政治身份,或超人的力量和能力(例如能控制天气,或与另一世界的外来者进行交流)。

(5)伴有转瞬即逝的或未充分形成的无明显情感内容的妄想,或伴有持久的超价观念,或连续数周或数个月每日均出现的任何感官的幻觉。

(6)联想断裂或无关的插入语,导致言语不连贯,或不中肯或词语新作。

(7)紧张性行为,如兴奋、摆姿势,或蜡样屈曲、违拗、缄默及木僵。

(8)阴性症状,如显著的情感淡漠、言语贫乏、情感反应迟钝或不协调,常导致社会退缩及社会功能下降,但必须澄清这些症状并非由抑郁症或神经阻滞剂治疗所致。

(9)个人行为的某些方面发生显著而持久的总体性质的改变,表现为丧失兴趣、缺乏目的、懒散、自我专注及社会退缩。

2. 病程特点 精神分裂症大多为持续性病程,仅少部分患者在发作间歇期精神状态可基本恢复到病前水平。既往有类似发作者对诊断有帮助。首次发作患者通常要求在 1 个月或以上时期的大部分时间内确实存在上述症状条目(1)~(4)中至少一个(如不甚明确,常需两个或多个症状)或(5)~(8)中来自至少两组综合征中的十分明确的症状。第(9)条仅用于诊断单纯型精神分裂症,且要求病期在 1 年以上。

3. 其他特点 家族中特别是一级亲属有较高的同类疾病的阳性家族史,躯体和神经系统检查以及实验室检查一般无阳性发现,脑影像学检查和精神生化检查结果可供参考。如患者存在严重的抑郁或躁狂症状则不应诊断为精神分裂症,除非已明确精神分裂症症状已符合精神分裂症的诊断标准,也应诊断为分裂情感障碍。如存在明确的脑疾病或处于药物中毒或药物戒断期,则不应诊为精神分裂症。

三、治疗方案

精神分裂症的治疗主要采取药物治疗、行为治疗、工作治疗、娱乐治疗、心理治疗及各方面疏导,以消除或减轻病者的种种障碍。

抗精神病药物使用原则:

(1)以单一药物治疗为主,包括各种精神病性障碍的急性发作、复发和病情恶化的病例。

(2)疗效不满意时,若无严重不良反应,可在治疗剂量范围内适当增加剂量。经足够剂量、适当疗程(6~8 周)治疗仍无效时,可考虑换用另一类化学结构的抗精神病药。

(3)经上述治疗,若疗效仍不满意,可考虑两种药物合用,以化学结构不同、作用机制不同的药物联合应用较好,在达到预期疗效后仍以单一用药为原则。

(4)药物种类、剂量和用法均应个体化。

(5)治疗中应密切观察,正确评价疗效,注意药品不良反应,及时处理并调整剂量。

(6)给药时一般由小剂量开始,逐步增加至有效治疗量。剂量应递减,不宜骤停。

(7)药物调整速度和幅度,应根据患者情况和药物性质而定。

(8)疗程应充足,急性期治疗至病情缓解后,应有相当时间的巩固治疗,然后减少剂量做较长时间维持治疗,对精神分裂症等病程长的疾病,一般不少于 2~5 年,以预防疾病复发。

抗精神病药的分类及特点比较见表 4-10。

表 4-10 抗精神病药的分类及特点比较

分类		代表药	作用机制与特点
第一代	吩噻嗪类	氯丙嗪、奋乃静、氟奋乃静、三氟拉嗪、硫利达嗪、哌泊塞嗪棕榈酸酯	**作用机制:**主要为多巴胺 D_2 受体拮抗剂,其他尚可拮抗 α 受体、M_1 受体、H_1 受体等。 **局限性:**①不能改善患者的认知功能;②对精神分裂症阴性症状一般疗效不佳;③部分患者的阳性症状不能有效缓解;④引起锥体外系和迟发性运动障碍等不良反应较多;⑤患者依从性较差。
	丁酰苯类 硫杂蒽类 苯甲酰胺类	氟哌啶醇、五氟利多 氯普噻吨、氯哌噻吨、氟哌噻吨美利曲辛 舒必利、舒托必利、氨磺必利	**优点:**对精神分裂症患者的阳性症状相当有效,但有某些不良反应,如急性肌张力障碍、震颤等

续表

分类	代表药	作用机制与特点
第二代　苯二氮䓬类 　　　　苯丙异噁唑类 　　　　吲哚类 　　　　其他	氯氮平、奥氮平 利培酮、帕利哌酮、 齐拉西酮 舍吲哚、吗茚酮 阿立哌唑、喹硫平	**作用机制**:除拮抗多巴胺受体外,还具有强的5-HT$_2$受体拮抗作用,因此也称多巴胺—5-羟色胺受体拮抗剂。**局限性**:①某些第二代抗精神病药(尤其是氯氮平)的不良反应较多且严重;②部分患者疗效不满意。**优点**:避免了第一代抗精神病药的某些缺点,对精神分裂症患者的阳性症状和阴性症状均有一定疗效,较少影响认知功能,有利于患者回归社会

四、常用药物与用药交代

氯　丙　嗪
（Chlorpromazine）

【适应证】

1. 用于精神分裂症、躁狂症或其他精神病性障碍。对兴奋躁动、幻觉妄想、思维障碍及行为紊乱等阳性症状有较好的疗效。

2. 呕吐或顽固性呃逆,对晕动病引起的呕吐无效。

【药师知识储备】

1. **用法用量**　片剂,口服。**精神分裂症或躁狂症**:每次25~50mg,每日2~3次。每隔2~3日,逐渐递增至每日400~600mg,分次服用。**呕吐**:12.5~25mg,每日2~3次,口服。**顽固性呃逆**:每次20~50mg,每日3~4次,口服。

2. **特殊人群用药及注意事项**　**妊娠期妇女**:慎用。**哺乳期妇女**:用药期间停止哺乳。**儿童**:小于6个月的小儿禁用,6岁以下儿童慎用,6岁以上酌情减量。**老年人**:从小剂量开始,缓慢加量,酌减用量。**肝功能不全者**:轻至中度者慎用并减量,严重者禁用。**肾功能不全者**:轻至中度者慎用并减量,严重者禁用。**其他**:心血管疾病、癫痫、严重呼吸系统疾病、抑郁症、重症肌无力、前列腺增生、闭角型青光眼、有黄疸史或血液系统疾病慎用。经长期治疗需停药时,应在几周之内逐渐减少用量;不要突然停药,否则可导致恶心、呕吐、胃部刺激、头痛、心跳加快、失眠或病情恶化。

3. **重要相互作用**

(1)抗高血压药:合用易致直立性低血压。

(2)舒托必利:合用使心脏毒性增加,不宜合用。

(3)肾上腺素:合用可导致低血压及心动过速。

(4)碳酸锂:合用可能导致运动障碍、锥体外系反应加重、脑病及脑损伤等。

(5)抗酸剂:合用可降低本品的吸收。

(6)苯巴比妥、西咪替丁、普拉睾酮:合用可降低本品药效,应在用本品前1小时或用药后2小时服用。

(7)MAOIs及TCAs:合用时两者的抗胆碱作用加强,不良反应加重。

(8)颠茄:合用使抗胆碱作用增强。

(9)槟榔:合用使锥体外系反应增加。

(10)乙醇或其他中枢神经系统性抑制药:合用可加强中枢抑制作用。

(11)烟草:合用使嗜睡作用减弱;吸烟者本品 C_{max} 和 AUC 比不吸烟者略低。

4. 不良反应 **常见**:过敏性皮疹、剥脱性皮炎、口干、视物模糊、尿潴留、白细胞及粒细胞减少甚至缺乏、上腹不适、食欲缺乏、乏力、嗜睡、震颤、僵直、流涎、运动困难、躁动、静坐不能、迟发性运动障碍。**偶见**:阻塞性黄疸、肝大、肠梗阻、中毒性肝损害、溢乳、乳房肿大、性功能改变、月经紊乱等。**长期使用**:可引起皮肤、角膜及晶状体色素沉着、恶性综合征等。**首次用药**:可见直立性低血压、心悸或心电图改变。

5. 禁忌证 基底神经节病变、帕金森病或帕金森综合征、骨髓抑制、青光眼、昏迷、对吩噻嗪类药过敏者。

【患者用药交代】

1. 避免吸烟、饮酒、食用槟榔。不宜驾驶车辆、操作机械或高空作业。可能发生光敏性皮炎,应注意避免日光直射。

2. 同时服用抗酸药,抗酸药应在用本品前至少1小时或用药后2小时服用。

3. 老年人易出现直立性低血压、体温过高或过低,用量应小,加量应缓慢,用药后应小心。

4. 定期检查肝功能、白细胞计数和心电图。

5. 在脊髓 X 线摄影之前至少需要停药48小时。

奋 乃 静
(Perphenazine)

【适应证】

1. 用于精神分裂症或其他精神病性障碍、器质性精神病、老年性精神障碍及儿童攻击性行为障碍。

2. 多种原因所致的呕吐或顽固性呃逆。

【药师知识储备】

1. **用法用量** 片剂,口服。**精神分裂症**:从小剂量开始,每次 2~4mg,每日 2~3 次。以后每隔 1~2 日增加 6mg,逐渐增至每日 20~60mg。维持剂量为每日 10~20mg。**止呕**:每次 2~4mg,每日 2~3 次。

2. **特殊人群用药及注意事项** **妊娠期妇女**:权衡利弊慎用。**哺乳期妇女**:用药期间停止哺乳。**儿童**:12 岁以下儿童用量尚未确定。**老年人**:开始使用剂量要小,缓慢加量。**肝、肾功能不全者**:应减量。**其他**:心血管疾病、癫痫、呼吸道疾病、锥体外系疾病、酒精依赖慎用。出现迟发性运动障碍,应停用所有的抗精神病药;出现过敏性皮疹及恶性综合征应立即停药并进行相应的处理;突然停药可导致恶心、呕吐、胃部刺激、头痛、心率加快、失眠或病情恶化,故应逐渐减量。

3. **重要相互作用**

(1)与中枢神经抑制药,尤其是吸入全麻药或巴比妥类等静脉全麻药合用可彼此增效。

(2)合用可使苯丙胺、胍乙啶、抗惊厥药、左旋多巴类药效减弱。

(3)与制酸药或止泻药合用可降低本品口服吸收。

(4)与抗胆碱药合用效应彼此加强。

(5)与肾上腺素合用导致明显的低血压和心动过速。

(6)与曲马多合用可致癫痫发作。

(7)与锂制剂合用可致衰弱无力、运动障碍、锥体外系反应增加、脑病、脑损伤。

（8）与 MAOIs 及 TCAs 合用时两者的抗胆碱作用可相互增强并延长。

（9）与乙醇合用可致中枢神经系统抑制。

（10）与槟榔合用可使锥体外系反应增强。

4. 不良反应　**主要**：锥体外系反应，长期大量服药可引起迟发性运动障碍；可引起血浆中泌乳素浓度增加，可能溢乳、男性女性化乳房、月经失调、闭经；可出现口干、视物模糊、乏力、头晕、心动过速、便秘、出汗等。**少见**：直立性低血压，粒细胞减少症与中毒性肝损害。**偶见**：过敏性皮疹及恶性综合征。

5. 禁忌证　基底神经节病变、帕金森病及帕金森综合征、骨髓抑制、青光眼、昏迷、对本品及吩噻嗪类药过敏者。

【患者用药交代】

1. 可与食物、水和牛奶同服以避免胃部刺激。避免饮酒、食用槟榔。不宜驾驶车辆、操作机械或高空作业。

2. 使用抗酸药或止泻药时应与本品至少相隔 1 小时。

3. 服药约 2 周后才能充分显效。

4. 本品可使尿液变成粉红色、红色或红棕色，无临床意义。

5. 应定期检查肝功能与白细胞计数。

6. 不可突然停药，应逐渐减量。

氟 奋 乃 静
（Fluphenazine）

【适应证】

用于各型精神分裂症，有振奋和激活作用，适用于单纯型、紧张型及慢性精神分裂症的情感淡漠及行为退缩等症状。

【药师知识储备】

1. 用法用量　片剂，口服。从小剂量开始，每次 2mg，每日 2~3 次，逐渐增至每日 10~20mg，最大日剂量不超过 30mg。

2. 特殊人群用药及注意事项　**妊娠期妇女**：权衡利弊慎用。**哺乳期妇女**：用药期间停止哺乳。**儿童**：6 岁以下儿童禁用。6 岁以上儿童酌情减量，小于 12 岁儿童禁用本品注射剂。**老年人**：从小剂量开始，最大日剂量不超过 10mg。**肝、肾功能不全者**：应减量。**其他**：心血管疾病、癫痫、嗜铬细胞瘤、白细胞计数过低，血压过低者慎用。出现迟发性运动障碍，应停用所有的抗精神病药；出现过敏性皮疹及恶性综合征应立即停药并进行相应的处理。正在应用大剂量中枢神经系统抑制药者不宜使用本品。

3. 重要相互作用

（1）维生素 C：合用可降低本品血药浓度，减弱本品作用。

（2）MAOIs 及 TCAs：合用时两者的抗胆碱作用可相互增强并延长，增加不良反应。

（3）抗高血压药：合用易致直立性低血压。

（4）加替沙星、西沙必利：合用可增加心脏毒性，引起 Q-T 间期延长、心脏停搏等，不能合用。

（5）舒托必利：合用时发生室性心律失常，严重者可致尖端扭转型心律失常。

（6）抗胆碱药物：合用可使本品口服吸收率和血药浓度降低，合用导致抗胆碱作用增强。

（7）锂盐：合用可引起脑损害、锥体外系反应、运动障碍等。

(8)乙醇或其他中枢神经系统抑制药:合用可使中枢抑制作用加强。

4. **不良反应** **常见**:锥体外系反应,如静坐不能、急性肌张力障碍和类帕金森病。**长期大量使用**:迟发性运动障碍;可发生失眠、乏力、口干、视物模糊、排尿困难、便秘、溢乳、男性女性化乳房、月经失调等。**少见**:嗜睡、躁动、眩晕、尿潴留。**偶见**:过敏性皮疹、白细胞减少、恶性综合征、直立性低血压、心悸或心电图改变、中毒性肝损害或阻塞性黄疸、骨髓抑制、癫痫。

5. **禁忌证** 基底神经节病变、帕金森病及帕金森综合征、骨髓抑制、青光眼、昏迷及对吩噻嗪类药过敏者。

【患者用药交代】

1. 不宜驾驶车辆、操作机械或高空作业,禁止饮酒。

2. 定期检查肝功能与白细胞计数。

3. 应逐渐减量,突然停药可导致恶心、呕吐、胃部刺激、头痛、心率加快、失眠或病情恶化。

三 氟 拉 嗪

(Trifluoperazine)

【适应证】

用于各型精神分裂症,具有振奋和激活作用,适用于紧张型的木僵症状及单纯型与慢性精神分裂症的情感淡漠及行为退缩症状。

【药师知识储备】

1. **用法用量** 片剂,口服。从小剂量开始,每次 5mg,每日 2~3 次;每隔 3~4 日逐渐增至每次 5~10mg,每日 2~3 次。日剂量为 15~30mg,高剂量为每日 45mg。

2. **特殊人群用药及注意事项** **妊娠期妇女**:慎用。**哺乳期妇女**:用药应停止哺乳。**儿童**:慎用。**老年人**:从小剂量开始缓慢增加剂量,酌情减量。**肝、肾功能损害者**:应减量。**其他**:患有心血管疾病、癫痫、视网膜病变、脑器质性疾病患者慎用。出现迟发性运动障碍,应停用所有抗精神病药。出现过敏性皮疹及恶性综合征应立即停药并进行相应的处理。

3. **重要相互作用**

(1)中枢神经系统抑制药或 TCAs:合用可增强中枢抑制作用,引起过度镇静。

(2)月见草油:合用时发生惊厥的危险性增加。

(3)文拉法辛:合用时发生 NMS 危险性增加。

(4)西沙必利、左氧氟沙星等:合用可使心脏毒性增加。

(5)抗高血压药:合用易致直立性低血压。

(6)锂剂:合用可增加本品不良反应。

(7)抗胆碱药:合用可使抗胆碱作用增强,本品作用降低。

(8)抗酸药和止泻药:合用可影响本品吸收。

(9)槟榔:合用可增加本品锥体外系反应。

(10)酒精:合用可引起过度镇静。

4. **不良反应** **常见**:锥体外系反应,如静坐不能、急性肌张力障碍。**其他**:失眠、乏力、口干、视物模糊、排尿困难、心悸、心动过速、直立性低血压等。**偶见**:肝功能损害、白细胞减少或再生障碍性贫血。

5. **禁忌证** 基底神经节病变、帕金森病、骨髓抑制、青光眼、昏迷及对吩噻嗪类过敏者。

【患者用药交代】

1. 不宜驾驶车辆或操作机械及高空作业,避免饮酒。

2. 使用抗酸药或止泻药时应与本品至少相隔 1 小时,不能同时使用 MAOIs,至少应间隔 14 日。

3. 定期监测血常规、肝功能等。

4. 停药时应逐渐减量。

硫 利 达 嗪
(Thioridazine)

【适应证】

用于急、慢性精神分裂症。

【药师知识储备】

1. **用法用量** 片剂,口服。开始剂量为每次 25mg,每日 3 次。每隔 2~3 日每次增加 25mg,逐渐增加至每日 300~600mg。

2. **特殊人群用药及注意事项** **妊娠期妇女**:慎用。**哺乳期妇女**:使用时应停止哺乳。**儿童**:每日 0.5~1mg/kg,分 2~3 次口服。**老年人**:应酌情减少用量,且加量要缓慢。**肝、肾功能不全者**:慎用。**其他**:癫痫、有重症肌无力病史者、脑炎及脑部外伤后遗症者、乳腺癌、有神经阻滞剂恶性综合征或迟发性运动障碍者慎用。如出现过敏性皮疹者应停用,出现恶性综合征应立即停药,并进行相应处理。

3. **重要相互作用**

(1)氟西汀、帕罗西汀、氟伏沙明、普萘洛尔等:合用可增加本品血药浓度及毒性。

(2)西沙必利、左氧氟沙星等:合用可使心脏毒性增加,引起 Q-T 间期延长、尖端扭转型心律失常、心脏停搏等。

(3)TCAs、颠茄:合用可使抗胆碱作用增强。

(4)月见草油:合用时发生惊厥的危险性增加。

(5)抗高血压药:合用易致直立性低血压。

(6)锂剂:合用可增加本品不良反应。

(7)抗胆碱药:合用可使抗胆碱作用增强,本品作用降低。

(8)槟榔:合用可增加本品锥体外系反应。

(9)中枢神经系统抑制药或酒精:合用可增强中枢抑制作用。

4. **不良反应** **常见**:嗜睡、头晕、口干、鼻塞、直立性低血压、心动过速、视物模糊等。**少见**:震颤、流涎、运动迟缓、静坐不能和急性肌张力障碍等锥体外系不良反应。**偶见**:腹泻、腹胀、心电图异常、中毒性肝损害。**长期用药**:可引起色素性视网膜病变、闭经、血小板降低、白细胞减少等。

5. **禁忌证** 严重心血管疾病如心衰、心肌梗死、传导异常;昏迷;白细胞减少者;严重中枢神经系统功能障碍;对吩噻嗪类及本品过敏者。

【患者用药交代】

1. 不宜驾驶车辆、操作机械或高空作业,避免饮酒。

2. 定期检查肝功能、心电图、白细胞计数。

3. 长期服用大剂量,可能有色视改变如蓝绿色盲或黄视,定期行眼科检查。

氟哌啶醇
（Haloperidol）

【适应证】

用于急、慢性精神分裂症、躁狂症、抽动秽语综合征、脑器质性精神障碍和老年性精神障碍。

【药师知识储备】

1. **用法用量**　片剂,口服。**精神分裂症:**起始剂量为每次 2~4mg,每日 2~3 次。逐渐增加至常用剂量为每日 10~40mg,维持剂量为每日 4~20mg。**抽动秽语综合征:**每次 1~2mg,每日 2~3 次。使用时须剂量个体化,从小剂量开始;经服用有效量巩固治疗后,可逐渐减至最低有效量维持治疗。

2. **特殊人群用药及注意事项**　妊娠期妇女:妊娠期及育龄妇女慎用。哺乳期妇女:用药应停止哺乳。儿童:特别谨慎,酌情减量。老年人:小剂量开始,缓慢增加剂量。肝、肾功能不全者:慎用。其他:心脏病尤其是心绞痛、药物引起的急性中枢神经抑制、癫痫、甲亢或毒性甲状腺肿、肺功能不全、尿潴留患者慎用。

3. **重要相互作用**

(1)其他中枢神经抑制药:合用可使中枢抑制作用增强。麻醉药、镇痛药、催眠药:合用时相互增效,本品剂量酌减。

(2)苯丙胺:合用可降低后者的作用。

(3)巴比妥或其他抗惊厥药:合用可改变癫痫的发作形式,不能使抗惊厥药增效。

(4)抗高血压药物:合用可产生严重低血压。

(5)抗胆碱药物:合用可使眼压增高,本品作用降低。

(6)肾上腺素:合用可导致血压下降。

(7)锂盐:合用可导致神经毒性与脑损伤。

(8)甲基多巴:合用可导致意识障碍、思维迟缓、定向障碍。

(9)卡马西平:合用可使本品的血药浓度降低,效应减弱。

(10)烟草:合用可使本品血药浓度降低,清除率增加。

(11)茶或咖啡:合用可降低疗效。

(12)酒精:合用可促使酒精中毒,易产生严重的低血压或深度昏迷。

(13)槟榔:合用可加重锥体外系反应。

4. **不良反应**　常见:锥体外系反应,如扭转痉挛,吞咽困难,静坐不能及类帕金森病;失眠、头痛、口干、便秘、恶心等。少见:直立性低血压、头晕、眩晕、嗜睡、淡漠、焦虑、迟发性运动障碍、内分泌和代谢紊乱、排尿困难、皮疹、接触性皮炎等。罕见:NMS、中性粒细胞减少、咽部疼痛和发热、巩膜或皮肤黄染。

5. **禁忌证**　基底神经节病变、帕金森病及帕金森综合征、严重中枢神经抑制状态、骨髓抑制、青光眼、重症肌无力、对本品过敏者。

【患者用药交代】

1. 避免合用酒精、烟、茶和咖啡、槟榔。不宜驾驶、操作机械或高空作业。

2. 应定期检查肝功能与白细胞计数。

3. 停药时应逐渐减量。

4. 长期或大量用药时,应注意观察迟发性运动障碍的早期症状,舌蠕动为这种不良反应的先兆症状。

五氟利多
(Penfluridol)

【适应证】

用于各型急、慢性精神分裂症,尤其适于长期服药维持治疗,预防复发。

【药师知识储备】

1. **用法用量** 片剂,口服,每周 1 次。开始每周 10~20mg,逐渐增量,每 1~2 周增加 10~20mg。常用剂量为每周 30~60mg,维持剂量为每周 10~20mg,治疗剂量范围为20~120mg。

2. **特殊人群用药及注意事项** 妊娠期妇女:慎用。哺乳期妇女:用药应停止哺乳。儿童:易发生锥体外系反应,酌情减量。老年人:易发生锥体外系反应,酌情减量。肝、肾功能损害者:慎用。其他:癫痫;NMS 病史者慎用。多数患者在撤去原用抗精神病药后,可立即开始服用本品,不需补充其他抗精神病药物,但也有一些精神分裂症患者改用本品时可能需补充抗精神病药。不适用于体弱或并发躯体病症者。

3. **重要相互作用**

(1)抗酸药、止泻药:合用可降低本品胃肠道吸收量。

(2)短效抗精神病药:合用可导致锥体外系反应。

(3)镇静催眠药、麻醉药、镇痛药和抗组胺药:合用可使 CNS 抑制作用增强。

(4)抗高血压药:合用可导致直立性低血压。

(5)TCAs:合用可增强不良反应、抗胆碱能作用也增强。

(6)锂剂:合用可导致无力、运动障碍、锥体外系症状增多、脑病和脑损伤。

(7)曲马多:合用可使癫痫发作的风险增加。

(8)酒精:合用可使 CNS 抑制作用增强。

4. **不良反应** 常见:锥体外系反应。少见:失眠、口干、便秘、乏力、头晕、胃肠道紊乱、焦虑、抑郁、直立性低血压、心电图异常。偶见:白细胞减少。其他:皮疹、呼吸困难、尿潴留、抽搐等症状。

5. **禁忌证** 对本品过敏者;基底神经节病变、帕金森病、帕金森综合征、骨髓抑制。

【患者用药交代】

1. 每周 1 次,可与食物同服。不宜驾驶车辆、操作机械及高空作业,避免饮酒。

2. 定期监测血常规、肝功能。

3. 停药时应逐渐减量,突然停药可导致恶心、呕吐、胃部刺激、头痛、心率加快、失眠。

氯普噻吨
(Chlorprothixene)

【适应证】

本品用于急性和慢性精神分裂症,适用于伴有精神运动性激越、焦虑、抑郁症状的精神障碍。

【药师知识储备】

1. **用法用量** 片剂,口服。开始剂量为每次 25~50mg,每日 2~3 次,以后逐渐增加至每日400~600mg。维持剂量为每日 100~200mg。6 岁以上儿童开始剂量为每次 10~25mg,每日 3 次,渐增至每日 150~300mg,维持剂量为每日 50~150mg。

2. **特殊人群用药及注意事项** 妊娠期妇女:慎用。哺乳期妇女:使用期间停止哺乳。儿童:6 岁以下禁用口服制剂,12 岁以下禁用本品注射剂。老年人:从较小剂量开始,加量要更缓慢。**肝、肾功能不全者:**应减量慎用。**其他:**心血管疾病、溃疡病、癫痫、NMS 病史、前列腺增生者慎用。出现过敏性皮疹及恶性综合征应立即停药并进行相应的处理。

3. **重要相互作用**

(1)中枢神经抑制药:合用可使中枢抑制作用加强。

(2)苯丙胺:合用可降低后者的效应。

(3)抗酸药或泻药:合用可减少本品的吸收。

(4)抗惊厥药:合用可使作用减弱。

(5)抗胆碱药物:合用可使药效可互相加强。

(6)阿替洛尔、美托洛尔:合用可使两者作用增强,出现中毒反应。

(7)肾上腺素:合用可导致血压下降。

(8)左旋多巴:合用可减弱抗震颤麻痹作用。

(9)TCAs 或 MAOIs:合用可使镇静及抗胆碱效能更显著。

(10)锂剂:合用可导致无力、运动障碍、锥体外系症状增多、脑病和脑损伤。

(11)抗生素如氨基糖苷类:合用时本品可掩盖其耳部毒性。

(12)酒精:合用可导致过度镇静。

4. **不良反应 常见:**锥体外系反应,如震颤、僵直、流涎、运动迟缓、静坐不能、急性肌张力障碍。**少见:**心悸、直立性低血压、迟发性运动障碍、皮疹、接触性皮炎。**偶见:**癫痫。**罕见:**粒细胞减少、眼部细微沉积物、黄疸等。

5. **禁忌证** 对本品过敏者、昏迷、帕金森病及帕金森综合征、基底神经节病变、骨髓抑制、青光眼、尿潴留。

【患者用药交代】

1. 不宜驾驶车辆、操作机械或高空作业,避免饮酒。

2. 定期检查肝功能与白细胞计数。

3. 避免皮肤与药物接触,以防止接触性皮炎。

4. 长期或大量用药时,应注意观察迟发性运动障碍的早期症状,舌蠕动为这种不良反应的先兆症状,出现迟发性运动障碍,应停用所有的抗精神病药。

5. 长期接受治疗者停药时,应在几周内缓慢减量,骤然停药有时会导致迟发性运动障碍、恶心、呕吐、震颤或头晕。

氯哌噻吨
(Clopenthixol)

【适应证】

1. 用于精神分裂症,对思维及感知觉障碍(如妄想、幻觉)有较好疗效,能较快控制兴奋躁动、行为障碍。恢复期患者长期用药可预防复发,对慢性病患者可改善症状。

2. 用于躁动症,对双相情感障碍的躁狂发作有强镇静作用。

3. 对精神发育迟滞、老年痴呆等伴发的精神症状也有效。

4. 还可用于偏执型精神病、脑萎缩过程及外伤后的精神障碍等。

【药师知识储备】

1. **用法用量** 片剂,口服。从小剂量开始,以后根据情况调整至所需剂量。开始每日10mg,每日 1 次,治疗剂量,首剂后每 2~3 日增加 5~10mg,可调整剂量至每日 80mg,分 2~3 次服用。维持剂量为每日 10~40mg,每日 1 次。

2. **特殊人群用药及注意事项 妊娠期、哺乳期妇女:**禁用。儿童:不宜使用本品速效注射剂。**老年人**:减量慎用。**肝、肾功能不全者**:慎用,严重者禁用。**其他**:兴奋躁动患者慎用。出现过敏性皮疹及恶性综合征应立即停药并进行相应的处理;长期接受治疗者停药时,应在几周内缓慢减量,骤然停药有时会导致迟发性运动障碍、恶心、呕吐、震颤或头晕;出现迟发性运动障碍,应停用所有的抗精神病药。

3. **重要相互作用**

(1)催眠药、镇静药和镇痛药:合用可相互增效。

(2)降压药:合用可增强降压作用。

(3)左旋多巴:合用可减弱左旋多巴作用。

(4)哌嗪:合用可增加锥体外系反应的发生率。

(5)戊四氮:合用可加强戊四氮引起痉挛的作用。

(6)酒精:合用可与本品相互增效。

4. **不良反应** **常见**:锥体外系反应可出现肌张力增高、震颤、静坐不能等;**大剂量**:头晕、嗜睡、无力、口干、便秘、视物模糊、排尿困难等抗胆碱能症状;**偶见**:癫痫、过敏性皮疹及 NMS。

5. **禁忌证** 对本品及硫杂蒽类、吩噻嗪类过敏者;惊厥史;严重心功能不全。

【患者用药交代】

1. 不宜驾驶车辆、操作机械或高空作业,避免饮酒。

2. 不宜与其他抗精神病药物合用。

3. 注意剂量个体化,从小剂量开始,根据疗效逐步调整至最适剂量。

4. 不良反应多见于治疗开始的 2 周内,坚持治疗或减量可逐渐减轻或消失。

5. 停药时应在几周内缓慢减量,不要骤然停药。

氟哌噻吨美利曲辛
(Flupentixol and Melitracen)

【适应证】

轻、中度抑郁和焦虑。神经衰弱、心因性抑郁,抑郁性神经官能症,隐匿性抑郁,心身疾病伴焦虑和情感淡漠,更年期抑郁,嗜酒及药瘾者的焦躁不安及抑郁。

【药师知识储备】

1. **用法用量** 片剂,口服。通常每日 2 片,早晨及中午各 1 片,严重病例早晨可加至 2 片;每日最大用量为 4 片。维持剂量,通常每日 1 片,早晨口服。对失眠或严重不安的病例,建议减少服药量或在急性期加服轻度镇静剂。

2. **特殊人群用药及注意事项** **妊娠期、哺乳期妇女**:不推荐使用。**儿童**:不推荐使用。**老年人**:酌情减量,每日 1 片,晨服。**肝、肾功能不全者**:慎用。**其他**:器质性脑损伤、惊厥抽搐、尿潴留、甲亢、帕金森综合征、重症肌无力、肝脏疾病晚期、心血管及其他循环系统疾病者慎用。由于其兴奋特性,不推荐激动和过度活跃的患者服用。接受局部麻醉患者应尽可能手术前几日停用。抑郁症患者仍有自杀的危险,治疗期间,有自杀倾向的患者不应得到大量药物。

3. **重要相互作用**

(1)MAOIs:合用可导致高血压危象,禁止合用。

(2)锂剂:合用可导致无力、运动障碍、锥体外系症状增多、脑病和脑损伤。

(3)曲马多:合用可增加癫痫发作危险。

(4)TCAs:合用可相互增效,抗胆碱作用增强。

(5)巴比妥类等中枢抑制药:合用可使中枢抑制作用增强。

(6)肾上腺素和去甲肾上腺素:合用可加强以上药物的作用。

(7)乙醇:中枢抑制作用增强。

4. 不良反应 常见:锥体外系反应,但美利曲辛可以对抗氟哌噻吨的锥体外系反应。氟哌噻吨可引起 NMS,美利曲辛可引起多汗症。少见:直立性低血压,有增加房室传导阻滞的风险。偶见:接触性皮炎、光敏感度增加。

5. 禁忌证 对本品中任一成分过敏者;循环衰竭、任何原因引起的中枢神经系统抑制(如急性酒精、巴比妥类或阿片类中毒)、昏迷、肾上腺嗜铬细胞瘤、血恶液质、未经治疗的闭角型青光眼;心肌梗死的恢复早期、各种程度的心脏传导阻滞或心律失常及冠状动脉缺血患者。正在服用 MAOIs 的患者。

【患者用药交代】

1. 每日最后一次服药不应晚于下午 4 点。不得驾驶车辆或操作危险的机器,避免饮酒。进行适度体育锻炼,避免静脉栓塞症状。

2. 若患者已预先使用镇静药,须逐渐停用。

3. 定期监测血细胞计数、肝功能,检查心理和神经状态。糖尿病患者使用本品时要监测血糖,调整降糖药的剂量。

4. 辅料中含有乳糖和蔗糖,乳糖或果糖不耐受者避免服用。

舒 必 利
(Sulpiride)

【适应证】

1. 用于精神分裂症单纯型、偏执型、紧张型,以及慢性精神分裂症的孤僻、退缩、淡漠症状。对抑郁症状有一定疗效。

2. 止呕。

【药师知识储备】

1. 用法用量 片剂,口服。精神分裂症:开始剂量为每次 100mg,每日 2~3 次,逐渐增至每日 400~800mg,维持剂量为每日 200~600mg。止呕:每次 50~100mg,每日 2~3 次。

2. 特殊人群用药及注意事项 妊娠期妇女:慎用,使用时减少剂量。哺乳期妇女:用药时应停止哺乳。儿童:小于 12 岁用量尚未确定,国外资料禁用。12 岁以上参考成人剂量,应小剂量开始。慎用注射剂。老年人:从小剂量开始缓慢增加剂量。肝功能不全者:应减量慎用,严重者禁用。肾功能不全者:应减量。其他:心血管疾病、基底神经节病变、帕金森综合征、严重中枢神经抑制状态、癫痫、甲亢、低血压、肺部疾病、尿潴留患者慎用。因本品有止吐作用,会使因其他药物中毒、肠梗阻、脑肿瘤等引起的呕吐症状不明显。

3. 重要相互作用

(1)中枢神经抑制药、TCAs:合用可导致过度嗜睡。

(2)锂剂:合用可加重本品不良反应、降低药效。

(3)抗帕金森病药:合用可减少本品的锥体外系症状等不良反应。

(4)抗酸药和止泻药:合用可降低本品吸收率,用药应至少间隔 1 小时。

(5)硫糖铝:合用可使本品生物利用度降低 40%。

(6)曲马多、佐替平:合用可增加癫痫发作风险。

(7)乙醇:合用可导致过度镇静。

4. 不良反应 常见:失眠、头痛、烦躁、乏力、食欲缺乏、口干、视物模糊、心动过速、排尿困难与便秘等。**剂量大于 600mg/d**：锥体外系反应，如震颤、僵直、流涎、运动迟缓、静坐不能、急性肌张力障碍。**较多**：体重增加、血清催乳素浓度升高。**少见**：心电图异常、肝功能损害。**偶见**：兴奋、激动、睡眠障碍或血压升高。**长期大剂量**：迟发性运动障碍。

5. **禁忌证**　嗜铬细胞瘤、高血压、严重心血管疾病和严重肝病患者、对本品过敏者。

【患者用药交代】

1. 与食物、水和牛奶同服可避免胃部刺激。不宜驾驶车辆或操作机械及高空作业，避免饮酒。

2. 定期检查血常规和肝功能。

3. 应注意观察迟发性运动障碍的早期症状，舌蠕动为这种不良反应的先兆症状，出现迟发性运动障碍，应停用所有的抗精神病药。

4. 停药应在几周内缓慢减量，骤然停药，会导致迟发性运动障碍、恶心、呕吐、震颤或头晕。

舒 托 必 利
（Sultopride）

【适应证】

急、慢性精神分裂症及其他具有兴奋、躁狂和幻觉、妄想等症状的精神障碍。

【药师知识储备】

1. **用法用量**　片剂，口服。起始剂量为每日 0.1g，分早、午 2 次服用，每隔 2~3 日剂量增加 0.1~0.2g。治疗剂量为每日 0.2~0.6g，分早、午 2 次服用，每日最大不得超过 1.4g。维持剂量为每日 0.1~0.4g，分早、午 2 次服用。

2. **特殊人群用药及注意事项**　**妊娠期妇女**：禁用。**哺乳期妇女**：禁用。**儿童**：安全性尚未明确。**老年人**：慎用。**肝、肾功能不全者**：禁用。**其他**：心血管病、甲亢、癫痫、高龄及脱水或营养不良者慎用。

3. **重要相互作用**

（1）与抗心律失常药、TCAs、氟哌啶醇、氟哌利多、匹莫齐特、三氟拉嗪、利培酮、舍吲哚、齐拉西酮、氨磺必利、红霉素、螺旋霉素、克拉霉素、复方磺胺甲噁唑、昂丹司琼、西沙必利、特非那定、阿司咪唑、水合氯醛、氯喹等药合用，如因相加的 Q-T 间期延长作用而导致心血管中毒反应，如 Q-T 间期延长、尖端扭转型室速、室颤、心脏停搏等，合用时应谨慎，必要时减量。

（2）酒精：合用可相互增效，增加中枢抑制作用。

4. **不良反应**　**常见**：锥体外系反应，如运动困难、躁动、静坐不能。**少见**：口干、失眠、便秘、心悸。**偶见**：头痛、头晕、倦怠、皮疹及胃肠道反应等症状。

5. **禁忌证**　对本品成分过敏者；心功能不全；抑郁症；帕金森病；不稳定的癫痫患者；中枢神经系统明显抑制以及对巴比妥等中枢神经抑制药反应强烈的患者；有过脑损伤（脑炎、脑肿瘤、头部外伤后遗症等）的患者；心率<65 次/min 的患者；低血钾；已知与敏感药物合用会发生心动过缓、房室传导阻滞、尖端扭转型室性心动过速等心律失常患者。

【患者用药交代】

1. 建议早晨和中午服药。不宜驾驶车辆或操作机械及高空作业，避免饮酒。

2. 定期监测血常规、心、肝、肾功能等。

3. 停药时应逐渐减量。

氨 磺 必 利
（Amisulpride）

【适应证】

用于治疗以阳性症状和/或阴性症状为主的急性或慢性精神分裂症。

【药师知识储备】

1. **用法用量**　片剂,口服。**阳性及阴性症状混合阶段**:治疗初期主要控制阳性症状,剂量为 400~800mg/d,逐渐调整剂量至最小有效剂量。**阴性症状占优势阶段**:推荐剂量为 50~300mg/d,应根据个人情况进行调整。最佳剂量为 100mg/d。**精神分裂症急性期**:推荐剂量为 400~800mg/d,口服,每日最大剂量为 1 200mg。

2. **特殊人群用药及注意事项**　**妊娠期、哺乳期妇女**:禁用。**儿童**:不推荐小于 15 岁者使用。**老年人**:对本品的敏感性高,减量慎用。**肝功能不全者**:不需调整剂量。**肾功能不全者**:肌酐清除率为 30~60ml/min,剂量减半;肌酐清除率为 10~30ml/min,剂量减至 1/3;肌酐清除率<10ml/min,禁用。**其他**:帕金森病、惊厥患者慎用。曾经发生突然停用高剂量的抗精神病药物时出现停药症状,氨磺必利曾报告发生不自主运动异常(例如静坐不能、肌张力障碍和运动障碍),所以氨磺必利逐渐停药;因其可能发生恶性综合征,表现为高热、肌强直、自主神经功能紊乱、意识障碍、肌酸激酶水平升高,高热时,尤其对于那些服用高剂量药物的患者,应停止包括本品在内的所有抗精神病治疗。**用药过量的表现**:通常为药物药理作用的增强,临床症状主要有嗜睡、镇静、昏迷、低血压和锥体外系反应。**用药过量的处理**:目前本品还没有特殊拮抗剂。在急性药物过量时,应采取适当的解救措施,如密切监测各项生命体征;进行心脏监护(有 Q-T 间期延长的危险),直至患者恢复;如果发生严重的锥体外系反应,应进行抗胆碱能药物治疗;本品极少通过透析清除。

3. **重要相互作用**

(1)奎尼丁、胺碘酮、精神镇静药:合用可引起尖端扭转型室性心动过速,禁止合用。

(2)左旋多巴、多巴胺受体激动剂:合用时相互拮抗。

(3)引起低血钾的药物、减慢心率的药物:合用可使发生室性心律失常的风险增加。

(4)抗高血压药物:合用可增强降压作用。

(5)紫草属植物、贞浆果:合用可降低本品疗效。

(6)饮食:高糖饮食可降低 AUC。

(7)酒精:合用可增强本品镇静作用,避免合用。

4. **不良反应**　**常见**:血清催乳素浓度升高;体重增加;锥体外系反应如震颤、肌张力亢进、流涎、静坐不能、运动功能减退等。**少见**:嗜睡;胃肠道功能紊乱,如便秘、恶心、呕吐、口干。**极少见**:急性肌张力障碍;迟发性运动障碍;低血压、心动过缓、Q-T 间期延长。**其他**:尖端扭转型室性心动过速;过敏反应;惊厥;NMS。

5. **禁忌证**　对本品中任何成分过敏;嗜铬细胞瘤;催乳素瘤和乳腺癌;先天性半乳糖血症、葡萄糖/半乳糖吸收不良综合征或乳糖酶缺乏的患者。

【患者用药交代】

1. 每日剂量≤400mg 可 1 次顿服,超过 400mg 应分 2 次服用。避免饮酒和高糖饮食。

2. 服药可出现嗜睡症状,避免驾驶车辆和操作机器。

3. 定期监测全血细胞计数、肝功能。

氯 氮 平
（Clozapine）

【适应证】

1. 精神分裂症。

2. 躁狂症。

3. 其他精神障碍的兴奋躁动和幻觉妄想。因导致粒细胞减少症，一般不宜作为首选药。

【药师知识储备】

1. **用法用量**　片剂，口服。初始剂量为每次 25mg，每日 2～3 次，然后每日增加 25～50mg，在开始治疗的第 2 个周末将每日总量增至常用治疗剂量每日 200～400mg，如需要，可继续每周加量 1～2 次，每次 50～100mg，维持剂量为每日 200～400mg，最大剂量为每日 600mg。

2. **特殊人群用药及注意事项**　**妊娠期妇女**：禁用。**哺乳期妇女**：用药停止哺乳。**儿童**：12 岁以下不宜使用。**老年人**：慎用或减量。**肝功能不全者**：严重肝脏疾病者禁用。**肾功能不全者**：严重肾脏疾病者禁用。**其他**：心血管疾病、痉挛性疾病或病史者、前列腺增生、尿潴留患者慎用。出现过敏性皮疹及恶性综合征应立即停药并进行相应的处理；用药期间出现不明原因发热，应暂停用药。

3. **重要相互作用**

（1）中枢神经系统抑制药：合用可增加中枢抑制作用。

（2）地高辛、肝素、苯妥英钠、华法林：合用加重骨髓抑制作用。

（3）锂剂：合用可致脑病症状、脑损伤、锥体外系症状、运动障碍等不良反应。

（4）氟伏沙明：合用使本品血药浓度升高，引起锥体外系反应。

（5）氟西汀、帕罗西汀：合用使本品血药浓度升高，不良反应发生率增加。

（6）圣约翰草：合用降低本品作用。

（7）红霉素：合用使本品代谢受抑制，血药浓度升高，毒性增加。

（8）颠茄：合用可致过度的抗胆碱作用。

（9）乙醇：合用可引起过度镇静。

（10）咖啡因：合用可抑制本品代谢，血药浓度升高，毒性增加。

4. **不良反应**　**常见**：头晕、乏力、困倦、多汗、流涎、恶心、呕吐、口干、便秘、直立性低血压、心动过速、血糖增加和血脂增加。**少见**：不安、易激惹、精神错乱、视物模糊、血压升高及严重持续性头痛。**罕见**：粒细胞减少或缺乏、血小板减少。**其他**：体温升高、心电图异常、脑电图异常和癫痫发作。

5. **禁忌证**　严重心肝肾疾病、昏迷或谵妄、低血压、癫痫、青光眼、骨髓抑制或白细胞减少、对本品过敏者。

【患者用药交代】

1. 每日用量应采取分次服用的原则。氯氮平有镇静作用，早晨和中午可用小剂量，晚上服用全天的大部分剂量，某些患者可晚上一次服用全天的剂量。不宜驾驶车辆、操作机械或高空作业。避免饮酒、摄入含咖啡因的食物。

2. 开始治疗之前及治疗前 3 个月内应坚持每周检查白细胞计数及分类，以后定期检查。

3. 定期检查肝功能与心电图、血糖，避免发生糖尿病或酮症酸中毒。

4. 每隔 1~2 周,逐步降低药物剂量。如需要立即停药,要注意观察,以防精神病症状复发。

奥　氮　平

（Olanzapine）

【适应证】

1. 精神分裂症。

2. 躁狂发作。

3. 预防双相情感障碍的复发。

【药师知识储备】

1. **用法用量**　片剂,口服。起始剂量为 10mg/d,每日 1 次,根据病情和耐受情况调整,治疗剂量为 5~20mg/d。女性、年老、非吸烟者、有低血压倾向者,起始剂量为 5mg,加剂量时也应谨慎。

2. **特殊人群用药及注意事项**　**妊娠期妇女**:权衡利弊慎用。**哺乳期妇女**:禁用。**儿童**:小于 18 岁不宜使用。**老年人**:65 岁以上老年人使用较低的起始剂量(5mg),监测血压。**肝功能不全者**:较低的剂量(5mg)。慎重加量。既往或现有肝功能损害或谷丙转氨酶和谷草转氨酶升高的患者,用药期间应监测或酌情减量。**肾功能不全者**:严重者较低的剂量(5mg)。**其他**:有低血压倾向的心血管和脑血管疾病;癫痫及相关疾病;麻痹性肠梗阻;有药物所致骨髓抑制等毒性反应史;嗜酸性粒细胞过多性疾病或骨髓及外骨髓增殖性疾病;疾病、放疗或化疗所致的骨髓抑制;各种原因引起的白细胞(或中性粒细胞)降低;有乳腺癌病史;迟发性运动障碍;闭角型青光眼;前列腺增生者慎用。若出现 NMS 的临床表现(如高热、肌强直、精神状态改变及自主神经紊乱等),应立即停用所有抗精神病药;长期服用抗精神病药,如果出现迟发性运动障碍的体征或症状,应减药或停药。

3. **重要相互作用**

（1）药用炭:合用可降低本品生物利用度和药效。

（2）其他中枢抑制药物:合用可使药效增强。

（3）卡马西平:合用可诱导本品代谢,使疗效降低。

（4）环丙沙星、氟伏沙明:合用可使本品毒性增强。

（5）氯米帕明:合用可使癫痫发作的风险增加。

（6）尼古丁:合用可使本品清除加快。

（7）酒精:合用可增加本品中枢抑制作用。

4. **不良反应**　**常见**:嗜睡和体重增加。**少见**:头晕、食欲亢进、外周水肿、直立性低血压、一过性 GPT 及 GOT 升高、血浆催乳素升高、帕金森症状恶化。**偶见**:心动过缓、光敏反应、嗜酸性粒细胞增加。**罕见或极罕见**:白细胞减少、皮疹、变态反应、高胆固醇血症、体温过低、尿潴留、阴茎异常勃起、血小板减少、中性粒细胞减少、横纹肌溶解、肝炎、胰腺炎。

5. **禁忌证**　对本品的任何成分过敏者;闭角型青光眼患者。

【患者用药交代】

1. 食物不影响吸收,进食前后服药均可。不宜驾驶车辆、操作机械或高空作业。避免饮酒、吸烟。

2. 老年人服用常出现直立性低血压,故 65 岁以上用药者应常规定时测血压。

3. 糖尿病和存在糖尿病高危因素者用药期间应监测血糖。

4. 停用奥氮平应逐渐减少剂量。

利 培 酮
（Risperidone）

【适应证】

1. 精神分裂症。

2. 躁狂发作。

【药师知识储备】

1. **用法用量** 片剂，口服。起始剂量为每次 1mg，每日 1~2 次。以后每隔 3~5 日酌情增加 1mg，一般剂量为每日 4~6mg，分 2 次服用。每日剂量一般不超过 10mg。使用利培酮应从小剂量开始，注意按个体化原则给药，尽量维持在较小的剂量。

2. **特殊人群用药及注意事项** **妊娠期妇女**：权衡利弊慎用。**哺乳期妇女**：禁用。**儿童**：小于 15 岁禁用。**老年人**：建议起始剂量为每次 0.5mg，每日 2 次，根据个体需要进行调整，剂量增加的幅度为每次 0.5mg，直至每次 1~2mg，每日 2 次。**肝、肾功能不全者**：慎用，起始及维持剂量应减半，剂量调整应缓慢。**其他**：心脏疾病患者剂量减半；心脑血管疾病、低血压、脱水、帕金森病、糖尿病、Q-T 间期延长、癫痫患者慎用。如果出现迟发性运动障碍的体征或症状，应停药；出现恶性综合征应立即停用所有抗精神病药并进行相应的处理；用药期间出现不明原因发热，应暂停用药。

3. **重要互相作用**

（1）中枢系统抑制药：合用可使中枢抑制作用增强，导致过度嗜睡，合用应慎重。

（2）左旋多巴及其他多巴胺激动剂：合用可相互拮抗，避免合用。

（3）MAOIs：合用可使 MAOIs 不良反应加重。

（4）抗高血压药物：合用可使部分降压药疗效增强。

（5）TCAs、抗心律失常药、吩噻嗪类、克拉霉素、红霉素等：合用可产生协同心脏毒性，出现 Q-T 间期延长、尖端扭转型室速、心搏骤停等，禁止合用。

（6）卡马西平及其他 CYP3A4 肝酶诱导剂：合用可降低本品血药浓度。

（7）氟西汀和帕罗西汀：合用可增加本品的血药浓度。

（8）西咪替丁和雷尼替丁：合用可增加生物利用度。

（9）酒精：合用可致嗜睡。

4. **不良反应** **常见**：失眠、焦虑、激越、头痛、头晕、口干。**少见**：嗜睡、疲劳、注意力下降、便秘、消化不良、恶心、呕吐、腹痛、锥体外系症状、体重增加、视物模糊、阴茎异常勃起、勃起困难、射精无力、性淡漠、尿失禁、鼻炎、皮疹以及其他过敏反应。**偶见**：迟发性运动障碍、NMS、体温失调、癫痫发作、轻度中性粒细胞和血小板计数下降。**罕见**：心电图 Q-T 间期延长。

5. **禁忌证** 对本品过敏的患者。

【患者用药交代】

1. 口服不受食物的影响。不宜进行驾驶或操纵机器，避免饮酒。

2. 不宜突然停药，应逐渐减量，避免导致恶心、呕吐、头痛、心跳加快、失眠或病情恶化。

3. 本品可引起轻至中度体重增加，应避免进食过多。

帕 利 哌 酮
（Paliperidone）

【适应证】

用于精神分裂症急性期的治疗。

【药师知识储备】

1. **用法用量** 缓释片,口服。推荐剂量为每次 6mg,每日 1 次,早上服用,需进行剂量增加时,推荐增量为每日增加 3mg,每日最大剂量为 12mg。

2. **特殊人群用药及注意事项** **妊娠期妇女**:权衡利弊慎用。**哺乳期妇女**:慎用。**儿童**:本品在年龄<18 岁患者中的安全性和有效性尚未明确。**老年人**:老年患者更易出现肾功能下降,因此在剂量选择上应加倍小心,需要监测肾功能。**肝功能不全者**:轻至中度损害者不需要剂量调整。**肾功能不全者**:中至重度损害者应减少药物剂量,监测肾功能。**其他**:心脑血管疾病、低血压、帕金森病、糖尿病、Q-T 间期延长、癫痫、有发生吸入性肺炎风险的患者慎用。可能增高痴呆相关性精神病老年患者的死亡风险,本品尚未批准用于治疗痴呆相关性精神病。

3. **重要相互作用**

(1)TCAs、抗心律失常药、吩噻嗪类、克拉霉素、红霉素:合用可延长 Q-T 间期,增加致心律失常的风险。

(2)其他可引起直立性低血压的药物:合用可发生直立性低血压的累积效应。

(3)其他中枢作用性药物:合用可使中枢抑制作用加强,谨慎合用。

(4)左旋多巴和其他多巴胺激动剂:合用可相互拮抗。

(5)酒精:可致嗜睡。

4. **不良反应** **常见**:神经系统障碍,症状如头晕、头痛、嗜睡、锥体外系反应、帕金森综合征、肌痉挛、眼球震颤、迟发性运动障碍。**少见**:直立性低血压、Q-T 间期延长、心悸、局部缺血、心律失常、高血糖、糖尿病、高催乳素血症。**偶见**:过敏性反应和血管神经性水肿、血小板减少性紫癜、上腹痛、口干、舌肿、唾液分泌增多。**罕见**:胃肠道阻塞。

5. **禁忌证** 对本品中的任何成分或利培酮过敏者。

【患者用药交代】

1. 每日早上服用。不宜进行驾驶或操纵机器,避免饮酒。

2. 用药应逐渐减量,不宜突然停药,

3. 糖尿病和存在糖尿病高危因素者用药期间应监测血糖。

齐 拉 西 酮
(Ziprasidone)

【适应证】

1. 用于精神分裂症。

2. 情感性精神障碍躁狂期的治疗。

【药师知识储备】

1. **用法用量** 片剂,口服。初始剂量为每次 20mg,每日 2 次,餐时口服。可逐渐增加到每次 80mg,每日 2 次,剂量调整间隔一般应不少于 2 日,维持剂量为每次 20~80mg,每日 2 次。

2. **特殊人群用药及注意事项** **妊娠期妇女**:权衡利弊慎用。**哺乳期妇女**:用药停止哺乳。**儿童**:尚不明确。**老年人**:选择较低的初始剂量,缓慢进行剂量调整,用药期间加强监测。**肝功能不全者**:一般无须调整剂量,严重者慎用。**肾功能不全者**:无须调整剂量。**其他**:癫痫、低钾血症或低镁血症、高催乳血症、有心脑血管病史、吞咽困难、恶性综合征病史、体温升高状态的患者慎用。如果出现迟发性运动障碍的体征或症状,应停药;出现恶性综合征应立即停用所有抗精神病用药并进行相应的处理;用药期间出现不明原因皮疹,应停药。本品未批准用于治疗痴呆相关性精神障碍。

3. **重要相互作用**

(1) 抗高血压药物:合用时监测血压,防止血压过低。

(2) 左旋多巴胺和多巴胺激动剂:合用时相互拮抗。

(3) TCAs、抗心律失常药、吩噻嗪类、克拉霉素、红霉素等:合用可使心脏毒性增加、Q-T间期延长、尖端扭转型心律失常、心搏骤停等,禁止合用。

(4) 卡马西平等:合用可使本品 AUC 降低。

4. **不良反应** 常见:过度镇静、静坐不能、恶心、便秘、消化不良和类鼻炎症状。可见:锥体外系反应、心血管不良反应、体重增加、高催乳素血症。罕见:直立性低血压和心动过速。

5. **禁忌证** 对本品过敏、有 Q-T 间期延长病史、近期有急性心肌梗死、非代偿性心力衰竭、有心律失常病史。

【患者用药交代】

1. 每日 2 次,餐时口服。不宜进行驾驶或操纵机器。

2. 本品延长 Q-T 间期的作用强于其他抗精神病药,治疗期应定期监测心电图。

3. 用药前应检查血常规、肝功能和心电图。

4. 定期检查血催乳素水平。

舍 吲 哚
(Sertindole)

【适应证】

用于治疗精神分裂症的阳性及阴性症状。

【药师知识储备】

1. **用法用量** 片剂,口服。初始剂量为 12mg/d,逐渐增加,每隔 3 日增加 4mg,直至获得满意的疗效。一般每日剂量不超过 24mg。

2. **特殊人群用药及注意事项** 老年人及肾功能不全者:对本品的药动学无影响。

3. **重要相互作用**

(1) 与锂剂合用:可导致虚弱、运动障碍、锥体外系反应增加和脑损害。

(2) 与 Ia 类、Ib 类、Ic 类和Ⅲ类抗心律失常药,三环类抗抑郁药及其他可延长 Q-T 间期的药物合用:可增加心脏毒性的风险,故禁止合用。

4. **不良反应** 极少见锥体外系反应。可见 Q-Tc 间期延长,体重增加。

5. **禁忌证** 心脏病患者、低血钾患者。

【患者用药交代】

1. 从小剂量开始逐渐增加,每次须间隔 3 日。剂量增加过快,可能出现直立性低血压或心动过速。

2. 有心血管病的患者使用时特别小心,注意心电图监护。

吗 茚 酮
(Molindone)

【适应证】

主要用于治疗急、慢性精神分裂症。

【药师知识储备】

1. **用法用量** 片剂,口服。初始剂量为每日 10~50mg,每日 2~3 次,渐增至每日 100mg,维持剂量为每日 20~50mg。

2. **特殊人群用药及注意事项** 因本品有阿扑吗啡样拮抗作用,过量时禁用催吐剂;本品有兴奋作用,不用于兴奋躁动的精神障碍患者。

3. 重要相互作用　因本品有阿扑吗啡样拮抗作用,过量时禁用催吐剂。

4. 不良反应　**常见:**锥体外系不良反应。**其他:**腹泻、体重减轻、失眠、皮疹、肝功能异常等。**偶见:**白细胞减少或增多,心电图改变。

5. 禁忌证　对本品过敏者。

【患者用药交代】

避免驾驶或操作机械,避免饮酒。

阿立哌唑
(Aripiprazole)

【适应证】

用于精神分裂症。

【药师知识储备】

1. 用法用量　片剂,口服。**一般用法:**起始剂量为 10mg/d,顿服。2 周后,根据疗效和耐受情况渐增,随后以该剂量维持。每日最大剂量不超过 30mg。**其他推荐用法:**第 1 周 5mg/d,第 2 周 10mg/d,第 3 周 15mg/d,之后根据疗效和耐受情况调整,有效范围为 10~30mg/d。

2. 特殊人群用药及注意事项　**妊娠期妇女:**权衡利弊。**哺乳期妇女:**用药期间暂停哺乳。**儿童:**安全性和有效性尚不明确。**老年人:**无须调整剂量,但应慎用。**肝功能不全者:**慎用。**肾功能不全者:**不需调整剂量。**其他:**心脑血管疾病者、易发生低血压者、有患吸入性肺炎风险者、可能出现迟发性运动障碍者、有自杀倾向者、有癫痫发作史者、脱水者慎用。

3. 重要相互作用

(1)卡马西平:合用可使本品血药浓度降低,合用时本品剂量加倍。

(2)氟西汀、帕罗西汀等 CYP2D6 抑制药:合用可使本品代谢受抑制,血药浓度升高。

(3)奎尼丁:合用可使本品血药浓度升高。

(4)中枢神经抑制药:合用可使中枢抑制增强。

(5)降压药:合用可增强某些降压药的作用。

(6)酒精:谨慎合用。

(7)食物:合用可使原型药和代谢物半衰期延长。

4. 不良反应　**常见:**头痛、头晕、目眩、失眠、困倦、静坐不能、心动过速、直立性低血压。**罕见:**心电图 Q-T 间期延长、恶心、呕吐、便秘;体重增加、高血糖、血清催乳素浓度升高、NMS。

5. 禁忌证　对本品过敏者。

【患者用药交代】

1. 本品有口崩片剂型,服用时应保持手部干燥,迅速取出药片置于舌面上,不需用水或只需少量水,借吞咽动作入胃起效。不要将药片掰开或咀嚼。用药后不宜驾驶或操作机器,避免饮酒。

2. 定期检查血常规、血压和心率;糖尿病患者应监测血糖。

喹　硫　平
(Quetiapine)

【适应证】

1. 精神分裂症。

2. 双相情感障碍的躁狂发作。

【药师知识储备】

1. 用法用量 片剂。**精神分裂症**：口服，第 1 日 50mg，第 2 日 100mg，第 3 日 200mg，第 4 日 300mg。以后逐渐调整，剂量范围为 150～750mg/d，分 2 次服用。**双相情感障碍的躁狂发作**：口服，每日 100mg，分 2 次口服，每日增量 100mg，可在第 6 日调至 800mg/d，但每日剂量增加幅度不超过 200mg，常用有效剂量范围为 400～800mg/d。老年患者起始剂量为每日 25mg，每日增量 25～50mg，分 2 次服用，维持剂量也应低于常规剂量。

2. 特殊人群用药及注意事项 妊娠期妇女：一般不推荐。哺乳期妇女：禁用。儿童：不推荐。老年人：慎用。尤其开始用药时。肝、肾功能不全者：慎用，应调整剂量。其他：虚弱或易出现低血压者宜缓慢增量，最终剂量也应低于常规剂量（剂量调整见上述老年患者剂量）。其他：心脑血管疾病、可能诱发低血压、阻塞性肺病、白细胞减少、昏迷、癫痫、惊厥阈值降低、阿尔茨海默病、甲状腺疾病、吞咽困难、有抽搐病史者慎用。

3. 重要相互作用

(1) 苯妥英钠、卡马西平或其他肝药酶诱导药：合用可增加本品清除率，本品应加量。

(2) 硫利达嗪：合用可增加本品清除率。

(3) 普拉睾酮：合用可降低本品清除率。

(4) 与左旋多巴、多巴胺受体激动剂合用：合用可使后者作用减弱。

(5) 氟康唑、伊曲康唑、红霉素、氯氮平、氟伏沙明等：合用可使本品血药浓度升高，合用需谨慎。

(6) 劳拉西泮：合用可使后者血药浓度升高。

(7) 华法林：合用可使抗凝作用增强。

(8) 降压药：合用可有诱发直立性低血压的风险。

(9) 苯丙氨酸：合用可致迟发性运动障碍的发生率增加。

(10) 月见草油：合用可致癫痫发作风险增加。

(11) 其他中枢抑制药：合用可使中枢抑制作用加强。

(12) 其他可延长 Q-T 间期的药物：合用可使心脏毒性增加，合用时应谨慎。

(13) 食物：合用可影响本品的吸收。

(14) 酒精：合用可增加本品的 CNS 抑制作用，本品可增强酒精对认知和运动损害。

4. 不良反应 常见：困倦、头晕、嗜睡、口干、便秘、消化不良、GPT 和 GOT 升高、轻度无力、鼻炎、心动过速、直立性低血压、白细胞减少。偶见：嗜酸性粒细胞增多、血清甘油三酯和胆固醇水平增高、甲状腺水平降低、癫痫。罕见：NMS 和阴茎异常勃起。

5. 禁忌证 对本品的任何成分过敏者。

【患者用药交代】

1. 食物可影响本品的吸收，应空腹服用。不宜驾驶车辆、操作机械或高空作业，避免与含酒精的饮料同服。

2. 定期检查白细胞计数、肝功能。糖尿病患者及糖尿病高危人群注意监测血糖。每 6 个月进行 1 次眼科检查，监测白内障的发生。

3. 应逐渐减量停药。

抗精神病药药动学参数汇总，见表 4-11。

表 4-11 抗精神病药药动学参数汇总

药品名称	达峰时间/h	蛋白结合率/%	半衰期/h	排泄/%	代谢/%	生物利用度/%
氯丙嗪	2.8	90~99	6	肾:23	肝脏	32
奋乃静	4~8	90以上	8.4~12.3	肾	肝脏	20
氟奋乃静	2~4	–	12	肾	肝脏	27
三氟拉嗪	2~4	90~99	24	肾:主要 肝:少量	肝脏	–
硫利达嗪	1~4	99	21	肾:主要 肝:少量	肝脏	40
氟哌啶醇	3~6	–	13~35	肾:40	肝脏	–
五氟利多	24~72	–	70	肝:主要 肾:少量		–
氯普噻吨	1~3	–	30	肾	肝脏	–
氯哌噻吨	4	–	456	肝:主要 肾:少量	肝脏	44
氟哌噻吨	4~5	99	35	肝:主要 肾:少量	肝脏和肠壁	40~50
美利曲辛	4	89	19	肝:主要 肾:部分	–	–
舒必利	1~3	–	8~9	肾:30 肝:少量	–	–
舒托必利	1~1.5	–	3.5~5.3	肾:90	肝脏	80~90
氨磺必利	3~4	11~17	12~17	肾:23~47 肝:51~71	肝脏	48~51
氯氮平	1~6	95	8~12	肾:50 肝:30	肝脏	–
奥氮平	5~8	93	33	肾:75	肝脏	–
利培酮		90	3	肾:70 肝:15	–	–
帕利哌酮	24	–	23	肾		
齐拉西酮	4~5	99	7	肾和肝	肝脏	60
阿立哌唑	3~5	–	48~68	肾:25 肝:55	–	87
喹硫平	2	83	4~12	肾:70~73 肝:20~21	肝脏	9

（尚 珺 徐 娟）

第六节　痴　呆

一、概述

痴呆(dementia)是一种以认知功能缺损为核心症状的获得性智能损害综合征,认知损害可涉及记忆、学习、定向、理解、判断、计算、语言、视空间等功能,其智能损害的程度足以干扰日常生活能力或社会职业功能。在病程某一阶段常伴有精神、行为和人格异常。通常具有慢性或进行性的特点。

本综合征最常见的类型是阿尔兹海默病(Alzheimer disease,AD),占所有痴呆的50%～70%。血管性痴呆(vascular dementia,VaD)是第二大类型,占10%～25%。引起痴呆的疾病种类繁多,按是否为变性病可分为变性病痴呆和非变性病痴呆,前者主要包括阿尔兹海默病(AD)、路易体痴呆、帕金森病痴呆和额颞叶变性等;后者包括血管性痴呆(VD)、正常压力性脑积水,还包括其他继发疾病,如感染、炎症、外伤、肿瘤、营养代谢障碍等引起的痴呆。痴呆患者经常出现幻觉、妄想、抑郁、激越、躯体和言语攻击及睡眠障碍等症状,称之为痴呆精神行为症候群(behavioral and psychological symptoms of dementia,BPSD)。BPSD患病率较高,超过50%。BPSD可出现在痴呆病程中的任何阶段,可加重患者的社会生活功能障碍,是痴呆临床治疗的重点和难点。

二、诊断要点

(一)阿尔茨海默病

阿尔茨海默病是一种病因未明的原发性退行性大脑疾病,具有特征性神经病理和神经化学改变,它常常潜隐起病,在几年的时间内缓慢而固定地发展,这段时间可短至2年或3年,但偶尔也可持续相当长的时间。起病可在成年中期或更早,但老年期的发病率更高。在65～70岁之前起病的病例往往有类似痴呆的家族史、疾病的进展较快和明显额叶与顶叶损害的特征,包括失语和失用。起病较晚的病例疾病进展较慢,以较广泛的高级皮质功能损害为特征。唐氏综合征患者极易患阿尔茨海默病。下列是确诊的基本条件:

1. 存在如上所描述的痴呆。

2. 潜隐起病,缓慢退化,通常难以指明起病的时间,但他人会突然察觉到症状的存在。疾病进展过程中会出现明显的高台期。

3. 无临床依据或特殊检查结果能够提示精神障碍是由其他可引起痴呆的全身性疾病或脑的疾病所致(例如:甲状腺功能低下、高血钙、维生素 B_{12} 缺乏、烟酸缺乏、神经梅毒、正常压力脑积水或硬膜下血肿)。

4. 缺乏突然性、卒中样发作,在疾病早期无局灶性神经系统损害的体征,如轻瘫、感觉丧失、视野缺损及运动协调不良(但这些症状会在疾病晚期出现)。

在部分病例中,阿尔茨海默病的特点和血管性痴呆的特点会同时出现,这些病例应作双重诊断。如果血管性痴呆发生在阿尔茨海默病之前,则根据临床表现也许无法作出阿尔茨海默病的诊断。

(二)血管性痴呆

早期多有头晕、头痛等神经系统症状,眼底可有视网膜动脉硬化的征象。精神症状表现为易疲劳、注意力不集中、工作效率降低、情绪不稳定或情感脆弱、失眠或睡眠过多、记忆力下降。神经影像学检查可以有助于血管性痴呆的诊断。

1. **诊断要点**　诊断的前提是存在如上所述的痴呆,认知功能的损害往往不平均,故可能有记忆丧失、智能损害及局灶性神经系统损害的体征。自知力和判断力可保持较好。突然起病或呈阶段性退化,以及局灶性神经科体征和症状使诊断成立的可能性加大。对于某些病例,只有通过 CT 或最终实施神经病理学检查才能确诊。

2. **有关特征**　高血压、颈动脉杂音、伴短暂抑郁心境的情绪不稳、哭泣或暴发性大笑、短暂意识混沌或谵妄发作,常因进一步的梗死而加剧。人格相对保持完整,但部分患者可出现明显的人格改变,如淡漠、缺乏控制力或原有人格特点更加突出,如自我中心、偏执态度或易激惹。

3. **鉴别诊断**　应考虑与谵妄,其他痴呆,尤其是阿尔茨海默病,心境(情感)障碍,轻或中度精神发育迟滞,硬膜下出血、非创伤性痴呆相鉴别。血管性痴呆可与阿尔茨海默病共存。

三、治疗方案

痴呆的药物治疗,见表 4-12。

表 4-12　痴呆的药物治疗

痴呆类型	治疗方法	代表药物
阿尔茨海默病	乙酰胆碱酯酶抑制剂	多奈哌齐、利斯的明、加兰他敏和石杉碱甲
	兴奋性氨基酸受体拮抗剂	美金刚
	中药干预	银杏叶提取物(EGb761)和鼠尾草提取物
	其他药物和干预	维生素 E、非甾体抗炎药、他汀类、奥拉西坦、茴拉西坦
血管性痴呆	乙酰胆碱酯酶抑制剂	多奈哌齐、加兰他敏、利斯的明
	兴奋性氨基酸受体拮抗剂	美金刚
	乙酰胆碱酯酶抑制剂与美金刚联用	多奈哌齐+美金刚
	抗高血压、抗血小板、控制糖尿病及调节血脂治疗等	硝苯地平、阿司匹林、阿卡波糖、阿托伐他汀钙片
帕金森痴呆和路易体痴呆	认知功能障碍的治疗	乙酰胆碱酯酶抑制剂(多奈哌齐、利斯的明及加兰他敏)
	精神症状的治疗	第二代(非典型)抗精神病药物,主要为氯氮平、喹硫平、利培酮和奥氮平等
	运动障碍的治疗	同帕金森病,但药物改善运动症状不明显

四、常用药物与用药交代

多奈哌齐

(Donepezil)

【适应证】

用于轻至中度阿尔茨海默病症状的治疗。

【药师知识储备】

1. **用法用量**　片剂,口服。初始用量为每次 5mg,每日 1 次,睡前口服。至少维持 1 个月以上,可根据治疗效果增加剂量至每次 10mg,每日 1 次。最大推荐剂量为每日 10mg。

2. **特殊人群用药及注意事项**　**妊娠期妇女:**禁用。**哺乳期妇女:**服药期间不能哺乳。**儿童:**不推荐。**老年人:**用法用量同成人。**肝功能不全者:**轻至中度适当调整剂量,重度者尚无临床资料。**肾功能不全者:**无须调整剂量。**其他:**病态窦房结综合征或室上性心脏传导疾病患者;有哮喘史或阻塞性肺疾病史者;胃肠道疾病活动期或有溃疡病史者;有癫痫发作史者;外科大手术者;接受 NSAIDs 治疗者慎用。过量时可用阿托品作解毒剂,出现明显中毒反应时静脉推注阿托品,首剂静脉给予 1~2mg,然后根据临床表现给药。

3. **重要相互作用**

(1)苯妥英钠、卡马西平、地塞米松、利福平、苯巴比妥:合用可使本品血药浓度降低。

(2)伊曲康唑和奎尼丁:合用可使本品血药浓度升高。

(3)酒精:可能降低本品的血药浓度。

(4)避免合用乙酰胆碱酯酶抑制药、胆碱能系统激动或拮抗药。

(5)合用可能增强琥珀酰胆碱类药物的肌肉松弛作用。

4. **不良反应**　**常见:**恶心、腹泻、失眠、呕吐、胃痛,胃肠功能紊乱,肌肉痉挛、乏力,倦怠与食欲减退,头痛、头晕,精神紊乱(幻觉、易激惹、攻击行为),抑郁,多梦,嗜睡,皮疹,视力减退,胸痛,关节痛,尿失禁、尿频或无规律。**少见:**心动过缓,癫痫,胃肠道出血、胃和十二指肠溃疡、血肌酸激酶浓度轻微增高。**罕见:**锥体外系反应、窦房传导阻滞、房室传导阻滞、肝功能异常。

5. **禁忌证**　对本品或哌啶衍生物有过敏反应者。

【患者用药交代】

1. 睡前服用,整片吞服,不受食物影响,避免饮酒,谨慎驾驶或操作复杂机器。

2. 开始服用药物或增加剂量时,可引起乏力、头晕和肌肉痉挛,连续服药症状可缓解。

3. 对半乳糖不耐症、Lapp 乳糖酶缺乏症或葡萄糖/半乳糖吸收不良等罕见遗传问题的患者禁用;服用本品患者患溃疡病的危险性增大(如有溃疡病史或合用 NSAIDs),应慎用。

利 斯 的 明
(Rivastigmine)

【适应证】

治疗轻至中度阿尔茨海默病。

【药师知识储备】

1. **用法用量**　胶囊剂,口服。**起始剂量:**每次 1.5mg,每日 2 次,于早、晚进餐时服用。**递增剂量:**服用至少 2 周以后,对此剂量耐受良好,可增至每次 3mg,每日 2 次,连续服用至少 2 周以后对此剂量耐受良好,可逐渐增至每次 4.5~6mg,每日 2 次。若治疗中出现不良反应(如恶心、呕吐、腹痛或食欲缺乏或体重下降等),应将每日剂量减至患者能够耐受的剂量为止。**维持剂量:**每次 1.5~6mg,每日 2 次。最佳疗效者应维持其最高且耐受良好的剂量。**最大剂量:**每日 12mg。

2. **特殊人群用药及注意事项**　**妊娠期妇女:**安全性尚不明确。**哺乳期妇女:**用药期间应停止哺乳。**儿童:**不推荐使用。**老年人:**50~92 岁患者生物利用度不随年龄变化。**肝功能不全者:**轻至中度者不必调整剂量,但增量时应严密监控个体耐受性,重度者禁用。**肾功能不全者:**不必调整剂量,但增量时应严密监控个体耐受性。**其他:**病态窦房结综合征或室上性心脏传导阻滞者;有呼吸系统疾病史或正在发病者;消化性溃疡和/或胃肠道出血者;糖尿病者;癫痫发作者;尿道梗阻和痉挛者;需进行麻醉者;正在使用其他拟胆碱和抗胆碱药者;正在使用 NSAIDs 者慎用。

3. **重要相互作用** 合用拟胆碱药、神经肌肉阻断药可能发生协同效应。合用时本品可干扰抗胆碱药的治疗作用;尼古丁可使本品口服清除率升高 23%。

4. **不良反应** **常见:**恶心、呕吐、腹泻、食欲减退、消化不良、眩晕、头痛、困倦、疲劳、无力、震颤、激动、失眠、精神错乱、抑郁、体重下降、泌尿道感染、上呼吸道感染、出汗增加。**罕见:**房室传导阻滞和高血压。**偶见:**尿失禁、Stevens-Johnson 综合征。

5. **禁忌证** 对本品或其他氨基甲酸衍生物或剂型成分过敏者。

【患者用药交代】

1. 应与食物同服或饭后立即服用。建议监测体重、戒烟,避免驾驶或操作机器。

2. 如治疗中断超过若干天,应从最低日剂量重新开始,逐渐达到维持剂量。

加 兰 他 敏
（Galantamine）

【适应证】

1. 用于良性记忆障碍,提高患者指向记忆、联想学习、图像回忆、无意义图形再认及人像回忆等能力。对痴呆患者和脑器质性病变引起的记忆障碍有改善作用。

2. 重症肌无力。

3. 小儿麻痹后遗症。

4. 拮抗氯化筒箭毒碱及类似物的非去极化肌松作用。

【药师知识储备】

1. **用法用量** **口服:**每次 5mg,每日 4 次;3 日后改成每次 10mg,每日 4 次。**肌内注射:**每次 2.5~10mg,每日 1 次,2~6 周为一疗程。

2. **特殊人群用药及注意事项** **哺乳期妇女:**尚不明确。**肝功能不全者:**严重者禁用,中度者慎用。**肾功能不全者:**严重者禁用,中度者慎用。**其他:**严重心脏病及低血压;帕金森病;有消化性溃疡病史或同时使用 NSAIDs 者;尿路梗阻者慎用。重症肌无力患者用量过多时可引起危象,表现出胆碱样及毒蕈碱样毒性反应。过量可出现流涎、支气管痉挛、心动徐缓、腹痛、眩晕等,症状严重时可皮下注射阿托品。

3. **重要相互作用**

(1)有潜在的削弱抗胆碱功能药物治疗效果的作用

(2)与拟胆碱药物以及其他胆碱酯酶抑制剂合用具有协同作用。

(3)红霉素:合用可降低本品疗效。

(4)西咪替丁:合用可提高本品生物利用度。

(5)地高辛:合用可见房室传导阻滞。

4. **不良反应** **常见:**腹胀、畏食及体重减轻、呕吐、腹痛、腹泻、疲劳、头晕、头痛、心动过缓、心律不齐、贫血等。**少见:**皮疹、尿频、瞳孔缩小和泪液多。**偶见:**血小板减少、血糖升高。**罕见:**感觉异常、张力亢进、低血压、低血钾。

5. **禁忌证** 对本品中任一成分过敏者;癫痫;运动功能亢进者;在麻醉的情况下;心绞痛和心动过缓;严重哮喘或肺功能障碍;严重肝、肾功能损害者;机械性肠梗阻;青光眼患者不宜使用本品注射液。

【患者用药交代】

1. 可与食物同服。漏服后不可一次服用双倍量。建议监测体重。避免驾驶或操作机器。

2. 服用本品患溃疡病的危险性增大(如有溃疡病史或合用 NSAIDs),应监测其症状。

石 杉 碱 甲
(Huperzine A)

【适应证】

1. 用于良性记忆障碍,提高患者指向记忆、联想学习、图像回忆、无意义图形再认及人像回忆等能力。

2. 对痴呆患者和脑器质性病变引起的记忆障碍有改善作用。

【药师知识储备】

1. **用法用量** 片剂,口服,每次 0.1~0.2mg,每日 2 次,疗程为 1~2 个月,每日最大剂量为 0.45mg。

2. **特殊人群用药及注意事项** 妊娠期妇女:慎用。哺乳期妇女:安全性尚不明确。儿童:尚不明确。肾功能不全者:禁用。

3. **重要相互作用** 尚不明确。

4. **不良反应** 一般不明显,**剂量过大时**可引起头晕、恶心、胃肠道不适、乏力等反应,一般可自行消失,反应明显时减量或停药后缓解、消失。

5. **禁忌证** 对本品过敏;严重心动过缓及心绞痛;哮喘;机械性肠梗阻;癫痫;肾功能不全;尿路梗阻;低血压者不宜使用。

【患者用药交代】

用量有个体差异,一般应从小剂量开始,逐渐增量。

美 金 刚
(Memantine)

【适应证】

治疗中至重度阿尔茨海默型痴呆。

【药师知识储备】

1. **用法用量** 片剂,口服。可空腹服用,也可随食物同服。在治疗的前 3 周应按每周递增 5mg 剂量的方法逐渐达到最大剂量,第 1 周为每日 5mg,晨服;第 2 周可增至每日 10mg,每日 2 次;第 3 周每日 15mg,早上服一片,下午服半片;第 4 周开始以后可增至每日 20mg,每日 2 次。每日最大剂量为 20mg。一旦剂量超过每日 5mg,则应分 2 次服用。

2. **特殊人群用药及注意事项** 妊娠期妇女:权衡利弊后使用。哺乳期妇女:禁用。儿童:不推荐。老年人:无特殊。肾功能不全者:肌酐清除率 10~60ml/min 的患者,应减量至每日 10mg,肌酐清除率<10ml/min 的患者应避免使用。其他:癫痫患者、有惊厥病史或癫痫易感体质的患者慎用。

3. **重要的相互作用**

(1)合用可能会增强左旋多巴、多巴胺能受体激动剂和抗胆碱能药物的作用。

(2)合用可能减弱巴比妥类和神经阻滞剂的作用。

(3)合用可改变抗痉挛药物(如丹曲洛林或巴氯芬)的作用效果,因此需要进行剂量调整。

(4)避免合用金刚烷胺、氯胺酮、右美沙芬,以免发生药物中毒性精神病。

（5）西咪替丁、雷尼替丁、普鲁卡因胺、奎尼丁、奎宁以及尼古丁：合用有导致本品血浆水平升高的潜在风险。

（6）合用可能使氢氯噻嗪血清水平降低。

4. **不良反应** **常见**：幻觉、意识混沌、头晕、头痛和疲倦。**少见**：有焦虑、肌张力增高、呕吐、膀胱炎和性欲增加。**罕见**：癫痫、胰腺炎、精神病反应、抑郁。

5. **禁忌证** 对本品的活性成分或其赋形剂过敏者。

【患者用药交代】

1. 空腹服用或随食物同服，每日剂量超过 5mg 时分 2 次服用。建议戒烟。

2. 中至重度阿尔茨海默型痴呆通常会导致驾驶和机械操作能力的损害，而且本品可能改变患者的反应能力，因此服用本品期间驾驶车辆或操作机械时要特别小心。

痴呆治疗药物的药动学特点比较，见表 4-13；痴呆治疗药物的特殊人群用药，见表 4-14。

表 4-13 痴呆治疗药物的药动学特点比较

药物名称	达峰时间/h	蛋白结合率/%	半衰期/h	排泄/%	代谢/%	是否受细胞色素 P450 同工酶影响
多奈哌齐	3~4	95	70	肾+肝 57/15	肝	是
利斯的明	1	40	1.4~1.7	肾（>90）	肝	否
加兰他敏	0.75	–	5.7	肾	肝	是
石杉碱甲	0.17~0.5	–	4	肾	肝	是
美金刚	3~8	45	60~100	肾	肝	否

表 4-14 痴呆治疗药物的特殊人群用药

药品名称	肝功能不全者	肾功能不全者	妊娠期妇女	哺乳期妇女	儿童	老年人
多奈哌齐	轻至中度者不影响	轻至中度者不影响	慎用	慎用	不推荐	不影响
利斯的明	不必调整剂量	不必调整剂量	慎用	停止哺乳	不推荐	–
加兰他敏	严重者禁用	严重者禁用	慎用	不明确	0.5~1mg/（kg·d），分 3 次服	–
石杉碱甲	–	禁用	慎用	不明确	–	–
美金刚	严重者禁用	慎用	禁用	禁用	不推荐	–

（尚珺 徐娟）

附：缩略语

睡眠障碍部分

RLS：不安腿综合征

BzRAs：苯二氮䓬受体激动剂

AUC：药-时曲线下面积

C_{max}：最大血药浓度

GFR：肾小球滤过率

抑郁障碍部分

SSRIs：选择性 5-HT 再摄取抑制剂

MAOIs：单胺氧化酶抑制剂

SNRIs：选择性 5-HT 及 NE 再摄取抑制剂

NE：去甲肾上腺素

NaSSAs：NE 能及特异性 5-HT 能抗抑郁药

SMA：5-HT 受体拮抗/再摄取抗抑郁药

TCAs：三环类抗抑郁药

Stevens-Johnson 综合征：史-约综合征

双相障碍部分

BD：双相情感障碍

BZPs：苯二氮䓬类

精神分裂症部分

NMS：神经阻滞剂恶性综合征

痴呆部分

Creutzfeldt-Jakob 病：克-雅病

Wilson 病：肝豆状核变性

参考文献

［1］中国睡眠研究会.中国失眠症诊断和治疗指南.中华医学杂志,2017,97(24)：1844-1856.

［2］郝伟,于欣.精神病学.7版.北京：人民卫生出版社,2013.

［3］国家基本药物临床应用指南和处方集编委会.国家基本药物临床应用指南(化学药品和生物制品)2018年版.北京：人民卫生出版社,2019:265.

［4］贾建平.中国痴呆与认知障碍诊治指南.2版.北京：人民卫生出版社,2015.

［5］中国痴呆与认知障碍写作组,中国医师协会神经内科医师分会认知障碍疾病专业委员会.2018中国痴呆与认知障碍诊治指南(二)：阿尔茨海默病诊治指南.中华医学杂志,2018,98(13)：972-973.

第五章 消化系统疾病

第一节 消化性溃疡

一、概述

消化性溃疡(peptic ulcer,PU)是最常见的消化系统疾病之一,主要指发生于胃和十二指肠球部的慢性溃疡,临床表现主要为上腹痛钝痛、灼痛、胀痛、剧痛、饥饿样不适,部分患者仅表现腹胀、畏食、嗳气、反酸等消化不良的症状。

消化性溃疡发病的直接原因是胃黏膜的自身防御因子(黏液、HCO_3^-、前列腺素等)和黏膜攻击因子(胃酸、胃蛋白酶等)间的平衡被打破。约90%的十二指肠溃疡和70%的胃溃疡与幽门螺杆菌(*Helicobacter pylori*,Hp)感染有关,Hp和非甾体抗炎药是引发消化性溃疡发病的最常见病因。此外,常见的原因还包括胃排空障碍、吸烟、酗酒、长期精神紧张、应激、进食无规律。

二、诊断要点

慢性病程、周期发作的、节律性的上腹疼痛是疑诊消化性溃疡的重要病史,胃镜可以确诊。不能接受胃镜检查者,X线钡剂检查发现龛影,可以诊断溃疡。

三、治疗方案

消化性溃疡的治疗目标是祛除病因,控制症状,促进溃疡愈合、预防复发和避免并发症。遵循早发现、早诊断、早治疗的原则。

(一)预防

消化性溃疡的发病多呈周期性反复发作,预防其发生十分重要,应做到适当休息,减轻精神压力;停用不必要的非甾体抗炎药,如有必要服用,按照医嘱加服抑酸剂或保护胃黏膜药物;改善进食规律、戒烟、戒酒、少饮浓咖啡等(表5-1)。

表 5-1 消化性溃疡的预防措施

内容	目标	措施
注意饮食卫生安全	预防 Hp 感染	餐具定时消毒;饭前便后洗手;不喝生水;不吃未煮熟的蔬菜或未清洗干净的水果;肉食要熟食;多人吃饭时实行分食制或使用公筷和公用汤勺;不要口嚼食物喂孩子

续表

内容	目标	措施
饮食有规律、细嚼慢咽	增加唾液分泌中和胃酸,而且有提高胃黏膜屏障作用的效果	要有规律的饮食习惯,而且要进食有度,不要过饱过饥;细嚼慢咽
避免刺激性食物	减少对胃黏膜的劣性刺激	避免烟、酒、咖啡、浓茶、辛辣食物、过冷过烫的食物(食物温度稳定在 40～50℃ 为佳)
避免刺激性药物	减少对胃黏膜的劣性刺激	如非必要,尽量不要服用或尽量少用对胃黏膜有刺激性的药物如阿司匹林、去痛片、利血平、咖啡因、地塞米松、泼尼松等
避免劳累和精神刺激	避免长期抑郁可造成对胃黏膜的损害	生活要规律,避免劳累和精神刺激,树立乐观情绪,消除焦虑。注意腹部保暖,加强身体锻炼,提高机体功能状态和免疫力

(二)药物治疗

抗消化性溃疡药物治疗的基本原则是:降低胃液中胃酸浓度及胃蛋白酶活性,抑制 Hp 的生长,减少攻击因子;增强胃黏膜的保护功能,修复或增强防御因子。

1. 抑制胃酸分泌

(1)H$_2$ 受体拮抗剂:西咪替丁每次 400mg、2 次/d,法莫替丁每次 20mg、2 次/d,雷尼替丁每次 150mg、2 次/d,治疗胃溃疡和十二指肠溃疡的 6 周愈合率达 85%～95%。

(2)质子泵抑制剂(proton pump inhibitors,PPI):兰索拉唑每次 30mg、2 次/d,奥美拉唑每次 20mg、2 次/d,雷贝拉唑每次 10mg、2 次/d,泮托拉唑每次 20mg、2 次/d,4 周愈合率达 90%～100%,可增强 Hp 抗生素的杀菌作用。

2. 保护胃黏膜　铋剂:果胶铋每次 150mg、4 次/d,铝碳酸铋、枸橼酸铋钾每次 220mg、2 次/d,在溃疡面形成蛋白-铋胶状复合物,阻断胃酸、蛋白酶对黏膜的消化,还可包裹 Hp,干扰 Hp 代谢,发挥抗菌作用,4～6 周愈合率与 H$_2$ 受体拮抗剂相仿。

3. 弱碱性抗酸剂　硫糖铝、铝碳酸镁、氢氧化铝凝胶等,可中和胃酸短暂缓解疼痛,一般存在于复方制剂中。

四、常用药物与用药交代

(一)H$_2$ 受体拮抗剂

西 咪 替 丁
(Cimetidine)

【适应证】

用于缓解胃酸过多引起的胃痛、胃灼热感、反酸;治疗十二指肠溃疡、胃溃疡、上消化道出血等;治疗十二指肠溃疡愈合率为 74%,愈合时间大多在 4 周左右,对胃溃疡疗效不及十二指肠溃疡;另据报道,还可用于治疗带状疱疹和包括生殖器在内的其他疱疹性感染。

【超说明书用途】

1. 西咪替丁片用于儿童,Micromedex 中推荐内容:不建议常规用于 16 岁以下患者;如果预期收益大于潜在风险,有限的试验表明可使用 20～40mg/(kg·d),推荐意见：两星。

2. 用于抗雄性激素治疗、脂溢性皮炎、脂溢性脱发、雄激素性脱发的治疗，Micromedex 推荐等级：成人，Ⅱb；推荐意见：两星。

【药师知识储备】

1. **用法用量**　片剂，口服。**一般用法：**每次 200~400mg，每日 800~1 600mg。**十二指肠溃疡或病理性高分泌状态：**每次 300mg，每日 4 次，餐后及睡前服（或单次 800mg，睡前服用）。疗程一般为 4~6 周。**预防溃疡复发：**单次 400mg，睡前服用。**胃食管反流性疾病：**每次 400mg，每日 2 次，于早晚各服 1 次（或单次 800mg，睡前服用）。连服 4~6 周，也有用至 6~8 周者。**胃泌素瘤：**每次 400mg，每日 4 次，每日用量可达 2g。**肾功能不全者：**每次 200mg，每 12 小时 1 次。**儿童：**每次 5~10mg/kg，每日 2~4 次，餐后服，重症者睡前加服 1 次。

2. **特殊人群用药及注意事项**　**妊娠期妇女：**可穿过胎盘，禁用。**哺乳期妇女：**禁用。**儿童、老年人：**应在医师指导下使用。不建议常规用于 16 岁以下患者。**其他：**严重心脏及呼吸系统疾病、系统性红斑狼疮、器质性脑病、肝肾功能不全者慎用。

3. **重要相互作用**

（1）与氢氧化铝、氧化镁等抗酸剂合用可减少本品吸收，不建议同用。

（2）与硝西泮（硝基安定）、地西泮（安定）、茶碱、普萘洛尔（心得安）、苯妥英钠、阿司匹林等合用可使这些药物的血药浓度升高，作用增强，出现不良反应，甚至是毒性反应，不宜与这些药物同用。

（3）与氨基糖苷类抗生素如庆大霉素等合用可能导致呼吸抑制或呼吸停止。

（4）与 β 受体拮抗剂合用可使其血药浓度升高，可发生心动过缓等不良反应，两药合用应酌情减量。

4. **不良反应**　**长期用药或加大剂量时可出现：**男性乳房肿胀、泌乳现象、性欲减退、腹泻、眩晕或头痛、肌痉挛或肌痛、皮疹、脱发等。**偶见：**精神紊乱；咽喉痛热；不明原因的出血或瘀斑，以及异常倦怠无力；粒细胞减少或其他异常血象。

5. **禁忌证**　妊娠期及哺乳期妇女禁用；急性胰腺炎患者不宜用。

【患者用药交代】

可餐后或睡前服用。

雷尼替丁
（Ranitidine）

【适应证】

用于治疗十二指肠溃疡、良性胃溃疡、术后溃疡、反流性食管炎及卓-艾（Zollinger-Ellison）综合征等。

【超说明书用途】

雷尼替丁用于治疗溃疡病及高胃酸分泌疾病，8 岁以上儿童，每次 0.075~0.15g，每日 2 次（Micromedex 中推荐内容：胃溃疡，成人，儿童，Ⅱa；高胃酸分泌，仅成人，Ⅱb。推荐意见：二星）。

【药师知识储备】

1. **用法用量**　胶囊剂，口服。**十二指肠溃疡及良性胃溃疡：**每日 2 次，每次 150mg，清晨及睡前服用。或每日 300mg，睡前顿服。十二指肠溃疡疗程为 4 周，胃溃疡疗程为 6~8 周。**反流性食管炎：**每次 150mg，每日 2 次，用药 8 周。**卓-艾综合征：**开始每日 3 次，每次 150mg，必要时可增至 900mg/d。慢性溃疡病有复发史患者，应在睡前给予维持剂量。急性十二指肠溃疡愈合后的患者,应进行1年以上的维持治疗。长期(应不少于1年)在晚上服用150mg,可避免溃疡(愈后)复发。

2. 特殊人群用药及注意事项 **妊娠期妇女**:可通过胎盘,禁用。**哺乳期妇女**:可分泌入母乳,禁用。**儿童**:8岁以上儿童,每次0.075~0.15g,每日2次。**老年人**:肝、肾功能降低,剂量应进行调整,出现精神症状或明显的窦性心动过缓时应停药。**肝、肾功能不全者**:慎用;肌酐清除率<50ml/min时剂量应减少一半。

3. 重要相互作用

(1)与普鲁卡因胺、普萘洛尔、利多卡因合用:本品可延缓合用药物的作用。

(2)与维生素B_{12}合用:可降低维生素B_{12}的吸收,长期使用可致其缺乏。

(3)与磺酰脲类降糖药物合用:可影响磺酰脲类降糖药物的降血糖作用。

4. 不良反应 **常见**:恶心、皮疹、便秘、乏力、头痛、头晕等。**少数**:引起轻度肝功能损伤,停药可恢复正常。男性乳房女性化少见,发生率随年龄增长而升高。可能会与洛哌丁胺发生相互作用。如果本品与高剂量洛哌丁胺同时服用,发生包括异常心律在内的严重心脏问题的风险会加大。

5. 禁忌证 8岁以下儿童禁用;妊娠期及哺乳期妇女禁用;对本品及其他H_2受体拮抗剂过敏者禁用;有急性卟啉病史者应避免使用。

【患者用药交代】

1. 视情况清晨及睡前服用。

2. 长期用药者(1年以上)应定期检查肝、肾功能。

法 莫 替 丁
(Famotidine)

【适应证】

胃及十二支肠溃疡、吻合口溃疡、反流性食管炎;上消化道出血(消化性溃疡、急性应激性溃疡,出血性胃炎所致),卓-艾综合征(即胃泌素瘤)。

【药师知识储备】

1. 用法用量 片剂,口服。每次20mg,每日2次,分别于早餐后、晚饭后或临睡前服用;4~6周为一疗程,溃疡愈合后维持剂量减半,于睡前服用。肾功能不全者应调整剂量。

2. 特殊人群用药及注意事项 **妊娠期妇女**:禁用。**哺乳期妇女**:禁用。**儿童**:小儿的安全性尚未确立,不推荐使用。**肾功能不全者**:调整剂量。

3. 重要相互作用

(1)合用时丙磺舒会抑制本品从肾小管的排泄。

(2)抗酸药(如氢氧化镁、氢氧化铝)等与本品合用时,可减少本品的吸收。

(3)合用时本品不影响茶碱、苯妥英、华法林、地西泮等药物的代谢,也不影响普鲁卡因胺等的体内分布。

4. 不良反应 **常见**:头痛、头晕、便秘和腹泻。**偶见**:皮疹、荨麻疹(应停药)、白细胞减少、转氨酶升高等。**罕见**:腹部胀满感、食欲缺乏及心率增加、血压升高、颜面潮红、月经不调等。

5. 禁忌证 对本品过敏者;严重肾功能不全者;妊娠期和哺乳期妇女。

【患者用药交代】

1. 睡前服用,4~6周为一疗程,溃疡愈合后维持量减半。不宜吸烟、饮酒。避免驾驶车辆、高空作业、操作精密仪器。

2. 出现皮疹、荨麻疹不良反应时,应停药。

3. 定期做肝、肾功能及血常规检查。

H_2 受体抑制剂药动学比较见表 5-2;H_2 受体抑制剂的特殊人群用药情况见表 5-3。

表 5-2 H_2 受体抑制剂药动学比较

药品名称 英文名称	蛋白结合率/%	达峰时间/h	半衰期/h	对肝药酶抑制作用	排泄
西咪替丁 Cimetidine	15~20	1~2	2	+	44%~70%以原型从尿中排出
雷尼替丁 Ranitidine	15±3	2~6	2~3	±	大部分以原型从尿中排出
法莫替丁 Famotidine	15~20	1~3.5	2.5~4	-	80%以原型从尿中排出

表 5-3 H_2 受体抑制剂的特殊人群用药

药品名称	常用剂量	妊娠/哺乳	儿童	老年人	肾功能损害	肝功能损害
西咪替丁	200mg, b.i.d.	禁用	5~10mg/kg, b.i.d.	延长用药时间间隔或酌情减量	肌酐清除率(Ccr)为 10~50ml/min 时,减为常规剂量的75%;Ccr<10ml/min 时,减为常规剂量的50%;Ccr>50ml/min 时,无须调整剂量	重度肝功能障碍者需调整
雷尼替丁	150mg, b.i.d.	禁用	8 岁以下儿童禁用。8 岁以上每次 0.075~0.15g, b.i.d.	延长用药时间间隔或酌情减量	当患者肌酐清除率<50ml/min 时剂量应减少一半	慎用
法莫替丁	20mg, b.i.d.	禁用	0.4mg/kg, b.i.d.	延长用药时间间隔或酌情减量	中至重度肾功能不全者口服剂量减半或延长给药间隔至 36~48 小时	不受影响

(二) 质子泵抑制剂

质子泵抑制剂的共性问题,为了避免在每个药项下重复介绍,汇总整理如下:

【适应证】

治疗十二指肠溃疡,胃溃疡和反流性食管炎;与抗生素联合用药,治疗幽门螺杆菌引起的十二指肠溃疡;卓-艾综合征。

【药师知识储备】

1. **用法用量** 早晨或饭前 30 分钟服用,至少用半杯液体送服。肠溶制剂整片吞服,而不应当咀嚼或压碎。吞咽困难的患者:可将药片溶于半杯不含碳酸盐的水中(不应使用其他液体,因肠溶包衣可能被溶解)搅拌,直至片剂完全崩解,立即或在 30 分钟内服用,再加入半杯水漂洗后饮用。微丸决不应被嚼碎或压破。

2. **特殊人群用药及注意事项** 见具体的药品项下。

3. **重要相互作用**

(1)合用可降低氯吡格雷的疗效,增加心血管不良事件的发生率。

(2)合用可降低奈非那韦、阿扎那韦的血药浓度。

(3)合用可使甲氨蝶呤、他克莫司的血药浓度升高。

(4)与华法林、其他维生素 K 拮抗剂、西洛他唑、地西泮、苯妥英钠、硝苯地平、利福平合用时,开始或停用应进行监测,必要时应调整质子泵抑制剂剂量。

4. **不良反应** **常见**:胃肠道反应。**严重**:休克、各类血细胞减少,血小板降低,粒细胞缺乏,溶血性贫血,视力障碍,大疱疹或其他皮肤反应。**美国 FDA 警告**:质子泵抑制剂可能出现艰难梭菌相关性腹泻;可能增加骨折的风险;可能出现与质子泵抑制剂相关的低镁血症,对于长期使用 PPI 的患者或合用了地高辛、利尿剂或其他可能导致低镁血症的药品的患者,应定期检测血镁含量。**英国警示**:质子泵抑制剂的亚急性皮肤型红斑狼疮风险。

5. **禁忌证** 对本品中任何成分及其他苯并咪唑类化合物(如依美斯汀、奥美拉唑、兰索拉唑等)过敏的患者禁用。

【患者用药交代】

1. 最好在早餐前空腹服用,不能咀嚼或压碎服用,应整片吞服。

2. 使用本品前应排除胃或食管恶性病变,以免因症状缓解而贻误病情。

3. 服用本品时,应定期进行血液检查及血液生化学(如肝酶检查),发现异常即停止用药,并进行及时处理。

4. 长期(超过 3 年)使用本品可引起维生素 B_{12} 吸收不良,建议补充维生素 B_{12}。

5. 接受高剂量(每日多次给药)和长期(1 年以上)治疗者可增加骨质疏松相关骨折的风险。建议多食用含钙量高的食物(肉、蛋、奶)或补充钙剂。

6. 长期使用(3 个月以上)本品增加低镁血症的风险,建议定期监测。

7. 铝箔包装的药物应从铝箔薄板中取出后服用(有报道因误服 PTP 薄板致坚硬的锐角刺入食管黏膜,发生穿孔,并发纵隔炎等严重的并发症)。

8. 服药期间可能引起嗜睡、视觉障碍等不良反应,建议不要驾驶车辆、高空作业、操作精密仪器。

艾司奥美拉唑
(Esomeprazole)

【适应证】

胃食管反流病(gastroesophageal reflux disease,GERD);与适当的抗菌疗法联合用药根除幽门螺杆菌;需要持续 NSAIDs 治疗的患者。

【超说明书用途】

用于预防应激性溃疡。推荐意见:三星。

【药师知识储备】

1. **用法用量** 肠溶片,口服。见质子泵抑制剂。胃食管反流病(GERD)-反流性食管炎的治疗:每日 1 次,每次 40mg,连服 4 周。对于食管炎未治愈或持续有症状的患者建议再服药治疗 4 周。已经治愈的食管炎患者预防复发的长期维持治疗:每日 1 次,每次 20mg。GERD 的症状控制:无食管炎的患者 20mg,每日 1 次。如果用药 4 周症状未获控制,应对患者做进一步检查。一旦症状消除,随后的症状控制可采用按需治疗,即需要时口服 20mg,每日 1 次。对于使用 NSAIDs 治疗伴有发生胃及十二指肠溃疡危险的患者,随后的症状控制不推荐采用按需治疗。与适当的抗菌疗法联合用药根除幽门螺杆菌,并且使与幽门螺杆菌感染相关的十二指肠溃疡愈合,预防与幽门螺杆菌相关的消化性溃疡复发:本品 20mg+阿莫西林 1g+克拉霉素 500mg,每日 2 次,共 7 日。需要持续 NSAIDs 治疗的患者与使用 NSAIDs 治疗相关的胃溃疡治疗:常用剂量为每日 1 次,每次 20mg,连服 4~8 周。

2. **特殊人群用药及注意事项**　**妊娠期妇女**:慎用。**哺乳期妇女**:避免服用,必须用时应暂停哺乳。**儿童**:不推荐使用。**老年人**:无须调整。**肝功能损害者**:轻到中度肝功能损害者不需调整剂量,严重肝功能损害者剂量不应超过 20mg。**肾功能损害者**:无须调整剂量,严重肾功能不全者应慎重。

3. **重要相互作用**　见质子泵抑制剂。与神经内分泌瘤检查药物:药物引起的胃酸降低可导致肠嗜铬样细胞增生和嗜铬粒蛋白 A 水平增加,对神经内分泌瘤的检查造成干扰,检查前暂停本品至少 14 日。

4. **不良反应**　见质子泵抑制剂。

5. **禁忌证**　见质子泵抑制剂。禁止与奈非那韦合用。

【患者用药交代】

见质子泵抑制剂。本品含有蔗糖,伴有罕见的遗传性疾病,如果糖耐受不良,葡萄糖/半乳糖吸收不良或蔗糖酶/异麦芽糖酶不足的患者,不可服用本品。

奥美拉唑
(Omeprazole)

【适应证】

治疗十二指肠溃疡,胃溃疡和反流性食管炎;与抗生素联合用药,治疗幽门螺杆菌引起的十二指肠溃疡;治疗或预防非甾体抗炎药相关的消化性溃疡或胃十二指肠糜烂;预防消化不良症状;慢性复发性消化性溃疡和反流性食管炎的长期治疗;用于胃食管反流病的胃灼热感和反流的对症治疗;溃疡样症状的对症治疗及酸相关性消化不良;卓-艾综合征的治疗。

【超说明书用途】

用于儿童胃食管反流病、上消化道出血和幽门螺杆菌感染的治疗,胃食管反流的治疗:0.7mg/(kg·d),早餐前半小时顿服。上消化道出血:新生儿 0.7mg/kg,1 月龄~2 岁每次 0.7mg/kg,必要时增加至 3mg/kg,最大剂量为 20mg,体重 20kg 以上,每次 20mg,最大剂量为 40mg。根除幽门螺杆菌(需协同抗生素同时应用):口服,1~12 岁,1~2mg/kg(最大剂量为 40mg),每日 1 次;12~18 岁,40mg,每日 1 次。Micromedex 推荐内容:用于胃食管反流疾病,治疗糜烂性食管炎和胃食管反流或糜烂性食管炎的愈合维持治疗,本品尚未发现在小于 1 岁儿科患者安全或有效。对于其他儿科用途的安全性和有效性尚未确定。推荐意见:二星。预防糖皮质激素所致的胃黏膜损伤,每次 40mg,每日 1~2 次,Micromedex 推荐等级:成人,Ⅱa 类;推荐意见:三星。

【药师知识储备】

1. **用法用量**　肠溶片,口服。见质子泵抑制剂。胃十二指肠溃疡、胃食管反流病、预防或治疗非甾体抗炎药相关的胃十二指肠溃疡或糜烂:通常 20mg,每日 1 次,2~4 周为一疗程。复发病例可反复治疗。幽门螺杆菌的根除:三联疗法为本品 20mg+阿莫西林 1g+克拉霉素 500mg 或本品 20mg+克拉霉素 250mg+甲硝唑 400mg,均为每日 2 次,持续 1 周。二联疗法为本品 40mg,每日 1 次,和克拉霉素 500mg,每日 3 次,持续 2 周。或本品 20mg,阿莫西林 750~1 000mg,均为每日 2 次,持续 2 周。为确保治愈,可参考十二指肠溃疡的推荐剂量。卓-艾综合征:推荐的起始剂量为本品 60mg,每日 1 次。然后剂量应个体化调整,根据临床表现确定疗程,90% 以上的患者每日 20~120mg 可控制症状,如果每日需要超过 80mg,应分 2 次服用。

2. **特殊人群用药及注意事项**　妊娠期妇女:慎用。**哺乳期妇女**:奥美拉唑可泌入乳汁,哺乳期妇女慎用。**儿童**:不推荐使用,婴幼儿禁用。**老年人**:65 岁以上老年患者使用本品时,无须调整剂量。不推荐 80 岁以上的患者使用本品,除非其肌酐清除率检查表明其肾功能未降低。**肝功能损害者**:严重肝损害者每日剂量不超过 20mg。**肾功能损害者**:无须调整剂量。

3. **重要相互作用**　见质子泵抑制剂部分。

(1)合用可使地高辛的生物利用度增加。

(2)合用可显著降低泊沙康唑、厄洛替尼、伊曲康唑和吗替麦考酚酯的吸收。

(3)合用可使沙奎那韦/利扎那韦的血药浓度升高。

(4)与神经内分泌瘤检查药物合用:药物引起的胃酸降低可导致肠嗜铬样细胞增生和嗜铬粒蛋白 A 水平增加,对神经内分泌瘤的检查造成干扰,检查前暂停本品至少 14 日。

4. **不良反应**　见质子泵抑制剂部分。**少见**:皮疹、GPT 和胆红素升高(一般轻微短暂);神经系统可有感觉异常、头晕、头痛、嗜睡失眠及外周神经炎等。**严重**:胰腺炎、肝衰竭、中毒性表皮坏死松解症。

5. **禁忌证**　见质子泵抑制剂部分。奥美拉唑不应与奈非那韦合用;严重肾功能不全者及婴幼儿禁用。

【患者用药交代】

见质子泵抑制剂部分。

1. 本品含有蔗糖,伴有罕见的遗传性疾病,如果糖耐受不良,葡萄糖/半乳糖吸收不良或蔗糖酶/异麦芽糖酶不足的患者,不可服用本品。

2. 长期服用者,应定期检查胃黏膜有无肿瘤样增生。

泮 托 拉 唑

(Pantoprazole)

【适应证】

活动性消化性溃疡(胃、十二指肠溃疡);反流性食管炎;卓-艾综合征(胃泌素瘤)。

【超说明书用途】

1. 应激性溃疡的预防,Micromedex 中推荐内容:无;推荐意见:三星。

2. 急性胰腺炎的治疗,Micromedex 中推荐内容:无;推荐意见:三星。

3. 肝硬化食管胃底静脉曲张出血的治疗,Micromedex 中推荐内容:反复胃肠道出血,推荐等级,成人,Ⅱb;推荐意见:三星。

4. 肝衰竭患者出血的预防,Micromedex 中推荐内容:反复胃肠道出血,推荐等级,成人,Ⅱb;推荐意见:三星。

【药师知识储备】

1. **用法用量**　肠溶片,口服。见质子泵抑制剂。一般用法:每日 1 次,每次 40mg,个别对其他药物无反应的患者可每日 2 次,最好于早餐前服用。十二指肠溃疡疗程通常为 2~4 周,胃溃疡和反流性食管炎疗程通常为 4~8 周。

2. **特殊人群用药及注意事项** **妊娠期妇女**:可能安全,使用时权衡利弊,妊娠头 3 个月禁用本品。**哺乳期妇女**:禁用。**儿童**:不推荐使用。**老年人**:无须调整。**肝功能损害者**:严重者每日不应超过 20mg。**肾功能不全者**:无须调整剂量。

3. **重要相互作用** 见质子泵抑制剂。泮托拉唑可影响氨苄西林和铁盐的吸收。与奥美拉唑相比,本品对细胞色素 P450 系统作用较小。

4. **不良反应** 见质子泵抑制剂。**其他**:男性乳腺发育。

5. **禁忌证** 见质子泵抑制剂。

【患者用药交代】

见质子泵抑制剂。

兰 索 拉 唑

(Lansoprazole)

【适应证】

胃十二指肠溃疡;反流性食管炎;卓-艾综合征(胃泌素瘤)。

【超说明书用途】

预防糖皮质激素所致胃黏膜损伤,Micromedex 中推荐内容:无;推荐意见:三星。

【药师知识储备】

1. **用法用量** 肠溶片,口服。见质子泵抑制剂。胃溃疡、十二指肠溃疡、吻合口溃疡、卓-艾综合征:通常成人每日 1 次,口服 30mg。胃溃疡和吻合口溃疡,连续服用 8 周,十二指肠溃疡需连续服用 6 周。反复发作和复发性反流性食管炎的维持治疗,每日 1 次,口服 15mg。如症状缓解不明显可加量至 30mg。

2. **特殊人群用药及注意事项** **妊娠期妇女**:使用时权衡利弊。**哺乳期妇女**:避免使用,如必须用,应停止哺乳。**儿童**:不推荐使用。**老年人**:慎用。**肝功能不全者**:慎用。**肾功能不全者**:每次 15mg,每日 1 次。

3. **重要相互作用**

(1)合用可延迟地西泮及苯妥英钠的代谢与排泄。

(2)合用可使对乙酰氨基酚的血药浓度峰值升高。

(3)避免与伊曲康唑同时使用。

(4)应在服用抗酸药后 1 小时再给予本品。

(5)应在服用硫糖铝前至少 30 分钟服用本品。

(6)与克拉霉素合用,应监测口腔黏膜的变化,必要时停用克拉霉素,同时减少本品剂量。

4. **不良反应** 见质子泵抑制剂。**常见**:味觉异常、恶心、口炎或舌炎。**严重**:过敏(皮疹、瘙痒)、男性乳腺发育、严重肝功能障碍、尿频、蛋白尿、阳痿等(如若发生,应停止使用本品)。

5. **禁忌证** 见质子泵抑制剂。正在服用硫酸阿扎那韦的患者。

【患者用药交代】

见质子泵抑制剂。

1. 对于胃溃疡、十二指肠溃疡和吻合口溃疡,由于缺乏足够的长期使用经验,建议不使用本品维持治疗。

2. 定期进行全血计数、肝肾功能检查,血清促胃液素水平检测。

雷贝拉唑
（Rabeprazole）

【适应证】

活动性十二指肠溃疡或良性活动性胃溃疡；伴有临床症状的侵蚀性或溃疡性的胃-食管反流征（GORD）；与适当的抗生素合用，可根治幽门螺杆菌阳性的十二指肠溃疡；侵蚀性或溃疡性的胃-食管反流征维持期的治疗。

【超说明书用途】

预防糖皮质激素所致的胃黏膜损伤，Micromedex 中推荐内容：无；推荐意见：三星。

【药师知识储备】

1. **用法用量**　肠溶片，口服。见质子泵抑制剂。活动性十二指肠溃疡和活动性良性胃溃疡患者：每次 20mg（2 片），每日 1 次，晨服。十二指肠溃疡疗程为 4 周，活动性良性胃溃疡疗程为 6 周。侵蚀性或溃疡性的胃-食管反流征（GORD）患者：每次 20mg（2 片），每日 1 次，晨服，疗程为 4~8 周。胃-食管反流征的长期治疗方案（GORD）的维持治疗：疗程为 12 个月，维持治疗量为每次 10mg（1 片）或 20mg（2 片），每日 1 次。幽门螺杆菌的根治性治疗：早晨、餐前服用。

2. **特殊人群用药及注意事项**　**妊娠期妇女**：禁用。**哺乳期妇女**：哺乳期妇女避免服用，必须用时应暂停哺乳。**儿童**：不推荐使用。**老年人**：肝功能正常者无须调整。**肝功能不全者**：从小剂量开始并监测肝功能，警惕神经系统不良反应。**肾功能不全者**：无须调整剂量。

3. **重要相互作用**

（1）合用可抑制氯吡格雷的疗效。

（2）与地高辛合用时，需要进行个体检测以确定是否调整剂量。

4. **不良反应**　见质子泵抑制剂。

5. **禁忌证**　见质子泵抑制剂。

【患者用药交代】

见质子泵抑制剂。肝、肾功能不全者在用药过程中无须进行剂量调节。重度肝损伤者初次使用本品治疗时，要特别注意。

PPI 类药物药动学比较见表 5-4；PPI 类药物特殊人群用药见表 5-5。

表 5-4　PPI 类药物药动学比较

药品名称	K_a^*	生物利用度/%	蛋白结合率/%	达峰时间/h	半衰期/h	对肝药酶抑制作用	代谢途径	肾脏排泄
奥美拉唑	4	37~60	95	0.5~7	0.7	明显	CYP2C19	肾脏排泄
兰索拉唑	4	80	97	2	1.3	有	CYP3A4	80%肾脏排泄，20%从粪便、胆汁中排泄
泮托拉唑	3.9	77	98	2.5	1	轻微	CYP2C19	肾脏排泄
雷贝拉唑	5	52	94.8~97.5	3.1	1	轻微	CYP3A4（N/A）	肾脏排泄
艾司奥美拉唑	4	64~90	97	1~2	1.25	有	CYP3A4	肾脏排泄

注：* 食物对 PPI 类的影响均为延迟吸收，总量无影响。

表 5-5　PPI 类药物特殊人群用药

药品名称	常用剂量	妊娠期用药	哺乳期用药	儿童	老年人	肾功能损害者	肝功能损害者
奥美拉唑	20mg, q.d.	慎用	慎用	无临床资料，婴幼儿禁用	慎用	不受影响	不超过 20mg
兰索拉唑	30mg, q.d.	权衡利弊	停止哺乳	不推荐使用	慎用	改为 15mg	改为 15mg
泮托拉唑	40mg, q.d.	妊娠期头 3 个月禁用	禁用	无临床资料	无须调整	不受影响	不超过 20mg
雷贝拉唑	20mg, q.d.	禁用	停止哺乳	不推荐使用	无须调整	不受影响	从小剂量开始，警惕神经系统不良反应
艾司奥美拉唑	40mg, q.d.	慎用	停止哺乳	无临床资料	无须调整	不受影响	不超过 20mg

（三）抗酸药

铝 碳 酸 镁
（Hydrotalcite）

【适应证】

胃及十二指肠溃疡、急慢性胃炎、胆汁反流性胃炎、食管炎，以及非溃疡性消化不良。

【药师知识储备】

1. **用法用量**　片剂，咀嚼成粉末后与温开水吞服。餐后 1~2 小时、睡前或胃不适时服用。每次 2~4 片（每片 0.5g），每日 3 次。儿童遵医嘱服用。

2. **特殊人群用药及注意事项**　妊娠期妇女：妊娠期头 3 个月慎用。哺乳期妇女：目前尚无通过乳汁分泌的治疗。儿童：必须在成人监护下使用。其他：严重性、肾功能不全者、高镁血症、高钙血症者，胃肠道蠕动功能不良者慎用。糖尿病和高血压患者可以使用本品。

3. **重要相互作用**

（1）合用可影响四环素类抗生素的吸收，不宜与四环素类抗生素配伍使用，必须合用时应间隔 1~2 小时服用。

（2）不能与铁剂、钙剂、H_2 受体拮抗剂等同服。

（3）与阿奇霉素、头孢泊肟匹酯、头孢托仑匹酯、阿扎那韦、喹诺酮类、吩噻嗪类、阿替洛尔、地高辛、氯喹、异烟肼、伊班膦酸等合用应间隔 1~4 小时。

（4）应避免与霉酚酸、左甲状腺素、氯法齐明、格列本脲、骨化三醇、维生素 D_3、奎尼丁、去羟基苷等合用。

4. **不良反应**　大剂量服用可导致胃肠道不适，软糊状大便。

5. **禁忌证**　低磷酸盐血症、胃酸缺乏、结肠及回肠造口术、原因不明的胃肠出血、阑尾炎、溃疡性结肠炎和憩室炎、慢性腹泻及肠梗阻患者。

【患者用药交代】

1. 咀嚼成粉末后与温开水吞服。餐后 1~2 小时、睡前或胃不适时服用。

2. 长期使用本品者，应定期监测血中铝浓度。

（四）胃黏膜保护剂

胶体果胶铋
（Colloidal Bismuth Pectin）

【适应证】

1. 主要用于治疗胃及十二指肠溃疡,特别是幽门螺杆菌相关性溃疡、慢性糜烂性胃炎和慢性萎缩性胃炎。

2. 与抗生素联合用于幽门螺杆菌的根除治疗。

【药师知识储备】

1. **用法用量**　胶囊剂,口服。每次150mg（3粒）,每日4次,于三餐前半小时各服1次,睡前加服1次。4周为一疗程。

2. **特殊人群用药及注意事项**　**妊娠期妇女**:禁用。**哺乳期妇女**:应暂停哺乳。**儿童**:用量酌减。

3. **重要相互作用**　本品不得与制酸剂、牛奶和H_2受体拮抗剂同服。

4. **不良反应**　偶见恶心、便秘等消化道症状。

5. **禁忌证**　对本品过敏者及肾功能不全者。

【患者用药交代】

1. 不宜与其他铋剂、制酸剂、牛奶和H_2受体拮抗剂同服。

2. 服药期间大便呈无光泽的黑褐色,属正常现象,无其他不适,停药后1~2日内粪便色泽可转为正常。

3. 不宜大剂量长期（7日以上）服药,出现铋中毒现象,如皮肤变为黑褐色,立即停药。

磷　酸　铝
（Aluminium Phosphate）

【适应证】

缓解胃酸过多引起的反酸等症状;胃及十二指肠溃疡及反流性食管炎等酸相关性疾病的抗酸治疗。

【药师知识储备】

1. **用法用量**　凝胶剂,口服,食管疾病于饭后给药。食管裂孔、胃-食管反流、食管炎于饭后和晚上睡觉前服用。胃炎、胃溃疡于饭前半小时前服用。十二指肠溃疡于饭后3小时及疼痛时服用。通常每日2~3次,或在症状发作时服用,每次1~2袋,相当于20g凝胶,请于使用前充分振摇均匀,亦可伴开水或牛奶服用。

2. **特殊人群用药及注意事项**　**妊娠期、哺乳期妇女**:尚不明确。**老年人**:本品对卧床不起或老年患者,有时会有便秘现象,此时可采用灌肠法。**儿童**:用药减半。**其他**:每袋磷酸铝含蔗糖2.7g,糖尿病患者使用本品时不超过1袋。

3. **重要相互作用**

（1）与四环素类抗生素、呋塞米、地高辛、异烟肼、抗胆碱能药及吲哚美辛合用注意间隔2小时。

（2）与泼尼松龙、阿莫西林、丙吡胺及西咪替丁合用可引起相互作用。

4. **不良反应**　偶见便秘,可给予足量的水加以避免,建议同时服用缓泻剂。

5. **禁忌证**　慢性肾衰竭患者;高磷血症。

【患者用药交代】

1. 使用前充分振摇均匀,亦可伴开水或牛奶服用。

2. 可引起便秘,足量饮水加以避免。

3. 糖尿病患者服用不超过 1 袋。

L-谷氨酰胺呱仑酸钠
（L-Glutamine and Sodium Gualenate）

【适应证】

用于胃炎、胃溃疡和十二指肠溃疡。

【药师知识储备】

1. **用法用量**　颗粒剂,直接口服。成人每次 1 袋(0.67g),每日 3 次(共 2g)。

2. **特殊人群用药及注意事项**　**妊娠期妇女**:权衡利弊。**哺乳期妇女**:慎用。**老年人**:高龄者使用时,应考虑其生理机能低下,酌情减量。**儿童**:对儿童服用的安全性尚不确定。

3. **重要相互作用**　尚未观察到药物相互作用。

4. **不良反应**　少见且轻微,有时会出现恶心、呕吐、便秘、腹泻、腹痛及饱胀感;有时会出现面部潮红。

5. **禁忌证**　对本品过敏者。

【患者用药交代】

1. 建议直接吞服,避免用水冲服。

2. 定期检查肝、肾功能。

谷 氨 酰 胺
（Glutamine）

【适应证】

用于慢性胃炎的治疗。

【药师知识储备】

1. **用法用量**　颗粒剂,饭前口服,每次 1g(1 袋),每日 2~3 次。

2. **特殊人群用药及注意事项**　**妊娠期妇女**:对妊娠期妇女有一定的益处,对胎儿是否影响尚不明确,但有报道证实羊水中谷氨酰胺含量较高,同时给早产儿静脉应用谷氨酰胺没有发现任何不良反应。**儿童**:尚不明确。**老年人**:一般要注意减量。**慢性肾衰竭者**:如果服用过量对肾脏会造成损害,必须在医生严密观察下服用。

3. **重要相互作用**　本品不影响其他药物的代谢。

4. **不良反应**　偶见上腹疼痛、胃部不适、呕吐、恶心、腹泻及便秘、口渴、面部红斑疹,颜面潮红等。

5. **禁忌证**　对本品过敏者。不适用于伴有严重肝脏疾病患者,对有严重肝硬化及其他代谢性疾病的患者,血氨增加可诱发肝性脑病甚至肝性脑病。

【患者用药交代】

1. 饭前口服。在室温下或冷的食品及饮料中服用,不能与加热的或含酸量高的食品混合摄入。

2. 长期服药者必须增加纤维含量高的食品摄入,大量喝水,以防便秘。

伊 索 拉 定
（Irsogladine）

【适应证】

治疗胃溃疡;改善急性胃炎及慢性胃炎急性发作期的胃黏膜病变(糜烂、出血、充血、水肿等)。

【药师知识储备】

1. **用法用量**　片剂,口服,每日 4mg,分 1~2 次服。

2. **特殊人群用药及注意事项**　**妊娠期妇女**:妊娠期妇女或计划妊娠的妇女使用本品须权衡利弊。**哺乳期妇女**:尚不明确。**老年人**:应从小剂量(2mg/d)开始,根据反应情况适当调整剂量。**儿童**:尚不明确,故不推荐儿童使用。**肾功能不全者**:慎用。**肝功能异常者**:慎用。

3. **重要相互作用**　尚未观察到药物相互作用。

4. **不良反应**　偶有头晕、恶心、呕吐、便秘、腹泻、皮疹、食欲减退、上腹部不适。

5. **禁忌证**　对本品过敏者。

【患者用药交代】

出现皮疹不良反应时,应停药。

瑞巴派特
(Rebamipide)

【适应证】

1. 主要用于胃溃疡,但不宜单独用于 Hp 感染。

2. 用于改善急性胃炎及慢性胃炎急性加重期胃黏膜病变,如糜烂、出血、充血、水肿等。

【药师知识储备】

1. **用法用量**　片剂,口服。胃溃疡:一般每次 0.1g,每日 3 次。早、晚及睡前服用。急性胃炎、慢性胃炎急性加重期胃黏膜病变(糜烂、出血、充血、水肿)的改善:通常成人每次 0.1g,每日 3 次。

2. **特殊人群用药及注意事项**　**妊娠期妇女**:安全性尚未确定。妊娠期妇女或计划妊娠的妇女用药须权衡利弊。**哺乳期妇女**:本品可经母乳分泌,故哺乳期妇女用药应暂停哺乳。**老年人**:老年人生理功能低下,应注意消化系统不良反应。**儿童**:因用药经验少,儿童用药的安全性尚未确定。**肾功能不全者**:慎用。

3. **重要相互作用**　尚未观察到药物相互作用。

4. **不良反应**　味觉异常、嗳气、呃逆、呕吐、胃灼热、腹痛、腹胀、便秘、腹泻及白细胞减少(不足 0.1%);口渴、麻木、眩晕、嗜睡、心悸、发热、咳嗽、呼吸困难、颜面潮红和血小板减少;黄疸、乳腺肿胀、乳房疼痛、男性乳房肿大、诱发乳汁分泌等。偶见过敏反应(主要表现为皮疹及瘙痒等)、月经异常、血尿素氮(BUN)升高及水肿等;可引起谷丙转氨酶(GPT)、谷草转氨酶(GOT)、γ-谷氨酰转肽酶(γ-GPT)、碱性磷酸酶(ALP)升高等肝功能异常(不足 0.1%)。

5. **禁忌证**　对本品成分有过敏既往史的患者。

【患者用药交代】

1. 早、晚及睡前服用。可能引起麻木、眩晕和嗜睡,避免驾驶、高空作业、操作精密仪器。

2. 服药期间若出现瘙痒、皮疹或湿疹等过敏反应,或出现转氨酶显著升高或白细胞减少、血小板减少时应立即停药,并及时就医。

替普瑞酮
(Teprenone)

【适应证】

用于胃溃疡,也用于急性胃炎和慢性胃炎的急性加重期。

【药师知识储备】

1. **用法用量**　片剂,饭后 30 分钟内口服,每次 50mg,每日 3 次。

2. **特殊人群用药及注意事项** **妊娠期妇女**:尚未确定妊娠期妇女使用本品的安全性。对妊娠或可能妊娠的妇女应慎重权衡获益和风险。**儿童**:慎用。**老年人**:一般老年人的生理代谢功能有所降低,建议在严密监测下减量使用本品。

3. **重要相互作用** 尚未观察到药物相互作用。

4. **不良反应** 便秘、腹胀、GOT 及 GPT 轻度升高、头痛、皮疹及总胆固醇升高等,一般在停药后可消失。

5. **禁忌证** 对本品中替普瑞酮及其他成分过敏者。

【患者用药交代】

1. 餐后 30 分钟内整片送服。不可干吞。

2. 可能出现便秘、腹胀、GOT 及 GPT 轻度升高、头痛、皮疹及总胆固醇升高等,一般在停药后可消失。若出现皮疹、全身瘙痒等皮肤症状时,应停药。

3. 建议定期监测肝功能及血脂。

(五) **胃肠解痉药**

曲 美 布 汀

(Trimebutine)

【适应证】

1. 胃肠道运动功能紊乱引起的食欲缺乏、恶心、呕吐、嗳气、腹胀、腹鸣、腹痛、腹泻、便秘等症状的改善。

2. 肠易激综合征。

【药师知识储备】

1. **用法用量** 片剂,口服。成人每次 0.1~0.2g(1~2 片),一日 3 次。

2. **特殊人群用药及注意事项** **妊娠期、哺乳期妇女**:慎用。**老年人**:通常老年人生理机能较弱,需注意减量用药。**儿童**:慎用。

3. **重要相互作用** 尚未观察到药物相互作用。

4. **不良反应** **严重**:肝功能损伤(不足 0.1%)、黄疸(发生率不详),因出现过伴谷草转氨酶(GOT)、谷丙转氨酶(GPT)、碱性磷酸酶(ALP)、乳酸脱氢酶(LDH)、γ-谷氨酰转肽酶(γ-GTP)升高等的肝功能损伤、黄疸,需要充分观察,发现异常时停药,并作适当处置。**一般**:偶有口渴、口内麻木、腹泻、腹鸣、便秘和心动过速、困倦、眩晕、头痛、皮疹等,发生率约为 0.4%。

5. **禁忌证** 对本品过敏者。

【患者用药交代】

1. 用适量温开水整片送服,不可干吞。

2. 可能引起困倦、眩晕等不适,避免驾驶、操作精密仪器和从事高空作业等。

3. 控制总热量、合理配餐、少量多餐、高纤维饮食、口味清淡、不沾烟酒,少吃冰冷、油腻、刺激性食物及快餐等。

4. 定期检查肝功能,出现异常应停药。

奥 替 溴 铵

(Otilonium Bromide)

【适应证】

1. 用于缓解胃肠道痉挛和运动功能障碍(肠易激综合征,胃炎,胃十二指肠炎,肠炎,食管病变)。

2. 也可用于内镜检查前准备(食管-胃-十二指肠镜,结肠镜,直肠镜等)。

【药师知识储备】

1. 用法用量　片剂,口服。每日 2~3 次,每次 1~2 片(40~80mg)。

2. 特殊人群用药及注意事项　**妊娠期、哺乳期妇女**:虽然在动物实验没有发现胚胎毒性、致畸毒性、致突变毒性反应,但是此药也仅可用于绝对必须使用的妊娠期和哺乳期妇女,而且应在医生的严密监督下,否则一般不用于妊娠期和哺乳期妇女。**儿童**:尚不明确。**老年人**:对于老年患者无使用限制。**其他**:青光眼,前列腺增生,幽门狭窄的患者应慎用。

3. 重要相互作用　尚未观察到药物相互作用。

4. 不良反应　偶见恶心、呕吐,上腹部疼痛,腹部不适,头痛,头晕。

5. 禁忌证　对本品过敏的患者。

【患者用药交代】

1. 如出现恶心、呕吐、腹部不适、头痛、头晕等不适,应及时就医。

2. 青光眼,前列腺增生,幽门狭窄的患者应慎用。

(李晴晴　徐　娟)

第二节　功能性消化不良

一、概述

功能性消化不良(functional dyspepsia,FD)是一组上腹部疼痛或烧灼感、餐后上腹饱胀和早饱感综合征,可伴食欲缺乏、嗳气、恶心或呕吐。消化不良症状的产生通常与胃肠疾病有关,也可由胰、胆、肝脏疾病等引起。消化不良与脑力劳动、工作紧张、睡眠状况差、服用非甾体抗炎药和饮食不当等因素有关。

二、诊断要点

(一) 对消化不良以及相关症状的评估

消化不良的主要症状包括:餐后饱胀;进食少许食物即感胃部饱满;上腹痛(胸骨剑突以下与脐水平以上、两侧锁骨中线之间区域);上腹烧灼感。

对消瘦、贫血、上腹包块、频繁呕吐、呕血或黑便、年龄>40 岁的初发病者、有肿瘤家族史者、有精神心理障碍者,建议及时进行相关检查。

(二) 相关检查

消化不良诊断的主要检查手段是胃镜。其他辅助检查包括肝、肾功能,生化检查及消化系统肿瘤标志物检测,腹部超声,CT 扫描。对经验性治疗或常规治疗无效的功能性消化不良患者可行幽门螺杆菌检查,症状严重者需做胃电图、胃排空、胃容纳功能和感知功能检查。对非胃肠疾病引起的消化不良进行相应检查。

三、治疗方案

(一) 非药物治疗

消化不良的治疗目的在于迅速缓解症状,提高患者的生活质量,祛除诱因,恢复正常生理功能,预防复发。器质性消化不良的治疗主要是针对原发病,详见相应章节。

(二)药物治疗

总体上,与进餐相关的消化不良首选促动力剂或/或合用抑酸剂,而与进餐无关者可选用抑酸剂或/或促动力剂。疗程为 2~4 周。无效者需进一步检查,明确病因后针对性治疗。详见表 5-6。

表 5-6 功能性消化不良的药物治疗

类别	代表药	作用机制	适合人群
抗酸剂	氢氧化铝、铝碳酸镁	中和胃酸,吸附胆汁	伴有胆汁反流者
抑酸剂	H_2 受体拮抗剂、质子泵抑制剂(PPI)	抑制胃酸分泌	上腹痛、烧灼感者
促动力剂	甲氧氯普胺、莫沙必利	增强胃动力	进餐相关的上腹饱胀、早饱
助消化药	复方消化酶、益生菌制剂	补充消化酶;改善微生态	进餐相关的腹胀、食欲缺乏
抗焦虑和抗抑郁药物	阿米替林、氟西汀	改善精神心理状态	伴有焦虑、心理障碍者

四、常用药物与用药交代

(一)助消化药

复方胃蛋白酶
(Compound Saccharated Pepsin)

【适应证】

用于小儿积食,食后腹胀;食乳即泻,大便清稀、绿便;小儿消化不良等。

【药师知识储备】

1. **用法用量** 散剂,饭时或餐前口服。周岁以下每次 0.75g,1~3 岁每次 1.5g,3 岁以上每次 3g,每日 2 次。

2. **特殊人群用药及注意事项** 妊娠期妇女、哺乳期妇女、儿童、老年人:在医师指导下使用。

3. **重要相互作用**

(1)不宜与抗酸药同服(如雷尼替丁、泮托拉唑、雷贝拉唑)。

(2)不宜与铝制剂(如硫糖铝、铝碳酸镁等)同服。

(3)与抗菌药物(如头孢类、青霉素类等)合用时需隔开至少 1~2 小时。

4. **不良反应** 尚无资料。

5. **禁忌证** 尚无资料。

【患者用药交代】

1. 用温水(40℃以下)冲服。

2. 服用抗酸药、铝制剂(如硫糖铝、铝碳酸镁等)、抗菌药物(如头孢类、青霉素类等)请咨询药师。

3. 复方胃蛋白酶散的成分与颗粒剂不同,请注意区分。

复方消化酶
(Compound Digestive Enzyme)

【适应证】

1. 用于食欲缺乏、消化不良,包括腹部不适、嗳气、早饱、餐后腹胀、恶心、排气过多、脂肪便。

2. 用于胆囊炎和胆石症以及胆囊切除患者的消化不良。

【药师知识储备】

1. **用法用量**　胶囊剂,饭后服,不宜用热水送服。每次 1~2 粒,每日 3 次。

2. **特殊人群用药及注意事项**　**妊娠期、哺乳期妇女**:在医师指导下使用。**儿童**:酌情减量,服用后勿在口腔内残留。

3. **重要相互作用**　铝制剂可能影响本品疗效。

4. **不良反应**　有呕吐、泄泻、软便;可能发生口内不快感。

5. **禁忌证**　急性肝炎患者及胆道完全闭锁患者禁用;对本品过敏者禁用,过敏体质者慎用。

【患者用药交代】

1. 儿童服用时可将胶囊打开,但不可嚼碎。

2. 饭后服。不宜用热水送服。

复方阿嗪米特
(Compound Azintamide)

【适应证】

用于因胆汁分泌不足或消化酶缺乏而引起的症状。

【药师知识储备】

1. **用法用量**　肠溶片,餐后服用。成人:每日 3 次,每次 1~2 片。

2. **特殊人群用药及注意事项**　尚无资料。

3. **重要相互作用**　尚未观察到药物相互作用。

4. **不良反应**　尚无资料。

5. **禁忌证**　严重肝功能障碍;因胆石症引起胆绞痛;胆管阻塞;急性肝炎。

【患者用药交代】

不可掰开或嚼服。

米曲菌胰酶
(Oryz-Aspergillus Enzyme and Pancreatin)

【适应证】

用于消化酶减少引起的消化不良。

【药师知识储备】

1. **用法用量**　片剂,整片送服,不可嚼碎。成人及 12 岁以上儿童请于饭中或饭后服用 1 片(每片含有胰酶 220mg 和米曲菌提取物 24mg)。

2. **特殊人群用药及注意事项**　**妊娠期、哺乳期妇女**:由于没有充分的研究数据,妊娠期和哺乳期妇女禁用本品。**儿童**:由于没有充分的研究数据,12 岁以下儿童禁用本品。**老年人**:老年患者可以服用本品。

3. **重要相互作用**　尚未观察到药物相互作用。

4. **不良反应**　**罕见**:极少数人服用本品可能出现过敏性呼吸道反应和皮肤反应,职业性接触真菌者也可能发生;胃肠道过敏反应;患有胰纤维性囊肿病患者服用高剂量的胰酶制剂后,可能在回盲区和升结肠处形成狭窄;速发型过敏反应(如皮疹、打喷嚏、流泪、支气管痉挛引起的呼吸困难)。

5. **禁忌证**　禁用于对本品某一活性成分或其他成分过敏者;禁用于急性胰腺炎和慢

性胰腺炎活动期急性发作的患者;患有罕有遗传性果糖不耐受症的患者、葡萄糖/半乳糖吸收不良的患者或者蔗糖酶/异麦芽糖酶不足的患者禁用。

【患者用药交代】

整片送服,不可嚼碎,以免消化口腔黏膜引起严重口腔溃疡。

二 甲 硅 油

（Dimethicone）

【适应证】

用于胃肠胀气。

【药师知识储备】

1. **用法用量**　片剂,餐前和临睡前口服。成人:每次 50~100mg,每日 3~4 次。

2. **特殊人群用药及注意事项**　尚无资料。

3. **重要相互作用**　尚未观察到药物相互作用。

4. **不良反应**　尚无资料。

5. **禁忌证**　对本品过敏者禁用。

【患者用药交代】

餐前和临睡前服用效果好,可嚼碎后服用。

多烯磷脂酰胆碱

（Polyene Phosphatidylcholine）

【适应证】

辅助改善中毒性肝损伤(如药物、毒物、化学物质和酒精引起的肝损伤等)以及脂肪肝和肝炎患者的食欲缺乏、右上腹压迫感。

【药师知识储备】

1. **用法用量**　胶囊剂,需随餐服用,用足够量的液体整粒吞服,不要咀嚼。12 岁以上的儿童、青少年和成年人开始时每日 3 次,每次 2 粒(456mg)。每日服用量最大不能超过 6 粒(1 368mg)。一段时间后,剂量可减至每日 3 次,每次 1 粒(228mg)维持剂量。

2. **特殊人群用药及注意事项**　**妊娠期、哺乳期妇女**:不推荐应用本品。**儿童**:不推荐用于 12 岁以下儿童。

3. **重要相互作用**　本品与抗凝剂药物之间的相互作用尚无法排除。需要对抗凝剂药物的剂量进行调整。

4. **不良反应**　在大剂量服用时,**偶尔**会出现胃肠道紊乱,胃部不适的主诉、软便和腹泻。**极罕见**:可能会出现过敏反应,如皮疹、荨麻疹、瘙痒等(发生率未知)。

5. **禁忌证**　避免对肝脏有害物质(如酒精等)的摄入,以防止有害物质对肝脏的损害;对大豆制剂、磷脂酰胆碱过敏和/或对本品中任何成分过敏的患者禁用。

【患者用药交代】

1. 随餐服用,用足够量的液体整粒吞服,不要咀嚼。

2. 服药期间禁酒。

猴头菌提取物

（Hedgehog Fungus Extract）

【适应证】

慢性胃炎,消化性胃及十二指肠溃疡,结肠炎及消化不良。

【药师知识储备】

1. **用法用量**　颗粒剂,用温开水冲服,每次 3g(1 袋),每日 3 次,5~6 周为一个疗程。

2. **特殊人群用药及注意事项**　尚无资料。

3. **重要相互作用**　尚未观察到药物相互作用。

4. **不良反应**　尚无资料。

5. **禁忌证**　对本品过敏者慎用。

【患者用药交代】

用温开水冲服,5~6 周为一个疗程。

(二) 促胃肠动力药

莫 沙 必 利
(Mosapride)

【适应证】

1. 主要用于功能性消化不良伴有胃灼热、嗳气、恶心、呕吐、早饱、上腹胀等消化道症状。

2. 胃食管反流性疾病、糖尿病性胃轻瘫及部分胃切除患者的胃功能障碍。

【药师知识储备】

1. **用法用量**　片剂,口服,每次 1 片,每日 3 次,饭前服用。

2. **特殊人群用药及注意事项**　尚无资料。

3. **重要相互作用**　与抗胆碱药物(如硫酸阿托品、溴化丁基东莨菪等)合用可能减弱本品的作用。

4. **不良反应**　**常见**:腹泻、腹痛、口干、皮疹及倦怠、头晕等。**偶见**:嗜酸性粒细胞增多、甘油三酯升高及谷草转氨酶(GOT)、谷丙转氨酶(GPT)、碱性磷酸酶(ALP)和 γ-谷氨酰转肽酶(GGT)升高。

5. **禁忌证**　对本品过敏者禁用。

【患者用药交代】

1. 饭前服用。

2. 服用一段时间(通常为 2 周),消化道症状没有改变时,应停止服用。

多 潘 立 酮
(Domperidone)

【适应证】

由胃排空延缓、胃食管反流、食管炎引起的消化不良症;上腹部胀闷感、腹胀、上腹疼痛;嗳气、肠胃胀气;恶心、呕吐;口中带有或不带有反流胃内容物的胃烧灼感;功能性、器质性、感染性、饮食性、放射性治疗或化疗所引起的恶心、呕吐;用多巴胺受体激动剂(如左旋多巴、溴隐亭等)治疗帕金森病所引起的恶心和呕吐,为本品的特效适应证。

【药师知识储备】

1. **用法用量**　片剂,口服。成人:每日 3~4 次,每次 10mg,必要时剂量可加倍或遵医嘱。儿童(12 岁以上及 35kg 以上):每日 3~4 次,每次 0.3mg/kg。饭前 15~30 分钟服用,本品每日最高剂量为 80mg。

2. **特殊人群用药及注意事项**　**妊娠期妇女**:尚不明确是否可穿过胎盘。对于妊娠期妇女,只有在权衡利弊后才可谨慎使用本品。**哺乳期妇女**:在服用本品期间建议不要哺乳。**儿童**:建议使用混悬液,片剂不适用于体重小于 35kg 的儿童。锥体外系反应主要发生于新生儿和婴儿(1 岁以下)。其他中枢神经系统反应如惊厥、兴奋也主要在婴儿和儿童中报告。**老年人**:一些北美和欧洲流行病学研究显示,60 岁以上或每日用药剂量大于 30mg 的患者,使用本品可能会致使严重室性心律失常和心脏性猝死的发生风险增加。老年患者和那些心脏疾病或心脏疾病史的患者应慎用本品。如出现可能与心律不齐相关的体征或症状,应停止多潘立酮治疗,并咨询医师。**严重肾功能不全者**:血清肌酐>6mg/100ml 即>0.61mmol/L 的患者单次服药不需调整剂量,重复给药时,应根据肾功能损害的严重程度将服药频率减为每日 1~2 次,同时剂量酌减。**肝功能不全者**:慎用,因多潘立酮主要在肝脏代谢。**其他**:心脏病患者(心律失常)和接受化疗的肿瘤患者慎用,有可能加重心律失常。

3. **重要相互作用**

(1)不宜与唑类抗真菌药如伊曲康唑,大环内酯类抗生素如红霉素,HIV 蛋白酶抑制剂类抗艾滋病药物及奈法唑酮合用。

(2)与抗胆碱药合用会拮抗本品治疗消化不良的作用。

(3)抗酸剂和抑制胃酸分泌药物,助消化药(如胃酶合剂等消化酶类制剂),含铝盐、铋盐的药物,H_2 受体拮抗剂(如西咪替丁等)、胃肠解痉药(如山莨菪碱等)不宜与本品同时服用。

(4)与钙通道阻滞药(地尔硫䓬、维拉帕米)和阿瑞吡坦合用会导致本品的血药浓度增加。

(5)本品会减少多巴胺能激动剂(如溴隐亭,左旋多巴)外周副作用,如消化道症状、恶心及呕吐,但不会拮抗其中枢作用。

4. **不良反应**　**罕见**:催乳素水平升高、胃肠道不适,包括非常罕见的一过性肠痉挛皮肤及皮下组织。**非常罕见**:过敏反应、锥体外系副作用、皮疹。加拿大有报道与多潘立酮相关的心律失常和心脏性猝死风险。

5. **禁忌证**　已知对多潘立酮或本品任一成分过敏者禁用;增加胃动力有可能产生危险时(如胃肠道出血、机械性肠梗阻、穿孔)禁用;分泌催乳素的垂体肿瘤(催乳素瘤)患者禁用;禁止与红霉素或其他可能会延长 Q-Tc 间期的 CYP3A4 酶强效抑制剂(如氟康唑、伏立康唑、克拉霉素、胺碘酮、泰利霉素)合用;中至重度肝功能不全者禁用。

【患者用药交代】

1. 在没有咨询医师的前提下,连续使用本品不得超过 14 日。

2. 不宜与抗酸剂或抑制胃酸分泌药物同时服用,后者应饭后服用。

3. 乳糖不耐受、半乳糖血症或葡萄糖/半乳糖吸收不良的患者慎用;肝功能损害者慎用;严重肾功能不全者长期用药需定期检查。

甲氧氯普胺

(Metoclopramide)

【适应证】

各种原因所致恶心、呕吐、嗳气、消化不良、胃部胀满、胃酸过多等症状的对症治疗;反流性食管炎、胆汁反流性胃炎、功能性胃滞留、胃下垂等;残胃排空延迟症、迷走神经切除后胃排空延缓;糖尿病性胃轻瘫、尿毒症、硬皮病等胶原疾病所致胃排空障碍。

【药师知识储备】

1. **用法用量**　片剂,口服。**成人**:每次 5~10mg,每日 3 次。用于糖尿病胃排空功能障碍患者,于症状出现前 30 分钟口服 10mg;或于餐前及睡前口服 5~10mg,每日 4 次。成人总剂量不得超过每日 0.5mg/kg。**小儿**:5~14 岁每次用 2.5~5mg(每次半片~1 片),每日 3 次,餐前 30 分钟服,宜短期服用。小儿总剂量不得超过每日 0.1mg/kg。

2. 特殊人群用药及注意事项　**老年人**:不能长期应用,否则容易出现锥体外系症状。**儿童**:不宜长期应用。不可用于 1 岁以下儿童。**其他**:不可用于因行化疗和放疗而呕吐的乳腺癌患者。

3. 重要相互作用

(1)与酒精或中枢抑制药等合用,镇静作用均增强。

(2)与抗胆碱能药物和麻醉止痛药物合用有拮抗作用。

(3)与抗毒蕈碱麻醉性镇静药合用,本品对胃肠道的能动性效能可被抵消。

(4)与对乙酰氨基酚、四环素、左旋多巴、酒精、环孢素合用时,可增加本品在小肠内的吸收。

(5)与阿扑吗啡合用,后者的中枢性与周围性效应均可被抑制。

(6)与西咪替丁、慢熔性剂型地高辛合用,后者的胃肠道吸收减少,如间隔 2 小时服用可减少这种影响。

(7)本品还可增加地高辛的胆汁排出,从而改变其血药浓度。

(8)与能导致锥体外系反应的药物,如吩噻嗪类药等合用,锥体外系反应发生率与严重性均可有所增加。

4. 不良反应　**常见**:嗜睡、烦躁不安、疲惫无力。**少见**:乳腺肿痛、恶心、便秘、皮疹、腹泻、睡眠障碍、眩晕、严重口渴、头痛、容易激动。用药期间出现乳汁增多。大剂量长期应用导致锥体外系反应(特别是年轻人),可出现肌震颤、发音困难、共济失调、迟发型运动障碍。儿童使用出现神经系统反应(如锥体外系反应)的构成比显著高于成年人。

5. 禁忌证　肝衰竭时,丧失了与蛋白结合的能力。肾衰竭,即重症慢性肾衰竭使锥体外系反应危险性增加,用量应减少。对普鲁卡因或普鲁卡因胺过敏者;癫痫发作的频率与严重性均可因用药而增加;胃肠道出血、机械性肠梗阻或穿孔,可因用药使胃肠道的动力增加,病情加重;嗜铬细胞瘤可因用药出现高血压危象;不可用于因行化疗和放疗而呕吐的乳腺癌患者。

【患者用药交代】

1. 餐前服用。因本品可降低西咪替丁的口服生物利用度,若两药必须合用,间隔时间至少要 1 小时。

2. 本品遇光变成黄色或黄棕色后,毒性增高。

3. 儿童不宜长期应用。不可用于 1 岁以下儿童。

4. 大剂量长期应用可能导致锥体外系反应(特别是年轻人),可出现肌震颤、发音困难、共济失调等。

(三) 止吐药

昂丹司琼
(Ondansetron)

【适应证】

用于治疗由化疗和放疗引起的恶心、呕吐,也可用于预防和治疗手术后引起的恶心、呕吐。

【药师知识储备】

1. 用法用量　片剂,口服,用适量温开水整片送服。**成人常规剂量**:对于化疗药引起的呕吐,每次 8mg,每 8~12 小时 1 次,连用 5 日。对于放疗引起的呕吐,每次 8mg,每 8 小时 1 次,首次需于放疗前 1~2 小时给药,疗程视放疗的程度而定。预防手术后呕吐,每次 8mg,于麻醉前 1 小时及麻醉后 8 小时各服用 1 次。**肝功能不全者**:中度或重度肝功能不全者,每日剂量不应超过 8mg。**老年人**:65 岁以上老人用药时无须调整剂量及给药途径。**儿童**:化疗和放疗引起的恶心、呕吐,化疗前静脉注射,12 小时后再口服 4mg,化疗后口服,每次 4mg,每日 2 次,连用 5 日。

2. **特殊人群用药及注意事项**　**妊娠期妇女**:妊娠期间(尤其前 3 个月)除非用药的益处大大超过可能引起的危险,否则不宜使用本品。**哺乳期妇女**:哺乳期妇女服用本品时应停止哺乳。**儿童**:在不卧床条件下行扁桃体切除术时,儿童使用本品预防呕吐,可能掩盖隐匿性出血症状。**肾功能不全者**:不需要调整剂量。

3. **重要相互作用**

(1)与地塞米松或甲氧氯普胺合用,可显著增强止吐效果。

(2)与其他降压药合用,降压作用也有增强的可能,故用药时应注意。

(3)与细胞色素 P450(CYP)酶(包括 CYP1A2,CYP2D6,CYP3A4)诱导剂或抑制剂合用无须调整剂量。研究表明本品与替马西泮、呋塞米、曲马多及丙泊酚无相互作用。

(4)与卡莫司汀、依托泊苷及顺铂合用不影响本品的药动学。

(5)对司巴丁及异喹胍代谢差的患者,合用对本品的消除半衰期无影响。

(6)与酒精合用无相互作用。

4. **不良反应**　**常见**:头痛、头部和上腹部发热感、静坐不能、腹泻、皮疹、急性张力障碍性反应、便秘等;部分患者可有短暂性氨基转移酶升高。**罕见**:支气管痉挛、心动过速、胸痛、低钾血症、心电图改变和癫痫大发作。

5. **禁忌证**　胃肠道梗阻者禁用;腹部手术后不宜使用;不宜用于心功能不全者;有过敏史或对本品过敏者不得使用,对其他选择性 5-HT₃ 受体拮抗剂过敏者,也可能对本品过敏。

【患者用药交代】

1. 部分患者可有短暂性转氨酶升高,注意检查肝功能,出现异常应停药。

2. 如出现便秘,可增加食物纤维的摄入(食用水果、蔬菜、全麦面包等),增加运动和多饮水,或给予新斯的明治疗。

(李华峰　徐　娟)

第三节　便　秘

一、概述

便秘(constipation)表现为排便次数减少(每周少于 3 次)、粪便干硬和/或排便困难(排便费力、排出困难、排便不尽感、排便费时以及需手法辅助排便)。慢性便秘的病程至少为 6 个月。慢性便秘可由多种疾病引起,包括功能性疾病和器质性疾病,不少药物(抗抑郁药、阿片类药、钙剂、铁剂、非甾体抗炎药等)亦可引起便秘。在慢性便秘的病因中,大部分为功能性疾病,包括功能性便秘、功能性排便障碍和便秘型肠易激综合征。

二、诊断要点

慢性便秘的诊断主要基于症状,主要表现为便意减少或缺乏便意、想排便而排不出(空排)、排便费时、每日排便量少,可伴有腹痛、腹胀、肛门直肠疼痛等不适。根据《中国慢性便秘诊疗指南(2013 版)》罗马Ⅲ标准,功能性便秘的诊断包括以下 3 点:

1. 在诊断前症状出现≥6 个月,且近 3 个月症状符合下列 2 项或 2 项以上:①至少 25%的排便感到费力;②至少 25%的排便为干球粪或硬粪;③至少 25%的排便有不尽感;④至少 25%的排便有肛门直肠梗阻感和/或堵塞感;⑤至少 25%的排便需手法辅助(如用手指协助排便、盆底支持);⑥每周排便少于 3 次。

2. 不用泻药时很少出现稀便。

3. 不符合肠易激综合征的诊断标准。

三、治疗方案

(一) 非药物治疗

治疗便秘的目的是缓解症状,恢复肠道动力和排便功能。合理的膳食结构,建立正确的排便习惯,调整患者的精神心理状态对便秘均有一定的改善作用;对有明确病因者进行病因治疗;外科手术应严格掌握适应证,并对手术疗效作出客观预测。详见表 5-7。

表 5-7　便秘的非药物治疗

内容	备注
合理膳食和健康饮水	推荐每日摄入膳食纤维 25~35g,每日至少饮水 1.5~2.0L
适度运动	尤其对久病卧床、运动量少的老年患者更有益
建立良好的排便习惯	结肠活动在晨醒和餐后时较为活跃,建议在晨起或餐后 2 小时内尝试排便,排便时尽量排除外界干扰
精神心理治疗	存在睡眠障碍的慢性便秘患者应接受适当的心理指导和认知治疗;存在明显心理障碍的患者可给予抗抑郁焦虑药物治疗;存在严重精神心理异常的患者应考虑在精神科接受专科治疗
针灸	改善症状和缓解抑郁焦虑状态
按摩	有助于改善便秘症状。有报道采用骶神经刺激可治疗经内科综合治疗无效、无肛门括约肌解剖改变的顽固性便秘患者

(二) 治疗药物的选用

选用通便药物时应考虑药物的安全性、依赖性以及价效比,循证医学证据。需长期应用通便药维持治疗者,应避免滥用泻药,详见表 5-8。

表 5-8　便秘的治疗药物

类别	代表药	作用机制	适合人群	备注
容积性泻药	欧车前、聚卡波非钙、麦麸	增加粪便含水量和粪便体积	轻度便秘患者	服药时应补充足够液体
渗透性泻药	聚乙二醇、不被吸收的糖类(如乳果糖)和盐类泻药(如硫酸镁)	在肠内形成高渗状态,吸收水分,增加粪便体积,刺激肠道蠕动	轻、中度便秘患者	老年人和肾功能减退者应慎用盐类泻药(如硫酸镁)

续表

类别	代表药	作用机制	适合人群	备注
刺激性泻药	比沙可啶、酚酞、蒽醌类药物和蓖麻油等	作用于肠神经系统，增强肠道动力和刺激肠道分泌	重度便秘患者	短期、间断使用，长期使用可能导致不可逆的肠神经损害
促动力药	普芦卡必利	肠神经末梢，增加肠道动力	慢传输型便秘	
促分泌药	鲁比前列酮、利那洛肽	可刺激肠液分泌，促进排便		未在我国上市
灌肠药和栓剂	开塞露、复方角菜酸酯制剂	润滑并刺激肠壁，软化粪便	粪便干结、粪便嵌塞患者临时使用	
中药		缓解慢性便秘的症状		其疗效的评估尚需更多循证医学证据

（三）特殊人群便秘的治疗原则

1. **老年人**　便秘的原因多为缺乏运动和同时服用多种药物，应尽量注意改变生活方式，停用导致便秘的药物。对粪便嵌塞者，应首先清除嵌塞的粪便。首选容积性泻药和渗透性泻药，对严重便秘患者，可短期适量应用刺激性泻药。

2. **妊娠期妇女**　增加膳食纤维、多饮水和适当运动是这类患者的主要治疗措施，可选用安全性好的容积性泻药，如乳果糖、聚乙二醇。

3. **儿童**　基础治疗包括家庭教育、合理饮食和排便习惯训练，对于粪便嵌塞者，可选用甘油制剂（通用名为开塞露）或温 0.9% 氯化钠溶液灌肠。容积性泻药、乳果糖、聚乙二醇已证实有效，且耐受性良好。

4. **糖尿病患者**　控制血糖可能对糖尿病患者的便秘治疗有益，如效果不佳可尝试使用容积性泻药、渗透性泻药和刺激性泻药。

5. **终末期患者**　终末期患者发生便秘除了与运动和进食减少有关外，还常常因为使用了阿片类药物。对这类患者来说，泻药的预防性使用极为重要。推荐刺激性泻药联合渗透性泻药或润滑性泻药。

四、常用药物与用药交代

开　塞　露
（Glycerine Enema）

【适应证】

用于便秘。

【药师知识储备】

1. **用法用量**　外用，将容器瓶盖取下，涂以油脂少许，缓慢插入肛门，然后将药液挤入直肠内，成人每次 1 支，儿童每次 0.5 支。

2. **特殊人群用药及注意事项**　儿童每次 0.5 支。

3. **重要相互作用** 尚未观察到药物相互作用。

4. **不良反应** 尚无资料。

5. **禁忌证** 对本品过敏者禁用。

【患者用药交代】

1. 拔开后注药导管的开口应光滑,涂上凡士林或其他油脂少许起润滑作用,以免擦伤肛门或直肠,将开口端徐徐插入肛门4~5cm,慢慢将药液挤入,垫好手纸将开塞露缓慢拔出,用药后等待5~10分钟后排便。

2. **使用时注意两点** 一是体位,臀部最好抬高一点,头部放低,这样可使药液充分挤入;二是挤入后不宜立即排便,建议保持5~10分钟后排便。

复方聚乙二醇电解质
(Polyethylene Glycol Electrolyte)

【适应证】

术前肠道清洁准备;肠镜、钡剂灌肠及其他检查前的肠道清洁准备。

【药师知识储备】

1. **用法用量** 散剂,口服。取本品一盒(内含A、B、C各1小包),将盒内各包药粉一并倒入带有刻度的杯(瓶)中,加温开水1 000ml,搅拌使完全溶解,即可服用;术前肠道清洁准备,用量为3 000~4 000ml,首次服用600~1 000ml,以后每隔10~15分钟服用1次,每次250ml,直至服完或直至排出水样清便。肠镜、钡剂灌肠及其他检查前的肠道清洁准备,用量为2 000~3 000ml,服法相同。

2. **特殊人群用药及注意事项** **妊娠期妇女**:是否可穿过胎盘尚不明确。不推荐妊娠期妇女使用复方聚乙二醇电解质散,只有在十分必要的情况下才能应用。**哺乳期妇女**:世界卫生组织哺乳期分级尚无充分数据。美国Micromedex哺乳期分级为婴儿风险很小。**老年人**:65岁以上老年患者使用本品时遵医嘱。60岁以上患者偶可出现比较严重的并发症,如贲门撕裂出血、食管穿孔、心搏骤停、肺水肿引起的呼吸困难、呕吐和误吸引起胸部X线蝴蝶样浸润等。不推荐80岁以上的患者使用本品。**儿童**:安全性和有效性尚不确定。**其他**:严重溃疡性结肠炎慎用。

3. **重要相互作用** 服用本品前1小时口服的其他药物可能会从消化道冲走,从而影响人体对该药物的吸收。

4. **不良反应** **常见**:恶心、饱胀感。**少见**:腹痛、呕吐、肛门不适等一过性消化道反应。个别病例可能出现与过敏性反应有关的荨麻疹、流鼻涕、皮炎等。

5. **禁忌证** 肠梗阻、肠穿孔、胃潴留、消化道出血、中毒性肠炎、中毒性巨结肠或肠扭转患者。

【患者用药交代】

1. 本品为复方制剂,严格按说明书的配制方法,应一次尽快服完。宜术前或检查前4小时开始服用,其中服药时间约为3小时,排空时间约为1小时。可在手术、检查的前一日下午开始服药。

2. 服药前3~4小时起至手术或检查完毕止,患者不得进食固体食物。检查前一日禁食如海带、韭菜、芹菜及带籽水果等纤维食物,最好吃些面条和稀饭。检查当日早晨禁食。

3. 服药后约1小时肠道运动加快,开始排便,此间患者活动应方便如厕。排便前患者可能感到腹胀,如有严重腹胀或不适,可放慢服用速度或暂停服用,待症状消退后继续服用直至排出水样清便。

4. 配成的溶液宜冰箱保存,并在 48 小时内使用。

聚乙二醇 4000
(Macrogol 4000)

【适应证】

成人及 8 岁以上(包括 8 岁)便秘的症状治疗。儿童应为短期治疗,最长疗程不应超过 3 个月。

【药师知识储备】

1. **用法用量** 散剂,口服。成人和 8 岁以上儿童(包括 8 岁)每次 1 袋(10g),每日 1~2 次;或每日 2 袋,一次顿服。每日剂量应根据患者服用后的临床效果进行调整,从隔日 1 袋 (尤其是儿童)到每日 2 袋不等。服用此药 10g 后 24~48 小时显效。

2. **特殊人群用药及注意事项** **妊娠期妇女**:是否可穿过胎盘尚不明确。不推荐妊娠期妇女使用聚乙二醇 4000。**哺乳期妇女**:世界卫生组织哺乳期分级尚无充分数据。美国 Micromedex 哺乳期分级为婴儿风险很小。没有资料显示本品能够进入母乳,本品极少被吸收,因此哺乳期妇女可以服用。**老年人**:尚无老年患者大规模使用聚乙二醇 4000 的经验。不推荐 80 岁以上的患者使用本品。**儿童**:在国外,有已经发表的 8 岁以下儿童使用本品的疗效及安全性的循证医学报告。国内目前尚无 8 岁以下儿童使用本品的安全性研究报道。

3. **重要相互作用** 本品不影响某些非甾体抗炎药、抗凝血药、胃分泌抑制剂或降血糖制剂的胃肠吸收。与其他药物间隔较长时间服药(至少 2 小时)。

4. **不良反应** **常见**:腹痛和/或腹胀、腹泻、恶心。可能引起严重的过敏反应和支气管痉挛。**罕见**:过敏反应(皮疹、荨麻疹、水肿)的报道。特例报道有过敏性休克。

5. **禁忌证** 严重的炎症性肠病(溃疡性结肠炎、克罗恩病)或中毒性巨结肠,伴有狭窄症状。消化道穿孔或有消化道穿孔危险。肠梗阻或怀疑有肠梗阻。不明原因的腹痛症状。已知对聚乙二醇或赋形剂的某一成分过敏。因本品含有山梨糖醇,果糖不耐受者禁用。

【患者用药交代】

1. 便秘的药物治疗需辅以生活习惯和饮食的调整,注意增加饮水量和富含植物纤维的食物的摄取,建议适当的体育锻炼和排便反射恢复的训练。

2. 果糖不耐受者禁用。

3. 可用于糖尿病或需要无乳糖饮食的患者。

乳 果 糖
(Lactulose)

【适应证】

1. **便秘** 调节结肠的生理节律。

2. **肝性脑病** 用于治疗和预防肝性脑病或昏迷前状态。

【药师知识储备】

1. **用法用量** 口服液。**便秘或临床需要保持软便的情况**:本品宜在早餐时一次服用,若 1~2 日有效果可根据患者情况酌情减量。如 2 日后仍未有明显效果,可考虑加量。**成人**:起始剂量为每日 30ml,维持剂量为每日 10~25ml。**儿童**:7~14 岁,起始剂量为每日 15ml,维持剂量为每日 10~15ml;1~6 岁,起始剂量为每日 5~10ml,维持剂量为每日 5~

10ml;婴儿,起始剂量为每日 5ml,维持剂量为每日 5ml。**肝性脑病及昏迷前期**:起始剂量为 30~50ml,每日 3 次。维持剂量应调至每日最多 2~3 次软便,大便 pH 5.0~5.5。本品在便秘治疗剂量下不会对糖尿病患者带来任何问题,但用于治疗肝性脑病或昏迷前期的剂量较高,糖尿病患者应慎用。

2. **特殊人群用药及注意事项**　哺乳期妇女:可用。儿童:可用,详见"用法用量"。

3. **重要相互作用**　本品可导致结肠 pH 下降,故可能导致结肠 pH 依赖性药物的失活(如美沙拉秦)。

4. **不良反应**　治疗初始几日可能会有腹胀,通常继续治疗即可消失,当剂量高于推荐治疗剂量时可能会出现腹痛和腹泻,此时应减少使用剂量。如果长期大剂量服用(通常仅见于肝性脑病的治疗),患者可能会因腹泻而出现电解质紊乱。

5. **禁忌证**　半乳糖血症;肠梗阻,急腹痛及与其他导泻剂同时使用;对乳果糖及其组分过敏者。

【患者用药交代】

1. 如果在治疗 2~3 日后,便秘症状无改善或反复出现,请咨询医师。
2. 乳糖酶缺乏症患者慎用。

(刘许媛　徐　娟)

第四节　腹　泻

一、概述

腹泻(diarrhea)指排便次数增多,粪质稀薄,或带有黏液、脓血或未消化的食物。如排便次数超过每日 3 次,或每日粪便总量大于 200g,其中粪便含水量大于 85%,则可认为是腹泻。腹泻可分为急性与慢性两种,病程超过 2 个月者属慢性腹泻。夏季为腹泻发病的高峰期,多由病原体感染导致,包括细菌(致泻性大肠埃希菌、弯曲杆菌属、志贺菌属、霍乱弧菌、沙门菌等)、病毒(轮状病毒、诺如病毒、腺病毒等)和寄生虫(肠贾第鞭毛虫、小隐孢子虫、溶组织阿米巴、环孢子虫等),肠道细菌和寄生虫较病毒更常见。

二、诊断要点

(一)腹泻发作的分类

1. **急性腹泻**　在起病 24 小时内表现为 3 次或以上异常的糊状或水样便。
2. **痢疾**　表现为肉眼可见的血便。
3. **持续的腹泻**　急性起病的腹泻持续 14 日以上。

(二)实验室评估

对于急性肠炎,维持足够的血容量和纠正水电解质平衡紊乱应优先于寻找致病原。通过病史、临床表现、大便性状和估计的潜伏期等特点,有选择地进行标本检测可以减少大便分析和培养的花费。在发热患者中有肉眼可见的便血者通常提示感染源为侵袭性病原体(志贺菌、空肠弯曲杆菌、沙门菌或溶组织内阿米巴等)。对于免疫功能正常的水泻患者,大便培养通常不是必需的,但是对于怀疑霍乱者,特别是在疾病暴发/流行的初期,应当明确是否是霍乱弧菌感染。对腹泻病程较长且有中至重度脱水的儿童,应当检测血清电解质,确定其是否伴有需要特殊补液的高钠性脱水。值得注意的是,在腹泻患儿中,大便样本中发现的致病细菌、病毒或寄生虫并非一定是病因。

三、治疗方案

(一) 非药物治疗

腹泻的非药物治疗方案见表5-9。

表5-9 腹泻的非药物治疗方案

项目	备注
口服补液疗法(ORT)	可预防和纠正腹泻所致的脱水,费用低廉。 补液成功后需维持液体治疗。 禁用于严重脱水初期、麻痹性肠梗阻患儿、频繁和持续呕吐(1小时4次以上)以及伴疼痛的口腔疾病如中至重度鹅口疮(口腔念珠菌病)。 当无法静脉补液时,应行鼻饲以挽救生命
儿童补锌、多种维生素和矿物质治疗	有益于适度降低疾病严重度。 推荐对所有腹泻患儿连续10日每日补充20mg锌(2岁及以内10mg)。持续性腹泻的患儿补充多种维生素和矿物质
饮食	没有脱水征象的患儿正常喂养,中至重度脱水被纠正就应该立即恢复进食。 如能耐受应增加能量的摄入,婴儿需要更频繁的母乳喂养或瓶哺法;稍大的儿童和成人应该正常饮水,饮食应富含能量和微量元素(谷物、蛋、肉、水果和蔬菜),少量多餐(6餐/d),但应避免高渗性食物(如罐装果汁)
益生菌	益生菌在减少儿童急性感染性腹泻严重程度和持续时间上是有益的,能缩短急性腹泻患儿近乎1日的病程

(二) 药物治疗

1. 止泻剂(表5-10) 止泻剂没有针对腹泻的病因或影响(水、电解质和营养素的丢失)。总的来说,止泻剂对急性或持续性腹泻并无实质性疗效。

表5-10 腹泻的药物治疗

药品种类	备注
抗蠕动剂(洛哌丁胺)	应主要用于轻至中度旅行者腹泻(没有侵袭性腹泻的临床征象) 在便血或疑似炎症性腹泻(发热患者)中应避免使用 不推荐儿童使用
抗分泌剂(消旋卡多曲)	对成人霍乱患者无效 对儿童腹泻有效
吸附剂(药用炭)	在急性成人腹泻中的有效性尚不明确,增加了费用,不应使用

2. 抗菌药物的应用(表5-11) 抗菌药物疗效是可靠的,可根据当地的可疑病原体菌株选择合适的抗菌药物,在治疗严重疾病状态下推荐常规使用。

表 5-11　腹泻的抗菌药物治疗方案

病因	用药
霍乱	多西环素(儿童不推荐) 阿奇霉素(仅用 1 次) 环丙沙星(多剂量治疗 3 日以上)
志贺菌	环丙沙星(仅使用 1 次) 匹美西林 头孢曲松(每日 1 次)
阿米巴-侵袭肠道	甲硝唑(病情严重者可用至 10 日)
贾第虫	甲硝唑 替硝唑 奥硝唑
弯曲菌	阿奇霉素 氟喹诺酮类如环丙沙星

3. 预防腹泻的疫苗　目前已有针对伤寒沙门菌、志贺菌、霍乱弧菌、肠产毒性大肠埃希菌、轮状病毒的疫苗,但部分疫苗的价格较高、需要多剂量治疗(至少 2 次)和较短的保护效能限制了其应用。另外,在推荐年龄段接种麻疹疫苗能显著降低腹泻的发生和严重程度。

四、常用药物与用药交代

蒙 脱 石
(Montmorillonite)

【适应证】

1. 成人及儿童急、慢性腹泻。

2. 用于食管、胃、十二指肠疾病引起的相关疼痛症状的辅助治疗,但本品不做解痉剂使用。

【药师知识储备】

1. **用法用量**　将本品 1 袋(3g)倒入 50ml 温水中,搅匀后服用。**成人**:每次 1 袋,每日 3 次。**儿童**:1 岁以下,每日 1 袋;1~2 岁,每日 1~2 袋;2 岁以上,每日 2~3 袋,均分 3 次服用。要注意过量服用可引起便秘。

2. **特殊人群用药及注意事项**　尚无资料。

3. **重要相互作用**　服用其他药物,建议与本品间隔一段时间。

4. **不良反应**　偶见便秘,大便干结。

5. **禁忌证**　尚无资料。

【患者用药交代】

1. 治疗急性腹泻时首次剂量加倍;应注意纠正脱水。

2. 服用其他药物,建议与本品间隔一段时间。

消旋卡多曲
(Racecadotril)

【适应证】

用于 1 月龄以上婴儿和儿童的急性腹泻,必要时与口服补液或静脉补液联合使用。

【药师知识储备】

1. **用法用量**　颗粒剂,口服,每日 3 次,每次服用 1.5mg/kg;单日总剂量不超过 6mg/kg。连续服用不得超过 7 日。**婴儿**:1~9 月龄(体重<9kg),每次 10mg,每日 3 次;9~30 月龄(体重 9~13kg),每次 20mg,每日 3 次。**儿童**:30 月龄~9 岁(体重 13~27kg),每次 30mg,每日 3 次;9 岁以上(体重>27kg),每次 60mg,每日 3 次。

2. **特殊人群用药及注意事项**　尚无资料。

3. **重要相互作用**　红霉素等细胞色素酶 P4503A4 抑制剂可能减少消旋卡多曲的代谢,增加毒性。利福平等细胞色素酶 P4503A4 诱导剂可能降低消旋卡多曲的抗腹泻作用。

4. **不良反应**　偶见嗜睡、皮疹、便秘、恶心和腹痛等。

5. **禁忌证**　肝、肾功能不全者;不能摄入果糖,对葡萄糖/半乳糖吸收不良,缺少蔗糖酶、麦芽糖酶的患者。对消旋卡多曲过敏的患者。

【患者用药交代】

1. 可与食物、水或母乳一起服用,请注意溶解混合均匀。不食油腻、难消化性食物,合理配餐,口味清淡。

2. 请勿一次使用双倍剂量。连续服药 5 日后腹泻症状仍未缓解应及时就医。

枯草杆菌肠球菌二联活菌
(Live Combined Bacillus Subtilis and Enterococcus Faecium)

【适应证】

适用于因肠道菌群失调引起的腹泻、便秘及胀气、消化不良等。

【药师知识储备】

1. **用法用量**　颗粒剂,2 岁以下,每次 1 袋,每日 1~2 次;2 岁以上,每次 1~2 袋,每日 1~2 次,用 40℃ 以下温开水或牛奶冲服。

2. **特殊人群用药及注意事项**　儿童:直接服用时应注意避免呛咳,不满 3 岁的婴幼儿不宜直接服用。

3. **重要相互作用**　对多种抗生素耐药,包括青霉素、氨苄西林、头孢哌酮、头孢唑林、诺氟沙星、红霉素、复方磺胺甲噁唑、阿米卡星、克拉霉素,本品可与这些抗生素合用,与其他抗菌药物合用时间隔 2~3 小时;铋剂、鞣酸、药用炭、酊剂等抑制、吸附活菌,不能合用。

4. **不良反应**　推荐剂量未见明显不良反应,罕见腹泻次数增加,停药可恢复。

5. **禁忌证**　对微生态制剂有过敏史者禁用。

【患者用药交代】

1. 本品为活菌制剂,切勿将本品置于高温处,溶解时水温不宜超过 40℃。

2. 控制总热量、合理配餐、少量多餐、高纤维饮食、口味清淡、不沾烟酒、少吃冰冷、油腻、刺激性食物及快餐等。

3. 请勿与胶体果胶铋,食物中的柿子、茶等同时服用。

酪酸梭菌活菌
(Clostridium Butyricum, Live)

【适应证】

因肠道菌群紊乱而引起的各种消化道症状及相关的急、慢性腹泻和消化不良等。

【超说明书用途】

酪酸梭菌活菌散用于母乳性黄疸的治疗(推荐意见:三星;Micromedex:无资料)。

【药师知识储备】

1. **用法用量**　胶囊剂,口服,通常**成人**每日 3 次,每次 2 粒,连服 4~14 日为一疗程。

2. **特殊人群用药及注意事项**　尚无资料。

3. **重要相互作用**　酪酸梭菌活菌对氨苄西林、头孢唑林、头孢呋辛、四环素、氯霉素、呋喃唑酮(痢特灵)、复方磺胺甲噁唑和诺氟沙星等敏感,与此类抗菌药物同服可减弱其疗效,应分开服用(间隔 2~3 小时)。

4. **不良反应**　尚无资料。

5. **禁忌证**　对微生态制剂有过敏史者禁用。

【患者用药交代】

1. 本品为活菌制剂,切勿将本品置于高温处。

2. 避免与抗菌药物同服,如需抗菌药物,两者服用时间至少间隔 2~3 小时。

3. 婴幼儿服用时可将胶囊内容物用温水(40℃以下)或温牛奶冲服。

4. 病史长、症状重的患者可延长用药时间。

凝结芽孢杆菌活菌
(Bacillus Coagulans , Live)

【适应证】

治疗因肠道菌群失调引起的急慢性腹泻、慢性便秘、腹胀和消化不良等症。

【药师知识储备】

1. **用法用量**　片剂,口服。**成人**:首次服 6 片,以后每次 3 片,每日 3 次,用温开水送服。**急性腹泻**:连用 3~7 日。**慢性腹泻或慢性便秘**:连用 14~21 日。

2. **特殊人群用药及注意事项**　尚无资料。

3. **重要相互作用**

(1)避免与抗菌药物同服:本品对氨苄西林、新霉素、头孢唑林、头孢呋辛、头孢噻肟、氯霉素、呋喃唑酮(痢特灵)、复方磺胺甲噁唑和诺氟沙星等敏感,故不能与此类药物同时服用。

(2)铋剂、鞣酸、药用炭等能抑制、吸附活菌,不能合用。

4. **不良反应**　尚无资料。

5. **禁忌证**　对微生态制剂有过敏史者禁用;对本品过敏者禁用;本品性状发生改变时禁用。

【患者用药交代】

1. 本品为活菌制剂,切勿将本品置于高温处;用不高于 40℃温开水送服。

2. 控制总热量、合理配餐、少量多餐、高纤维饮食、口味清淡、不沾烟酒,少吃冰冷、油腻、刺激性食物及快餐等。

3. 服药 3 日后症状无改善或加重应咨询医师。

双歧杆菌乳杆菌三联活菌
(Live Combined Bifidobacterium and Lactobacillus)

【适应证】

肠道菌群失调引起的腹泻、慢性腹泻、抗生素治疗无效的腹泻及便秘。

【药师知识储备】

1. **用法用量**　片剂,口服,每次 4 片,每日 2~3 次。温开水或温牛奶冲服。6 个月内婴儿,每次 1 片,每日 2~3 次;6 个月至 3 岁小儿,每次 2 片,每日 2~3 次;3~12 岁小儿,每次 3

片,每日 2~3 次。温开水或温牛奶冲服,婴幼儿可将药片碾碎后溶于温牛奶冲服。

2. 特殊人群用药及注意事项　尚无资料。

3. 重要相互作用

(1)抗酸药、抗菌药与本品合用可减弱其疗效,应分开服用。

(2)铋剂、鞣酸、药用炭、酊剂等能抑制、吸附或杀灭活菌,不能合用。

4. 不良反应　尚无资料。

5. 禁忌证　尚无资料。

【患者用药交代】

1. 本品为活菌制剂,冷藏(2~8℃)避光保存,切勿置于高温处,服用时水温不宜高于 40℃。

2. 抗酸药、抗菌药与本品合用可减弱其疗效,应分开服用;铋剂、鞣酸、药用炭、酊剂等能抑制、吸附或杀灭活菌,不能合用。

双歧杆菌嗜酸乳杆菌肠球菌三联活菌
(Live Combined Bifidobacterium, Lactobacillus and Enterococcus)

【适应证】

主治因肠道菌群失调引起的急慢性腹泻、便秘,也可用于治疗中型急性腹泻,慢性腹泻及消化不良、腹胀,以及辅助治疗因肠道菌群失调引起的内毒素血症。

【药师知识储备】

1. 用法用量　口服,每日 2 次,每次 2~4 粒,重症加倍,饭后半小时服用。儿童用药酌减,婴幼儿服用时可将胶囊内药粉用温开水或温牛奶冲服。

2. 特殊人群用药及注意事项　尚无资料。

3. 重要相互作用

(1)制酸药、抗菌药与本品合用时可减弱其疗效,建议间隔 2~3 小时服用。

(2)铋剂、鞣酸、药用炭、酊剂等能抑制、吸附或杀灭活菌,故分开服用。

4. 不良反应　尚无资料。

5. 禁忌证　尚无资料。

【患者用药交代】

1. 饭后半小时温水(水温不超过 40℃)服用。婴幼儿服用时可将胶囊内药粉用温开水或温牛奶冲服。避免酸性食物如牛肉、猪肉、面包等。

2. 制酸药、抗菌药可减弱本品疗效,建议间隔 2~3 小时服用。

3. 本品为活菌制剂,2~8℃避光保存。

(王秀丽　徐　娟)

第五节　炎症性肠病

一、概述

炎症性肠病(inflammatory bowel disease,IBD)是一组特发性、慢性、炎症性肠道疾病状态,包括溃疡性结肠炎(ulcerative colitis,UC)和克罗恩病(Crohn disease,CD)。溃疡性结肠炎是发生于结肠的一种弥漫性、连续性、浅表且局限于黏膜层的炎症,常见于直肠和乙状结肠。克罗恩病是可以发生于消化道任何部位的一种慢性、反复发作性的肠壁全层性炎症,常见于回肠末端和结肠,多呈节段性、非对称性分布。IBD 的病因尚未完全阐明,基因和环境因素(肠道菌群改变和肠道通透性增加)在肠道免疫紊乱中发挥重要作用,最终导致胃肠道损伤。

二、诊断要点

IBD 的诊断较为复杂,需进行完整的体格检查和病史回顾,可靠的诊断应建立在结合病史,临床评估,实验室检查,以及典型的内镜、组织学和影像学发现的基础上,涉及多学科。内镜活检标本或手术切除标本的组织学检查是关键步骤,但还需要结合临床。

三、治疗方案

IBD 的治疗经常需要长期联合使用多种药物以控制病情。警惕药物间可能的相互作用和不良反应并尽量维持无激素缓解(减少疾病复发次数和严重程度,减少激素依赖),药物治疗见表 5-12

表 5-12　炎症性肠病的药物治疗

	远端 UC	广泛 UC	CD
轻度	直肠给予或口服美沙拉秦直肠糖皮质激素	局部给予和口服美沙拉秦	柳氮磺吡啶或其他美沙拉秦治疗仅累及结肠者 甲硝唑或环丙沙星治疗会阴部疾病 BUD 治疗回肠和/或右半结肠疾病
中度	直肠给予或口服美沙拉秦直肠糖皮质激素	局部给予和口服美沙拉秦	口服糖皮质激素 硫唑嘌呤或巯嘌呤 甲氨蝶呤 抗 TNF 制剂
重度	直肠给予和口服美沙拉秦 口服或静脉给予糖皮质激素 直肠给予糖皮质激素	静脉给予糖皮质激素 静脉给予环孢素或 静脉给予英夫利昔单抗	口服或静脉给予糖皮质激素 皮下或肌内注射甲氨蝶呤 静脉给予英夫利昔单抗 皮下给予阿达木单抗 皮下给予赛妥珠单抗
难治性	口服或静脉给予糖皮质激素+ 硫唑嘌呤或巯嘌呤 英夫利昔单抗或环孢素	口服或静脉给予糖皮质激素+硫唑嘌呤或巯嘌呤	静脉给予英夫利昔单抗 皮下给予阿达木单抗 皮下给予赛妥珠单抗
静止期	口服或直肠给予美沙拉秦 口服硫唑嘌呤或巯嘌呤	口服美沙拉秦 口服硫唑嘌呤或巯嘌呤	硫唑嘌呤 巯嘌呤 甲氨蝶呤
肛周疾病	–	–	口服抗生素 硫唑嘌呤或巯嘌呤 静脉给予英夫利昔单抗

四、常用药物与用药交代

柳氮磺吡啶

（Sulfasalazine）

【适应证】

主要用于炎症性肠病,即 Crohn 病和溃疡性结肠炎。

【超说明书用途】

用于类风湿关节炎治疗,推荐意见:三星。Micromedex 推荐等级Ⅱb;用于强直性脊柱炎治疗,推荐意见:三星。Micromedex 推荐等级Ⅱb。

【药师知识储备】

1. **用法用量** 肠溶片,口服。成人常用剂量:初剂剂量为每日 2~3g(8~12 片),分 3~4 次口服,无明显不适量,可渐增至每日 4~6g,待肠病症状缓解后逐渐减量至维持量,每日 1.5~2g(6~8 片)。小儿初剂剂量为每日 40~60mg/kg,分 3~6 次口服,病情缓解后改为维持剂量每日 30mg/kg,分 3~4 次口服。

2. **特殊人群用药及注意事项** **老年人:**应避免应用,确有指征时需权衡利弊后决定。**儿童:**新生儿及 2 岁以下小儿禁用。

3. **重要相互作用**

(1)与尿碱化药合用排泄增多。

(2)不宜与对氨基苯甲酸、乌洛托品合用。

(3)与口服抗凝药、口服降血糖药、甲氨蝶呤、苯妥英钠和硫喷妥钠合用时,需调整后者剂量。

(4)与骨髓抑制药合用时应严密观察可能发生的毒性反应。

(5)与避孕药(雌激素类)合用:避孕可靠性减少,可能增加经期外出血。

(6)与溶栓药物合用可能增大其潜在的毒性作用。

(7)与肝毒性药物合用,尤其是用药时间较长及以往有肝病史者应监测肝功能。

(8)与光敏药物合用可能发生光敏的相加作用。

(9)接受磺胺类药物治疗者对维生素 K 的需要量增加。

(10)合用可增强保泰松的作用。

(11)当磺吡酮疗程较长时,对磺胺药的血药浓度宜进行监测,有助于剂量的调整,保证安全用药。

(12)与洋地黄类或叶酸合用时须随时观察洋地黄类的作用和疗效。

(13)与磺吡酮、丙磺舒合用致磺胺类药物作用延长,容易中毒。

(14)与新霉素合用使作用降低。

4. **不良反应** **常见:**过敏反应,可表现为药疹,严重者可发生渗出性多形红斑、剥脱性皮炎和大疱表皮松解萎缩性皮炎等;也有表现为光敏反应、药物热、关节及肌肉疼痛、发热等血清病样反应。**其他:**中性粒细胞减少或缺乏症、血小板减少症及再生障碍性贫血。患者可表现为咽痛、发热、苍白和出血倾向。溶血性贫血及血红蛋白尿。

5. **禁忌证** 对磺胺类药物过敏者、妊娠期妇女、哺乳期妇女、2 岁以下小儿禁用。

【患者用药交代】

1. 进餐时服用,不可掰开或压碎服用;多饮水,以防结晶尿的发生;偶有胃肠道刺激症状,除餐后服药外,也可分成小量多次服用,甚至每小时 1 次,使症状减轻。腹泻症状无改善时,可加大剂量。夜间停药间隔不得超过 8 小时。

2. **定期检查** 全血象检查,对接受较长疗程的患者尤为重要;直肠镜与乙状结肠镜检查,观察用药效果及调整剂;尿液检查(每 2~3 日查尿常规 1 次),以发现长疗程或高剂量治疗时可能发生的结晶尿;肝、肾功能检查,肾功能损害者应减小剂量。

3. 对呋塞米、砜类、噻嗪类利尿剂、磺脲类、碳酸酐酶抑制药及其他磺胺类药物呈现过敏的患者,对本品亦会过敏。

美 沙 拉 秦
(Mesalazine)

【适应证】

1. **溃疡性结肠炎** 用于溃疡性结肠炎的急性发作,防止复发。

2. **克罗恩病** 用于频繁发病的克罗恩病患者,预防急性发作。

【药师知识储备】

1. **用法用量** 缓释颗粒,口服。袋内药物应吞服,不要咀嚼。下述剂量每日分 3~4 次口服,可餐时服用,用一杯水漱服。**溃疡性结肠炎**:急性期,每日 4g(相当于 8 袋 0.5g 美沙拉秦缓释颗粒)。缓解期,每日 1.5g(相当于 3 袋 0.5g 美沙拉秦缓释颗粒)。**克罗恩病**:缓解期,每日 2g(相当于 4 袋 0.5g 美沙拉秦缓释颗粒)。

2. **特殊人群用药及注意事项** **妊娠期妇女**:只有在预期的临床受益大于对胎儿的潜在风险时,妊娠期妇女才能使用本品。**哺乳期妇女**:只有预期对哺乳期妇女的益处大于可能对婴儿的风险时才使用本品。**老年人**:尚无老年人使用本品的资料。**儿童**:未进行该项试验且无可靠参考文献。

3. **重要相互作用**

(1)与肾上腺皮质激素合用可能增加胃肠道出血的危险。

(2)与抗凝药物合用会增加出血倾向。

(3)与磺酰脲类口服降糖药合用可能增加其降糖作用。

(4)与螺内酯和呋塞米合用可能降低其利尿作用。

(5)与丙磺舒和磺吡酮合用可能降低其排尿酸作用。

(6)与抗代谢药(如甲氨蝶呤、巯嘌呤和硫唑嘌呤)合用可能增加毒性。

(7)与利福平合用可能降低其抗结核作用。

4. **不良反应** **罕见**:头痛、头晕、心肌炎、心包炎、腹痛、腹泻、胃肠胀气、恶心和呕吐。**非常罕见**:血细胞计数改变、外周神经病变、过敏和肺纤维化反应、急性胰腺炎、肾功能障碍、脱发、肌痛、关节痛、过敏反应、肝功能检测指标的改变、可逆性精子减少症等。

5. **禁忌证** 对美沙拉秦、水杨酸及其衍生物或本品中任一辅料过敏者;肾功能损害者;严重的肝功能损害者;胃或十二指肠溃疡者;出血倾向增加者。

【患者用药交代】

1. 吞服,不要咀嚼。可餐时服用,用一杯水漱服。

2. 检查血象(血细胞分类计数,肝功能参数如 GPT 或 GOT,血肌酐)和尿液状况。建议开始治疗后 14 日检查这些项目,此后每隔 4 周进一步复查 2~3 次。如检查结果正常,每 3 个月例行检查一次。

3. 肝功能障碍者应慎用本品。

4. 用药期间出现肾功能恶化,应考虑到美沙拉秦引起的中毒性肾损伤。

5. 肺功能障碍者,特别是哮喘患者,应在医生的严密监控下使用本品治疗。

6. 对含柳氮磺吡啶的药物过敏的患者,应在严密的医学监控下使用本品。如出现急性不耐受反应(抽搐、急性腹痛、发热、严重头痛以及皮疹等症状),须立即停止治疗。

(尉大伟 徐 娟)

第六节 肝 疾 病

一、概述

常见的肝病包括病毒性肝炎、自身免疫性肝炎(autoimmune hepatitis,AIH)、原发性胆汁性肝硬化(primary biliary cirrhosis,PBC)又名原发性胆汁性胆管炎(primary biliary cholangitis,PBC)、酒精性肝炎(alcoholic liver disease,ALD)及药物性肝损害(drug induced liver injury,DILI)等,其终末阶段常见肝性脑病(肝性昏迷)。各种肝病可引起不同类型的肝功能异常,包括肝细胞损伤、胆汁淤积、单纯黄疸和浸润性肝病,可表现为肝酶谷草转氨酶(GOT)、谷丙转氨酶(GPT)、谷酰转肽酶(GGT)、碱性磷酸酶(ALP)及肝合成功能白蛋白(ALB)、前白蛋白(pre-ALB)、血浆凝血酶原时间(PT)和转运功能总胆红素(TBIL)、胆固醇(CHO)等指标不同程度的异常。肝病最突出的症状就是疲倦乏力和不思饮食。常见症状有胀痛或不适、恶心、厌油腻、食后胀满或有黄疸、口干,重者可有腹水、腹壁血管突出、周身水肿等症,严重者还可能大出血。

引起肝病的原因很多,常见的有各种肝炎病毒引起的传染病、免疫功能异常、大量饮酒(嗜酒)、药物或毒物、代谢异常及遗传等。其中,乙型病毒性肝炎(简称乙肝)在我国流行广泛、人群感染率高,携带乙型肝炎病毒(HBV)长期未规范治疗者,可引起乙肝后肝硬化(在我国为导致肝硬化的主要疾病),甚至诱发肝癌,危害严重。

二、诊断要点

肝胆疾病大多有明确的诊断标准,详见表5-13。

表 5-13 肝疾病的病因及诊断

肝病		诊断	病因
病毒性肝炎	甲型病毒性肝炎	抗 HAV IgM 阳性	甲型肝炎病毒;粪-口途径传播
	乙型病毒性肝炎(急性感染期)	HBsAg(+),HBsAb(−),HBcAb(IgM+),HBeAg(+),HBeAb(−)	乙型肝炎病毒;输血制品、母婴、皮肤黏膜破损和性接触传播
	丙型病毒性肝炎	HCV RNA 阳性±抗 HCV 抗体阳性	丙型肝炎病毒;皮肤或性接触传播
	丁型病毒性肝炎	抗 HDV 抗体阳性	丁型肝炎病毒;皮肤或性接触传播
	戊型病毒性肝炎	抗 HEV IgM 阳性	戊型肝炎病毒;粪-口途径传播

续表

肝病	诊断	病因
自身免疫性肝炎	肝活检是"金标准";肝炎+高球蛋白血症+自身抗体阳性	自身免疫
原发性胆汁性肝硬化	TBIL 升高(以直接胆红素为主),95%的患者 AMA-M2 阳性	
酒精性肝炎	转氨酶通常<500U/L,GOT/GPT>2	酒精
药物性肝损害	GPT>3 倍正常值上限;ALP>2 倍或 3 倍正常值上限;TBIL>2 倍正常值上限,伴任何 GPT、ALP 升高	药物
肝性脑病	常见血氨升高(但严重程度并不平行)	–

三、治疗方案

(一)非药物治疗

治疗的目的是在肝病初、中期弥补肝脏合成蛋白质、维生素等功能的不足,维持机体营养,改善患者自身免疫力,促进肝脏组织修复,同时减轻肝脏负担、减少肝细胞损伤。

(二)治疗药物的选用

根据不同肝功能异常的病因及表现,所采取的药物治疗主要包括抗病毒药物、降酶护肝药物、退黄利胆护肝药物、抗肝性脑病药物、糖皮质激素类药物及免疫调节药物等。详见表 5-14。

表 5-14　肝胆疾病的治疗

肝病		药物治疗	非药物治疗
病毒性肝炎	甲型病毒性肝炎	支持治疗;肌内注射丙种球蛋白	适当休息、合理营养、避免饮酒及过度劳累
	乙型病毒性肝炎	急性期支持治疗;干扰素、拉米夫定、恩替卡韦	
	丙型病毒性肝炎	干扰素 α+利巴韦林	
	丁型病毒性肝炎	无特效药	
	戊型病毒性肝炎	无特效药	
自身免疫性肝炎		中等剂量泼尼松+硫唑嘌呤	
原发性胆汁性肝硬化		首选熊去氧胆酸;无效者考虑秋水仙碱+甲氨蝶呤	
药物性肝损害		还原型谷胱甘肽、硫普罗宁	生活习惯同上;预防重于治疗,了解药物副作用,用药期间定期检查肝功能;及时停用可疑药物
酒精性肝炎		泼尼松龙	戒酒、高蛋白低脂饮食
肝性脑病		乳果糖	适当限制蛋白质、盐和水分的摄入,减少氨的生成

四、常用药物与用药交代

复方甘草酸苷

（Compound Glycyrrhizin）

【适应证】

治疗慢性肝病,改善肝功能异常。可用于治疗湿疹、皮肤炎、斑秃。

【药师知识储备】

1. **用法用量**　饭后口服。**胶囊**:成人通常每次2~3粒,小儿每次1粒,每日3次。可依年龄、症状适当增减。**片剂**:成人每次2~3片,小儿每次1片,每日3次。

2. **特殊人群用药及注意事项**　**妊娠期、哺乳期妇女**:应在权衡治疗利大于弊之后慎重用药。**老年人**:基于临床应用经验,高龄患者低钾血症发生率高,因此需在密切观察的基础上慎重给药。**儿童**:尚未有药理、毒理或者药动学方面与成人差异的试验。

3. **重要相互作用**

（1）与袢利尿剂(依他尼酸、呋塞米等)、噻嗪类及降压利尿剂(三氯甲噻嗪、氯噻酮等)合用,可能出现低钾血症(乏力感、肌力低下),注意观察血清钾值。

（2）避免同时使用其他甘草制剂,容易出现假性醛固酮增多症。

（3）与莫西沙星合用可能引起室性心动过速(尖端扭转型室性心动过速)、Q-T间期延长。

4. **不良反应**　**常见**:假性醛固酮症(发生频率不明),可以出现低钾血症、血压上升、钠及液体潴留、水肿、尿量减少、体重增加等假性醛固酮增多症状,还可出现脱力感、肌力低下、肌肉痛、四肢痉挛、麻痹等横纹肌溶解症的症状。

5. **禁忌证**　醛固酮症患者,肌病患者,低钾血症患者(可加重低钾血症和高血压)。有血氨升高倾向的末期肝硬化患者(该制剂中所含有的蛋氨酸代谢物可以抑制尿素合成,而使对氨的处理能力低下)。

【患者用药交代】

1. 饭后口服。

2. 高龄患者低钾血症发生率高,因此需在密切观察的基础上慎重给药。

甘草酸二铵

（Diammonium Glycyrrhizinate）

【适应证】

本品适用于伴有GOT和GPT升高的急、慢性肝炎的治疗。

【药师知识储备】

1. **用法用量**　肠溶胶囊,口服,整粒送服,每次150mg,每日3次。

2. **特殊人群用药及注意事项**　**妊娠期妇女**:不宜使用。**儿童**:新生儿、婴幼儿的用药剂量和不良反应尚未确定,暂不用。**老年人**:未进行该项试验且无可参考文献。

3. **重要相互作用**　尚不明确。

4. **不良反应**　主要有食欲缺乏、恶心、呕吐、腹胀,以及皮肤瘙痒、荨麻疹、口干和水肿,心脑血管系统有头痛、头晕、胸闷、心悸及血压升高,以上症状一般较轻,不必停药。

5. **禁忌证**　对甘草酸二铵及卵磷脂过敏者;严重低钾血症、高钠血症、高血压、心力衰竭、肾衰竭患者。

【患者用药交代】

1. 沿铝箔面椭圆形边缘划开包装,以免破坏胶囊壳。

2. 定期测血压和血清钾、钠浓度,如出现高血压、血钠潴留、低钾血症等情况应停药或适当减量。

促肝细胞生长素
（Hepatocyte Growth Promoting Factors）

【适应证】

用于中至重度慢性肝炎的辅助治疗。

【药师知识储备】

1. **用法用量**　肠溶胶囊,口服。每次 100~150mg,每日 3 次,3 个月为一疗程。

2. **特殊人群用药及注意事项**　观察肝功能和血清甲胎蛋白(AFP)的改变。

3. **重要相互作用**　尚未观察到药物相互作用。

4. **不良反应**　尚无资料。

5. **禁忌证**　对本品成分过敏者禁用。

【患者用药交代】

3 个月为一疗程。

双　环　醇
（Bicyclol）

【适应证】

用于治疗慢性肝炎所致的氨基转移酶升高。

【药师知识储备】

1. **用法用量**　片剂,口服。**成人**:常用剂量为每次 25mg,必要时可增至 50mg,每日 3 次,最少服用 6 个月或遵医嘱,应逐渐减量。

2. **特殊人群用药及注意事项**　**妊娠期、哺乳期妇女**:权衡利弊,谨慎使用。**老年人**:70 岁以上老年患者的最适剂量尚待确定。**儿童**:12 岁以下儿童的剂量遵医嘱。

3. **重要相互作用**　尚无与其他药物相互作用的研究资料。

4. **不良反应**　**常见**:皮疹、头晕、腹胀、恶心、胃部不适、睡眠障碍。**特殊**:血小板计数下降、脱发。不良反应均为轻度或中度,一般无须停药,或短暂停药,或对症治疗即可。

5. **禁忌证**　有肝功能失代偿者,如胆红素明显升高、低白蛋白血症、肝硬化腹水、食管静脉曲张出血、肝性脑病及肝肾综合征慎用或遵医嘱。对本品和本品中其他成分过敏者禁用。

【患者用药交代】

1. 餐前或餐后用水送服,禁酒。

2. 最少服用 6 个月或遵医嘱,应逐渐减量。

葡　醛　内　酯
（Glucurolactone）

【适应证】

用于急、慢性肝炎的辅助治疗。

【药师知识储备】

1. **用法用量**　片剂,口服。**成人**:每次 100~200mg,每日 3 次。**儿童**:5 岁以下小儿,每次 50mg;5 岁以上小儿,每次 100mg,每日 3 次。

2. **特殊人群用药及注意事项**　尚无资料。

3. **重要相互作用**　尚未观察到药物相互作用。

4. **不良反应** 偶有面红,轻度胃肠不适,减量或停药后即消失。

5. **禁忌证** 对本品有过敏史的患者禁用。

【患者用药交代】

面红、轻度胃肠不适等不良反应,减量或停药后即可消失。

水 飞 蓟 宾
（Silibinin）

【适应证】

用于急慢性肝炎、脂肪肝的肝功能异常的恢复。

【药师知识储备】

1. **用法用量** 胶囊,口服。**成人**:每日 3 次,每次 70~140mg。

2. **特殊人群用药及注意事项** 尚无资料。

3. **重要相互作用** 尚未观察到药物相互作用。

4. **不良反应** 偶见头晕、恶心、呃逆、轻度腹泻等。

5. **禁忌证** 尚无资料。

【患者用药交代】

餐后口服。

硫 普 罗 宁
（Tiopronin）

【适应证】

用于改善慢性乙型肝炎患者的肝功能。

【药师知识储备】

1. **用法用量** 肠溶片,口服。每次 100~200mg,每日 3 次,疗程为 2~3 个月。

2. **特殊人群用药及注意事项** **哺乳期妇女**:禁用。**老年人**:未进行该项试验且无可靠参考文献。**儿童**:禁用。

3. **重要相互作用** 不得与具有氧化作用的药物合并使用。

4. **不良反应** **偶见**:皮疹、皮肤瘙痒、发热等过敏或胃肠道反应。**长期大剂量用药罕见**:蛋白尿或肾病综合征。**罕见**:胰岛素性自体免疫综合征、疲劳感和肢体麻木。

5. **禁忌证** 对本品有过敏史的患者禁用。妊娠期妇女、哺乳期妇女、儿童禁用。急性重症铅、汞中毒患者禁用。

【患者用药交代】

1. 应整片吞服,禁酒。

2. 定期检查肝功能。

熊去氧胆酸
（Ursodeoxycholic Acid）

【适应证】

1. X 线能穿透的胆囊胆固醇结石,胆囊收缩功能须正常。

2. 胆汁淤积性肝病(如原发性胆汁性肝硬化)。

3. 胆汁反流性胃炎。

【超说明书用途】

1. 用于原发性胆汁性肝硬化,Micromedex 推荐等级 Ⅰb。

2. 口服治疗妊娠期肝内胆汁淤积症,推荐意见三星。

3. 本品胶囊用于儿童,推荐意见二星。

【药师知识储备】

1. **用法用量**　胶囊剂,口服。**胆囊胆固醇结石及胆汁淤积性肝病**(每日剂量为 10mg/kg),具体为:体重 60kg,每次 0.5g(2 粒);体重 80kg,每次 0.75g(3 粒);体重 100kg,每次 1g(4 粒);每晚顿服。**溶石治疗**:一般需 6~24 个月,服用 12 个月后结石未见变小者,停止服用。治疗结果根据 6 个月进行超声波或 X 线检查判断。**胆汁反流性胃炎**:晚上睡前用水吞服,必须定期服用,每次 0.25g(1 粒),每日 1 次。一般服用 10~14 日。

2. **特殊人群用药及注意事项**　**妊娠期妇女**:不能在妊娠前 3 个月服用。**儿童**:按体重及医疗状况服用。**老年人**:慎用。

3. **重要相互作用**

(1)熊去氧胆酸胶囊不应与考来烯胺(消胆胺)、考来替泊(降胆宁)以及含有氢氧化铝和/或蒙脱石(氧化铝)等抗酸药同时服用,因为这些药可以在肠中和熊去氧胆酸结合,从而阻碍吸收,影响疗效,如果必须服用上述药品,应在服用该药前 2 小时或在服药后 2 小时服用熊去氧胆酸胶囊。

(2)熊去氧胆酸胶囊可以影响环孢素在肠道的吸收,服用环孢素的患者应做环孢素血清浓度的监测,必要时调整服用环孢素的剂量。

(3)个别患者服用熊去氧胆酸胶囊会降低环丙沙星的吸收。

(4)雌激素和降胆固醇药物,如氯贝丁酯,可增加肝脏胆固醇分泌,因此可能加剧胆石症,此与熊去氧胆酸用于溶解胆石症作用相反。

4. **不良反应**　常见:胃肠道紊乱。罕见:肝胆功能紊乱、过敏反应。

5. **禁忌证**　急性胆囊炎和胆管炎;胆道阻塞(胆总管和胆囊管);经常性的胆绞痛发作;X 线无法穿透的胆石症钙化;胆囊功能受损;胆囊不能在 X 线下被看到时;对胆汁酸或本品任一成分过敏。

【患者用药交代】

1. 胆汁反流性胃炎睡前用水吞服,必须定期服用。

2. 不应与考来烯胺(消胆胺)、考来替泊(降胆宁)以及含有氢氧化铝和/或蒙脱石(氧化铝)等抗酸药同时服用,如果必须服用上述药品,应在服用该药前 2 小时或在服药后 2 小时服用熊去氧胆酸胶囊。

茴 三 硫
(Anethol Trithione)

【适应证】

1. 治疗 Sjögren 综合征(口、眼、鼻干燥综合征)的干燥症状,纠正因服用某些药品(如镇定剂、抗抑郁药、抗帕金森病药等)引起的药源性及口咽区接受放射治疗后引起的口干症。

2. 用于胆囊炎、胆石症,并用于伴有胆汁分泌障碍的慢性肝炎辅助治疗。

【药师知识储备】

1. **用法用量**　片剂,口服。每次 25mg,每日 3 次。

2. **特殊人群用药及注意事项**　**妊娠期妇女**:避免服用本品。**儿童**:婴幼儿、儿童对本品更敏感,尤其是不良反应,故使用时应谨慎。**老年人**:老年患者酌情减量服用(如 37.5mg/d)。

3. **重要相互作用**　尚未观察到药物相互作用。

4. **不良反应**　过敏反应:偶有发生荨麻疹样红斑、出疹、皮肤瘙痒,停药即消失。消化道:可发生腹胀、腹泻、软便、腹痛、恶心、肠鸣等轻至中度胃肠道反应,减少药量或停药后可缓解或消失。肝脏:偶有发生血转氨酶(GPT、GOT)等升高。其他:偶有发生心悸。

5. **禁忌证**　胆管、胆总管完全梗阻者禁用;急性期的肝脏及胆道疾病患者禁用(有增加肝细胞及胆道负荷、恶化病情的可能);严重肝功能障碍、黄疸、肝硬化者禁用;对本品过敏者禁用。

【患者用药交代】

1. 甲状腺功能亢进症患者慎用本品,服用本品时请注意观察甲状腺功能。

2. 本品会导致尿液呈现深黄色,属正常现象。

胱　氨　酸
（Cystine）

【适应证】

用于病后和产后继发性脱发症、慢性肝炎的辅助治疗。

【药师知识储备】

1. **用法用量**　片剂,口服。每次 1~2 片,每日 3 次。

2. **特殊人群用药及注意事项**　尚无资料。

3. **重要相互作用**　尚未观察到药物相互作用。

4. **不良反应**　长期服用或特异体质者可能导致胃结石形成,应多饮水。

5. **禁忌证**　对本品过敏者禁用。

【患者用药交代】

1. 服药期间应多饮水。

2. 结石病患者慎用。

托 尼 萘 酸
（Tolynicate and Naphthylacetic Acid）

【适应证】

1. 用于整个胆管系统的急性、亚急性和慢性炎症性疾病,以及各种阻断肝脏胆汁分泌的疾病,如肝炎、胆囊炎、胆管炎、胆石症、胆汁性绞痛、胆汁淤积及黄疸等。

2. 预防胆汁分泌功能不全患者进食大量脂肪性食物后引致的消化不良性疼痛。

3. X 线造影时可提高胆囊和胆管的显影率。

【药师知识储备】

1. **用法用量**　片剂,口服,餐前 30 分钟服 1~2 片,每日 3 次。用于胆管造影时,在注射前、注射后 20 分钟及 50 分钟各服 5 片;用于口服造影剂的胆管造影时,按每小时服用造影剂的间隔时间,每次同服本品 2 片,即总量为 12~14 片。

2. **特殊人群用药及注意事项**　儿童:不推荐使用。老年人:无须调整。肾功能不全者:慎用。

3. **重要相互作用**　本品与多种抗生素合用时,可提高胆汁内抗生素的浓度。

4. **不良反应**　常见:轻度腹泻、便秘、一过性 GPT 升高等。严重:长期服用可能对肾功能有一定的影响,长期服药应做肾功能监测。

5. **禁忌证**　严重肝功能不全、胆管阻塞、胆囊气肿及肝性脑病患者禁用。

【患者用药交代】

1. 一般餐前 30 分钟服用。
2. 长期服药应做肾功能监测。

（游晓君 徐 娟）

附：缩略语

PU：消化性溃疡

Hp：幽门螺杆菌

PPI：质子泵抑制剂

Zollinger-Ellison：卓-艾综合征

Ccr：肌酐清除率

GERD：胃食管反流病

NSAIDs：非甾体抗炎药

GORD：胃-食管反流征

FD：功能性消化不良

IBD：炎症性肠病

UC：溃疡性结肠炎

CD：克罗恩病

AIH：自身免疫性肝炎

PBC：原发性胆汁性肝硬化，原发性胆汁性胆管炎

ALD：酒精性肝炎

DILI：药物性肝损害

GOT：谷草转氨酶

GPT：谷丙转氨酶

GGT：谷酰转肽酶

ALP：碱性磷酸酶

ALB：肝合成功能白蛋白

pre-ALB：前白蛋白

PT：血浆凝血酶原时间

TBIL：转运功能总胆红素

CHO：胆固醇

HBV：乙型肝炎病毒

参考文献

［1］中华消化杂志编委会.消化性溃疡诊断与治疗规范（2016 年,西安）.中华消化杂志,2016,36（8）:508-513.

［2］中华医学会消化病学分会胃肠动力学组,中华医学会消化病学分会胃肠功能性疾病协作组.中国功能性消化不良专家共识意见（2015 年,上海）.中华消化杂志,2016,36（4）:217-229.

［3］中华医学会消化病学分会胃肠动力学组.中国消化不良的诊治指南（2007,大连）.中华全科医师杂志,2008,7（9）:593-595.

［4］中华医学会消化病学分会胃肠动力学组,中华医学会外科学分会结直肠肛门外科学组.中国慢性便秘诊治指南.中华消化杂志,2013,33(5):291-297.

［5］叶礼燕,陈凤钦.腹泻病诊断治疗指南 . 实用儿科临床杂志,2009,24(19):1538-1540.

［6］中华预防医学会微生态学分会.中国消化道微生态调节剂临床应用专家共识(2016).中华消化杂志,2016,36(12):793-804.

［7］中华医学会消化病学分会炎症性肠病学组.炎症性肠病诊断与治疗的共识意见(2018年,北京).中华炎性肠病杂志(中英文),2018,2(3):173-190.

［8］李剑,吴东.协和内科住院医师手册.北京:中国协和医科大学出版社,2008.

［9］翁冠华,王朝晖.临床用药速查手册.北京:中国协和医科大学出版社,2009.

第六章　呼吸系统疾病

第一节　慢性阻塞性肺疾病

一、概述

慢性阻塞性肺疾病(chronic obstructive pulmonary disease,COPD)简称慢阻肺,是一种以持续气流受限为特征的可以预防和治疗的疾病,其气流受限多呈进行性发展,与气道和肺组织对烟草烟雾等有害气体或有害颗粒的慢性炎症反应增强有关。急性加重和并发症影响患者整体疾病的严重程度。慢阻肺主要累及肺脏,但也可引起全身(或称肺外)的不良效应。慢阻肺可存在多种并发症。

二、诊断要点

第1秒用力呼气容积占用力肺活量百分比($FEV_1/FVC\%$)是评价气流受限的一项敏感指标。第1秒用力呼气容积占预计值百分比($FEV_1\%$预计值)常用于 COPD 病情严重程度的分级评估,其变异性小,易于操作。吸入支气管舒张剂后 $FEV_1/FVC<70\%$,提示为不能完全可逆的气流受限。是确定慢阻肺的"金标准"。

少数患者并无咳嗽、咳痰、明显气促等症状,仅在肺功能检查时发现 $FEV_1/FVC<70\%$,在除外其他疾病后,亦可诊断为 COPD。

三、治疗方案

(一)治疗慢阻肺药物的分类

1. **支气管舒张剂**　支气管舒张剂是控制 COPD 症状的重要治疗药物,主要包括 β_2 受体激动剂和抗胆碱能药。首选吸入治疗。短效制剂适用于各级 COPD 患者,按需使用以缓解症状;长效制剂适用于中度以上患者,可预防和减轻症状,增加运动耐力。甲基黄嘌呤类药物亦有支气管舒张作用。不同作用机制与作用时间的药物合理联合应用可增强支气管舒张作用、减少不良反应。①β_2 受体激动剂:短效 β_2 受体激动剂(SABA)主要有沙丁胺醇、特布他林等定量雾化吸入剂,数分钟内起效,疗效持续 4~5 小时,24 小时内不超过 8~12 喷;长效 β_2 受体激动剂(LABA)主要有沙美特罗、福莫特罗等,作用持续 12 小时以上,每日吸入 2 次。②抗胆碱药:短效抗胆碱药(SAMA)主要有异丙托溴铵定量雾化吸入剂,起效较沙丁胺醇慢,疗效持续 6~8 小时,每日 3~4 次;长效抗胆碱药(LAMA)主要有噻托溴铵,作用时间长达 24 小时以上,每日 1 次。③甲基黄嘌呤类药物:包括短效和长效剂型。

短效剂型如氨茶碱,常用剂量为每次 100~200mg,每日 3 次;长效剂型如缓释茶碱,常用剂量为每次 200~300mg,每 12 小时 1 次。高剂量茶碱因其潜在的毒副作用,建议有条件的医院监测茶碱的血药浓度。

2. **糖皮质激素**　长期规律吸入糖皮质激素适于重度和极重度且反复急性加重的患者,可减少急性加重次数、增加运动耐量、改善生活质量,但不能阻止 FEV_1 的下降趋势。联合吸入糖皮质激素(ICS)和长效 β_2 受体激动剂(LABA),疗效优于单一制剂。常用的有布地奈德福莫特罗,沙美特罗替卡松。不推荐长期口服、肌内注射或静脉应用糖皮质激素治疗。

3. **其他药物**　①祛痰药:常用药物有盐酸氨溴索、乙酰半胱氨酸等;②疫苗:主要指流感疫苗和肺炎疫苗;接种流感疫苗可预防流感,避免流感引发的急性加重,适用于各级临床严重程度的 COPD 患者;建议年龄超过 65 岁及虽低于此年龄但 $FEV_1 < 40\%$ 预计值的患者可接种肺炎链球菌多糖疫苗等以预防呼吸道细菌感染。

(二) 慢阻肺的治疗目标和治疗原则

1. **治疗目标**　①减少症状:缓解症状,提高运动耐量,改善健康状况;②预防疾病进展:预防和治疗急性加重,降低风险,降低死亡率。

2. **防治原则**　COPD 治疗应尽早开始。要坚持长期、持续、规范、个体化治疗原则。治疗包括①急性发作期:快速缓解症状,如扩张支气管、抗炎治疗;②慢性持续期和临床缓解期:防止症状加重和预防复发,如避免触发因素、规律服药,并做好自我管理;③重度和极重度且反复急性加重(AECOPD):长期规律使用糖皮质激素联合规律使用长效 β_2 受体激动剂,必要时可与抗胆碱药、抗炎药、抗氧化药、抗凝药、水电解质等联合治疗。

(三) 慢阻肺的自我管理宣教和技能培训

1. 教育与督导吸烟的 COPD 患者戒烟,并避免暴露于二手烟。戒烟已被明确证明可有效延缓肺功能的进行性下降。

2. 嘱患者尽量避免或防止粉尘、烟雾及有害气体吸入。

3. 学会自我控制疾病的要点和方法。

4. 使患者知晓规律用药的重要性。

5. 长期氧疗对 COPD 合并慢性呼吸衰竭患者的呼吸生理、运动耐力和精神状态产生有益影响,可改善患者生活质量,提高生存率。提倡在医生指导下施行长期家庭氧疗(LTOT)。

6. 康复治疗适用于中度以上 COPD 患者。其中呼吸生理治疗包括正确咳嗽、排痰方法和缩唇呼吸等;肌肉训练包括全身性运动及呼吸肌锻炼,如步行、踏车、腹式呼吸锻炼等。

7. **科学的营养支持**　对于 COPD 稳定期患者宜低糖类、高蛋白、高脂肪饮食,但对于病重出现呼吸困难者,不宜进食蛋白过高或糖类(碳水化合物)比例过多的食品高蛋白,限制盐的摄入、饮食清淡忌辛辣等。

四、常用药物及用药交代

(一) 短效 β 受体激动剂

沙 丁 胺 醇

(Salbutamol)

【适应证】

缓解支气管痉挛,主要用于哮喘、慢性阻塞性肺部疾病(可逆性气道阻塞疾病)、运动诱发的哮喘或其他变应原诱发的支气管痉挛。

【超说明书用途】

硫酸沙丁胺醇用于抑制宫缩,治疗早产,Micromedex 推荐等级Ⅲ。

【药师知识储备】

1. 用法用量

(1)吸入气雾剂:经口腔吸入使用。**成人**:缓解哮喘急性发作,以 1 揿 100μg 作为最小起始剂量,如有必要可增至 2 揿。用于预防变应原或运动引发的症状,运动前或接触变应原前 10~15 分钟给药。对于长期治疗,最大剂量为每日给药 4 次,每次 2 揿。**老年人**:起始剂量应低于推荐的成年患者用量。**儿童**:用于缓解哮喘急性发作,包括支气管痉挛或在接触变应原之前及运动前给药的推荐剂量为 1 揿,如有必要可增至 2 揿。长期治疗最大剂量为每日给药 4 次,每次 2 揿。

(2)雾化吸入溶液:采用呼吸器或适当的驱动式喷雾器给药。①间歇性用法:间歇性治疗每日重复 4 次,应从低剂量开始。**成人**:0.5~1.0ml(2.5~5.0mg),以注射用生理盐水稀释至 2.0ml 或 2.5ml,喷雾可维持约 10 分钟;部分成人可能需要 10mg 的较高剂量,可不经稀释,将 2.0ml(10mg)本品直接置入喷雾装置中,雾化吸入,直至支气管得到扩张为止,通常需 3~5 分钟。**儿童**:1 岁半~12 岁以下儿童的常用剂量为 0.5ml(2.5mg 沙丁胺醇),以注射用生理盐水稀释到 2.0ml 或 2.5ml,部分儿童可能需要增至 5mg,由于有可能发生短暂的低氧血症,可考虑辅以氧气治疗。②连续性治疗:将本品以注射用生理盐水稀释成每 1ml 含 50~100μg 沙丁胺醇的溶液,雾化吸入的通常给药速率为 1mg/h,最高可增至 2mg/h。

(3)片剂:口服。**成人**:每次 1~2 片,每日 3 次。

(4)缓释胶囊:口服,整粒吞服。**成人**:推荐剂量为每次 8mg,每日 2 次。

2. 特殊人群用药及注意事项　妊娠期妇女:对宫缩有潜在影响,权衡利弊后使用。**哺乳期妇女**:美国 Micromedex 哺乳期分级,婴儿风险不能排除。世界卫生组织,避免哺乳期妇女使用。**儿童**:本品在新生儿的半衰期明显延长,故新生儿用药间隔应延长。**老年人**:从小剂量开始使用。**肾功能不全者**:减量使用。**其他**:高血压、冠状动脉供血不足;糖尿病;甲状腺功能亢进症;有支气管痉挛病史;运动员;肾上腺素受体兴奋剂敏感者慎用。

3. 重要相互作用

(1)非选择性 β 受体拮抗剂:如与普萘洛尔合用可使本品药效减弱或消失。

(2)拟交感药物:合用时应注意过度拟交感作用的产生。

(3)单胺氧化酶抑制剂或三环类抗抑郁药:合用增强本品的心血管系统作用。

(4)β 受体激动剂　合用药效可增加,但也导致不良反应增加。

4. 不良反应　常见　消化　恶心。神经:头痛、失眠。心血管:心悸。肌肉:震颤。**少见**　神经:头晕、目眩。消化:口咽发干。

5. 禁忌证　对本品中任何成分有过敏史者,肾上腺素能受体激动剂过敏者。

【患者用药交代】

1. 吸入剂、雾化吸入溶液见说明书。缓释胶囊整粒吞服。普通片饭后服用。一般剂量无效时及时就医,不能随意增加用量或用药次数。长期使用可形成耐药性,不仅疗效降低,且有加重哮喘的危险。

2. 心动过速、心悸等患者,及时停药并就医。

3. 可引起低钾血症,应监测血钾水平。

特 布 他 林

(Terbutaline)

【适应证】

支气管哮喘、慢性喘息性支气管炎、阻塞性肺气肿和其他伴有支气管痉挛的肺部疾病。

【超说明书用途】

硫酸特布他林注射液雾化用于预防和缓解支气管哮喘、与支气管和肺气肿有关的可逆性支气管痉挛,Micromedex 推荐:无;慢性阻塞性肺病全球倡议证据:A。

【药师知识储备】

1. 用法用量

(1)气雾剂:喷雾吸收。每次 1~2 喷,每日 3~4 次,严重患者每次可增至 6 喷,最大剂量不超过 24 喷/24 小时。

(2)雾化吸入溶液:雾化器给药,剂量应个体化。成人及 20kg 以上儿童:经雾化器吸入 1 个小瓶即得 5mg(2ml)的药液,可以每日给药 3 次。20kg 以下的儿童:经雾化器吸入半个小瓶即得 2.5mg(1ml)的药液。每日最多可给药 4 次。使用方法:握住单剂量小瓶,使瓶口向上,拧动瓶盖以开启瓶盖。将小瓶中溶液挤入雾化器贮液器中。本品可在雾化器中稳定存放 24 小时。开封后,其中的单剂量药液应在 3 个月内使用。

(3)片剂:口服。**成人**:开始 1~2 周,每次 1.25mg(半片),每日 2~3 次。以后可加至每次 2.5mg(1 片),每日 3 次。**儿童**:每次 0.065mg/kg(但每次总量不应超过 1.25mg),每日 3 次。

2. 特殊人群用药及注意事项　**妊娠期妇女**:可用于妊娠期妇女哮喘的治疗。**哺乳期妇女**:美国 Micromedex 哺乳期分级,婴儿风险极小。世界卫生组织,可以用于哺乳期妇女。**儿童**:本品在新生儿的半衰期明显延长,故新生儿用药间隔应延长。**老年人**:同成年人。**其他**:高血压、冠状动脉供血不足;糖尿病;甲状腺功能亢进症;有支气管痉挛病史者;未经治疗的闭角型青光眼;肾上腺素受体兴奋剂敏感者;运动员慎用。

3. 重要相互作用

(1)非选择性 β 受体拮抗剂:如与普萘洛尔合用时本品作用减弱或消失。

(2)拟交感药物:合用时应注意过度拟交感作用的产生。

(3)单胺氧化酶抑制剂或三环类抗抑郁药:合用增强本品的心血管系统作用。

(4)黄嘌呤衍生物、类固醇、利尿剂:合用可能加重低钾血症。

(5)氟烷:合用可诱发心律失常。

(6)茶碱类:合用增加疗效,但心悸等不良反应也可能加重。

4. 不良反应　**常见**　**神经**:头痛,震颤。**心血管**:心悸,快速型心律失常。**精神**:精神紧张。**肌肉**:震颤。**少见**　**消化**:口咽发干。

5. 禁忌证　对本品中任何成分有过敏史者,肾上腺素能受体激动剂过敏者。

【患者用药交代】

1. 气雾剂、雾化吸入溶液见说明书。普通片饭后服用。

2. 规律用药,一般剂量无效时应及时就医,不能随意增加用量或用药次数。长期使用可形成耐药性,不仅疗效降低,且有加重哮喘的危险。大剂量应用可使有癫痫病史的患者发生酮症酸中毒。

3. 心动过速、心悸等患者,及时停药并就医。

4. 可引起低钾血症,对高危患者应监测血清钾的浓度,特别是在用高剂量硫酸特布他林治疗严重哮喘时。

（二）长效 β 受体激动剂

福 莫 特 罗
（Formoterol）

【适应证】

缓解由支气管哮喘、急慢性支气管炎、喘息性支气管炎、肺气肿所致的呼吸道阻塞引起的呼吸困难等症状。

【用药警示】

基于 FDA 大量的临床研究数据分析,单用长效 β_2 受体激动剂可能导致儿童及成人的哮喘症状加重、住院率增加甚至出现死亡病例。不得单独使用长效 β_2 受体激动剂治疗成人或儿童的哮喘。

【药师知识储备】

1. 用法用量

（1）吸入剂:吸入给药。早晨和/或晚间给药。**成人**:常规剂量为每日 1 次或 2 次,每次 $4.5\sim9\mu g$,每日最大剂量可吸 $36\mu g$。哮喘夜间发作,可于晚间给药 1 次。

（2）片剂:**成人**每次 $1\sim2$ 片($40\sim80\mu g$),每日 2 次,口服。小儿每日 $4\mu g/kg$,分 $2\sim3$ 次口服。

2. 特殊人群用药及注意事项　**妊娠期妇女**:权衡利弊后使用。**哺乳期妇女**:美国 Micromedex 哺乳期分级,婴儿风险不能排除。世界卫生组织,尚不明确,避免哺乳期妇女使用。**儿童**:本品在新生儿的半衰期明显延长,故新生儿用药间隔应延长。**老年人**:从小剂量开始使用。**肝、肾功能不全者**:常规剂量。**其他**:梗阻性肥厚型心肌病、特发性主动脉瓣膜下狭窄、严重高血压、颈内动脉-后交通动脉动脉瘤、或其他严重的心血管病患者(如心肌缺血、心动过速或严重心衰患者);糖尿病患者;甲状腺功能亢进患者;有支气管痉挛病史者;运动员;肾上腺素受体兴奋剂敏感者慎用。

3. 重要相互作用

（1）非选择性 β 受体拮抗剂:如与普萘洛尔合用可使本品药效减弱或消失。

（2）拟交感药物:合用时应注意过度拟交感作用的产生。

（3）单胺氧化酶抑制剂或三环类抗抑郁药:合用时延长 Q-T 间期,并增加发生室性心律失常的危险。

（4）黄嘌呤衍生物、类固醇药物和利尿剂:合用可能加强低血钾作用。

（5）呋喃唑酮:合用会加重高血压反应。

4. 不良反应　**常见**　消化:腹泻,恶心,口干。神经:眩晕,头痛。心血管:胸痛,心悸。

5. 禁忌证　对本品中任何成分有过敏史者,对乳糖过敏的患者吸入剂禁用。

【患者用药交代】

1. **吸入剂**　吸入给药。当红色记号刚在指示窗出现时,吸入器内还剩约 20 个剂量。当红色记号到达指示窗底线时,表明吸入器已空。此时摇动吸入器所听到的声音不是药物产生的,而是干燥剂产生的。普通片饭后服用,不能随意增加用量或用药次数。

2. 定期(每周)用干纸巾擦拭(严禁用水)吸入装置吸嘴的外部。

3. 可引起低钾血症,应监测血钾水平。

布地奈德福莫特罗
（Budesonide and Formoterol）

【适应证】

用于需要联合应用吸入皮质激素和长效 β_2 受体激动剂的哮喘患者的常规治疗。

【超说明书用途】

布地奈德福莫特罗粉吸入剂用于慢性阻塞性肺疾病(FDA 推荐等级:成人Ⅱb)。

【药师知识储备】

1. **用法用量**　粉吸入剂,经口腔吸入。**哮喘维持、缓解治疗**:本品作为日常维持治疗,进而按需缓解治疗。本品 160/4.5μg/吸推荐剂量:成人和青少年(≥12 岁),1~2 吸/次,每日 2 次。本品 80/4.5μg/吸推荐剂量:成人(≥18 岁),1~2 吸/次,每日 2 次。有些患者可能需要使用量达到 4 吸/次,每日 2 次。青少年(12~17 岁),1~2 吸/次,每日 2 次。儿童(≥6 岁),2 吸/次,每日 2 次。

2. **特殊人群用药及注意事项**　**妊娠期妇女**:权衡利弊后使用。**哺乳期妇女**:美国 Micromedex 哺乳期分级,婴儿风险不能排除。世界卫生组织,谨慎使用。**儿童**:6 岁以下儿童没有试验数据。**老年人**:无须调整。**其他**:梗阻性肥厚型心肌病、特发性主动脉瓣膜下狭窄、严重高血压、颈内动脉-后交通动脉动脉瘤或其他严重的心血管病患者(如心肌缺血、心动过速或严重心衰患者);糖尿病患者;甲状腺功能亢进症患者;肺结核患者;运动员慎用。

3. **重要相互作用**

(1)β 受体拮抗剂:合用可减弱或抑制福莫特罗的作用。

(2)奎尼丁、普鲁卡因胺、吩噻嗪、抗组胺药(特非那定)和三环类抗抑郁药:合用可延长 Q-T 间期,并增加室性心律不齐的危险。

(3)黄嘌呤衍生物、类固醇和利尿剂:合用可增加低钾血症的可能性。

(4)单胺氧化酶抑制剂:如与呋喃唑酮和丙卡巴肼合用,可能会突然引起高血压反应。

(5)洋地黄毒苷:合用可使低钾血症患者发生心律失常的可能性增加。

4. **不良反应**　**常见**　呼吸:嘶哑,真菌感染。消化:腹泻,恶心,口干。神经:眩晕、头痛。心血管:胸痛,心悸。

5. **禁忌证**　对布地奈德、福莫特罗或吸入乳糖有过敏反应的患者。

【患者用药交代】

1. **粉吸入剂**　口腔吸入给药。应随时携带本品,即便无症状时。

2. 不应试图靠粉吸入剂快速缓解哮喘急性发作。治疗无效应立即就医,不能随意增加剂量或用药次数。停用本品时需要逐渐减少剂量。

3. 发生反常的支气管痉挛现象,如在吸入药品后喘鸣立刻加重,应就医。

4. 长期大剂量使用,可能出现的全身作用包括库欣综合征、肾上腺抑制、儿童和青少年生长发育迟缓、骨矿物密度降低、白内障和青光眼等。

5. 在急性严重哮喘时要监测血钾。

6. 建议长期接受吸入型皮质激素治疗的儿童定期检查身高。

沙美特罗替卡松
(Salmeterol and Fluticasone)

【适应证】

联合用药形式(支气管扩张剂和吸入皮质激素),用于可逆性气道阻塞性气道疾病的规律治疗,包括成人和儿童哮喘。

(1)接受有效维持剂量的长效 β 受体激动剂和吸入型皮质激素治疗的患者。

(2)目前使用吸入型皮质激素治疗但仍有症状的患者。

(3)接受支气管扩张剂规律治疗但仍然需要吸入型皮质激素的患者。

【药师知识储备】

1. **用法用量**　吸入使用。早晨和晚间给药。**哮喘**：成人和 12 岁及 12 岁以上的青少年，每次 1 吸（50μg 沙美特罗和 100μg 丙酸氟替卡松），每日 2 次，或每次 1 吸（50μg 沙美特罗和 250μg 丙酸氟替卡松），每日 2 次，或每次 1 吸（50μg 沙美特罗和 500μg 丙酸氟替卡松）。4 岁及 4 岁以上儿童，每次 1 吸（50μg 沙美特罗和 100μg 丙酸氟替卡松），每日 2 次。**慢阻肺**：成人，每次 1 吸（50μg 沙美特罗和 500μg 丙酸氟替卡松），每日 2 次。

2. **特殊人群用药及注意事项**　**妊娠期妇女**：权衡利弊后使用。**哺乳期妇女**：美国 Micromedex 哺乳期分级，婴儿风险不能排除。世界卫生组织，谨慎使用。**儿童**：4 岁以下儿童没有试验数据。**老年人**：无须调整剂量。**肾功能不全者**：无须调整剂量。**其他**：糖尿病患者；肺结核患者；甲状腺功能亢进症患者；有支气管痉挛病史者；运动员；肾上腺素受体兴奋剂敏感者慎用。

3. **重要相互作用**

(1) 非选择性 β 受体拮抗剂：如与普萘洛尔合用使本品药效减弱或消失。

(2) 伊曲康唑、氟康唑：合用时导致延长 Q-T 间期危险增加。

(3) 司帕沙星、莫西沙星：合用时导致延长 Q-T 间期危险增加。

(4) 单胺氧化酶抑制剂或三环类抗抑郁药：合用时延长 Q-T 间期，并增加发生室性心律失常的危险。

(5) 西沙必利：合用时导致延长 Q-T 间期危险增加。

4. **不良反应**　**常见**　消化：腹泻，恶心，口干。神经：眩晕，头痛。心血管：胸痛，心悸。

5. **禁忌证**　对本品中任何成分有过敏史者，对乳糖或牛奶过敏的患者。

【患者用药交代】

1. 吸入给药，保持准纳器干燥；不用时保持关闭状态；不要对着准纳器呼气；只有在准备吸入药物时才可推动滑动杆；不要超过推荐剂量。准纳器上部的剂量指示窗口显示剩余药量。数字 5~0 将显示为红色，警告剩余剂量已不多。

2. 用药后可能出现支气管异常痉挛并立即出现喘鸣加重，应立即用快速短效的吸入型支气管扩张剂进行治疗，同时应立即停用沙美特罗/丙酸氟替卡松准纳器，并就医。

3. 长期治疗者检测心电图。可逆性阻塞性气道疾病(包括哮喘)检测肺功能。

4. 长期大剂量使用，可能出现的全身作用包括库欣综合征、库欣样特征、肾上腺抑制、儿童和青少年生长发育迟缓、骨矿物密度降低、白内障和青光眼等。

5. 建议长期接受吸入型皮质激素治疗的儿童定期检查身高。

6. 遵医嘱规律用药，不可突然中断本品的治疗，否则可能导致哮喘急性加重。应在医生指导下遵循阶梯治疗方案。

（三）吸入糖皮质激素

布 地 奈 德

（Budesonide）

【适应证】

1. 使用糖皮质激素维持治疗以控制基础炎症的支气管哮喘患者。

2. 用于慢性阻塞性肺病(COPD)患者，规律使用本品可减缓 COPD 患者 FEV_1 的加速下降。

3. 鼻喷雾剂治疗季节性和常年性过敏性鼻炎、常年性非过敏性鼻炎，预防鼻息肉切除后鼻息肉的再生，对症治疗鼻息肉。

【超说明书用途】

1. 吸入用布地奈德混悬液用于儿童支气管炎、肺炎(《2012 儿童常见呼吸道疾病雾化吸入治疗专家共识》推荐)。

2. 吸入用布地奈德混悬液用于中至重度哮喘发作。

【药师知识储备】

1. 用法用量

(1)粉吸入剂:经口腔吸入。

1)支气管哮喘:根据患者原先的哮喘治疗状况,推荐使用本品的起始剂量和最高剂量见表6-1。在重度哮喘和哮喘加重期时,每日剂量分3~4次给予可能对某些患者有益。

表6-1　布地奈德用于支气管哮喘的剂量

	原有治疗	推荐起始剂量	最高推荐剂量
成人	无激素治疗	每次 200~400μg,每日 1 次;或每次 100~400μg,每日 2 次	每次 800μg,每日 2 次
	吸入糖皮质激素	每次 200~400μg,每日 1 次;或每次 100~400μg,每日 2 次	每次 800μg,每日 2 次
	口服糖皮质激素	每次 400~800μg,每日 2 次	每次 800μg,每日 2 次
6 岁及 6 岁以下儿童	无激素治疗	每次 200~400μg,每日 1 次;或每次 100~200μg,每日 2 次	每次 400μg,每日 2 次
	吸入糖皮质激素	每次 200~400μg,每日 1 次;或每次 100~200μg,每日 2 次	每次 400μg,每日 2 次
	口服糖皮质激素	每次 200~400μg,每日 2 次	每次 400μg,每日 2 次

维持剂量:**成人**,每日 100~1 600μg;**儿童**,每日 100~800μg,每日剂量通常分为 1~2 次给予。

2)慢性阻塞性肺病(COPD):推荐剂量为 400μg,每日 2 次。

(2)混悬液:吸入用布地奈德混悬液应经合适的雾化器给药。根据不同的雾化器,患者实际吸入的剂量为标示量的 40%~60%。雾化时间和输出药量取决于流速、雾化器容积和药液容量。对大多数雾化器,适当的药液容量为 2~4ml。

起始剂量、严重哮喘期或减少口服糖皮质激素时的剂量:**成人**,每次 1~2mg,每日 3 次。**儿童**,每次 0.5~1mg,每日 2 次。

维持剂量:使患者保持无症状的最低剂量。**成人**,每次 0.5~1mg,每日 2 次。**儿童**,每次 0.25~0.5mg,每日 2 次。

(3)鼻喷雾剂:剂量应个体化。

1)鼻炎:成人及 6 岁和 6 岁以上儿童:推荐起始剂量为每日 256μg,此剂量可于早晨 1 次喷入或早晚分 2 次喷入。在获得预期的临床效果后,减少用量至控制症状所需的最小剂量。

2)治疗或预防鼻息肉:推荐剂量为每日 256μg,此剂量可于早晨 1 次喷入或早晚分 2 次喷入。在获得预期的临床效果后,减少用量至控制症状所需的最小剂量,作为维持剂量。

2. 特殊人群用药及注意事项　妊娠期妇女:怀孕前 3 个月吸入低至中剂量糖皮质激素和胎儿畸形概率增加没有相关性,高剂量糖皮质激素和胎儿畸形有相关性,权衡利弊后使用。**哺乳期妇女:**美国 Micromedex 哺乳期分级,婴儿风险不能排除。世界卫生组织,谨慎使用。**儿童:**权衡利弊后使用。**老年人:**无须调整。**肝、肾功能不全:**无须调整剂量。**其他:**①肺结核患者、运动员慎用;②吸入用布地奈德混悬液可与生理盐水和特布他林、沙丁胺醇、色甘酸钠或异丙托溴铵溶液混合使用;③哮喘被控制,应将剂量逐步减少至最小有效剂量;④受到创伤、手术或感染(尤其是肠胃炎)或处于其他伴有严重电解质丢失的情况要调整剂量;⑤以吸入治疗替代全身皮质激素用药,有时不能控制需全身用药才能控制的过敏性疾病,如鼻炎、湿疹,这些过敏性疾病需以全身抗组胺药和/或局部制剂控制症状;⑥依赖口服皮质类固醇的患者转为使用吸入用布地奈德混悬液时,需要特别小心,因为长期口服皮质类固醇治疗所导致下丘脑-垂体-肾上腺功能紊乱的恢复很慢。应在患者的哮喘处于相对稳定状态时开始布地奈德治疗。

3. 重要相互作用 与 CYP3A4 抑制剂(如伊曲康唑、克拉霉素、红霉素等)合用可使布地奈德的代谢受到抑制,增加其全身暴露量。

4. 不良反应 常见 呼吸系统:嘶哑,真菌感染,鼻出血。**少见** 皮肤:过敏。**罕见** 血管:神经性水肿(主要为面部和口咽部水肿)。精神:焦虑,睡眠紊乱。皮肤:淤血。呼吸:支气管痉挛。

5. 禁忌证 对本品中任何成分有过敏史者。

【患者用药交代】

1. 给药途径 粉吸入剂:口腔吸入给药。混悬液:雾化器吸入给药。鼻喷雾剂:鼻孔喷入给药。使用后均需要漱口。

2. 不应试图靠粉吸入剂快速缓解哮喘急性发作,此时仍需吸入短效支气管扩张剂。如治疗无效,应就诊。

3. 长期大剂量使用,可能出现的全身作用包括库欣综合征、肾上腺抑制、儿童和青少年生长发育迟缓、骨矿物密度降低、白内障和青光眼等。

4. 建议长期接受吸入型皮质激素治疗的儿童定期检查身高。

氟 替 卡 松
(Fluticasone)

【适应证】

预防性治疗哮喘。

【药师知识储备】

1. 用法用量 吸入气雾剂,经口腔吸入。对吸气和吸药同步进行有困难的患者可以借助储雾罐。**成人及 16 岁以上儿童**:每次 100~1 000μg,每日 2 次。通常为每次 2 揿,每日 2 次。通常初始剂量:轻度哮喘,每次 100~250μg,每日 2 次;中度哮喘,每次 250~500μg,每日 2 次;重度哮喘,每次 500~1 000μg,每日 2 次。**4 岁以上儿童**:每次 50~100μg,每日 2 次。

2. 特殊人群用药及注意事项 妊娠期妇女:权衡利弊后使用。**哺乳期妇女**:美国 Micromedex 哺乳期分级,婴儿风险不能排除。世界卫生组织,谨慎使用。**儿童**:4 岁以下儿童没有试验数据。**老年人**:无须调整。**肝、肾功能不全者**:无须调整剂量。**其他**:糖尿病患者;肺结核患者;甲状腺功能亢进症患者;有支气管痉挛病史者;运动员;肾上腺素受体兴奋剂敏感者慎用。

3. 重要相互作用 与利托那韦合用,使丙酸氟替卡松血药浓度大幅度增加,导致系统糖皮质激素效应,包括库欣综合征及肾上腺功能抑制。

4. 不良反应 常见 呼吸系统:嘶哑,真菌感染。**少见** 皮肤:过敏。**罕见** 血管:神经性水肿(主要为面部和口咽部水肿);呼吸综合征。精神:焦虑,睡眠紊乱。

5. 禁忌证 对本品中任何成分有过敏史者。

【患者用药交代】

1. 吸入气雾剂,吸入给药。规律用药,不可突然中断本品的治疗,否则可能导致哮喘急性加重。应在医生指导下遵循阶梯治疗方案。

2. 用药后可能出现支气管异常痉挛并立即出现喘鸣加重,应立即用快速短效的吸入型支气管扩张剂进行治疗,同时应立即停用丙酸氟替卡松并就医。

3. 对可逆性阻塞性气道疾病(包括哮喘)的患者要定期检测肺功能。

4. 长期大剂量使用,可能出现的全身作用包括库欣综合征、肾上腺抑制、儿童和青少年生长发育迟缓、骨矿物质密度降低、白内障和青光眼等。

5. 建议长期接受吸入型皮质激素治疗的儿童定期检查身高。

(四) 口服糖皮质激素

泼尼松、甲泼尼龙见第九章自身免疫性疾病,本章只介绍泼尼松龙。

泼 尼 松 龙
(Prednisolone)

【适应证】

用于过敏性与自身免疫性炎症疾病。如风湿病、类风湿关节炎、红斑狼疮、严重支气管哮喘、肾病综合征、血小板减少性紫癜、粒细胞减少症、急性淋巴细胞白血病、各种肾上腺皮质功能不足症、剥脱性皮炎、无疱疮神经性皮炎、类湿疹。

【超说明书用途】

1. 用于特发性习惯性流产,超药品说明书用法为 20mg,每日 1 次,口服。

2. 用于治疗结节病,起始剂量为 30~40mg,中枢神经结节病可加量至按体重每日 1mg/kg,分次口服。

【药师知识储备】

1. **用法用量**　片剂,口服。**成人**:开始用量为每日 15~40mg(根据病情),需要时可用到 60mg 或每日 0.5~1mg/kg,发热患者分 3 次服用,体温正常者每日晨起一次顿服。病情稳定后逐渐减量,维持剂量为 5~10mg,视病情而定。**小儿**:开始用量为每日 1mg/kg。

2. **特殊人群用药及注意事项**　**妊娠期妇女**:妊娠期间使用糖皮质激素可能会造成婴儿唇裂或腭裂或出生时体重较轻,应权衡利弊后使用。同时检测孕期使用糖皮质激素治疗的妊娠期妇女是否出现肾上腺皮质功能减退。**哺乳期妇女**:美国 Micromedex 哺乳期分级,婴儿风险很小。美国儿科学会(AAP)哺乳期分级,可以使用。**儿童**:应在医生指导下进行。**老年人**:需调整剂量。**肝功能不全者**:需调整剂量。**其他**:心脏病或急性心力衰竭、糖尿病、有精神病倾向、全身性真菌感染、青光眼、肝功能损害、高血压、甲减、重症肌无力、骨质疏松、胃溃疡、胃炎或食管炎、肾功能损害或结石、结核病患者慎用。受到创伤、手术或感染(尤其是肠胃炎)或处于其他伴有严重电解质丢失的情况要调整本品治疗剂量。

3. **重要相互作用**

(1)非甾体抗炎药:合用加强致溃疡的作用。

(2)两性霉素 B 或碳酸酐酶抑制剂:合用加重低钾血症;长期合用易发生低血钙和骨质疏松。

(3)蛋白质同化激素:合用可增加水肿的发生率,使痤疮加重。

(4)抗胆碱能药:如与阿托品合用可致眼压增高。

(5)三环类抗抑郁药:合用加重前者引起的精神症状。

(6)降糖药:如与胰岛素合用时,因可使糖尿病患者血糖升高,应适当调整降糖药剂量。

(7)甲状腺激素:合用可使其代谢清除率增加。

(8)避孕药或雌激素:合用加强其治疗作用和不良反应。

(9)强心苷:合用增加洋地黄毒性及心律失常的发生。

(10)利尿剂:合用致严重低血钾,并由于水钠潴留而减弱利尿剂的排钠利尿效应。

(11)免疫抑制剂:合用增加感染的危险性。

(12)异烟肼:合用降低异烟肼的血药浓度和疗效。

(13)水杨酸盐:合用减少水杨酸盐的血药浓度。

(14)生长激素:合用抑制前者的促生长作用。

4. 不良反应　**常见**　心血管:高血压。内分泌:糖耐量异常,食欲增加,体重增加。骨骼肌肉:骨质疏松,发育迟缓,低血钙。精神:欣快感,定向力障碍。皮肤:伤口愈合迟缓。免疫:血管神经性水肿。**少见**　消化:胃肠穿孔。血液:血栓栓塞症。**罕见**　血管:充血性心衰。呼吸:肺水肿。眼部:视网膜病变。

5. 禁忌证　对本品及肾上腺皮质激素类药物过敏史者。

【患者用药交代】

1. 不能随意撤药或停药。

2. 定期检测血象、血糖、血压、血脂、血钙。可使血糖、血胆固醇和血脂肪酸、血钠水平升高,使血钙、血钾下降。

3. 容易诱发或加重感染,老年患者尤其是更年期后的女性应用糖皮质激素易加重骨质疏松。

4. 长期使用要做眼科检查,注意白内障、青光眼或眼部感染的发生。

5. 长期接受糖皮质激素治疗的儿童定期检查身高。

(五)白三烯受体拮抗剂

孟鲁司特钠

(Montelukast sodium)

【适应证】

1. 2~14 岁儿童哮喘的预防和长期治疗。

2. 治疗对阿司匹林敏感的哮喘患者以及预防运动诱发的支气管收缩。

3. 减轻过敏性鼻炎引起的症状。

【药师知识储备】

1. 用法用量　**普通片:**每日 1 次,每次 1 片(10mg)。**咀嚼片:**口服,每日 1 次。6~14 岁哮喘和/或过敏性鼻炎儿童患者每日 1 次,每次 1 片(5mg)。2~5 岁哮喘和/或过敏性鼻炎儿童患者每日 1 次,每次 1 片(4mg)。哮喘患者应在睡前服用。过敏性鼻炎患者可根据自身情况在需要时间服药。同时患有哮喘和过敏性鼻炎的患者应每晚用药 1 次。

2. 特殊人群用药及注意事项　**妊娠期妇女:**权衡利弊后使用。**哺乳期妇女:**美国 Micromedex 哺乳期分级,婴儿风险不能排除。世界卫生组织,尚不明确,避免哺乳期妇女使用。**儿童:**咀嚼片 6 个月以下儿童无试验数据。**老年人:**无须调整。**肝、肾功能不全者:**常规剂量。**其他:**单用支气管扩张剂不能有效控制的哮喘患者,可在治疗方案中加入本品,一旦有临床治疗反应(一般出现在首次用药后),根据患者的耐受情况,可将支气管扩张剂剂量减少。对接受吸入糖皮质激素治疗的哮喘患者加用本品后,可根据患者的耐受情况适当减少糖皮质激素的剂量。

3. 重要相互作用　与苯巴比妥合用可降低孟鲁司特的药-时曲线下面积(AUC)。

4. 不良反应　**常见**　消化:腹泻,恶心,消化不良。**偶见**　皮肤:过敏。神经:眩晕、嗜睡。**罕见**　免疫:肝脏嗜酸性粒细胞浸润。

5. 禁忌证　对本品中任何成分有过敏史者。

【患者用药交代】

1. 普通片饭后服,咀嚼片饭后咀嚼。哮喘患者应在睡前服用,过敏性鼻炎患者在需要时服药,同时患有哮喘和过敏性鼻炎的患者应每晚用药 1 次。无论在哮喘控制还是恶化阶段都坚持服用。

2. 不应用于治疗急性哮喘发作。

（六）抗胆碱药

噻 托 溴 铵
（Tiotropium Bromide）

【适应证】

适用于慢性阻塞性肺疾病(COPD)的维持治疗,包括慢性支气管炎和肺气肿,伴随性呼吸困难的维持治疗及急性发作的预防。

【药师知识储备】

1. **用法用量** 粉吸入剂,口腔吸入给药。每日 1 次,每次吸入 1 粒胶囊。

2. **特殊人群用药及注意事项** **妊娠期妇女**:权衡利弊后使用。**哺乳期妇女**:美国 Micromedex 哺乳期分级,婴儿风险不能排除。世界卫生组织,尚不明确,避免哺乳期妇女使用。**儿童**:小于 18 岁的患者不推荐使用本品。**老年人**:无须调整。**中到重度肾功能不全者**(肌酐清除率≤50ml/min):严密监测肾功能。**其他**:闭角型青光眼、前列腺增生或膀胱颈梗阻的患者应慎用。

3. **重要相互作用** 其他抗胆碱能药物:禁止联合使用。

4. **不良反应** **常见** 消化:口干。**少见** 皮肤:过敏。神经:头痛、头晕、失眠。眼:视物模糊。呼吸:咳嗽、咽炎。泌尿:尿潴留。**罕见** 心脏:心动过速、心悸。消化道:肠梗阻。皮肤:瘙痒、荨麻疹。

5. **禁忌证** 对噻托溴铵、阿托品或其衍生物过敏者。对含有牛奶蛋白的赋形剂—水乳糖过敏的患者。

【患者用药交代】

1. 口腔吸入给药,坚持用药后漱口。避免让药物粉末进入眼内。药物进入眼内可能引发或加重闭角型青光眼、眼疼痛或不适、暂时性视物模糊、视觉晕轮或彩色影像并伴有结膜充血引起的红眼和角膜水肿。如果出现任何上述征象,应停用噻托溴铵并立即咨询医师或药师。

2. 专用吸入装置不得用于其他任何药物,每个月清洁 1 次,可连续使用 1 年。

3. 使用期间长期口干与龋齿可能有关。

4. 不应用作支气管痉挛急性发作的初始治疗,不应用于治疗急性哮喘发作。

异丙托溴铵
（Ipratropium Bromide）

【适应证】

本品适用于需要多种支气管扩张剂联合应用的患者,用于治疗气道阻塞性疾病有关的可逆性支气管痉挛。

【药师知识储备】

1. 用法用量

(1)雾化溶液:雾化器或间歇正压通气机给药。**成人和 12 岁以上的青少年**:急性发作期,大部分情况下 1 个小瓶即治疗剂量能缓解症状。最多 2 个小瓶。维持治疗,每日 3~

4 次,每次使用 1 个小瓶即可。**雾化器使用**:①从药品条板上撕下 1 个小瓶;②用力扭顶部,打开小瓶;③将小瓶中的药液挤入雾化器药皿中;④安装好雾化器,按说明书用药;⑤弃去雾化器药皿中剩余药液并将雾化器清洗干净。

(2)气雾剂:**成人和 6 岁以上儿童**,预防和长期治疗时每日剂量为 1~2 揿,每日 3~4 次。气雾剂装置:定量气雾剂只能用于吸入。患者在吸入时最好坐下或站立。初次使用定量气雾剂前应先将气雾器活瓣揿动两次。

2. **特殊人群用药及注意事项** **妊娠期妇女**:权衡利弊后使用。**哺乳期妇女**:美国 Micromedex 哺乳期分级,婴儿风险不能排除。世界卫生组织,尚不明确,避免哺乳期妇女使用。**儿童**:年龄小于 6 岁的患者不推荐使用本品。**老年人**:无须调整。**中到重度肾功能不全者**(肌酐清除率≤50ml/min):严密监测肾功能。**其他**:尚未有效控制的糖尿病,近期心肌梗死,严重的器质性心血管疾病,甲亢、嗜铬细胞瘤,闭角型青光眼高危者,前列腺肥大或膀胱癌颈部阻塞,运动员慎用。

3. **重要相互作用**

(1)其他抗胆碱能药物:禁止联合使用。

(2)β 肾上腺素能兴奋剂或黄嘌呤类制剂(如茶碱):合用可加强本品的作用。

4. **不良反应** **常见** 消化:口干。呼吸:发生困难。**少见** 皮肤:过敏。神经:头痛、头晕、失眠。眼:视物模糊。呼吸:咳嗽、咽炎。泌尿:尿潴留。**罕见** 心脏:心动过速、心悸。消化道:肠梗阻。皮肤:瘙痒、荨麻疹。

5. **禁忌证** 梗阻性肥厚型心肌病,快速型心律失常。对本品的任何成分或对阿托品及其衍生物过敏者。

【**患者用药交代**】

1. 给药途径 溶液:雾化器吸入给药,专用装置。气雾剂:口腔吸入给药。口腔吸入用药后坚持漱口。

2. 气雾剂喷嘴应保持清洁,以确保其正常工作,按照下述方法定期清洗:将喷嘴由喷雾剂上移下,采用温水清洗。如使用肥皂或清洁剂,喷嘴应用清洁热水彻底冲洗干净。喷雾剂不应用力打开,或暴露于 50℃以上高温。

3. 避免让药液末或气雾进入眼内。药物进入眼内可能引发或加重闭角型青光眼、眼睛疼痛或不适、暂时性视物模糊、视觉晕轮或彩色影像并伴有结膜充血引起的红眼和角膜水肿。如果出现任何上述征象,应停药并立即咨询医师或药师。

4. 不应用作支气管痉挛急性发作的初始治疗,不应用于治疗急性哮喘发作。

5. 长期使用容易导致低钾血症,应定期检测血钾水平。

(**七**)**甲基黄嘌呤类**

茶 碱

(Theophylline)

【**适应证**】

适用于支气管哮喘、喘息型支气管炎、阻塞性肺气肿等缓解喘息症状;也可用于心源性肺水肿引起的哮喘。

【**药师知识储备**】

1. **用法用量**

(1)缓释片:整片吞服。不可压碎或咀嚼。**成人或 12 岁以上儿童**,起始剂量为 0.1~0.2g(1~2 片),每日 2 次,早、晚用 100ml 温开水送服。剂量视病情和疗效调整,但每日剂量不超过 0.9g(9 片),分 2 次服用。

(2)缓释胶囊:整粒吞服。口服。每日给药 1 次,**成人,**一般每日 1 次(200mg),病情较重者或慢性患者加服 1 次(200mg,早上 8～9 点钟),但须根据个体差异,从小剂量开始,逐渐增加用药量,最大用量不宜超过每日 600mg。3 岁以上的儿童患者可以按 100mg 开始治疗,每日最大剂量不应超过 10mg/kg。

2. **特殊人群用药及注意事项　妊娠期妇女**:权衡利弊后使用。**哺乳期妇女**:美国 Micromedex 哺乳分级。可以用于哺乳期妇女。世界卫生组织。可以用于哺乳期妇女。**儿童**:3 岁以下儿童没有试验数据。**老年人**:需调整剂量。**肝、肾功能不全者**:酌情调整用药剂量或延长用药间隔时间。**其他**:不适用于哮喘持续状态或急性支气管痉挛发作的患者。有低氧血症、高血压或者消化性溃疡病史的患者慎用。年龄超过 55 岁特别是男性和伴发慢性肺部疾病的患者,任何原因引起的心力衰竭患者,持续发热患者酌情调整用药剂量或延长用药间隔时间。

3. **重要相互作用**

(1)地尔硫䓬、维拉帕米:合用增加茶碱血药浓度和毒性。

(2)西咪替丁:合用增加茶碱的血药浓度或毒性。

(3)司帕沙星、莫西沙星等:合用降低茶碱清除率,增高其血药浓度。

(4)红霉素、罗红霉素、克拉霉素等:合用降低茶碱清除率,增高其血药浓度。

(5)苯巴比妥、苯妥英、利福平:合用加快茶碱的肝清除率。

(6)锂盐:合用可使锂的肾排泄增加。

(7)美西律:合用降低茶碱清除率,增加血浆中茶碱浓度,需调整剂量。

(8)咖啡因或其他黄嘌呤类药:合用可增加茶碱的血药浓度作用和毒性。

(9)氟烷:合用导致心脏毒性。

(10)亚胺培南:合用导致茶碱中毒,需监测神经系统不良反应。

(11)避孕药:合用导致茶碱中毒。

(12)苯二氮䓬类:合用导致前者疗效降低,需增加苯二氮䓬类剂量。

(13)泮库溴铵:合用导致前者血药浓度降低,监测心脏状况和神经肌肉阻滞程度。

(14)罗哌卡因:合用可能导致麻醉剂中毒表现。

(15)普萘洛尔:合用要检测茶碱中毒表现,还要监测普萘洛尔对呼吸系统的不良反应,一般不建议同时使用。

4. **不良反应　常见　**消化:恶心,呕吐。神经:失眠、头痛。心血管:快速型心律失常。

5. **禁忌证**　过敏者;活动性消化溃疡和未经控制的惊厥性疾病患者。

【患者用药交代】

1. **给药途径**　普通片剂:口服。缓释片:整片吞服。缓释胶囊:整粒吞服。

2. 由于哮喘往往在凌晨发作或在凌晨加重,茶碱缓释胶囊服药时间最好选在晚上 8～9 点钟。茶碱缓释片早、晚各 1 次。

3. 定期监测血清茶碱浓度,以免血药浓度过高发生危险。

4. 茶碱可致心律失常或使原有的心律失常恶化,应定期监测心率、心电图。

氨　茶　碱
(Aminophylline)

【适应证】

适用于支气管哮喘、喘息型支气管炎、阻塞性肺气肿等缓解喘息症状;也可用于心源性肺水肿引起的哮喘。

【药师知识储备】

1. **用法用量**　片剂,口服。**成人**常用剂量:每次 0.1~0.2g(1~2 片),每日 0.3~
0.6g(3~6 片);极量:每次 0.5g(5 片),每日 1g(10 片)。**小儿**常用剂量:每次 3~
5mg/kg,每日 3 次。

2. **特殊人群用药及注意事项**　**妊娠期妇女**:权衡利弊后使用。**哺乳期妇女**:美国
Micromedex 哺乳期分级。可以用于哺乳期妇女。世界卫生组织。可以用于哺乳期妇女。
儿童:4 岁以下儿童没有试验数据。**老年人**:需调整剂量。**肾功能或肝功能不全者**:酌情调
整用药剂量或延长用药间隔时间。**其他**:不适用于哮喘持续状态或急性支气管痉挛发作的
患者。有低氧血症、高血压或者消化性溃疡病史的患者慎用。年龄超过 55 岁特别是男性
和伴发慢性肺部疾病的患者,任何原因引起的心力衰竭患者,持续发热患者酌情调整用药
剂量或延长用药间隔时间。

3. **重要相互作用**

(1)地尔硫䓬、维拉帕米:合用增加氨茶碱血药浓度和毒性。

(2)西咪替丁:合用增加氨茶碱的血药浓度或毒性。

(3)司帕沙星、莫西沙星等:合用降低氨茶碱清除率,增高其血药浓度。

(4)红霉素、罗红霉素、克拉霉素等:合用降低氨茶碱清除率,增高其血药浓度。

(5)苯巴比妥、苯妥英钠、利福平:合用加快氨茶碱的肝清除率。

(6)锂盐:合用可使锂的肾排泄增加。

(7)美西律:合用降低氨茶碱清除率,增加血浆中氨茶碱浓度,需调整剂量。

(8)咖啡因或其他黄嘌呤类药:合用可增加氨茶碱的血药浓度作用和毒性。

(9)氟烷:合用导致心脏毒性。

(10)亚胺培南:合用导致氨茶碱中毒,需监测神经系统不良反应。

(11)避孕药:合用导致氨茶碱中毒。

(12)苯二氮䓬类:合用导致前者疗效降低,需增加苯二氮䓬类剂量。

(13)泮库溴铵:合用导致前者血药浓度降低,监测心脏状况和神经肌肉阻滞
程度。

(14)罗哌卡因:合用可能导致麻醉剂中毒表现。

4. **不良反应**　**常见**　消化:恶心,呕吐。神经:失眠、头痛。心血管:快速型心律
失常。

5. **禁忌证**　对本品过敏者,活动性消化性溃疡和未经控制的惊厥性疾病患者。

【患者用药交代】

1. 定期监测血清茶碱浓度,以免血药浓度过高发生危险。

2. 茶碱制剂可致心律失常或使原有的心律失常恶化,应定期监测心率、心电图。

二羟丙茶碱

(Diprophylline)

【适应证】

适用于支气管哮喘,喘息型支气管炎等具有喘息症状者。

【药师知识储备】

1. **用法用量**　片剂,口服。**成人**,每次 0.1~0.2g(0.5~1 片),每日 3 次。

2. **特殊人群用药及注意事项**　**妊娠期妇女**:权衡利弊后使用。**哺乳期妇女**:美国

Micromedex 哺乳期分级,可以用于哺乳期妇女。世界卫生组织,可以用于哺乳期妇女。**儿童**:儿童没有试验数据。**老年人**:需调整用药剂量。**肾功能或肝功能不全者**:酌情调整用药剂量或延长用药间隔时间。**其他**:不适用于哮喘持续状态或急性支气管痉挛发作的患者。心脏、肝、肾功能不全、甲状腺功能亢进症、活动性消化性溃疡、糖尿病、前列腺增生而导致排尿困难者慎用。

3. **重要相互作用**

(1)西咪替丁:合用可增加本品的血药浓度或毒性。

(2)司帕沙星、莫西沙星等:合用可降低本品清除率,增高其血药浓度。

(3)红霉素、罗红霉素、克拉霉素等:合用可降低本品清除率,增高其血药浓度。

(4)锂盐:合用可使锂的肾排泄增加。

(5)丙磺舒:合用可增加本品的血药浓度或毒性。

4. **不良反应 常见** 消化:恶心,呕吐。神经:失眠、头痛。心血管:快速型心律失常。

5. **禁忌证** 对本品过敏者,活动性消化性溃疡和未经控制的惊厥性疾病患者。

【患者用药交代】

定期监测血药浓度,以免血药浓度过高发生危险。

（八）过敏介质阻释剂

色 甘 酸 钠
（Sodium Cromoglicate）

【适应证】

用于预防支气管哮喘。

【药师知识储备】

1. **用法用量** 口腔气雾吸入,喷吸前先摇匀液体。每次 3.5~7mg,每日 3~4 次。

2. **特殊人群用药及注意事项 妊娠期妇女**:权衡利弊后使用。**哺乳期妇女**:美国Micromedex 哺乳期分级,婴儿风险不能排除。世界卫生组织,尚不明确,避免用于哺乳期妇女。**儿童**:咀嚼片 6 个月以下儿童无试验数据。**老年人**:无须调整。**肝、肾功能不全者**:慎用。**其他**:本品可预防性地阻断肥大细胞脱颗粒,而非直接舒张支气管,因此治疗支气管哮喘应在发病季节前 2~3 周提前用药。

3. **重要相互作用** 与异丙肾上腺素合用,疗效和不良反应均增加。

4. **不良反应 常见** 呼吸:刺激性咳嗽。**偶见** 泌尿:排尿困难。

5. **禁忌证** 对本品及赋形剂过敏者。

【患者用药交代】

1. 口腔气雾吸入。本品起效较慢,需连用数日甚至数周后才起作用,故对正在发作的哮喘无效。不要中途突然停药,以免引起哮喘复发。

2. 极少数人在开始用药时出现哮喘加重,此时可先吸入少许扩张支气管的气雾剂,如沙丁胺醇。

（九）化痰药

氨 溴 索
（Ambroxol）

【适应证】

适用于急、慢性呼吸道疾病(如急慢性支气管炎、支气管哮喘、支气管扩张、肺结核)引起的痰液黏稠、咳痰困难。

335

【药师知识储备】

1. **用法用量**

（1）口服溶液：成人及 12 岁以上的儿童，每次 10ml，每日 2 次。6～12 岁，每次 5ml，每日 2～3 次；2～6 岁，每次 2.5ml，每日 3 次；1～2 岁，每次 2.5ml，每日 2 次。

（2）缓释胶囊：口服，整粒吞服，不可掰开或嚼碎。成人，每次 1 粒，每日 1 次。

（3）普通片剂：口服，成人及 10 岁以上儿童，每次 30mg（1 片），每日 3 次，长期服用者可减为每日 2 次；12 岁以下儿童，建议剂量为每日 1.2～1.6mg/kg。

2. **特殊人群用药及注意事项**　**妊娠期妇女**：权衡利弊后使用。**哺乳期妇女**：美国 Micromedex 哺乳期分级，可以用于哺乳期妇女。世界卫生组织，可以用于哺乳期妇女。**儿童**：没有试验数据。**老年人**：没有影响。**肝、肾功能不全者**：无须调整。

3. **重要相互作用**　与抗生素（阿莫西林、头孢呋辛、红霉素、多西环素）合用使抗生素在肺组织浓度升高。

4. **不良反应**　少见：恶心、胃部不适、食欲缺乏、腹痛、腹泻、皮疹。

5. **禁忌证**　对本品过敏的患者，对溶液其他成分过敏者。

【患者用药交代】

1. **给药途径**　溶液：进餐时服用。缓释胶囊：饭后整粒吞服。普通片剂：饭后服。

2. 避免与中枢性镇咳药（如右美沙芬等）合用，以免稀化的痰液堵塞气道。

3. 使用 7 日后未见好转，应及时就医。

乙酰半胱氨酸

（Acetylcysteine）

【适应证】

用于治疗分泌大量浓稠痰液的慢性阻塞性肺病（COPD），慢性支气管炎（CB）、肺气肿（PE）等慢性呼吸系统感染。

【超说明书用途】

乙酰半胱氨酸用于肺间质纤维化/特发性肺纤维化治疗，Micromedex 推荐等级，成人Ⅱb。

乙酰半胱氨酸用于治疗对乙酰氨基酚中毒：Micromedex 推荐等级，成人Ⅰ。

【药师知识储备】

1. **用法用量**

（1）泡腾片：成人，每日 1～2 次，每次 1 片（600mg），以温开水（≤40℃）溶解后服用，不可吞服。

（2）颗粒：口服。临用前加少量温水溶解，混匀服用，或直接口服。成人，每次 1 包，每日 3 次；儿童，每次半包，每日 2～4 次。

（3）胶囊：口服，整粒吞服。成人，每次 0.2g，每日 2～3 次。

2. **特殊人群用药及注意事项**　**妊娠期妇女**：有明确需要时可以使用。**哺乳期妇女**：美国 Micromedex 哺乳期分级，慎用。服药后 30 小时后可以哺乳。**儿童**：没有试验数据。**老年人**：没有影响。**肝功能不全者**：适当减量。**其他**：有消化性溃疡病史者和支气管哮喘重症患者慎用。

3. **重要相互作用**

（1）硝酸甘油：合用增加硝酸甘油的降血压作用，加重其导致的头痛。

（2）卡马西平：合用降低卡马西平的疗效。

4. **不良反应**　少见　消化：恶心、胃部不适、腹痛。呼吸：咳嗽。**罕见**　呼吸：支气管痉挛。

5. **禁忌证**　对乙酰半胱氨酸过敏的患者。泡腾片含有甜味剂阿司巴甜，苯丙酮酸尿毒症患者禁用。

【患者用药交代】

1. **给药途径**　泡腾片：口服，温开水溶解后服用。颗粒：冲服。胶囊：口服，整粒吞服。用量遵医嘱。泡腾片和颗粒开水冲服会影响疗效，应以温开水冲服(≤40℃)。用时溶解，一次性服完。

2. 避免与铁、铜等金属及橡胶、氧气、氧化物接触。避免与酸性较强的药物合用。与碘化油、糜蛋白酶、胰蛋白酶配伍禁忌。

3. 可减低青霉素、头孢菌素、四环素等的药效，不宜混合或同服，必要时可间隔 4 小时交替使用。

羧 甲 司 坦
（Carbocysteine）

【适应证】

用于治疗慢性支气管炎、支气管哮喘等疾病引起的痰液黏稠，咳痰困难患者。

【药师知识储备】

1. **用法用量**　片剂，口服。2~5 岁儿童，每次 0.5 片；6~12 岁儿童，每次 1 片；12 岁以上儿童及成人，每次 2 片，每日 3 次。

2. **特殊人群用药及注意事项**　**妊娠期妇女**：慎用。**哺乳期妇女**：美国 Micromedex 哺乳期分级，慎用。**儿童**：2 岁以下儿童没有试验数据。**老年人**：没有影响。**肝、肾功能不全者**：无须调整。

3. **重要相互作用**　中枢性镇咳药(如右美沙芬等)：避免同时服用，以免稀化痰液堵塞气道。

4. **不良反应**　少见　消化：恶心、胃部不适、食欲缺乏、腹痛、腹泻。神经：轻度头痛。皮肤：皮疹。

5. **禁忌证**　对本品过敏的患者，消化性溃疡活动期患者禁用。

【患者用药交代】

1. 饭后口服。

2. 使用 7 日后未见好转，应及时就医。

愈创甘油醚
（Guaifenesin）

【适应证】

用于呼吸道感染引起的咳嗽、多痰。

【药师知识储备】

1. **用法用量**　片剂，口服。成人，每次 1 片，每日 3~4 次。

2. **特殊人群用药及注意事项**　**妊娠期妇女**：妊娠前 3 个月禁用。**哺乳期妇女**：美国 Micromedex 哺乳期分级，慎用。**儿童**：没有试验数据。**老年人**：没有影响。**肝、肾功能不全者**：不受影响。**其他**：消化性溃疡；心律失常、严重心脏病、充血性心力衰竭、肺源性心脏病慎用。

3. **重要相互作用**　中枢性镇咳药(如右美沙芬等)：避免同时服用，以免稀化痰液堵塞气道。

4. **不良反应**　少见　恶心，胃肠不适，头晕、嗜睡，过敏等。

5. **禁忌证**　肺出血、肾炎和急性胃肠炎患者禁用。妊娠 3 个月内妇女禁用。

【患者用药交代】

用药 7 日如症状未缓解，请及时就医。

COPD 治疗药物比较见表6-2。

表6-2 COPD治疗药物比较

类别	代表药物	作用机制	用药时机	不良反应	禁忌证
短效β₂受体激动剂	沙丁胺醇、特布他林等	作用于呼吸道的β₂受体，激活腺苷酸环化酶，使细胞内的环磷腺苷含量增加，从而松弛支气管平滑肌	药效持续时间较短，一般维持4~6小时，首选吸入给药，是控制哮喘及各级COPD急性发作症状的首选药物	恶心、头痛、失眠、心悸等	①对本品中任何成分有过敏史者；②肾上腺素能受体激动剂过敏者
长效β₂受体激动剂	福莫特罗、沙美特罗	作用于呼吸道的β₂受体，激活腺苷酸环化酶，使细胞内的环磷腺苷含量增加，从而松弛支气管平滑肌	作用时间均在10~12小时或以上，且有一定抗炎作用。一般不推荐单药使用，常常联合吸入糖皮质激素，疗效优于单一制剂	恶心、头痛、失眠、心悸等。与糖皮质激素联合的制剂还要考虑声音嘶哑等不良反应	①对本品中任何成分有过敏史者；②肾上腺素能受体激动剂过敏者
吸入糖皮质激素	布地奈德、氟替卡松	抗炎，舒张支气管平滑肌	与短效的β受体激动剂一起用于治疗哮喘或COPD急性发作的药物，不建议长期单一使用	嘶哑、真菌感染、神经性水肿焦虑、睡眠紊乱等	对本品中任何成分过敏史者
口服糖皮质激素	泼尼松、泼尼松龙、甲泼尼龙	抗炎，舒张支气管平滑肌	治疗哮喘重度发作，给药后3~4小时即可显示明显的疗效。不建议长期使用	高血压、水钠潴留、糖量异常、食欲增加、体重增加、骨质疏松、发育迟缓、低血钙等	①对本品及肾上腺素类药物过敏史者；②全身性真菌感染
白三烯受体拮抗剂	孟鲁司特等	拮抗气道平滑肌表面白三烯受体，白三烯的致喘和致炎作用，产生轻度支气管舒张作用	用于中、重度哮喘，可与吸入糖皮质激素和扩张支气管药物合用以减少其他药物使用剂量。孟鲁司特咀嚼片可用于2~14岁儿童哮喘的预防和长期治疗	腹泻、恶心、消化不良、眩晕、嗜睡等	对本品中的任何成分过敏者

类别	代表药物	作用机制	用药时机	不良反应	禁忌证
抗胆碱药	噻托溴铵,异丙托溴铵等	特异选择性抗胆碱药,通过抑制平滑肌 M 受体,产生松弛支气管平滑肌的作用	需要多种支气管扩张剂联合应用的气道阻塞引起的支气管痉挛。短效抗胆碱药(SAMA)异丙托溴铵定量雾化吸入剂,起效较沙丁胺醇慢,疗效持续 6~8 小时,每日 3~4 次;长效抗胆碱药(LAMA)主要有噻托溴铵,作用时间长达 24 小时以上,每日 1 次	口干,皮肤过敏,头痛,头晕,失眠,视物模糊,尿潴留等。	①梗阻性肥厚型心肌病,快速型心律失常;②对本品的任何成分或对阿托品及其衍生物过敏者
甲基黄嘌呤类	茶碱,氨茶碱,二羟丙茶碱	抑制磷酸二酯酶,阻断腺苷受体从而舒张支气管平滑肌	缓解中至重度哮喘和 COPD 患者的喘息症状,但不适用于哮喘持续状态或急性支气管痉挛发作的患者	恶心,呕吐,失眠,头痛,快速型心律失常等	①对本品过敏的患者;②活动性消化性溃疡和未经控制的惊厥性疾病患者

附:各类药物常见吸入装置介绍

（一）压力定量气雾吸入器（PMDI）

1. **常见药物** 常用的有沙丁胺醇气雾剂（万托林）、特布他林吸入粉雾剂（喘康速）、丙酸氟替卡松吸入气雾剂（辅舒酮）、布地奈德吸入气雾剂（普米克）、异丙托溴铵气雾剂（爱全乐）、色甘酸钠气雾剂等。

2. **使用方法图示（图6-1）**

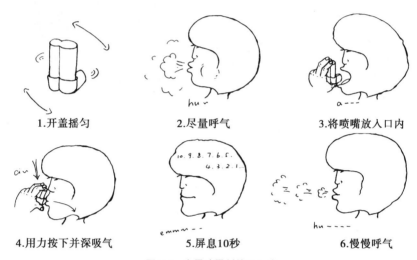

1.开盖摇匀　　　　　2.尽量呼气　　　　　3.将喷嘴放入口内

4.用力按下并深吸气　　　5.屏息10秒　　　　6.慢慢呼气

图6-1 定量喷雾剂的吸入法

3. **使用方法描述** ①打开吸嘴盖,并用力充分摇动吸入器。特别是混悬型吸入剂,由于长时间静置,药物与溶媒易分层,分散不均匀,初次使用及超过7日未使用者,使用时需进行抛射。②缓慢呼气直到不再有空气从肺内呼出。③使头后仰,把吸嘴放入口中,双唇紧包住吸嘴,注意舌及牙齿不要阻塞吸嘴。④在用口缓慢吸气的同时,按下药罐将药物释放,并继续深吸气,尽可能长时间深吸气。⑤将气雾剂喷口撤出,尽量屏息约10秒,然后缓慢用鼻呼气。⑥如果需要第2吸,需要间隔1~3分钟再进行,避免连续吸入造成呼吸肌疲劳,同时可增加药物微粒在周围气道的沉积。⑦盖好装置,用药后应漱口。气雾剂的正确过程和方法:摇匀—打开盖子—深呼气—嘴唇包严喷嘴—深吸气同时喷药—憋气10秒—漱口。

（二）储存剂量型涡流式干粉吸入装置（俗称都保）

1. **常见药物** 布地奈德粉吸入剂（普米克都保）、富马酸福莫特罗粉吸入剂（奥克斯都保）、布地奈德福莫特罗粉吸入剂（信必可都保）等。

2. **使用方法图示（图6-2）**

3. **使用方法描述** ①旋转并移去瓶盖。检查剂量指示窗,看是否还有足够剂量的药物;②③一手拿都保,另一手握住底盖,先向左转到底再向右转到底,听到"咔"一声,即完成一次剂量的充填;④吸入之前,先轻轻地呼出一口气(勿对吸嘴吹气);⑤将吸嘴含于口中,并深深地吸口气,即完成一次吸入动作。吸药后屏气5~10秒;⑥用完后将瓶盖盖紧。10分钟后漱口。

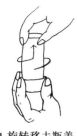
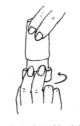
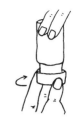

1.旋转移去瓶盖　　　　2.底座向左转到底　　　　3.底座向右转到底

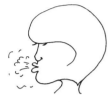
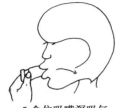
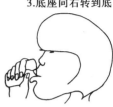

4.呼气　　　　5.含住吸嘴深吸气　　　　6.用完10分钟后漱口

图 6-2　都保使用方法

3. 都保使用注意事项

(1)特点:要求吸气流速大于 60L/min;有干燥剂,晃动有声;无矫味剂[注意:急性发作,PEF 很低(低于 180)的患者吸不动此装置]。适用于 6 岁及以上的儿童。

(2)在吸嘴口蒙一块深色布,按照前面所示 3 步吸入法(拔出—旋转—吸入),做出吸入动作后,如果发现药粉粘在深色布上,说明吸入动作是正确的。

(3)一般当红色记号出现时,即表示应及时另配一个以备使用。

(4)用干布或干纸巾把吸嘴外侧擦拭干净,严禁用水或液体擦洗吸嘴。

(三) 准纳器

1. 常见药物　沙美特罗替卡松粉吸入剂(舒利迭)等。

2. 使用方法图示(图 6-3)

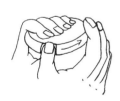
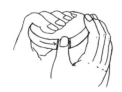
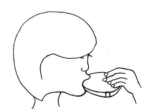

1.打开外盖　用一手握住外壳,另一手的大拇指放在拇指柄上。向外推动拇指直至盖子完全打开

2.准备吸药　推开握住准纳器使吸嘴对着自己,向外推滑动杆直至发出咔嗒声,表明准纳器已做好吸药的准备

3.吸入药物　先将气慢慢呼出(不要对着吸嘴呼气)。再将吸嘴放入口中深深地、平稳地吸入药物,切勿从鼻吸入。将准纳器从口中拿出,继续屏气5~10秒,然后经鼻将气慢慢呼出,关闭准纳器外盖

图 6-3　准纳器的使用方法

3. 使用注意事项

(1)准纳器的特点是:低吸气阻力,适合4岁以上患者,密封包装,有准确计数,输出剂量稳定,加入乳糖,吸药后患者有感觉。

(2)吸嘴对准咽部,头略仰起,将气道拉直后吸入效果更佳。急性发作,PEF很低(低于150)的患者吸不动此装置。

(3)不用的时候,保持关闭状态。

(4)不要对着准纳器呼气。

(5)只有在准备吸入药物时才可推动滑动杆。

(6)吸入后要漱口。

(四) HandiHaler(思力华专用)吸入装置

1. 使用方法图示(图6-4)

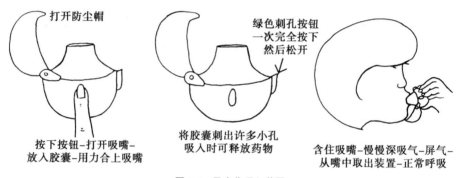

图6-4 思力华吸入装置

2. 使用方法描述

(1)向上拉,打开防尘帽,然后打开吸嘴。从泡状包装中取出1粒胶囊(只在用前即刻取出),将其放入中央室中。

(2)用力合上吸嘴直至听到一声"咔嗒"声,此时保持防尘帽敞开。

(3)手持HandiHaler(药粉吸入器)装置使吸嘴向上,将绿色刺孔按钮完全按下一次,然后松开,这样可在胶囊上刺出许多小孔,当您吸气时药物便可释放出来。

(4)完全呼气(先做一次深呼吸),尽量呼出气体。注意:避免呼气到吸嘴中。

(5)举起HandiHaler装置放在嘴上,用嘴唇紧紧含住吸嘴,保持头部垂直,缓慢地深吸气,其速率应足以能听到胶囊振动。吸气到肺部全充满时,尽可能长时间地屏住呼吸,同时从嘴中取出HandiHaler装置,重新开始正常呼吸。

(6)重复步骤(4)和(5)一次,胶囊中的药物即可完全吸出。再次打开吸嘴,倒出用过的胶囊并弃之。关闭吸嘴和防尘帽,将HandiHaler装置保存起来。

3. 使用注意事项

(1)胶囊取出后应尽快使用,否则药效会降低。

(2)注意不要将药粉弄入眼内,以免引起青光眼加重、疼痛、视物模糊等不适。

(3)胶囊仅供吸入,不得口服。吸入后要注意漱口。

(4)使用不得超过每日1次。

(五) 雾化器

1. 常见装置

有两种:①喷射式雾化器(包括空气压缩泵和氧气)是以压缩空气或氧

气为动力,将药物溶液撞击成呈雾状的微小颗粒,经吸入进入患者气道的一种方法;②超声雾化器通过超声发生器将液体转化为雾粒,其产生的微粒较大,常难以进入患者的小气道。两种雾化器的比较见表6-3。

表6-3　两种雾化器的比较

比较项目	喷射式雾化器	超声波雾化器
容积	雾化容积小(5ml),用药量少,浓度高	雾化容积大(>20ml),用药量大,浓度低
颗粒	颗粒大小选择性强	颗粒大小无选择性
药物选择	可同时雾化几种药物	不能雾化某些药物(如大分子化合物和类固醇类)
耐受性	患者耐受性好	患者耐受性差
洗涤	可彻底洗涤和消毒	不能彻底洗涤和消毒
寿命	机器寿命长	机器寿命短

2. **常用药物**　沙丁胺醇溶液(万托林)、布地奈德混悬液(普米克令舒)、盐酸氨溴索溶液、异丙托溴铵吸入溶液(爱全乐)、特布他林雾化液(博利康尼)等。

3. **使用注意事项**

(1)雾化吸入面罩、口含嘴一人一套,防止交叉感染。

(2)雾化吸入后应及时漱口,以减少药物在口咽部的停留。

(3)用面罩雾化吸入者应洗脸,以消除局部残留在脸部的药物。

(4)吸雾时间不超过20分钟。

(5)雾化吸入过程中注意观察雾量的大小及患者情况,如面色、呼吸等。

(张宇　徐娟)

第二节　急性上呼吸道病毒感染

一、概述

急性上呼吸道病毒感染(acute upper respiratory infection,AURI)是病毒性感冒,是由一组病毒引起的常见感染性疾病,主要病毒为鼻病毒,其他病毒包括腺病毒、呼吸道合胞病毒、肠道病毒等;上呼吸道病毒感染发生率高,成人每年可发病1~3次,儿童发病2~7次,具有一定传染性。急性上呼吸道病毒感染起病急,病程大多具有自限性,多在1周内好转。这种疾病临床表现多样、轻者表现为上呼吸道不适,重者可致死,但病死率低。

二、诊断要点

上呼吸道病毒感染缺乏特异性诊断方法,主要为临床诊断。

1. **流行病学史**　季节与气候变换、受凉、与病毒性感冒患者接触等为易感因素。

2. **临床表现**　早期表现为咽部不适、干燥或疼痛,继之有鼻塞、喷嚏、流涕等,部分患者有咳嗽、痰少或咳白色泡沫痰,重者可有发热、头痛、乏力、全身不适、肌肉疼痛、食欲缺乏等,体温一般不超过39℃,且大多在3~4日可自行退热。

3. 实验室与影像学检查　外周血白细胞计数大多在正常范围,X 线、胸片正常。

三、治疗方案

上呼吸道病毒感染缺乏特异治疗,多能自行缓解;患者可适当休息、多饮水、进食以清淡饮食为主。对于症状严重者可对症治疗,发热、头痛、肌肉疼痛明显者可服用对乙酰氨基酚或阿司匹林;进食不佳者可适当短期补液,如葡萄糖氯化钠或葡萄糖注射液,同时加入维生素 C 与氯化钾输注。抗病毒治疗大多没有明显效果。

四、常用药物与用药交代

(一)解热镇痛抗炎药
阿司匹林见第一章第二节"冠心病"部分。

布　洛　芬

（Ibuprofen）

【适应证】

用于缓解轻至中度疼痛如头痛、关节痛、牙痛、偏头痛、肌肉痛、神经痛、痛经。也可用于普通感冒及流行感冒引起的发热。

【超说明书用途】

不孕症患者行 IVF 时控制排卵。

【药师知识储备】

1. **用法用量**　缓释胶囊,口服。成人,每次 300mg,每日 2 次(早晚各 1 次)。

2. **特殊人群用药及注意事项**　**妊娠期妇女**:可穿过胎盘。**哺乳期妇女**:可以哺乳,对婴儿风险极小。**肝、肾功能不全者**:慎用。

3. **重要相互作用**

(1)与其他非甾体抗炎药合用会增加胃肠道不良反应,可能发生胃溃疡。

(2)与肝素、双香豆素类等抗凝药合用时可导致出血倾向。

(3)与地高辛、甲氨蝶呤、口服降糖药合用时,能使这些药物血药浓度增加,不宜合用。

(4)与降压药物合用时会降低降压药的降压效果。

(5)与氨基糖苷类、糖皮质激素、抗血小板药如阿司匹林、环孢素、利尿剂、喹诺酮类药物、齐多夫定、选择性 5-羟色胺再摄取抑制剂合用已有相互作用的报道。

4. **不良反应**　少数患者会出现胃肠道反应、转氨酶升高,神经系统不良反应。**罕见**皮疹、荨麻疹、瘙痒等,**极罕见**严重皮肤过敏反应。**罕见**过敏性肾炎及各种肾病。**极罕见**造血障碍或肝病。

5. **禁忌证**　对本品或其他非甾体抗炎药过敏者禁用;妊娠期或哺乳期妇女禁用;对阿司匹林过敏的哮喘患者禁用;严重肝、肾功能不全或严重心力衰竭者禁用;正在服用含布洛芬或其他非甾体抗炎药者禁用;活动性或既往有消化性溃疡史,或既往有与使用非甾体抗炎药治疗相关的上消化道出血或穿孔史者禁用。

【患者用药交代】

1. 最好与食物或牛奶同服,可以减少对胃的刺激;整粒吞服,不要咀嚼或压碎服用。不得饮酒或含酒精的饮料。

2. 用于止痛不得超过 5 日,用于解热不得超过 3 日,如症状不缓解,请咨询医师或药师。

右布洛芬
(Dexibuprofen)

【适应证】

1. 非甾体抗炎药,具解热、镇痛及抗炎作用。

2. **口服混悬液**适用于感冒等疾病引起的发热、头痛。减轻或消除以下疾病的轻至中度疼痛或炎症:扭伤、劳损、下腰疼痛、肩周炎、滑囊炎、肌腱或腱鞘炎;痛经、痛风、牙痛或手术后疼痛;类风湿关节炎、骨关节以及其他血清阴性(非风湿性)关节疾病。

3. **栓剂**适用于小儿感冒、急性上呼吸道感染,急性咽喉炎等疾病诱发的发热及疼痛。

【药师知识储备】

1. 用法用量

(1)口服混悬液:**成人,**每次 10～20ml,每日 2～3 次。**儿童:**超过 6 岁的儿童,每次 7.5ml,每日 2～3 次;体重未超过 30kg 的儿童,每日服用剂量不应超过 15ml。

(2)栓剂:外用,将药栓推入肛门深处。3 周岁内每次 50mg(每次 1 粒);3 周岁以上每次 100mg(每次 2 粒);4 小时以后可重复用药或遵医嘱。

2. 特殊人群用药及注意事项　妊娠期妇女:栓剂在医生指导下使用。**儿童:**6 个月以下小儿慎用或遵医嘱。**老年人:**老年患者由于肝、肾功能发生减退,易发生不良反应,应慎用或适当减量使用;栓剂在医生指导下使用。

3. 重要相互作用

(1)与其他非甾体抗炎药合用时增加胃肠道副作用,并有致溃疡的危险,长期与对乙酰氨基酚同用时可增加对肾脏的毒副作用。

(2)与阿司匹林或其他水杨酸类药物合用时,药效不增强,而胃肠道不良反应及出血倾向发生率增高。

(3)与肝素、双香豆素等抗凝药及血小板聚集抑制药合用时有增加出血的危险;与呋塞米合用时,后者的排钠和降压作用减弱。

(4)与维拉帕米、硝苯地平合用时,本品的血药浓度增高。

(5)本品可增高地高辛的血药浓度,合用时须注意调整地高辛的剂量。

(6)本品可增强抗糖尿病药(包括口服降糖药)的作用。

(7)本品与抗高血压药合用时可影响后者的降压效果。

(8)丙磺舒可降低本品的排泄,增加血药浓度,从而增加毒性,故合用时宜减少本品剂量。

(9)本品可降低甲氨蝶呤的排泄,增高其血药浓度,甚至可达中毒水平,故本品不应与中或大剂量甲氨蝶呤合用。

(10)栓剂合用抗凝剂者,用药最初几日应监测其凝血酶原时间。

4. 不良反应　口服混悬液常见:胃肠道反应;**少见:**神经系统症状(如头痛、嗜睡、眩晕、耳鸣),下肢水肿,皮疹,支气管哮喘发作、肝酶升高、白细胞减少等。栓剂通过直肠吸收入血,一般胃肠道反应轻微,偶有局部不适感,食欲减退等。

**5. 禁忌证　**对本品成分过敏者禁用。重症腹泻患者忌用栓剂。

【患者用药交代】

1. 连续服用 3 日发热不退时,应请医生诊治。

2. 口服混悬液应该警惕如胸痛、气短、无力、言语含糊等症状和体征。

3. 栓剂第 2 次用药应间隔 4 小时以上;有支气管哮喘病史者,可能会引起支气管痉挛。

醋氯芬酸
（Aceclofenac）

【适应证】

骨关节炎、类风湿关节炎和强直性脊柱炎引起的疼痛和炎症的症状治疗。

【药师知识储备】

1. **用法用量**　片剂，口服，用至少半杯水送下，可与食物同服。**成人**：每日推荐最大剂量为 2 片，分 2 次服用，每次 1 片，早晚各 1 次。**肝功能不全者**：具有轻至中度肝功能不全者应减少本品用药剂量，推荐初始剂量为每日 1 片。**肾功能不全者**：轻至中度肾功能不全者无须调整剂量，但应慎重。

2. **特殊人群用药及注意事项**　**妊娠期妇女**：在孕期后 3 个月禁用。**哺乳期妇女**：醋氯芬酸能否分泌到人乳汁中尚不清楚。哺乳期间不应使用醋氯芬酸，除非医生认为必须。**儿童**：儿童用药的安全性和有效性尚未确定，故不推荐儿童使用。**老年人**：一般无须降低剂量，但老年患者一般更容易出现副作用，应慎用。

3. **重要相互作用**

（1）NSAIDs 抑制甲氨蝶呤在肾小管分泌，可能具有轻微的代谢相互作用，从而导致甲氨蝶呤清除率降低，在高剂量甲氨蝶呤治疗期间，应始终避免服用 NSAIDs。

（2）某些 NSAIDs 可抑制锂盐在肾脏的消除过程，结果导致血清锂浓度升高，除非血清锂水平可以经常进行测定，应避免与锂盐合用。

（3）NSAIDs 抑制血小板聚集和损害胃肠道黏膜，可增加抗凝药物的活性，增加使用抗凝药的患者胃肠道出血的风险。

（4）除非可以进行密切监测，醋氯芬酸应避免与香豆素类口服抗凝血药、噻氯匹定、血栓溶解剂及肝素合用，肾毒性风险增加，因此在联合治疗时应密切监测肾功能。

（5）与阿司匹林和其他非甾体抗炎药合用会增加副作用发生率，应予警惕。

（6）与非甾体抗炎药物合用会削弱呋塞米和布美他尼（利尿剂）的利尿作用。

（7）合用时本品会降低噻嗪类药物（利尿剂）的降压作用。

（8）与保钾利尿剂合用会升高钾水平，因此应监测血钾。

（9）与 NSAIDs 和血管紧张素转化酶抑制剂（ACEI）合用会增加失水患者急性肾衰竭的危险；本品可能会引起低血糖，使用时应考虑调整降糖药物的剂量。

（10）本品主要通过细胞色素 P450 2C9 代谢，因此可能有与苯妥英、地高辛、西咪替丁、甲苯磺丁脲、保泰松、胺碘酮、咪康唑和磺胺苯吡唑发生药物相互作用的风险。

（11）同 NSAIDs 的其他药品一样，与通过肾排泄消除的药物，如甲氨蝶呤和锂盐合用，也存在药物相互作用的风险。

（12）本品实际上完全与血浆蛋白结合，随之会与其他高蛋白结合药物发生置换作用，必须注意。

4. **不良反应**　**常见**　胃肠道系统失调。肝和胆：肝酶升高。**偶见**　头晕；胃肠道反应、溃疡性口腔黏膜炎；皮肤瘙痒、皮疹和皮炎。代谢和营养：尿素氮和肌酐升高。**罕见**　一般：头痛、疲倦、面部水肿、过敏反应、体重增加。血液：贫血、粒细胞减少、血小板减少，中性粒细胞减少。心血管：水肿、心悸、腓肠肌痉挛、潮红、紫癜。中枢和外周神经系统：感觉障碍、震颤。胃肠道系统：胃肠出血和溃疡、出血性腹泻、肝炎或胰腺炎、柏油状大便、口腔黏膜炎症。泌尿系统：间质性肾炎。皮肤：湿疹。代谢和营养：碱性磷酸酶升高，高钾血症。精神病学：抑郁、多梦、嗜睡、失眠。眼：异常视觉。其他：味觉倒错、脉管炎。可能发生严重的皮肤黏膜超敏反应。

5. **禁忌证**　对本品过敏的患者;服用阿司匹林或其他非甾体抗炎药后诱发哮喘、荨麻疹或过敏反应的患者;冠状动脉旁路移植手术(CABG)围手术期疼痛的治疗;服用非甾体抗炎药后发生胃肠道出血或穿孔病史的患者;消化性溃疡,出血,或者既往曾复发溃疡,出血的患者。

【患者用药交代】

1. 如有胸痛、气短、无力、言语含糊等症状和体征,请及时就医。

2. 在第一次出现皮肤皮疹或过敏反应的其他征象时,应停用本品。

洛索洛芬
(Loxoprofen)

【适应证】

1. 类风湿关节炎、骨性关节炎、腰痛症、肩周炎、颈肩臂综合征的消炎和镇痛。

2. 手术后、外伤后及拔牙后的镇痛和消炎。

3. 急性上呼吸道炎(包括伴有急性支气管炎的急性上呼吸道炎)的解热和镇痛。

【药师知识储备】

1. **用法用量**　胶囊,口服,不宜空腹服药。用于适应证 1 或 2 时,成人每次 60mg(1 粒),每日 3 次;出现症状时,可每次口服 60~120mg(1~2 粒),应随年龄及症状适宜增减或遵医嘱;用于适应证 3 时,通常出现症状时,成人每次 60mg(1 粒),应随年龄及症状适宜增减。但原则上每日 2 次,每日最大剂量不超过 180mg(3 粒)或遵医嘱。

2. **特殊人群用药及注意事项**　**妊娠期妇女**:尚未确立妊娠期用药的安全性,用药需权衡利弊。**哺乳期妇女**:避免用药。**儿童**:不推荐儿童使用。**老年人**:老年患者易出现不良反应,故应从低剂量开始给药,并观察患者状态,慎重用药。

3. **重要相互作用**

(1)与香豆素类抗凝血剂(华法林等)合用会增强本品抗凝血作用,注意必要时应减量。因本品抑制前列腺素的生物合成,从而抑制血小板凝集,降低血液凝固力对本品的抗凝血相加作用。

(2)与磺酰脲类降血糖药(甲苯磺丁脲等)合用会增强本品的降血糖作用,注意必要时应减量。

(3)本品对人体的蛋白结合率为洛索洛芬钠 97.0%,*trans*-OH 体为 92.8%,呈高值,因此与蛋白结合率高的药物合用时,会增加合用药物的血中活性成分,而增加本品的作用。

(4)与新喹诺酮类抗菌药(依诺沙星等)合用有可能增强本品的痉挛诱发作用。新喹诺酮类抗菌药会抑制中枢神经系统的抑制性神经传递物质 GABA 与受体结合,引起痉挛诱发作用,合用时本品会增强其抑制作用。

(5)与锂制剂(碳酸锂)合用有可能使血中锂浓度上升而引起锂中毒,故注意血中锂浓度,必要时应减量。虽不太明确,但因本品抑制肾的前列腺素生物合成,而减少碳酸锂的肾排泄,并使血中浓度上升。

(6)与噻嗪类利尿剂(氢氟噻嗪及氢氯噻嗪等)合用有可能减弱本品的利尿及降压作用。因本品抑制肾的前列腺素生物合成而减少水及钠排泄。

4. **不良反应**　**常见**:消化系统症状(胃及腹部不适感、胃痛、恶心及呕吐、食欲缺乏等)、水肿、皮疹及荨麻疹、嗜睡等。**严重**:休克;溶血性贫血;皮肤黏膜眼综合征;急性肾衰竭、肾病综合征、间质性肾炎,由于伴随急性肾功能不全可能出现高钾血症,故使用本品时应特别注意;间质性肺炎;消化道出血;肝功能障碍、黄疸;哮喘发作。

5. **禁忌证**　消化性溃疡患者;严重血液异常患者;严重肝损伤患者;严重肾损害患者;严重心力衰竭患者;对本品中任何成分有过敏既往史患者;阿司匹林哮喘患者;妊娠晚期妇女。

【患者用药交代】

1. 口服,不宜空腹服药。

2. 既往有胃肠道病史(溃疡性大肠炎,克罗恩病)的患者应谨慎使用非甾体抗炎药,以免使病情恶化。当患者服用本品发生胃肠道出血或溃疡时应停药。

3. 如有胸痛、气短、无力、言语含糊等症状和体征,应及时就医。

4. 高血压患者在开始本品治疗和整个治疗过程中应密切监测血压。

5. 在第一次出现皮肤皮疹或过敏反应的其他征象时,应停用本品。

美 洛 昔 康
（Meloxicam）

【适应证】

用于类风湿关节炎的症状治疗、疼痛性骨关节炎(关节病、退行性骨关节病)的症状治疗。

【药师知识储备】

1. **用法用量**　片剂,口服。**类风湿关节炎**:15mg/d,根据治疗后反应,剂量可减至7.5mg/d。**骨性关节炎**:7.5mg/d,如需要剂量可增至15mg/d。美洛昔康片每日最大建议剂量为15mg。

2. **特殊人群用药及注意事项**　**妊娠期妇女**:禁用。**哺乳期妇女**:禁用。**儿童**:儿童和年龄小于15岁的青少年禁用。**老年人**:慎用。**肾功能不全者**:严重肾衰竭患者透析时剂量不应超过7.5mg/d。

3. **重要相互作用**

(1)大剂量的其他的NSAIDs包括水杨酸盐:同时使用一种以上的NSAIDs可能通过协同作用而增加胃肠道溃疡及出血可能。

(2)口服抗凝剂、氯苄噻哌啶:系统地使用肝素、溶栓剂,可增加出血的可能。如果上述合并用药不可避免,必须密切监视抗凝剂的使用。

(3)锂:NSAIDs据报道可增加锂的血浆浓度,故建议在开始使用、调节和停用美洛昔康片时监控血浆锂水平。

(4)甲氨蝶呤:合用时本品会增加甲氨蝶呤的血液毒性,建议严格监控血细胞数。

(5)避孕:据报道NSAIDs会降低宫内避孕器的效能。

(6)利尿剂:合用NSAIDs时,可能使因利尿脱水患者发生急性肾功能不全,故使用美洛昔康片和利尿剂的患者应补充足够水分,在治疗开始前还应监控肾功能。

(7)抗高血压药(如β受体拮抗剂、ACE抑制剂、血管舒张药、利尿剂):有报道在应用NSAIDs治疗期间,通过抑制致血管舒张作用的前列腺素使得抗高血压药作用降低。

(8)在胃肠道中考来烯胺与美洛昔康结合可加快美洛昔康的排出。

(9)通过肾前列腺素间接作用的NSAIDs会提高环孢素的肾毒性,在结合治疗期间要测定肾功能。

4. **不良反应**　常见:水肿,腹部疼痛、便秘、腹泻、胃肠胀气、消化不良、恶心、呕吐、眩晕、头痛、上呼吸道感染。**严重**：心绞痛、充血性心力衰竭、心肌梗死、血栓形成、消化道出血、消化性溃疡、贫血、肝炎、肾衰竭、哮喘、血管神经性水肿。

5. **禁忌证**　对药物活性成分美洛昔康或其赋形剂已知过敏者。严重肝功能不全者。非透析严重肾功能不全者。儿童和年龄小于 15 岁的青少年。妊娠期或哺乳期妇女。服用阿司匹林或其他非甾体抗炎药后诱发哮喘、鼻腔息肉、血管水肿、荨麻疹或过敏反应的患者。禁用于冠状动脉旁路移植围手术期疼痛的治疗。有应用非甾体抗炎药后发生胃肠道出血或穿孔史者。有活动性消化性溃疡、出血的患者。重度心力衰竭患者。

【患者用药交代】

最好与食物或牛奶同服，减少对胃的刺激。

塞 来 昔 布

（Celecoxib）

【适应证】

用于治疗疼痛，包括儿童和成人的各类关节炎（骨关节炎、风湿性关节炎，或者青少年风湿性关节炎），以及强直性脊柱炎或者痛经引起的疼痛。

【药师知识储备】

1. **用法用量**　胶囊剂，口服。**强直性脊柱炎**：初始剂量，每次 200mg，口服，每日 1 次或者每次 100mg，每日 2 次；如果 6 周以后没有效果，则增加至 400mg，口服，每日 1 次；如果服用 400mg 剂量 6 周后仍没有效果则停止使用本品，并考虑其他的替代治疗。**骨关节炎**：每次 100mg，口服，每日 2 次或者 200mg，每日 1 次。**类风湿关节炎**：每次 100~200mg，口服，每日 2 次。

2. **特殊人群用药及注意事项**　哺乳期妇女：禁用。**中度肝功能不全者**：塞来昔布每日推荐剂量应减少 50%。

3. **重要相互作用**

（1）血管紧张素转化酶抑制剂和血管紧张素 II 受体拮抗剂：合用时 NSAIDs 会减弱血管紧张素转化酶抑制剂和血管紧张素 II 受体拮抗剂的抗高血压作用。

（2）利尿剂：NSAIDs 在一些患者中会降低呋塞米和噻嗪类利尿剂的排钠作用。

（3）阿司匹林：合用可增加胃肠道溃疡和其他并发症的发生率。

（4）氟康唑：合用氟康唑 200mg，每日 1 次，塞来昔布血药浓度升高 2 倍。

（5）锂：合用时塞来昔布可使锂的稳态血药浓度升高。

4. **不良反应**　常见：高血压、腹泻、头痛。**严重**：心肌梗死，消化道出血、溃疡、穿孔。肝功能指标值升高，支气管痉挛。

5. **禁忌证**　禁用于对塞来昔布或产品中其他任何一种成分过敏者。塞来昔布不可用于已知对磺胺过敏者；不可用于服用阿司匹林或其他包括 COX-2 特异性抑制剂在内的NSAIDs 后诱发哮喘、荨麻疹或过敏样反应的患者。塞来昔布禁用于冠状动脉旁路移植围手术期疼痛的治疗，禁用于有活动性消化性溃疡、出血的患者，禁用于重度心力衰竭患者。

【患者用药交代】

1. 最好与食物或牛奶同服，可以减少对胃的刺激。

2. 有活动性消化性溃疡、出血患者禁用。

双 氯 芬 酸
(Diclofenac)

【适应证】

急性关节炎症和痛风发作、慢性关节炎症、类风湿关节炎、强直性脊柱关节炎和脊柱的其他炎性风湿性疾病、与关节和脊柱退行性病变有关的疼痛、软组织风湿病、创伤或手术后的肿痛或炎症,治疗痛经和由整形、牙科手术或其他外科小手术引起的术后痛和炎症。

【药师知识储备】

1. **用法用量**　双释放肠溶胶囊。成人,每日 1 次,每次 1 粒。必要时可增至每日 2 次,每次 1 粒。

2. **特殊人群用药及注意事项**　老年人:应在医生严格指导下进行。其他:肝、肾功能不全者,心脏病或刚做过大手术者慎用。高血压患者慎用。

3. **重要相互作用**

(1)在应用本品的同时使用糖皮质激素和阿司匹林等其他解热镇痛药,可增加胃肠道出血的危险。

(2)在应用本品的同时使用地高辛、苯妥英钠、锂剂或甲氨蝶呤,可导致这些药物在血清中的水平增高。

(3)同时应用本品和保钾利尿剂,可导致血钾水平增高。

(4)同时应用本品和环孢素,可加重环孢素对肾脏的损害。

4. **不良反应**　常见:胃肠道反应,头痛,疲倦。严重:皮疹,胃肠道出血,血清转氨酶水平增高、黄疸、蛋白尿、血尿。

5. **禁忌证**　已知对本品过敏的患者;服用阿司匹林或其他非甾体抗炎药后诱发哮喘、荨麻疹或过敏反应的患者;禁用于冠状动脉旁路移植术围手术期疼痛的治疗;有应用非甾体抗炎药后发生胃肠道出血或穿孔病史的患者;有活动性消化性溃疡、出血或既往曾复发溃疡、出血的患者;已知对阿司匹林、布洛芬过敏的患者;重度心力衰竭的患者;有胃肠道炎症性疾病(溃疡性结肠炎,克罗恩病),黑便或不明原因的血液疾病史者。

【患者用药交代】

1. 空腹(餐前)随足量水服用,易发生胃肠道反应者餐时同服。避免饮酒。

2. 避免与其他非甾体抗炎药包括选择性 COX-2 抑制剂合并用药,尤其是有胃肠道疾病(溃疡性大肠炎,克罗恩病)史者。

3. 在第一次出现皮疹或过敏反应征象时应停药。

4. 如有胸痛、气短、无力、言语含糊等症状和体征,请及时就医。

5. 有高血压和/或心衰病史(如体液潴留和水肿)的患者应慎用,严密监测血压。

吲 哚 美 辛
(Indometacin)

【适应证】

1. 关节炎,可缓解疼痛和肿胀。

2. 软组织损伤和炎症。

3. 解热。

4. **其他**　用于治疗偏头痛、痛经、手术后痛、创伤后痛等。

【超说明书用途】

新生儿动脉导管未闭;腹泻;羊水过多;早产儿动脉导管未闭;早产。

【药师知识储备】

1. 用法用量　肠溶片,口服。**成人常用剂量:抗风湿**,初始剂量为每次 25~50mg,每日 2~3 次,每日最大量不应超过 150mg;**镇痛**,初始剂量为每次 25~50mg,继之 25mg,每日 3 次,直到疼痛缓解,可停药;**退热**,每次 6.25~12.5mg,每日不超过 3 次。**小儿常用剂量:**每日 1.5~2.5mg/kg,分 3~4 次。待有效后减至最低量。

2. 特殊人群用药及注意事项　**妊娠期妇女:**禁用。**哺乳期妇女:**禁用。**儿童:**14 岁以下小儿一般不宜应用此药,如必须应用时应密切观察,以防止严重不良反应的发生。**老年人:**老年患者易发生肾毒性,应慎用。**其他:**根据控制症状的需要,在最短治疗时间内使用最低有效剂量,可以使不良反应降到最低。有高血压和/或心力衰竭病史(如体液潴留和水肿)的患者应慎用。

3. 重要相互作用

(1)与对乙酰氨基酚长期合用可增加肾毒性,与其他非甾体抗炎药合用时消化性溃疡的发病率增高。

(2)与阿司匹林或其他水杨酸盐合用时并不能加强疗效,而胃肠道不良反应则明显增多,由于抑制血小板聚集的作用加强,可增加出血倾向。

(3)饮酒或与皮质激素、促肾上腺皮质激素合用,可增加胃肠道溃疡或出血的危险。

(4)与洋地黄类药物合用时,本品可使洋地黄的血药浓度升高(因抑制从肾脏的清除)而增加毒性,因而需调整洋地黄剂量。

(5)与肝素、口服抗凝药及溶栓药合用时,因本品与之竞争性结合蛋白,使抗凝作用加强。同时本品有抑制血小板聚集作用,因此有增加出血的潜在危险。

(6)与胰岛素或口服降糖药合用可加强降糖效应,须调整降糖药物的剂量。

(7)与呋塞米合用时,可减弱后者排钠及抗高血压作用。其原因可能是由于抑制了肾脏内前列腺素的合成。本品还有阻止呋塞米、布美他尼及吲达帕胺等对血浆肾素活性增强的作用,对高血压患者评议其血浆肾素活性的意义时应注意此点。

(8)与氨苯蝶啶合用时可致肾功能减退(肌酐清除率下降、氮质血症)。

(9)与硝苯地平或维拉帕米合用时,可致后两者血药浓度增高,因而毒性增加。

(10)与丙磺舒合用可减少本品自肾及胆汁的清除,增高血药浓度,使毒性增加,合用时须减量。

(11)与秋水仙碱、磺吡酮合用时可增加胃肠溃疡及出血的危险。

(12)与锂盐合用时,可减少锂自尿排泄,使血药浓度增高,毒性加大。

(13)本品可使甲氨蝶呤血药浓度增高,并延长高血药浓度时间。正在用本品的患者如需作中或大剂量甲氨蝶呤治疗,应于 24~48 小时前停用本品,以免增加其毒性。

(14)与抗病毒药齐多夫定合用时,可使后者清除率降低,毒性增加。同时本品的毒性也增加,故应避免合用。

4. 不良反应　**胃肠道:**出现消化不良、胃痛、胃烧灼感、恶心、反酸等症状,出现溃疡、胃出血及胃穿孔;**神经系统:**出现头痛、头晕、焦虑及失眠等,严重者可有精神行为障碍或抽搐等;**肾:**出现血尿、水肿、肾功能不全,在老年人多见;各型皮疹,最严重的为大疱性多形红斑(Stevens-Johnson 综合征);造血系统受抑制而出现再生障碍性贫血,白细胞减少或血小板减少等;过敏反应,哮喘,血管神经性水肿及休克等。

5. 禁忌证　已知对本品过敏的患者;服用阿司匹林或其他非甾体抗炎药后诱发哮喘、荨麻疹或过敏反应的患者;禁用于冠状动脉旁路移植手术(CABG)围手术期疼痛的治疗;有应用非甾体抗炎药后发生胃肠道出血或穿孔病史的患者;有活动性消化性溃疡、出血,或者既往曾复发溃疡、出血的患者;重度心力衰竭患者。

【患者用药交代】

1. 避免与其他非甾体抗炎药,包括选择性 COX-2 抑制剂合并用药。

2. 服药期间发生胃肠道出血或溃疡时应停药。

3. 如有胸痛、气短、无力、言语含糊等症状和体征,应及时就医。

4. 密切监测血压。

5. 在第一次出现皮肤皮疹或过敏反应征象时,应停药。

右旋酮洛芬氨丁三醇
(Dexketoprofen Trometamol)

【适应证】

轻至中度疼痛和炎症,如类风湿关节炎、骨关节炎、强直性脊柱炎、痛风性关节炎,以及痛经、牙痛、手术后痛、癌症疼痛、急性扭伤、软组织挫伤疼痛、感冒发热引起的全身疼痛等各种急慢性疼痛。

【药师知识储备】

1. **用法用量**　片剂,口服。给药剂量可根据疼痛的类型、程度和时间长短而不同。通常每次 1~2 片(12.5~25mg),每日服 3~4 次,或遵医嘱。一般宜饭后服用或与食物同服。每日最大剂量不超过 100mg(8 片)。

2. **特殊人群用药及注意事项**　**妊娠期妇女:**不宜使用。**哺乳期妇女:**不宜使用。**儿童:**不宜使用。**老年人:**应用本品时,血浆蛋白结合率及药物排出速度可减低,导致血药浓度升高和半衰期延长,因此需酌情减量。**其他:**根据控制症状的需要,在最短治疗时间内使用最低有效剂量,可以使不良反应降到最低。有高血压和/或心力衰竭(如体液潴留和水肿)病史的患者应慎用。

3. **重要相互作用**

(1)饮酒或与其他非甾体抗炎药合用时增加胃肠道不良反应及出血倾向,长期与对乙酰氨基酚合用时可增加对肾脏的毒副作用。

(2)与肝素、双香豆素等抗凝药及血小板聚集抑制药合用时增加出血风险。

(3)与呋塞米合用时,后者的排钠和降压作用减弱。

(4)与维拉帕米、硝苯地平合用时,本品的血药浓度增高。

(5)本品可增高地高辛的血药浓度,合用时须注意调整地高辛的剂量。

(6)本品可增强口服抗糖尿病药的作用。

(7)本品与抗高血压药合用时可影响后者的降压效果。

(8)本品不应与丙磺舒合用,因后者可明显降低本品肾脏清除率(降低 66%)和蛋白结合率(降低 28%),导致血药浓度增高而有引起中毒的危险。

(9)本品可降低甲氨蝶呤(MTX)的排泄,增高其血药浓度,甚至可达中毒水平,故不应与中或大剂量甲氨蝶呤合用。

4. **不良反应**　常见:胃烧灼感、胃痛、头痛及眩晕,偶见恶心、呕吐、腹泻、便秘、瘙痒、焦虑、心悸、失眠、寒战、四肢水肿及皮疹等,多为轻至中度。极少:复发胃十二指肠溃疡和消化道出血。

5. **禁忌证**　已知对本品过敏的患者;服用阿司匹林或其他非甾体抗炎药后诱发哮喘、荨麻疹或过敏反应的患者;禁用于冠状动脉旁路移植手术(CABG)围手术期疼痛的治疗;有应用非甾体抗炎药后发生胃肠道出血或穿孔病史的患者;有活动性消化性溃疡、出血,或者既往曾复发溃疡、出血的患者;重度心力衰竭患者。

【患者用药交代】

1. 避免与其他非甾体抗炎药,包括选择性 COX-2 抑制剂合并用药。

2. 服药期间发生胃肠道出血或溃疡时,应停药。

3. 如有胸痛、气短、无力、言语含糊等症状和体征,应及时就医。

4. 有高血压和/或心力衰竭病史(如体液潴留和水肿)的患者慎用,密切监测血压。

(二) 常用复方感冒药

氨咖黄敏口服溶液

(Paracetamol,Caffeine,Cow-bezoar and Chlorphenamine Maleate Oral Solution)

【适应证】

用于缓解儿童普通感冒及流行性感冒引起的发热、头痛、四肢酸痛、打喷嚏、流鼻涕、鼻塞、咽痛等症状。

【药师知识储备】

1. **用法用量**　口服溶液。**儿童**:1~4 岁,每次 0.5 支;5~9 岁,每次 1 支;10 岁以上,每次 1.5~2 支。每日 3 次。

2. **特殊人群用药及注意事项**　儿童:适用儿童服用。**肝、肾功能不全者**:慎用。

3. **重要相互作用**　与其他解热镇痛药同用,可增加肾毒性的危险。本品不宜与氯霉素、巴比妥类等并用。

4. **不良反应**　有时有轻度头晕、乏力、恶心、上腹不适、口干、食欲缺乏和皮疹等,可自行恢复。

5. **禁忌证**　严重肝、肾功能不全者禁用。

【患者用药交代】

1. 不得同时服用与本品成分相似的其他抗感冒药。

2. 服药期间不得饮酒或含酒精的饮料。

3. 用药 3~7 日如症状未缓解,应及时就医。

复方氨酚甲麻口服液

(Compound Paracetamol and Methylephedrine Oral Solution)

【适应证】

本品能缓解感冒早期的诸症状,如流涕、鼻塞、打喷嚏、咽喉痛、咳嗽、咳痰、恶寒、发热、头痛、关节痛、肌痛等。

【药师知识储备】

1. **用法用量**　口服液,每日 4 次。**儿童每次用量**:3 个月以上~5 个月,3.0ml;6 个月~未满 1 周岁,3.5ml;1~2 岁,4.5ml;3~6 岁,6.0ml;7~10 岁,9.0ml;11~14 岁,12.0ml。**成人**:口服,每日 4 次,每次 18ml。

2. **特殊人群用药及注意事项**　妊娠期、哺乳期妇女:尚不明确。**老年人**:本品含有甲基麻黄碱,高龄患者服药请遵医嘱。**其他**:运动员慎用。

3. **重要相互作用**

(1)服用巴比妥类药、三环类抗抑郁药及酒精的患者,对大量对乙酰氨基酚的代谢能力下降,合用可使对乙酰氨基酚的血浆半衰期延长。

(2)酒精可增加对乙酰氨基酚过量引起的肝毒性。

(3)与其他解热镇痛药合用,可增加肾毒性的危险性。

(4)本品不宜与解痉药、酚妥拉明、洋地黄苷类、帕吉林合用。

4. **不良反应**　偶见:皮疹、皮肤发红、恶心、呕吐、便秘、食欲缺乏、排尿困难、眩晕等。

5. **禁忌证**　对本品所含成分有过敏反应者禁用;服用本品或其他含有相同成分的抗感冒药、解热镇痛药发生过哮喘的患者禁用。

【患者用药交代】

1. 服药过程中避免驾驶车辆及操作机械,不得长期服用。

2. 若症状持续 5 日,应及时停药并咨询医生。

3. 每日饮酒较多者,服用本品可诱发肝损害。

复方酚咖伪麻胶囊

(Compound Paracetamol Caffeine and Pseudoephedrine Hydrochloride Capsules)

【适应证】

适用于缓解普通感冒及流行性感冒引起的发热、头痛、四肢酸痛、打喷嚏、流鼻涕、鼻塞、咽痛、咳嗽等症状。

【药师知识储备】

1. **用法用量**　胶囊剂,饭后口服。成人,每次 2 粒,每日 3 次。7~14 岁儿童减半。

2. **特殊人群用药及注意事项**　**妊娠期、哺乳期妇女**:慎用。**儿童**:应在监护下使用。**肝、肾功能不全者**:慎用。

3. **重要相互作用**　与其他解热镇痛药同用,可增加肾毒性的危险;不宜与氯霉素、巴比妥类(如苯巴比妥)、解痉药(如颠茄)、酚妥拉明、洋地黄苷类并用。

4. **不良反应**　有时有轻度头晕、乏力、恶心、上腹不适、口干、食欲缺乏和皮疹等,可自行恢复。

5. **禁忌证**　严重肝、肾功能不全者禁用。对本品过敏者禁用。

【患者用药交代】

1. 饭后服用。不得饮酒或含有酒精的饮料。不得驾驶机、车、船,从事高空作业、机械作业及操作精密仪器。

2. 不能同时服用与本品成分相似的其他抗感冒药。

小儿感冒退热糖浆

(Antipyretic Syrup of Children with Cold)

【适应证】

清热解毒,疏风解表。用于伤风感冒,畏冷发热,咽喉肿痛,头痛咳嗽。

【药师知识储备】

1. **用法用量**　口服:2 个月~1 岁每次 4ml,2~5 岁每次 6ml,6~8 岁每次 8ml,9~10 岁每次 10ml,每日 3~4 次,用时摇匀。

2. **不良反应**　尚不明确。

3. **禁忌证**　糖尿病患儿禁服;对本品过敏者禁用。

【患者用药交代】

1. 适用于小儿风热感冒轻证,风寒感冒者不适用,表现为发热畏冷、肢凉、流清涕,咽不红者;高热者及时就医。

2. 忌食辛辣、生冷、油腻食物。

3. 脾虚易腹泻者慎服。

4. 服药 3 日症状无缓解,及时就医。

常见感冒药对比详见表 6-4。

表6-4 常见感冒药的对比

商品名	通用名	厂家	主要成分	适用对象（症状）	不适宜人群
芬必得	布洛芬缓释胶囊	中美天津史克制药有限公司	本品每粒含主要成分布洛芬0.3g。辅料为：糖、淀粉、硬脂酸、聚乙烯吡咯烷酮	发热、头痛、四肢酸痛	肝、肾功能不全者
新康泰克	复方盐酸伪麻黄碱缓释胶囊	中美天津史克制药有限公司	本品为复方制剂，每粒含盐酸伪麻黄碱90mg，马来酸氯苯那敏（扑尔敏）4mg。辅料为：淀粉、蔗糖、羟丙基甲基纤维素、乙基纤维素聚合物、欧巴代黄色干颗粒、欧巴代红色干颗粒	打喷嚏、流鼻涕、鼻塞	驾驶车辆、高空作业者、高血压患者、前列腺增生者
一	氨咖黄敏胶囊	四川菲德力制药有限公司	本品为复方制剂，每粒含对乙酰氨基酚250mg，咖啡因15mg，马来酸氯苯那敏1mg，人工牛黄10mg。辅料为：糊精、胭脂红、果绿、明胶空心胶囊	发热、头痛、四肢酸痛、打喷嚏、流鼻涕	肝、肾功能不全者、前列腺增生者
快克	复方氨酚烷胺胶囊	浙江亚峰药厂有限公司	本品为复方制剂，每粒含对乙酰氨基酚250mg，盐酸金刚烷胺100mg，马来酸氯苯那敏2mg，人工牛黄10mg，咖啡因15mg。辅料为：糊精	发热、头痛、四肢酸痛、打喷嚏、流鼻涕	肝、肾功能不全者、前列腺增生者
感康	复方氨酚烷胺片	吉林省吴太感康药业有限公司	本品为复方制剂，每片含对乙酰氨基酚250mg，盐酸金刚烷胺100mg，咖啡因10mg，马来酸氯苯那敏2mg。辅料为：淀粉、糖粉、硬脂酸镁	发热、头痛、四肢酸痛、打喷嚏、流鼻涕	肝、肾功能不全者、前列腺增生者
仁和可立克	复方氨酚烷胺胶囊	江西药都仁和制药有限公司	本品为复方制剂，每粒含对乙酰氨基酚250mg，盐酸金刚烷胺100mg，咖啡因10mg，马来酸氯苯那敏2mg。辅料为：淀粉、聚维酮K-30	发热、头痛、四肢酸痛、打喷嚏、流鼻涕	肝、肾功能不全者、前列腺增生者

续表

商品名	通用名	厂家	主要成分	适用对象（症状）	不适宜人群
康必得	复方氨酚葡锌片	河北恒利集团制药股份有限公司	本品为复方制剂，每片含对乙酰氨基酚100mg，葡萄糖酸锌70mg，盐酸二氧丙嗪1mg，板蓝根浸膏粉250mg。辅料为：淀粉、硬脂酸镁、薄膜包衣预混剂	发热、头痛、四肢酸痛、打喷嚏、流鼻涕、咳嗽、多痰	肝、肾功能不全者
泰诺林	对乙酰氨基酚缓释片	上海强生制药有限公司	本品每片含主要成分对乙酰氨基酚0.65g，辅料为：粉状纤维素、淀粉、羟乙基纤维素、聚维酮、微晶纤维素、预胶化淀粉、羧甲基淀粉钠、硬脂酸镁、欧巴代和棕榈蜡	发热、头痛、四肢酸痛	肝、肾功能不全者
百服咛	对乙酰氨基酚咀嚼片	中美上海施贵宝制药有限公司	本品每片含主要成分对乙酰氨基酚160mg。辅料为：甘露醇、硬脂酸镁、甘氨酸、柠檬酸钠、交联羧甲基纤维素、橘子香精、香料增强剂、阿斯巴甜、微晶纤维素、红色素、黄色素	发热、头痛、四肢酸痛	肝、肾功能不全者
必理通	对乙酰氨基酚片	中美天津史克制药有限公司	本品每片含主要成分对乙酰氨基酚0.5g。辅料为：淀粉、胶化淀粉、聚乙烯吡咯烷酮、山梨酸、滑石粉、山梨酸钾、羟丙基甲基纤维素、三乙酸甘油酯	发热、头痛、四肢酸痛	肝、肾功能不全者
感冒通	氯芬黄敏片	广州白云山明兴制药有限公司	本品为复方制剂，其组分为每片含双氯芬酸钠15mg，人工牛黄15mg，马来酸氯苯那敏2.5mg	发热、头痛、四肢酸痛、打喷嚏、流鼻涕	肝、肾功能不全者、前列腺增生者

（三）抗病毒药

利 巴 韦 林
（Ribavirin）

【适应证】

用于呼吸道合胞病毒引起的病毒性肺炎与支气管炎,皮肤疱疹病毒感染。

【超说明书用途】

用于丙型肝炎的治疗,Micromedex 推荐级别:成人I类 B 级,儿童I类 B 级;推荐意见:三星。

【药师知识储备】

1. **用法用量** 泡腾颗粒,温开水完全溶解后口服。**病毒性呼吸道感染**:成人每次 0.15g (3 袋),每日 3 次,连用 7 日。**皮肤疱疹病毒感染**:成人每次 0.3g(6 袋),每日 3~4 次,连用 7 日。小儿每日 10mg/kg,分 4 次服用,疗程为 7~14 日。

2. **特殊人群用药及注意事项** **妊娠期妇女**:禁用。**哺乳期妇女**:慎用。**儿童**:尚不明确。**老年人**:不推荐服用。**肝**、**肾功能异常者**:慎用。**其他**:严重贫血者慎用。

3. **重要相互作用**

(1)与干扰素 α-2b 合用,比两药单用能更好地降低丙型肝炎病毒 RNA 浓度。

(2)与齐多夫定合用时有拮抗作用。

(3)与核苷类似物、去羟肌苷合用,可引发致命或非致命的乳酸性酸中毒。

4. **不良反应** 可见胃肠道反应,偶有头晕、睡眠差等反应,并可导致红、白细胞及血红蛋白计数的下降。

5. **禁忌证** 对本品中任何成分过敏者禁用;有心脏病史或心脏病患者;禁用于有自身免疫性肝炎患者;肌酐清除率<50ml/min 的患者不推荐使用;活动性结核患者不宜使用;珠蛋白生成障碍性贫血和镰状细胞贫血患者不推荐使用;有胰腺炎症状或胰腺炎患者禁用。

【患者用药交代】

1. 口服泡腾片严禁直接服用或口含。一般宜用 100~150ml 的凉开水或 40℃左右温水浸泡,待完全溶解或气泡消失后再饮用,不宜用滚烫的热水。

2. 定期监测肝功能、血常规、血红蛋白水平(用药前、治疗第 2 周、第 4 周应分别检查)、白细胞计数、血小板计数、促甲状腺素。

3. 治疗开始前、治疗期间和停药后至少 6 个月,服用本品的女性或男性的配偶均应避免怀孕,可能怀孕者应采用至少 2 种以上避孕措施有效避孕。

奥 司 他 韦
（Oseltamivir）

【适应证】

1. 用于成人和1 岁及 1 岁以上儿童的甲型和乙型流感治疗(磷酸奥司他韦能够有效治疗甲型和乙型流感,但是乙型流感的临床应用数据尚不多)。患者应在首次出现症状 48 小时以内使用。

2. 用于成人和 13 岁及 13 岁以上青少年的甲型和乙型流感的预防。

【药师知识储备】

1. **用法用量** 胶囊剂或颗粒剂,口服。可以与食物同服或分开服用,对于一些患者,进食时服用可提高药物的耐受性。

(1) **流感的治疗**:在流感开始的第 1 日或第 2 日(理想状态为 36 小时内)就应该开始治疗。**成人和 13 岁以上青少年推荐剂量**,每次 75mg,每日 2 次,共 5 日。**儿童(1 岁以上)**:①体重≤15kg,每次 30mg,每日 2 次,共 5 日;②体重 15~23kg,每次 45mg,每日 2 次,共 5 日;③体重 24~40kg,每次 60mg,每日 2 次,共 5 日;④体重>40kg,每次为 75mg,每日 2 次,共 5 日。

（2）流感的预防:在与流感患者密切接触后 2 日内开始服药,推荐剂量为 75mg,每日 1 次,至少 7 日。有数据表明连用药物 6 周安全有效。

2. **特殊人群用药及注意事项**　妊娠期、哺乳期妇女:安全性尚不确定,一般不推荐使用。儿童:1 岁以下儿童的安全性和有效性尚不确定。老年人:治疗和预防时无须调整剂量。肝功能不全者:轻中度者无须调整剂量,严重肝功能不全者安全性尚不明确。**肾功能不全者**:流感治疗,肌酐清除率为 10~30ml/min 者,每次 75mg,每日 1 次,共 5 日;不推荐用于肌酐清除率小于 10ml/min 者和严重肾衰竭、需定期进行血液透析或持续腹膜透析的患者。无肾衰竭儿童的用药剂量资料。流感预防,对肌酐清除率为 10~30ml/min 者,每次 75mg,隔日 1 次;或每日 30mg。不推荐用于终末期肾衰竭的患者,包括慢性定期血液透析、持续腹膜透析或肌酐清除率小于 10ml/min 的患者。

3. **重要相互作用**

（1）在使用减毒活流感疫苗 2 周内不应服用本品,在服用磷酸奥司他韦后 48 小时内不应使用减毒活流感疫苗。

（2）由肾脏分泌且安全范围窄的药物(如氯磺丙脲、甲氨蝶呤、保泰松)与本品合用要谨慎。

4. **不良反应**　常见:呕吐、恶心、失眠、头痛、腹痛,尚有腹泻、头晕、疲乏、鼻塞、咽痛和咳嗽。偶见:血尿、嗜酸性粒细胞增多、白细胞计数降低、皮炎、皮疹及血管性水肿等。

5. **禁忌证**　药物过敏者禁用,不推荐用于肌酐清除率小于 10ml/min 者和严重肾衰竭、需定期进行血液透析或持续腹膜透析的患者。

【患者用药交代】

1. 口服,药效不受食物影响。

2. 首次出现症状或与流感患者密切接触后 2 日内服用。

3. 治疗流感应连续服用 5 日,预防流感不少于 7 日,不要擅自停药。

（四）**止咳药**

可　待　因
（Codeine）

【适应证】

1. 镇咳,用于较剧烈的频繁干咳,如痰液量较多宜并用祛痰药。

2. 镇痛,用于中度以上疼痛。

3. 镇静,用于局麻或全麻时。

【药师知识储备】

1. **用法用量**　片剂,口服。**成人常用剂量**:每次 15~30mg,每日 1~3 次;极量:每次 90mg,每日 240mg。**12 岁以上儿童常用剂量**:镇痛,每次 0.5~1mg/kg,每日 3 次。镇咳用量为上述的 1/2~1/3。

2. **特殊人群用药及注意事项**　妊娠期妇女:本品可透过胎盘,使胎儿成瘾,引起新生儿的戒断症状如过度啼哭、打喷嚏、打呵欠、腹泻、呕吐等。分娩期应用本品可引起新生儿呼吸抑制,妊娠期妇女慎用。哺乳期妇女:本品可自乳汁排出,哺乳期妇女慎用。儿童:12 岁以下的儿童禁用。老年人:尚不明确。其他:以下情况慎用,支气管哮喘;急腹症,在诊断未明确时,可能因掩盖真相造成误诊;胆石症,可引起胆管痉挛;原因不明的腹泻,可使肠道蠕动减弱、减轻腹泻症状而误诊;颅脑外伤或颅内病变,本品可引起瞳孔变小,模糊临床体征;前列腺肥大,因本品易引起尿潴留而加重病情。长期应用引起依赖性,常用量引起依赖性的倾向较其他吗啡类为弱。

3. **重要相互作用**

(1)与抗胆碱药合用时,可加重便秘或尿潴留的不良反应。

(2)与美沙酮或其他吗啡类合用时,可加重中枢性呼吸抑制作用。

(3)与肌肉松弛药合用时,呼吸抑制更为显著。

4. **不良反应** **常见** 中枢神经系统:心理变态或幻想。呼吸:呼吸微弱、缓慢或不规则。心血管:心率或快或慢、异常。**少见** 神经系统:精神抑郁、惊厥、耳鸣、震颤或不能自控的肌肉运动、肌肉强直等。皮肤:荨麻疹、瘙痒、皮疹。

5. **禁忌证** 对本品过敏的患者禁用,多痰患者禁用。

【患者用药交代】

1. 磷酸可待因缓释片必须整片吞服,不可截开或嚼碎。

2. 长期应用可产生耐受性、成瘾性,也可引起便秘。

3. 药物过量的表现为头晕、嗜睡、精神错乱、瞳孔缩小如针尖、癫痫、低血压、心率过缓、呼吸微弱、神志不清等。

右美沙芬

(Dextromethorphan)

【适应证】

用于干咳,包括上呼吸道感染(如感冒和咽炎)、支气管炎等引起的咳嗽。

【药师知识储备】

1. **用法用量**

(1)口服溶液:12岁以上儿童及成人,每次10~20ml(2~4瓶盖),每日3~4次。瓶盖可做量杯用,每盖至刻线5ml。12岁以下儿童用量,见表6-5。

表6-5 右美沙芬12岁以下儿童用量

年龄/岁	标准体重/kg	每次用量/ml	次数
1~3	10~15	3	每日3~4次
4~6	16~21	4	
7~9	22~27	5	
10~12	28~32	6	

(2)片剂:口服。**成人**:每次15~30mg,每日3~4次。**儿童**:2岁以下,遵医嘱;2~6岁,每次2.5~5mg,每日3~4次;6~12岁,每次5~10mg,每日3~4次。

2. **特殊人群用药及注意事项** **妊娠期妇女**:慎用。**哺乳期妇女**:禁用。**其他**:哮喘患者、痰多的患者、肝肾功能不全者慎用。

3. **重要相互作用**

(1)不得与单胺氧化酶抑制剂及抗抑郁药合用。

(2)不宜与乙醇及其他中枢神经系统抑制药物合用,可增强中枢抑制作用。

4. **不良反应** 中枢神经系统:头晕、头痛、嗜睡、易激动;消化:嗳气、食欲缺乏、便秘、恶心;皮肤:皮肤过敏。停药后上述反应可自行消失。过量可引起神志不清,支气管痉挛,呼吸抑制。

5. **禁忌证** 妊娠 3 个月内妇女、有精神病史者及哺乳期妇女禁用。服用单胺氧化酶抑制剂停药不满 2 周的患者禁用。对本品过敏者禁用。

【患者用药交代】

1. 避免驾驶机、车、船,从事高空作业、机械作业及操作精密仪器。

2. 1 岁以下儿童使用本品时请咨询医师。

3. 用药 7 日如症状未缓解,请咨询医师或药师。

喷 托 维 林

(Pentoxyverine)

【适应证】

用于各种原因引起的干咳。

【药师知识储备】

1. **用法用量** 片剂,口服。**成人**:每次 25mg,每日 3~4 次。**儿童**:5 岁以上每次 6.25~12.5mg,每日 2~3 次。

2. **特殊人群用药及注意事项** **妊娠期妇女**:慎用。**哺乳期妇女**:慎用。**其他**:青光眼及心力衰竭患者慎用。

3. **重要相互作用** 尚未观察到药物相互作用。

4. **不良反应** 头痛、头晕、嗜睡;口干、恶心、腹胀、便秘;皮肤过敏。

5. **禁忌证** 对本品过敏者禁用。

【患者用药交代】

1. 不得驾驶机、车、船,从事高空作业、机械作业及操作精密仪器。

2. 应用 7 日症状无明显好转,应立即就医。

3. 妊娠期及哺乳期妇女应在医师指导下使用。

复方福尔可定

(Compound Pholcodine)

【适应证】

伤风、流感、咽喉及支气管刺激所引起的咳嗽、痰多咳嗽、干咳、敏感性咳嗽、流涕、鼻塞和咽喉痛。

【制剂规格】

复方福尔可定口服溶液:每 5ml 含福尔可定 5.0mg,盐酸曲普利啶 0.6mg,盐酸伪麻黄碱 15.0mg 和愈创木酚甘油醚 50.0mg。

【药师知识储备】

1. **用法用量** 口服溶液。6 个月~2 岁儿童:每次 2.5ml,每日 3~4 次;2~6 岁儿童:每次 5ml,每日 3~4 次;6 岁以上儿童及成人:每次 10ml,每日 3~4 次。

2. **特殊人群用药及注意事项** **妊娠期妇女**:妊娠期间服用本品的安全性尚未确证,需谨慎用药。**哺乳期妇女**:盐酸伪麻黄碱和盐酸曲普利啶可经乳汁排泄,但并无相关危害性报道。**老年人**:参照成人剂量。**严重肝、肾功能不全者**:调整剂量。**其他**:运动员慎用。

3. **重要相互作用**

(1)与单胺氧化酶抑制剂合用会致血压升高。

(2)避免与其他拟交感神经药合用,如抗充血剂、食欲抑制剂、苯丙胺、抗高血压药及其他抗组胺药。

4. **不良反应**　嗜睡、头晕;胃肠不适、胃痉挛、便秘、恶心、呕吐、口干。

5. **禁忌证**　对本品各成分过敏者禁用;有严重高血压、冠心病或正服用单胺氧化酶抑制剂的患者禁用。

【患者用药交代】

1. 操作机械或驾驶时需谨慎。

2. 长期使用可致依赖性。

苯 丙 哌 林
（Benproperine）

【适应证】

用于治疗急、慢性支气管炎及各种刺激引起的咳嗽。

【药师知识储备】

1. **用法用量**　片剂,口服。**成人**:每次 20~40mg,每日 3 次。

2. **特殊人群用药及注意事项**　**妊娠期**、**哺乳期妇女及小儿**:未进行安全性评价,不推荐使用。**其他**:高龄者因肝、肾功能多低下,药物剂量应从 10mg/d 开始。本品无祛痰作用,如咳痰症状明显不宜使用。

3. **重要相互作用**　尚未观察到药物相互作用。

4. **不良反应**　头晕;口干、胃部灼烧感、一过性口咽发麻、上腹不适、食欲缺乏;皮疹、药疹;乏力。

5. **禁忌证**　对本品过敏者禁用。

【患者用药交代】

1. 服用时需整片吞服,勿嚼碎,以免引起口腔麻木。服药者不可驾驶车辆及进行有危险性的机械操作。

2. 本品仅有止咳作用,7 日症状无明显好转,及时就医。

3. 服药期间如出现皮疹,应停药,并咨询医师或药师。

那 可 丁
（Narcotine）

【适应证】

用于刺激性干咳。

【药师知识储备】

1. **用法用量**　**糖浆剂**,口服,成人每次 4~10mg,每日 3 次。**片剂**,口服,成人每次10~20mg,每日 3 次。

2. **特殊人群用药及注意事项**　不推荐儿童、妊娠期及哺乳期妇女使用本品。

3. **重要相互作用**　不宜与其他中枢兴奋药合用。

4. **不良反应**　头痛、嗜睡;恶心。

5. **禁忌证**　对本品过敏者禁用,痰多的患者禁用。

【患者用药交代】

1. 大剂量可能兴奋呼吸,引起支气管痉挛。

2. 本品服用 1 周,症状未缓解,请咨询医师。

3. 本品无祛痰作用,痰多患者应在医师指导下使用。

4. 不推荐儿童、妊娠期及哺乳期妇女使用。

常见镇咳药物比较,见表6-6。

表 6-6 常见镇咳药物比较

药名	类别	作用机制	镇痛作用	麻醉作用	呼吸抑制	不良反应	禁忌证	成瘾性	适用
可待因	中枢性	直接抑制延髓咳嗽中枢	有,为吗啡的 1/4	有	镇咳剂量不抑制呼吸	恶心、呕吐、便秘,大剂量可致中枢兴奋、烦躁不安,并抑制呼吸	①对本品过敏患者禁用;②多痰者禁用	反复应用易成瘾	无痰剧烈干咳,对胸膜炎干咳伴胸痛者尤为适用
福尔可定	中枢性	直接抑制延髓咳嗽中枢	很少或没有	有	—	嗜睡、头晕、胃肠不适,胃痉挛,便秘、恶心、呕吐、口干	①对本品各成分过敏者禁用;②有严重高血压、冠心病或正服用单胺氧化酶抑制剂的患者禁用	反复应用易成瘾,较可待因弱	无痰干咳
右美沙芬	中枢性	直接抑制延髓咳嗽中枢	与可待因相当或略强	无	治疗剂量对呼吸中枢无抑制作用	头晕、头痛、嗜睡、易激动、嗳气、食欲缺乏、便秘、恶心、皮肤过敏。停药后上述反应可自行消失。过量可引起神志不清,支气管痉挛,呼吸抑制	①妊娠 3 个月内妇女、有精神病史者及哺乳期妇女禁用;②服用单胺氧化酶抑制剂停药不满 2 周的患者禁用;③对本品过敏者禁用;④青光眼患者禁用	无	无痰干咳
喷托维林	中枢性,也有轻度外周作用	抑制咳嗽中枢	—	轻微局部麻醉作用	无	头痛、头晕、嗜睡、口干、恶心、腹胀、便秘	①妊娠期妇女、哺乳期妇女、青光眼患者慎用;②对本品过敏者禁用	无	上呼吸道感染引起的无痰干咳和百日咳

续表

药名	类别	作用机制	镇咳作用	镇痛作用	麻醉作用	呼吸抑制	不良反应	禁忌证	成瘾性	适用
那可丁	外周性	解除支气管平滑肌痉挛,抑制肺牵张引起的咳嗽	与可待因相当	无	兼具局部麻醉药和黏膜防护剂作用	无	头痛,嗜睡,恶心	①对本品过敏者禁用;②多痰者禁用	无	适用于不同原因引起的咳嗽
苯丙哌林	外周性,亦可抑制咳嗽中枢	除抑制咳嗽中枢外,尚可阻断肺-胸膜的牵张感受器产生的肺-迷走神经反射	为可待因的2~4倍	—	同上	无	头晕,口干,胃部灼烧感、一过性口咽发麻,上腹不适,食欲缺乏,皮疹,药疹,乏力	对本品过敏者禁用	无	治疗急、慢性支气管炎及各种刺激引起的咳嗽

（崔　敏　徐　娟）

附:缩略语

COPD:慢性阻塞性肺疾病
FEV1/FVC:第 1 秒用力呼气容积占用力肺活量百分比
SABA:短效 β_2 受体激动剂
LABA:长效 β_2 受体激动剂
SAMA:短效抗胆碱药
LAMA:长效抗胆碱药
ICS:吸入糖皮质激素
AURI:急性上呼吸道病毒感染

参考文献

[1] 中华医学会呼吸病学分会哮喘学组.支气管哮喘防治指南.中华结核和呼吸杂志, 2016,39(9):675-697.

[2] 孙婉璐,陈亚红.2016 版全球哮喘防治创议更新简介.中国医学前沿杂志(电子版),2016,8(7):33-40.

[3] 中国中西医结合学会,中国中西医结合学会变态反应专业委员会.2015 年 GOLD 慢性阻塞性肺疾病指南.第八次全国中西医结合变态反应学术会议暨首届深圳市中西医结合变态反应学术会议暨第十届深圳呼吸论坛论文汇编.深圳,2016:329-340.

[4] AECOPD 诊治专家组.慢性阻塞性肺疾病急性加重诊治中国专家共识.国际呼吸杂志,2014,34(1):1-11.

[5] 中华医学会呼吸病学分会哮喘学组.咳嗽的诊断与治疗指南(2015).中华结核和呼吸杂志,2016,39(5):323-354.

第七章　血液系统疾病

第一节　缺铁性贫血

一、概述

缺铁性贫血(iron deficiency anemia,IDA)是指体内铁缺乏导致红细胞生成障碍所致的小细胞低色素性贫血。常见的铁缺乏的原因有铁丢失过多(月经过多、胃肠道小量慢性失血、痔疮出血、慢性咯血等)、铁摄入不足(食物中铁的含量不足、偏食或吸收不良等)和铁需求量增多(如儿童、孕妇等)。

二、诊断要点

1. 临床表现

(1)贫血表现:常见头晕、头痛、乏力、易倦、活动后心悸气促、耳鸣、纳差等;皮肤、黏膜苍白。

(2)缺铁的组织表现:口角炎、舌乳头萎缩、舌炎、异食癖。严重的缺铁可有匙状指甲(反甲)、食欲减退、恶心及便秘。儿童可出现生长发育迟缓或行为异常。

2. 存在铁缺乏的常见原因。

3. 实验室检查

(1)血象和骨髓象:典型的血象为小细胞低色素性贫血[平均红细胞体积(MCV)<80fl、平均红细胞血红蛋白量(MCH)<27pg、平均红细胞血红蛋白浓度(MCHC)<32%)]。血片中可见红细胞染色浅淡,中央淡染区扩大,大小不一;骨髓增生活跃,以红系增生为主,约占有核细胞的30%~40%。

(2)铁代谢:血清铁降低(<50μg/dl),总铁结合力增高(360μg/dl),转铁蛋白饱和度降低(<15%),血清铁蛋白低于12μg/L。铁染色显示骨髓铁粒幼红细胞减少、细胞外铁即骨髓小粒内可染铁减少或缺如。

4. 铁剂治疗有效。

三、治疗方案

1. 病因治疗　去除导致铁缺乏的病因。

2. 补铁治疗

(1)口服补铁:硫酸亚铁0.3g、琥珀酸亚铁0.1g,每日3次。可以同时服用维生素C,增加铁的吸收。血红蛋白大多于2周后明显上升,1~2个月后达正常水平。血红蛋白恢复正常后仍需继续铁剂治疗,待血清铁蛋白恢复到 50μg/L 再停药。如果不能耐受口服硫酸亚铁,换用其他口服制剂。

(2)肠外补铁:若口服铁剂不能耐受,或口服铁剂不能吸收,或失血速度快,需迅速补充,可改用右旋糖酐铁 20mg/kg,静脉滴注 4~6 小时,直到血清铁蛋白恢复到 50μg/L。

四、常用药物与用药交代

多 糖 铁
(Iron Polysaccharide)

【适应证】

用于治疗单纯性缺铁性贫血。

【药师知识储备】

1. **用法用量**　复合胶囊,口服。**成人**:每日 1 次,每次 1~2 粒。本品宜在饭后或饭时服用,以减轻胃部刺激。

2. **特殊人群用药及注意事项**　**妊娠期、哺乳期妇女**:是本品的主要服用人群,已在国内外临床使用多年,未见影响胎儿生长发育或致畸的报道。治疗剂量的铁对胎儿和哺乳期妇女无不良影响。**其他**:酒精中毒、肝炎、急性感染、肠道炎症、胰腺炎、胃与十二指肠溃疡、溃疡性肠炎等情况慎用。

3. **重要相互作用**

(1)与维生素 C 合用,有利于本品吸收。

(2)与磷酸盐类、四环素类及鞣酸等合用,可妨碍铁的吸收。

(3)合用可减少左旋多巴、卡比多巴、甲基多巴及喹诺酮类药物的吸收。

4. **不良反应**　可能产生黑便。极少出现胃刺激或便秘。

5. **禁忌证**　肝、肾功能严重损害,尤其是伴有未经治疗的尿路感染者;铁负荷过高、血色病或含铁血黄素沉着症患者;非缺铁性贫血(如珠蛋白生成障碍性贫血)患者;对本品过敏者。

【患者用药交代】

1. 饭后或饭时服用,以减轻胃部刺激。避免与牛奶、茶、咖啡同时服用。建议和果汁、维生素 C 同服,有利于铁剂的吸收。

2. 不得长期使用,应在医师确诊为缺铁性贫血后使用,且治疗期间应定期检查血象和血清铁水平。

琥珀酸亚铁
(Ferrous Succinate)

【适应证】

用于缺铁性贫血的预防和治疗。

【药师知识储备】

1. **用法用量**　片剂,口服。本品宜在饭后或饭时服用,以减轻胃部刺激。**用于预防**:成人每日 1 片,妊娠期妇女每日 2 片,儿童每日 0.5 片。**用于治疗**:成人每日 2~4 片,儿童每日 1~3 片,分次服用。

2. **特殊人群用药及注意事项**　酒精中毒、肝炎、急性感染、肠道炎症、胰腺炎、胃与十二指肠溃疡、溃疡性肠炎等情况慎用。

3. **重要相互作用**

（1）与维生素 C 合用，有利于本品吸收。

（2）与磷酸盐类、四环素类及鞣酸等合用，可妨碍铁的吸收。

（3）合用可减少左旋多巴、卡比多巴、甲基多巴及喹诺酮类药物的吸收。

4. **不良反应**　**常见**：胃肠道反应、便秘、黑便。

5. **禁忌证**　肝、肾功能严重损害，尤其是伴有未经治疗的尿路感染者；铁负荷过高、血色病或含铁血黄素沉着症患者；非缺铁性贫血（如珠蛋白生成障碍性贫血）患者；对本品过敏者。

【患者用药交代】

1. 饭后或饭时服用，以减轻胃部刺激。避免与牛奶、茶、咖啡同时服用。建议和果汁、维生素 C 同服，有利于铁剂的吸收。

2. 用于日常补铁时，应采用预防量。

3. 治疗剂量不得长期使用，应在医师确诊为缺铁性贫血后使用，且治疗期间应定期检查血象和血清铁水平。

右旋糖酐铁

（Iron Dextran）

【适应证】

用于慢性失血、营养不良、妊娠、儿童发育期等引起的缺铁性贫血。

【药师知识储备】

1. **用法用量**

（1）**口服液**：饭后或饭时服。**成人**：每次 50～100mg（以铁计），每日 1～3 次。**儿童**：每日 3 次，按体重给药，体重 ≤5kg，25mg/d；体重 5～9kg，25～50mg/d；体重>9kg，同成人剂量。

（2）**分散片**：可直接用水送服，或放入适量温开水中溶解后口服，饭后服。**成人**：每次 2～4 片，每日 1～3 次。**儿童**：应遵医嘱调整给药剂量。一般情况下，体重 ≤5kg，每日 1 片；体重 5～9kg，每日 2 片；体重>9kg，按成人剂量。

2. **特殊人群用药及注意事项**　**妊娠期**、**哺乳期妇女**：尚不明确。**儿童**：必须在成人的监护下使用。**老年人**：因胃酸分泌减少而吸收量不足，宜同服稀盐酸或在医师或药师指导下适当增加剂量。**其他**：酒精中毒、肝炎、急性感染、肠道炎症、胰腺炎、胃与十二指肠溃疡、溃疡性肠炎等情况慎用。

3. **重要相互作用**

（1）与维生素 C 合用，有利于本品吸收。

（2）与磷酸盐类、四环素类及鞣酸等合用，可妨碍铁的吸收。

（3）合用可减少左旋多巴、卡比多巴、甲基多巴及喹诺酮类药物的吸收。

4. **不良反应**　胃肠道反应、便秘、黑便。

5. **禁忌证**　肝、肾功能严重损害，尤其是伴有未经治疗的尿路感染者；铁负荷过高、血色病或含铁血黄素沉着症患者；非缺铁性贫血（如珠蛋白生成障碍性贫血）患者；对本品过敏者。

【患者用药交代】

1. 饭后或饭时服用。避免与牛奶、茶、咖啡同时服用。建议和果汁、维生素 C 同服，有利于铁剂的吸收。片剂可直接用水送服，或放入适量温开水中溶解后口服。

2. 不得长期使用,应在医师确诊为缺铁性贫血后使用,且治疗期间应定期检查血象和血清铁水平。

复方硫酸亚铁叶酸
(Compound Ferrous Sulfate and Folic Acid)

【适应证】

缺铁性贫血。

【药师知识储备】

1. **用法用量**　片剂,饭后口服,连用 5~6 周。**成人**:每次 4 片,每日 3 次。**儿童**:1~4 岁,每次 1 片,每日 3 次;5~15 岁,每次 2 片,每日 3 次。

2. **特殊人群用药及注意事项**　**妊娠期、哺乳期妇女**:本品适宜妊娠期、哺乳期妇女使用。中后期妊娠妇女铁摄入量减少,而需要量增加,此时是补铁最佳时期。**儿童**:本品应用于儿童用量应相应减少。**其他**:酒精中毒、肝炎、急性感染、肠道炎症、胰腺炎、消化性溃疡者慎用。

3. **重要相互作用**　与制酸药如碳酸氢钠、四环素类药物、磷酸盐类及含鞣酸的药物或饮料合用,易产生沉淀而影响吸收。

4. **不良反应**　常见:胃肠道反应、便秘、黑便。

5. **禁忌证**　血色病或含铁血黄素沉着症及不伴缺铁的贫血。

【患者用药交代】

1. 饭后口服。避免与牛奶、茶、咖啡同时服用。

2. 定期检查血红蛋白测定、网织红细胞计数、血清铁蛋白。

3. 贫血纠正后不宜长期服用,否则可引起铁负荷过度。

复方硫酸亚铁
(Compound Ferrous Sulfate)

【适应证】

用于防治小儿缺铁性贫血,也可用于妊娠期、哺乳期妇女和月经过多妇女的缺铁性贫血。

【药师知识储备】

1. **用法用量**　颗粒剂,口服。先将颗粒矫味剂用 50~100ml 热水溶解,然后将胶囊的内容物倒入水中,溶解后即可服用。用量:每次 1 粒胶囊加 1 袋颗粒矫味剂。每日 1 次或遵医嘱,2 个月为一疗程。

2. **特殊人群用药及注意事项**　**妊娠期、哺乳期妇女**:尚不明确。**老年人**:尚不明确。**其他**:肝炎、急性感染、肠道炎症、胰腺炎、消化性溃疡等患者慎用。

3. **重要相互作用**

(1)与维生素 C 合用,有利于本品吸收。

(2)与磷酸盐类、四环素类及鞣酸等合用,可妨碍铁的吸收。

(3)合用可减少左旋多巴、卡比多巴、甲基多巴及喹诺酮类药物的吸收。

4. **不良反应**　常见:胃肠道反应、便秘、黑便。

5. **禁忌证**　血色病、含铁血黄素沉着症及不伴有缺铁的其他贫血患者;严重肝、肾功能不全者;对本品过敏者。

【患者用药交代】

1. 先将颗粒矫味剂用 50~100ml 热水溶解,然后将胶囊的内容物倒入水中,溶解后即可服用。

2. 饭后或饭时服用。避免与牛奶、茶、咖啡同时服用。

（成海燕 徐 娟）

第二节 巨幼细胞贫血

一、概述

巨幼细胞贫血（megaloblastic anemia，MA）是因叶酸和/或维生素 B_{12} 缺乏或药物影响所致的细胞核脱氧核糖核酸（DNA）合成障碍引起血细胞生成异常的贫血。由于细胞核和细胞浆的发育不平衡，红细胞、粒细胞及巨核细胞的体积增大，呈现形态与功能均不正常的巨幼改变，常导致全血细胞减少。更新较快的胃肠道上皮细胞也会发生类似改变，引发胃肠道症状。维生素 B_{12} 缺乏时也常因神经系统的细胞和髓质发生改变，出现神经系统症状。

二、诊断要点

1. 临床表现

（1）贫血表现：起病隐匿，多有明显贫血症状，如头晕、乏力、活动后心悸气促等。严重者因红细胞未发育到成熟就在骨髓内遭破坏即原位溶血，可出现轻度黄疸。

（2）消化系统症状：口腔黏膜、舌乳头萎缩，常有反复发作的舌炎、舌面光滑呈"牛肉样舌"、食欲缺乏，偶有腹胀、腹泻或便秘等。

（3）神经系统症状：维生素 B_{12} 缺乏者可出现神经系统症状，包括手足对称性麻木、感觉障碍、步态不稳、行走困难，肌张力增加、腱反射亢进，有些小儿及老年维生素 B_{12} 缺乏者及少数叶酸缺乏者可出现抑郁、嗜睡或精神错乱等精神异常。

2. 叶酸和维生素 B_{12} 缺乏的原因

（1）叶酸缺乏。①摄入不足：食物中缺少新鲜蔬菜或过度烹煮，酗酒，小肠的炎症、肿瘤、手术切除等；②需要量增加：妊娠期妇女、生长发育的儿童及青少年、慢性反复溶血、肿瘤、长期血液透析等；③药物影响：如长期口服甲氨蝶呤等。

（2）维生素 B_{12} 缺乏。①摄入减少：常年素食，胃酸缺乏和胃蛋白酶的分泌减少等；②吸收减少：内因子缺乏，胰腺外分泌不足，小肠内细菌和寄生虫竞争维生素 B_{12} 等。

三、治疗方案

1. 病因治疗
去除导致叶酸或维生素 B_{12} 缺乏的病因，纠正偏食及不良的烹调习惯。

2. 补充叶酸或维生素 B_{12}

（1）叶酸缺乏：口服叶酸 5~10mg，每日 3 次。直至血红蛋白恢复正常。一般不需要维持治疗。

（2）维生素 B_{12} 缺乏：肌内注射维生素 B_{12} 100μg，每日 1 次（或 200μg，隔日一次），直至血红蛋白恢复正常。恶性贫血或胃全部切除者需终身采用维持治疗，100μg，一个月注射 1 次。维生素 B_{12} 缺乏伴有神经症状者，每日用量可增加至 500μg，以后每周肌内注射 2 次，每次 50~100μg，直到血象恢复正常。腺苷钴胺片成人 0.5~1.5mg，每日 3 次。甲钴胺片 0.5mg，每日 3 次。

四、常用药物与用药交代

本书主要介绍口服药的用药交待,由于维生素 B_{12} 为肌内注射,所以未介绍,只介绍叶酸、腺苷钴胺、甲钴胺等口服药。

叶　酸
（Folic Acid）

【适应证】

1. 各种原因引起的叶酸缺乏及叶酸缺乏所致的巨幼细胞贫血。

2. 妊娠期、哺乳期妇女预防给药。

3. 慢性溶血性贫血所致的叶酸缺乏。

【超说明书用途】

叶酸用于高血压、脑卒中治疗高同型半胱氨酸血症。成人推荐级别Ⅱa,儿童推荐级别Ⅱb。

【药师知识储备】

1. **用法用量**　片剂,口服。**成人**:每次 5~10mg,每日 15~30mg,直至血象恢复正常。**儿童**:每次 5mg,每日 3 次(或每日 5~15mg,分 3 次)。**妊娠期、哺乳期妇女预防用药**:每次 0.4mg,每日 1 次。

2. **特殊人群用药及注意事项**　**妊娠期妇女**:可穿过胎盘。补充剂量的维生素和矿物质一般对妊娠期妇女是安全的,妊娠期妇女叶酸的每日需要量为 0.6mg 叶酸当量,比非妊娠期妇女高出 50%。**哺乳期妇女**:美国儿科协会(AAP)哺乳期用药风险分级,母亲用药期间通常可以哺乳。世界卫生组织哺乳期分级,可以用于哺乳期妇女。美国 Micromedex 哺乳期分级,婴儿风险极小。临床管理,叶酸可经乳汁排泄,健康妇女可经乳汁提供足够的叶酸保证婴儿的叶酸需要量。**儿童**:常用剂量可达到 1mg/d,直至叶酸缺乏症状缓解。当血液检验指标都正常后,维持剂量可减至婴儿 0.1mg/d,4 岁以下儿童 0.3mg/d,4 岁或以上儿童 0.4mg/d,但不应低于 0.1mg/d。儿童每日推荐叶酸摄入量为:1 岁以下 65~80μg,1~3 岁 150μg,4~8 岁 200μg,9~13 岁 300μg,14~18 岁 400μg。**老年人**:未进行安全性试验且无可靠参考文献。

3. **重要相互作用**

(1)大剂量叶酸能拮抗苯巴比妥、苯妥英钠和扑米酮的抗癫痫作用,合用可使癫痫发作的临界值明显降低,并使敏感患者的发作次数增多。

(2)口服大剂量叶酸,可以影响微量元素锌的吸收。

(3)叶酸与**茶**合用可能降低叶酸浓度,应避免用茶送服叶酸,尤其是对妊娠期妇女。

4. **不良反应**　**常见**:消化系统,意识不清,易怒,睡眠状态紊乱。**严重**:过敏。大量服用叶酸时,可使尿呈黄色。

5. **禁忌证**　维生素 B_{12} 缺乏引起的巨幼细胞贫血不能单用叶酸治疗。

【患者用药交代】

避免用茶送服。

甲　钴　胺
（Mecobalamin）

【适应证】

周围神经病。

【超说明书用途】

维生素 B_{12} 用于高同型半胱氨酸血症患者卒中的预防。成人推荐级别Ⅲ。

【药师知识储备】

1. **用法用量**　片剂,口服。通常成人每次 1 片(0.5mg),每日 3 次,可根据年龄、症状酌情增减。

2. **特殊人群用药及注意事项**　**妊娠期妇女**:虽然甲钴胺在动物实验中未表现致畸作用,但其对妊娠期妇女的安全性尚不明确。**哺乳期妇女**:尚不明确甲钴胺是否通过乳汁分泌,但动物实验报告甲钴胺有乳汁分泌。本品在哺乳期妇女的安全性尚不明确。**儿童**:未进行该项试验且无可靠参考文献。**老年人**:由于老年人机能减退,建议在医生指导下酌情减少用量。

3. **重要相互作用**　未进行该项试验且无可靠参考文献。

4. **不良反应**　常见:胃肠道反应。少见:皮疹。

5. **禁忌证**　禁用于对甲钴胺或处方中任何辅料有过敏史的患者。

【患者用药交代】

1. 从事汞及其化合物的工作人员,不宜长期大量服用本品。

2. 如果服用 1 个月以上无效,则无须继续服用。

腺苷钴胺
(Cobamamide)

【适应证】

主要用于巨幼细胞贫血,营养不良性贫血、妊娠期贫血、多发性神经炎、神经根炎、三叉神经痛、坐骨神经痛、神经麻痹。也可用于营养性疾病以及放射线和药物引起的白细胞减少症的辅助治疗。

【超说明书用途】

维生素 B_{12} 用于高同型半胱氨酸血症患者卒中的预防。成人推荐级别Ⅲ。

【药师知识储备】

1. **用法用量**　片剂,口服。**成人**:每次 0.5~1.5mg(2~6 片),每日 3 次。

2. **特殊人群用药及注意事项**　尚无资料。

3. **重要相互作用**　尚无资料。

4. **不良反应**　偶可引起过敏反应。

5. **禁忌证**　尚无资料。

【患者用药交代】

避光、密封保存。

抗贫血药物的比较,见表 7-1。

表 7-1　抗贫血药物的比较

分类	临床应用	代表药物	作用机制	不良反应	禁忌证	注意事项
铁剂	缺铁性贫血	右旋糖酐铁口服液（Iron Dextran Oral Solution）	铁是构成血红蛋白的基本元素，此类药物作为铁元素补充剂，可迅速提高血铁水平与升高血红蛋白	常见：胃肠道反应；便秘，黑便	肝、肾功能严重损害者，尤其是伴有未经治疗的尿路感染者；铁负荷过高、血色病或含铁血黄素沉着症患者；非缺铁性贫血（如珠蛋白生成障碍性贫血）患者；对本品过敏者	1. 饭后或饭时服用，以减轻胃部刺激。 2. 避免与牛奶、茶、咖啡同时服用。建议和果汁、维生素 C 同服，有利于铁剂的吸收。 3. 不得长期使用，且治疗期间应定期检查血象和清铁水平。 4. 酒精中毒、肝炎、急性感染、肠道炎症、胰腺炎、胃与十二指肠溃疡、溃疡性肠炎等情况慎用。 5. 遮光，密封，在干燥处保存。
叶酸类	作为补充治疗用于各种巨幼细胞贫血，与维生素 B_{12} 合用效果更佳	叶酸片（Folic Acid Tablets）	叶酸是一种水溶性 B 族维生素，为人体细胞生长和繁殖的必需物质。本品经二氢叶酸还原酶及维生素 B_{12} 的作用，形成四氢叶酸，后者与多种一碳单位（包括 CH_3、CH_2、CHO 等）结合合成四氢叶酸类辅酶，传递一碳单位，参与体内很多重要反应及核酸和氨基酸的合成	常见：消化系统，意识不清，易怒，睡眠状态紊乱。严重：过敏；大量服用叶酸时，可使尿呈黄色	维生素 B_{12} 缺乏引起的巨幼细胞贫血不能单用叶酸治疗	1. 避免与茶送服。 2. 遮光，密封保存。
维生素 B_{12}	用于恶性贫血及巨幼细胞贫血，也可用于神经炎、神经痛、萎缩症	甲钴胺片（Mecobalamin Tablets）	内源性的辅酶 B_{12}，参与一碳单位循环，在由同型半胱氨酸合成蛋氨酸的转甲基反应过程中起重要作用	常见：胃肠道反应；少见：皮疹	禁用于对甲钴胺或处方中任何辅料有过敏史的患者	1. 从事汞及其化合物的工作人员，不宜长期大量服用本品。 2. 如果服用 1 个月以上无效，则无须继续服用。 3. 遮光，密封保存。开封后，应避光、避湿保存。

（雷旭珍　徐娟）

附:缩略语

IDA:缺铁性贫血

MCV:平均红细胞体积

MCH:平均红细胞血红蛋白量

MCHC:平均红细胞血红蛋白浓度

MA:巨幼细胞贫血

DNA:细胞核脱氧核糖核酸

参考文献

［1］国家基本药物临床应用指南和处方集编委会.国家基本药物临床应用指南(化学药品和生物制品)2018 年版.北京:人民卫生出版社,2019:170-171.

［2］中华医学会围产医学分会.妊娠期铁缺乏和缺铁性贫血诊治指南.中华围产医学杂志,2014,(7):451-454.

［3］中华医学会血液学分会红细胞疾病(贫血)学组.铁缺乏症和缺铁性贫血诊治和预防多学科专家共识.中华医学杂志,2018,98(28):2233-2237.

［4］中华医学会.维生素矿物质补充剂在营养性贫血防治中的临床应用:专家共识.中华临床营养杂志,2013,21(5):316-331.

第八章　泌尿系统与肾脏疾病

第一节　良性前列腺增生

一、概述

良性前列腺增生(benign prostate hyperplasia,BPH)是引起中老年男性排尿障碍最常见的良性疾病。BPH 的发生须具备两个条件,即年龄增长和有功能的睾丸。BPH 的病因还不十分清楚,目前被大家普遍接受的是双氢睾酮学说。组织学上 BPH 通常发生在 40 岁以后,表现为前列腺间质和腺体成分的增生,随着年龄的增长,临床上逐渐出现前列腺增大、膀胱刺激症状、排尿梗阻症状及相关并发症。

二、诊断要点

(一) 临床表现

1. 尿频、尿急、排尿等待、费力、尿线变细、间断、尿不净、夜尿次数多。

2. 随着疾病的进展,可能会出现急性尿潴留、反复血尿、复发性尿路感染、结石产生以及肾功能损害等并发症。

(二) 体征

前列腺有不同程度的增大,临床上分为Ⅰ、Ⅱ、Ⅲ度,中央沟变浅或消失,质地韧,同时可以了解肛门括约肌张力情况。尿潴留时耻骨膀胱区叩浊并可及胀大膀胱。

(三) 辅助检查

1. **尿常规**　可以确定是否有血尿、感染尿、蛋白尿及糖尿等。

2. **血清 PSA**　血清 PSA 可以作为一项危险因素预测 BPH 的临床进展,也是鉴别前列腺癌的重要指标。

3. **超声检查**　超声检查可以了解前列腺形态、大小、有无异常回声、突入膀胱的程度,以及残余尿量。经直肠超声(TRUs)还可以精确测定前列腺体积(计算公式为 0.52×前后径×左右径×上下径)。

4. **尿流率检查**　主要参考两个指标:最大尿流率和平均尿流率,其中最大尿流率更为重要。尿量在 150~200ml 以上时进行检查较为准确。

三、治疗方案

药物治疗适于轻、中度及少数重度症状的 BPH 患者。

1. **特拉唑嗪**　2mg,每晚 1 次,长期服用。建议开始先服用 1mg,每晚 1 次,如没有明显副作用再改为 2mg,每晚 1 次。服药后 48 小时即可出现症状改善。特拉唑嗪常见副作用包括头晕、头痛、无力、困倦、直立性低血压、逆行射精等。直立性低血压更容易发生于老年及高血压患者中。

2. 坦洛新　0.2mg,每日 1 次,餐后服用。常见不良反应为恶心、食欲缺乏等,也有头晕、直立性低血压、心动过速等反应。

四、常用药物与用药交代

坦 洛 新

（Tamsulosin）

【适应证】

用于缓解良性前列腺增生（BPH）引起的排尿障碍。

【超说明书用途】

女性尿潴留。

【药师知识储备】

1. 用法用量　缓释胶囊,饭后口服。每次 0.2mg（1 粒）,每日 1 次。根据年龄、症状的不同可适当增减。

2. 特殊人群用药及注意事项　**妊娠期妇女**:禁用。**哺乳期妇女**:禁用。**儿童**:禁用。**老年人**:因高龄者中常伴有肾功能低下者,这种情况下应充分注意观察患者服药后的状况,如得不到期待的效果,不应继续增量,而应改用其他适当的处置方法。**其他**:直立性低血压、冠心病患者应慎重使用。

3. 重要相互作用　合用降压药时,应密切注意血压变化。

4. 不良反应　神经精神系统:偶见头晕、蹒跚感等;循环系统:偶见血压下降、心率加快等;过敏反应:偶尔可出现皮疹,出现这种症状时应停止服药;消化系统:偶见恶心、呕吐、胃部不适、腹痛、食欲缺乏等;肝功能:偶见 GPT、GOT、LDH 升高,停药后可恢复正常;其他:偶见鼻塞、水肿、吞咽困难、倦怠感等。

5. 禁忌证　对本品过敏者;肾功能不全者。

【患者用药交代】

饭后服用,整粒吞服,不要嚼碎。

非 那 雄 胺

（Finasteride）

【适应证】

1. 本品适用于治疗和控制良性前列腺增生（BPH）以及预防泌尿系统事件:降低发生急性尿潴留的危险性,降低需进行经尿道切除前列腺（TURP）和前列腺切除术的危险性。

2. 本品可使肥大的前列腺缩小,改善尿流及改善前列腺增生有关的症状。前列腺肥大患者适用于本品治疗。

【超说明书用途】

男性雄激素性秃发。

【药师知识储备】

1. 用法用量　片剂,与或不与食物同服。推荐剂量为每日 1 片,每片 5mg。

2. 特殊人群用药及注意事项　**妊娠期妇女**:禁用。**哺乳期妇女**:禁用。**儿童**:禁用。**老年人**:不需调整剂量。

3. 重要相互作用　尚无资料。

4. 不良反应　常见:性功能受影响(阳痿、性欲降低、射精障碍)、乳房不适(乳腺增生、乳房触痛)。少见:皮疹。

5. 禁忌证　对本品任何成分过敏者;怀孕和可能怀孕的妇女。

【患者用药交代】

当妇女怀孕或可能受孕时,不应接触本品的碎片和裂片。

前列腺增生药物的对比见表8-1。

表8-1　前列腺增生药物的对比

分类	代表药品	作用机制	不良反应	禁忌证	注意事项	其他
α_1受体拮抗剂	盐酸坦洛新缓释胶囊	本品为α_1受体亚型α_{1A}的特异拮抗剂,而尿道、膀胱颈部及前列腺存在的α_1受体主要为α_{1A}受体,因此本品对尿道、膀胱颈部及前列腺平滑肌具有高选择性的阻断作用,使平滑肌松弛,尿道压迫降低,其抑制尿道内压上升的能力是抑制血管舒张压上升能力的13倍。另外,本品可降低尿道内压曲线中的前列腺压力,而对节律性膀胱收缩和膀胱内压曲线无影响,可改善排尿障碍	神经精神系统:偶见头晕、蹒跚感等;循环系统:偶见血压下降、心率加快等;过敏反应:偶尔可出现皮疹,出现这种症状时应停止服药;消化系统:偶见恶心、呕吐、胃部不适、腹痛、食欲缺乏等;肝功能:偶见GPT、GOT、LDH升高,停药后可恢复正常;其他:偶见鼻塞、水肿、吞咽困难、倦怠感等	对本品过敏者;肾功能不全者	①注意不要嚼碎服用,应整个吞服;②直立性低血压、冠心病患者应慎重使用;③肾功能不全者应视Ccr情况慎用或禁用	合用降压药时,应密切注意血压变化
5α-还原酶抑制剂	非那雄胺片	本品是4-氮甾体激素类化合物,为特异性Ⅱ型5α-还原酶竞争抑制剂,抑制外周睾酮转化为二氢睾酮,降低血液和前列腺、皮肤等组织中二氢睾酮水平。前列腺的生长发育和良性增生依赖于二氢睾酮,非那雄胺通过降	常见:性功能受影响(阳痿、性欲降低、射精障碍)、乳房不适(乳腺增生、乳房触痛);少见:皮疹	对本品任何成分过敏者;怀孕和可能怀孕的妇女	当妇女怀孕或可能怀孕时,不应接触本品的碎片和裂片	尚未确定具有临床重要意义的药物相互作用

续表

分类	代表药品	作用机制	不良反应	禁忌证	注意事项	其他
		低血液和前列腺组织中的二氢睾酮水平而抑制前列腺增生、改善良性前列腺增生的相关临床症状				

（程晓军　李瑞娟）

第二节　肾病综合征

一、概述

肾病综合征（nephrotic syndrome，NS）是多种原发性或继发性慢性肾小球疾病的临床表现，常见的原发性肾小球疾病包括：肾小球微小病变、膜肾病、IgA 肾病、局灶节段性肾小球硬化、C3 肾病、系膜毛细血管性肾炎等；常见的继发性肾小球疾病包括：狼疮肾炎、糖尿病肾病、系统性淀粉样变性、乙型肝炎病毒相关性肾炎等。上述肾小球疾病的诊断有赖于肾穿刺活检病理诊断。

二、诊断要点

1. 尿蛋白>3.5g/d。
2. 血浆白蛋白<30g/L。
3. 水肿。
4. 高脂血症。

其中前两项是诊断肾病综合征必需的条件。

三、治疗方案

对肾病综合征的一般性治疗包括：低盐（<3g/d）饮食，少食动物性油脂，多食含可溶性纤维食品等，在水肿和低蛋白血症较严重时，应注意卧床休息。治疗药物包括利尿剂、肾上腺皮质激素和免疫抑制剂等。

四、常用药物与用药交代

（一）利尿剂
详见第一章第一节高血压部分。
（二）肾上腺皮质激素
详见第九章自身免疫性疾病部分。
（三）免疫抑制剂
详见第九章自身免疫性疾病部分。

（程晓军　李瑞娟）

附缩略语:

BPH:良性前列腺增生
TRUs:经直肠超声
GOT:谷草转氨酶
GPT:谷丙转氨酶
LDH:乳酸脱氢酶
NS:肾病综合征

参考文献:

[1] 国家基本药物临床应用指南和处方集编委会.国家基本药物临床应用指南(化学药品和生物制品)2018 年版.北京:人民卫生出版社,2019:310.

[2] 中华医学会老年医学分会,中华老年医学杂志编辑委员会.老年人良性前列腺增生症/下尿路症状药物治疗共识(2015).中华老年医学杂志,2015,34(12):1380-1387.

第九章　自身免疫性疾病

一、概述

自身免疫性疾病(autoimmune diseases)是指机体对自身抗原发生免疫反应而导致自身组织损害所引起的疾病。按照病理与临床特点,自身免疫性疾病可分为器官特异性和非器官特异性,本章重点阐述非器官特异性疾病。自身免疫性疾病的治疗手段有限,一般以对症治疗和控制病情发展为主,最大限度地减少靶器官的损伤。

二、诊断要点

自身免疫性疾病应当尽早诊断,早期治疗,可根据典型临床表现、症状持续时间、相关检查等因素作出诊断。

类风湿关节炎:可见不能用其他疾病解释的滑膜炎;类风湿因子、抗瓜氨酸化蛋白受体、C反应蛋白、红细胞沉降率等检查指标可见异常。

系统性红斑狼疮:早期症状不多且不典型,通常发热是本病的首发症状,80%~85%的患者双面颊部和鼻梁部会出现蝶形红斑,90%以上患者可出现多发性、对称性关节痛;此外,本病还可能导致肾脏、心血管、血液、神经等系统的病变;活动期血沉增快,IgG、IgA和IgM均增高,多数患者血补体C3、C4减低。

系统性硬化病:起初可先发生雷诺现象(寒冷或情绪紧张时指端发作性苍白、青紫和发冷)、乏力、双手肿胀、关节炎或关节痛,随着病程的发展,皮肤可出现水肿、硬化、萎缩,消化系统以食管病变多见,表现为吞咽困难,部分患者可累及肺、肾及心脏。70%的患者抗核抗体阳性。

强直性脊柱炎:通常起病缓慢、症状隐匿,约90%的患者首先表现为骶髂关节炎,反复出现腰痛、腰骶部僵硬感,背部、前胸、侧胸和腰部疼痛并伴活动受限,常见驼背畸形。部分患者可累及颈椎、周围关节、眼部、耳部、肺部、肾及神经系统。本病无特异性的血清学检验指标,活动期血沉增快、C反应蛋白和免疫球蛋白增高,90%以上患者HLA-H27阳性。

三、治疗方案

(一) 非药物治疗

自身免疫性疾病尚未完全阐明病因,目前尚无根治方案及预防措施。疾病往往在发病早期进展迅速,应当在早期积极治疗,以控制病情的发展。对有微生物感染尤其是持续感染者,应尽早对病原微生物加以控制;除急性期、发热以及内脏受累的患者外,只要能耐受,应尽早、有规律地锻炼,卧床过久可能导致关节失用,甚至强直。有雷诺现象者应给予保暖。

（二）常见自身免疫疾病的药物治疗

因自身免疫性疾病的病因不明或病因无法祛除，治疗原则主要为对症治疗和控制疾病进展。常见自身免疫疾病的药物治疗详见表 9-1。

表 9-1　常见自身免疫疾病的药物治疗

疾病	常用药物	用药目的与原则
类风湿关节炎	抗风湿药（甲氨蝶呤、来氟米特、柳氮磺吡啶、羟氯喹、雷公藤总苷、利妥昔单抗）、非甾体抗炎药、糖皮质激素	尽早应用抗风湿药控制关节症状，避免不可修复的骨破坏。长期服药者定期（1～3 个月）监测血象、肝肾功能等项目，保证用药安全性
系统性红斑狼疮	非甾体抗炎药、抗疟药、糖皮质激素、免疫抑制剂	轻症选择非甾体抗炎药和抗疟药，依据病情可加用糖皮质激素或免疫抑制剂；重症可选用大剂量糖皮质激素控制症状，好转后降低剂量维持治疗。难治性狼疮可选用利妥昔单抗等生物制剂
强直性脊柱炎	非甾体抗炎药、抗风湿药、糖皮质激素、生物制剂	早期足量应用非甾体抗炎药；柳氮磺吡啶可能对外周关节炎有一定疗效，也可考虑腔内注射糖皮质激素；病情不能控制者可用生物制剂
系统性硬化病	抗纤维化药（青霉胺、秋水仙碱）、血管扩张剂（硝苯地平、尼群地平）、糖皮质激素	积极减少雷诺现象的发生，控制肺动脉高压、肺间质纤维化。对于继发性肺纤维化可用糖皮质激素和免疫抑制剂改善症状

四、常用药物与用药交代

（一）肾上腺皮质激素类药物

本类药物按照作用于身体的生理效应，可分为盐皮质激素（mineralocorticoids）、糖皮质激素（glucocorticoids）和性激素（sex hormones）3 类。临床作用广泛，可调节机体内重要物质的代谢，调控多种器官的发育和功能，以及参加机体的应激反应等，对维持机体稳态极为重要。也是挽救濒危患者生命的重要手段，但由于广泛的作用相应就有许多不良反应，故日常使用时应谨慎。

1. 糖皮质激素　糖皮质激素的作用与剂量密切相关：生理剂量下主要影响物质代谢过程，如糖、蛋白质、脂肪、核酸、水、电解质等的代谢；超生理剂量药物有抗炎、免疫抑制和抗休克等重要药理效应。同时对机体物质代谢影响可造成如高血糖、负氮平衡和骨质疏松等对机体严重的损害，限制了糖皮质激素在临床上的应用。

2. 糖皮质激素的生理效应和对物质代谢的影响

（1）糖代谢：增加肝、肌糖原含量和升高血糖。

（2）蛋白质代谢：加速胸腺等组织的蛋白质分解代谢，造成负氮平衡；大剂量抑制蛋白质合成。提示在用药期间应多进食高蛋白食物和少进食糖类。

（3）脂肪代谢：促进脂肪分解；大剂量抑制脂肪的合成。长期应用增高血胆固醇含量，激活四肢皮下的酯酶，使四肢脂肪减少，并重新分布于面部、胸、背及臀部，形成满月脸和向心性肥胖。

（4）核酸代谢：通过影响敏感组织中的核酸代谢来实现对各种代谢的影响。

（5）水和电解质代谢：糖皮质激素也有一定盐皮质激素样作用，可保钠排钾，但作用较弱。大剂量时，抑制钙离子吸收，引起低血钙。由此可以解释：①在肾上腺皮质功能不全时，常伴有高血钙；②长期应用可造成骨质脱钙，进而骨质疏松。

（6）对抗应激环境和恶性刺激：糖皮质激素是维持心血管系统、免疫系统、内分泌系统和神经系统的正常功能以及肾和骨骼肌功能状态所必需。

3. 药理作用

（1）抗炎作用：糖皮质激素具有强大的抗炎作用，可以对抗各种原因引起的炎症。炎症早期，可改善红、肿、热、痛等临床症状；炎症后期，可防止粘连和瘢痕形成，减轻炎症后遗症。同时注意，糖皮质激素在抑制炎症、减轻症状的同时，也降低了机体的防御和修复功能，可导致感染扩散和延缓创口愈合。

（2）免疫抑制和抗过敏作用：小剂量主要抑制细胞免疫，大剂量可干扰体液免疫。

（3）抗休克：超大剂量的糖皮质激素可广泛用于各种严重休克，特别是中毒性休克的治疗。

（4）其他作用，①退热作用，注意在发热原因未明确前，不可滥用糖皮质激素，以免掩盖症状导致诊断困难；②对血液和造血系统的影响，促进骨髓造血，大剂量可缩短凝血时间，导致血淋巴细胞、单核细胞和嗜酸性粒细胞明显减少；③对骨骼的影响，使骨质形成发生障碍而导致骨质疏松症；④对中枢神经的影响，提高中枢神经系统兴奋性，可能诱发癫痫发作或精神失常，儿童大剂量时易发生惊厥；⑤对胃肠道的作用，长期应用超生理剂量的糖皮质激素有诱发或加重消化性溃疡的危险。

4. 临床应用

（1）替代治疗：急、慢性肾上腺皮质功能不全，垂体前叶功能减退及肾上腺次全切除术后。

（2）严重急性感染或炎症：对病毒性感染不主张应用，但当严重病毒感染所致病变和症状已对生命构成威胁时，需用糖皮质激素迅速控制症状；防止重要器官炎症后遗症，如脑、心脏、关节、睾丸、眼部等部位的炎症。

（3）自身免疫性疾病和过敏性疾病。

（4）休克：适用于各种休克，主要用于感染中毒性休克时的辅助治疗。

（5）呼吸系统疾病：主要用于支气管哮喘和慢性阻塞性肺疾病的急性加重。

（6）肾疾病：慢性肾炎及肾病综合征的首选。

（7）心血管系统疾病：心血管系统的急症如心肌梗死、心衰、房室传导阻滞等。

（8）血液病：用于急性淋巴细胞白血病，尤其对儿童急性淋巴细胞白血病效果较好。

（9）皮肤病：皮炎、湿疹、银屑病，宜用外用制剂，配合全身用药。

5. 不良反应

（1）长期大量应用可引起医源性肾上腺皮质功能亢进症，也称库欣（Cushing）综合征；诱发或加重感染；消化系统并发症，诱发或加剧消化性溃疡；心血管系统并发症，诱发高血压和动脉粥样硬化；骨质疏松及椎骨压迫性骨折，治疗糖皮质激素骨质疏松可采用阿仑膦酸钠等药物治疗；缺血性无感染坏死；神经精神异常；白内障和青光眼等。

（2）停药反应：药源性肾上腺皮质萎缩和功能不全；反跳现象。

6. 禁忌证　肾上腺皮质功能亢进；病毒感染；活动性消化性溃疡；中度以上糖尿病；严重高血压；妊娠初期和产褥期；严重骨质疏松；严重精神病患者。

7. 用法及疗程

（1）大剂量突击疗法：严重中毒性感染及中毒性休克，每日剂量可达 1g 以上，疗程不超过 3 日；脏器移植等，目前临床采用"脉冲疗法"，每日 1 次静脉注射氢化可的松 3g，疗程为 3 日。

（2）一般剂量长期疗法：肾病、结缔组织病等，采用泼尼松 10～20mg，每日 3 次，产生临床疗效后逐渐减量，至合适的最小维持量。疗程为 6～12 个月。

（3）小剂量替代疗法：用于腺垂体功能减退艾迪生病，每日给予维持剂量可的松 12.5～25mg 或氢化可的松 10～20mg。通常早上给予全日剂量的 2/3，中午给全日剂量的 1/3，晚上一般不给药。

（4）隔日疗法：用于需要长期治疗的疾病，隔日清晨顿服两日总剂量。本法以采用泼尼松和泼尼松龙等中效制剂较好，一般宜先采用每日分次给药，等病情控制后再改用此法。

常用糖皮质激素各参数对比，见表 9-2。

表 9-2　常用糖皮质激素各参数对比

药物	Na$^+$保留强度	抗炎效价	受体亲和力	半衰期/min	半效期/h	等效剂量/mg
氢化可的松	1	1	1	90	8～12	20
可的松	0.8	0.8	0.01	90	8～12	25
氟氢可的松	125	10	3	/	8～12	/
泼尼松	0.8	4	0.05	>200	12～36	5
泼尼松龙	0.8	4	2.2	>200	12～36	5
甲泼尼龙	0.5	5	12	>200	12～36	4
曲安西龙	0	5	2～3	>200	12～36	4
地塞米松	0	25	10	>300	36～72	0.75
倍他米松	0	30	5.4	>300	36～72	0.6

氢化可的松
（Hydrocortisone）

【适应证】

主要用于过敏性与自身免疫性炎症性疾病。适用于结缔组织病，系统性红斑狼疮，严重的支气管哮喘，皮肌炎，血管炎等过敏性疾病，急性白血病，恶性淋巴瘤，以及适用于其他肾上腺皮质激素的病症。

【药师知识储备】

1. 用法用量　片剂，口服，用于肾上腺皮质功能减退的替代治疗、过敏反应、自身免疫性及炎症性疾病，每日 20～30mg，分 1～2 次服用，有应急状态时，可加量至每日 80mg，分次服用。儿童治疗剂量按体表面积，每日 20～25mg/m^2，每 8 小时服 1 次。

2. 特殊人群用药及注意事项　**妊娠期妇女：**不宜使用。**哺乳期妇女：**暂停哺乳。**其他：**心脏病、憩室炎、情绪不稳和有精神病倾向、肝功能不全、眼单纯疱疹、高脂蛋白血症、骨质疏松症、重症肌无力、甲状腺功能低下、胃溃疡、胃炎或食管炎、肾功能损害或结石、结核病、全身性真菌感染、青光眼、运动员等慎用。

3. **重要相互作用**

(1)与维生素 E 或维生素 K 合用可增强抗炎效应,减轻撤药后的反跳现象。

(2)与维生素 C 合用可防治本类药物引起的皮下出血反应。

(3)与维生素 A 合用可消除本类药物所致创面愈合延迟,但也影响抗炎作用,还可拮抗维生素 A 中毒时的全身反应。

(4)与非甾体抗炎药合用可加强其致溃疡作用。

(5)合用可增强对乙酰氨基酚的肝毒性。

(6)与两性霉素 B 或碳酸酐酶抑制剂、排钾利尿剂合用可加重低钾血症。

(7)与三环类抗抑郁药合用可使其引起的精神症状加重。

(8)与强心苷合用可增加洋地黄毒性及心律紊乱的发生。

(9)与蛋白质同化激素合用可增加水肿的发生率,使痤疮加重。

(10)与抗胆碱能药(如阿托品)长期合用可致眼压增高。

(11)与降糖药如胰岛素合用时应适当调整降糖药剂量。

(12)与甲状腺激素或抗甲状腺药合用,应适当调整本品的剂量。

(13)与免疫抑制剂合用可增加感染的危险性,并可能诱发淋巴瘤或其他淋巴细胞增生性疾病。

(14)与生长激素合用可抑制后者的促生长作用。

4. **不良反应** 常见:并发感染为肾上腺皮质激素的主要不良反应,以真菌、结核菌、葡萄球菌、变形杆菌、铜绿假单胞菌和各种疱疹病毒为主。**长期使用可引起:**医源性库欣综合征面容和体态、体重增加、下肢水肿、紫纹、易出血倾向、创口愈合不良、痤疮、月经紊乱、肱或股骨头缺血性坏死、骨质疏松及骨折(包括脊椎压缩性骨折、长骨病理性骨折)、肌无力、肌萎缩、低血钾综合征、胃肠道刺激、胰腺炎、消化性溃疡或穿孔、儿童生长受到抑制、青光眼、白内障、良性颅内压升高综合征、糖耐量减退和糖尿病加重。**精神症状:**欣快感、激动、谵妄、不安、定向力障碍,也可表现为抑制。**糖皮质激素停药综合征:**停药后有时会出现头晕、晕厥倾向、腹痛或背痛、低热、食欲减退、恶心、呕吐、肌肉或关节疼痛、头痛、乏力、软弱。

5. **禁忌证** 对肾上腺皮质激素类药过敏者。严重的精神病(过去或现在)和癫痫,活动性消化性溃疡病,新近胃肠吻合手术,骨折,创伤修复期,角膜溃疡,肾上腺皮质功能亢进症,高血压,糖尿病,妊娠期妇女,未能控制的感染(如水痘、麻疹、真菌感染)、较重的骨质疏松等。动脉粥样硬化、心力衰竭或慢性营养不良。

【患者用药交代】

1. **定期监测** 血糖、尿糖或糖耐量试验,尤其是糖尿病患者或有患糖尿病倾向者;小儿应定期监测生长和发育情况;眼科检查,注意白内障、青光眼或眼部感染的发生;血电解质和大便隐血;血压和骨密度检查(尤其老年人)。

2. 长期服药后,停药时应逐渐减量。

3. 长期服用糖皮质激素的老年患者,尤其是更年期后的女性使用易发生骨质疏松,应注意补充钙剂。

泼 尼 松

(Prednisone)

【适应证】

主要用于过敏性与自身免疫性炎症性疾病。适用于结缔组织病,系统性红斑狼疮,严重的支气管哮喘,皮肌炎,血管炎等过敏性疾病,急性白血病,恶性淋巴瘤,以及适用于其他肾上腺皮质激素的病症。

【超说明书用途】

用于抑制胚胎着床过程中的免疫排斥反应,辅助提高着床率。推荐意见:一星。

【药师知识储备】

1. **用法用量**　片剂,口服,一般每次 5～10mg(1～2 片),每日 10～60mg(2～12 片)。必要时遵医嘱酌量增减。对于系统性红斑狼疮、胃病综合征、溃疡性结肠炎、自身免疫性溶血性贫血等自身免疫性疾病,可给予每日 40～60mg(8～12 片),病情稳定后逐渐减量;对药物性皮炎、荨麻疹、支气管哮喘等过敏性疾病,可给泼尼松每日20～40mg(4～8 片),症状减轻后减量,每隔 1～2 日减少 5mg(1 片);防止器官移植排斥反应,一般在术前 1～2 日开始每日口服100mg(20 片),术后一周改为每日 60mg(12片),以后逐渐减量;治疗急性白血病、恶性肿瘤,每日口服 60～80mg(12～16 片),症状缓解后减量。结核病、急性细菌性或病毒性感染患者慎用,必要应用时必须给予适当的抗感染治疗。对有细菌、真菌、病毒感染者,应在应用足量敏感抗生素的同时谨慎使用。

2. **特殊人群用药及注意事项**　**妊娠期妇女**:慎用。**哺乳期妇女**:暂停哺乳。**儿童**:慎用;口服中效制剂隔日疗法可减轻对生长的抑制作用。**肝功能不全者**:不宜使用。**其他**:糖尿病、骨质疏松症、肝硬化、肾功能不良、甲状腺功能低下、运动员慎用。

3. **重要相互作用**

(1)与非甾体抗炎药合用,可加强其致溃疡作用。

(2)合用可增强对乙酰氨基酚的肝毒性。

(3)与两性霉素 B 或碳酸酐酶抑制剂、排钾利尿剂合用,可加重低钾血症。

(4)与三环类抗抑郁药合用可使其引起的精神症状加重。

(5)与强心苷合用,可增加洋地黄毒性及心律失常的发生。

(6)与蛋白质同化激素合用,可增加水肿的发生率,使痤疮加重。

(7)与抗胆碱能药(如阿托品)长期合用,可致眼压增高。

(8)与降糖药如胰岛素合用,应适当调整降糖药剂量。

(9)与甲状腺激素或抗甲状腺药合用,应适当调整本品的剂量。

(10)与免疫抑制剂合用,可增加感染的危险性,并可能诱发淋巴瘤或其他淋巴细胞增生性疾病。

(11)与生长激素合用,可抑制后者的促生长作用。

4. **不良反应**　较大剂量易引起糖尿病、消化性溃疡和类库欣综合征症状,对下丘脑-垂体-肾上腺轴抑制作用较强。并发感染为主要的不良反应。

5. **禁忌证**　对本品及肾上腺皮质激素有过敏史患者禁用。高血压、血栓症、胃与十二指肠溃疡、精神病、电解质代谢异常、心肌梗死、内脏手术、青光眼等患者不宜使用,特殊情况下权衡利弊,注意病情恶化的可能。

【患者用药交代】

1. 清晨将一日剂量服下。

2. 长期服药后,停药时应逐渐减量。

3. 长期用药的老人,尤其更年期后的女性易发生骨质疏松,注意补钙。

甲泼尼龙
（Methylprednisolone）

【适应证】

主要用于危重疾病的急救、胶原病、过敏反应、白血病、休克、脑水肿、多发性神经炎、脊髓炎、器官移植等。

【超说明书用途】

用于间质性肺炎,推荐意见:三星。

【药师知识储备】

1. **用法用量**　片剂,口服。根据不同疾病的治疗需要,甲泼尼龙片的初始剂量可每日在 4~48mg 之间调整。在适当的时段内逐量递减初始剂量,直至能维持已有的临床效果的最低剂量。根据治疗的疾病和患者反应作个体化调整。隔日疗法(ADT):即在隔日早晨一次性给予两日的皮质类固醇总量。对于有肾上腺皮质功能减退儿童的治疗,其激素的用量应根据体表面积而定,如果按体重而定则易发生过量,尤其是婴幼儿和矮小或肥胖患儿。

2. **特殊人群用药及注意事项**　**妊娠期妇女**:仅在确实需要时才可以用于妊娠期妇女。**哺乳期妇女**:暂停哺乳。**儿童**:慎用。**其他**:心脏病、憩室炎、情绪不稳和有精神病倾向、肝功能不全、眼单纯疱疹、高脂蛋白血症、骨质疏松症、重症肌无力、甲状腺功能低下、胃溃疡、胃炎或食管炎、肾功能损害或结石、结核病、全身性真菌感染、青光眼、运动员慎用。

3. **重要相互作用**

(1)有益:与其他抗结核化疗法联合,可用于治疗暴发性或扩散性肺结核及伴有蛛网膜下腔阻塞的结合性脑膜炎。与烷化剂、抗代谢药及长春碱类药物联合用于肿瘤疾病如白血病和淋巴瘤。

(2)有害:与非甾体抗炎药合用可加强其致溃疡作用;与噻嗪类利尿剂合用,可增加糖耐量异常及低钾血症的危险;增加糖尿病患者对口服降糖药的需求;对使用免疫抑制剂量的皮质类固醇进行治疗的患者禁忌接种减毒活疫苗,不可接种牛痘,也不可接受其他免疫措施,特别是大剂量服用的患者;可提高或降低抗凝剂效果,需持续监测凝血功能;与环孢素合用曾发生惊厥。

4. **不良反应**　体液及电解质紊乱、胃肠道穿孔或出血、皮肤伤口愈合不良、血管水肿、眼压增高、心肌梗死后的心肌断裂、潜在感染发作等。

5. **禁忌证**　已知对本品过敏者禁用;全身性真菌感染者禁用。特别危险人群:儿童、糖尿病患者、高血压患者和有精神病史的患者、某些传染性疾病(如肺结核)或某些病毒引发的疾病(如疱疹和波及眼部带状疱疹)患者。使用此药时,应进行严格的医疗监督并尽可能缩短用药期。

【患者用药交代】

1. 长期治疗后不能突然停药,建议逐量递减。

2. 长期用药的老人,尤其更年期后的女性易发生骨质疏松,注意补钙。

3. 极少见视力障碍,仍建议小心驾驶和操作机器。

地塞米松
（Dexamethasone）

【适应证】

1. 主要用于过敏性与自身免疫性炎症性疾病,如结缔组织病、严重的支气管哮喘、皮炎等过敏性疾病、溃疡性结肠炎、急性白血病、恶性淋巴瘤等。

2. 还用于某些肾上腺皮质疾病的诊断，即地塞米松抑制试验。

【药师知识储备】

1. 用法用量 片剂，口服。**成人**开始剂量为每次 0.75～3.00mg（1～4 片），每日 2～4 次。维持剂量约为每日 0.75mg（1 片），视病情而定。

2. 特殊人群用药及注意事项 哺乳期妇女：接受大剂量给药不应哺乳。儿童：慎用。**其他**：结核病、急性细菌性或病毒性感染患者慎用，必要应用时，必须给予适当抗感染治疗。糖尿病、骨质疏松症、肝硬化、肾功能不良、甲状腺功能低下患者慎用。

3. 重要相互作用

（1）与水杨酸类药合用可增加其毒性。

（2）合用可减弱抗凝血剂、口服降糖药作用，应调整剂量。

（3）与利尿剂（保钾利尿剂除外）合用可引起低钾血症，应注意用量。

4. 不良反应 较大剂量易引起糖尿病、消化性溃疡和类库欣综合征症状，对下丘脑-垂体-肾上腺轴抑制作用较强。主要的不良反应为并发感染。

5. 禁忌证 对本品及肾上腺皮质激素类药物有过敏史患者禁用；高血压、血栓症、胃与十二指肠溃疡、精神病、电解质代谢异常、心肌梗死、内脏手术、青光眼等患者一般不宜使用；特殊情况下权衡利弊后使用，但应注意病情恶化的可能。

【患者用药交代】

1. 儿童如确有必要长期使用时，应使用短效或中效制剂，避免使用长效地塞米松制剂。并观察颅内压的变化。

2. 长期服药后，停药前应逐渐减量。

3. 对有细菌、真菌、病毒感染者，应在应用足量敏感抗生素的同时谨慎使用。

（二）免疫抑制剂

免疫是机体识别"自己"和"非己"成分的一种生理性保护功能。它包括机体对异物（病原生物性或非病原生物性）的识别、排除或消灭等一系列过程。免疫系统由淋巴器官及淋巴组织（骨髓、胸腺、脾脏、淋巴结、扁桃体、小肠集合淋巴结、阑尾等）组成。免疫功能是由吞噬细胞、自然杀伤细胞、淋巴细胞等多种免疫细胞以及它们所分泌的抗体、补体、细胞因子等免疫活性物质协同完成的。

机体免疫系统在抗原刺激下发生一系列变化称为免疫应答，可分 3 期，即感应期、增殖分化期、效应期。免疫系统对抗原的适当应答是机体执行免疫防御、自我稳定、免疫监视功能所不可缺少的。免疫系统对抗原的不适当应答，即过高或过低的应答，或对自身组织抗原的应答，均会导致免疫性疾病。

按发病机制不同，免疫性疾病分为：①超敏反应病，如荨麻疹、哮喘、过敏性休克；②免疫缺陷病，如先天性重症联合免疫缺陷病；③自身免疫性疾病，如类风湿关节炎、糖尿病、系统性红斑狼疮等。流行病学调查显示，免疫性疾病发病率呈逐年上升趋势。

应用免疫调节药影响免疫反应的目的是减轻或消除病理的免疫反应和增强有益的免疫功能，根据机体的免疫状态，可分别选用免疫增强剂、免疫抑制剂、免疫耐受剂。

影响免疫功能药物的应用始于免疫抑制剂，免疫抑制剂主要用于器官移植抗排斥反应和自身免疫性疾病的治疗。根据免疫抑制剂开发的历史可划分为 4 代：

第一代：以糖皮质激素、硫唑嘌呤、抗淋巴细胞球蛋白、抗胸腺细胞球蛋白为代表，主要作用为溶解免疫活性细胞，阻断细胞的分化，其特点为作用广泛、选择性低。这类药物虽然在临床上治疗急性器官移植排斥反应和严重自身免疫性疾病取得了显著疗效,但由于长期用药和低选择性,患者在长期和大剂量用药后罹患感染和肿瘤的风险明显增加,器官移植者尤为突出。

第二代:以环孢素、山地明、赛斯平、环孢多肽 A、环孢灵(Cy-A、Cs-A)、新出地明(Neoral)和他克莫司为代表,为细胞因子合成抑制剂,主要作用是阻断免疫活性细胞的白细胞介素 2(IL-2)的效应环节,干扰细胞活化,其以淋巴细胞为主而具有相对特异性,肝、肾毒性较强。

第三代:以单克隆抗体、拉帕霉素、吗替麦考酚酯为代表,作用于抗原呈递和分子间的相互作用,与第二代制剂有协同作用。

第四代:以抗 IL-2 受体单抗、抗肿瘤坏死因子(TNF)单抗为代表,主要针对改变细胞因子环境,如抑制 Th1 类细胞因子和抑制 TNF 作用的发挥。

第三、四代免疫抑制剂具有较强的选择性,在临床上显示出良好的应用前景。

环 孢 素
(Ciclosporin)

【适应证】

适用于预防同种异体肾、肝、心脏、骨髓等器官或组织移植所发生的排斥反应,也适用于预防及治疗骨髓移植时发生的移植物抗宿主反应。本品常与肾上腺皮质激素等免疫抑制剂联合应用,以提高疗效。也可用于治疗类风湿关节炎、系统性红斑狼疮、肾病型慢性肾炎、自身免疫性溶血性贫血、银屑病、葡萄膜炎等自身免疫性疾病。

【超说明书用途】

1. 用于治疗干燥综合征,Micromedex 推荐等级Ⅱb。

2. 用于骨髓增生异常综合征,Micromedex 推荐等级Ⅲ。

3. 用于特发性肺纤维化,Micromedex 推荐等级Ⅱb。

4. 用于治疗韦格纳肉芽肿病,Micromedex 推荐等级Ⅱb。

5. 用于治疗儿童重症结缔组织病,《药品超说明书使用循证评价》中二星推荐。

6. 用于重度溃疡性结肠炎的治疗,Micromedex 成人推荐等级Ⅱa,儿童推荐等级Ⅱb。

7. 用于重型系统性红斑狼疮治疗,Micromedex 推荐等级Ⅱb。

8. 用于重症肌无力的治疗,Micromedex 推荐等级Ⅱb。

9. 用于特发性炎症性肌病,Micromedex 推荐等级Ⅱb。

【药师知识储备】

1. **用法用量**　软胶囊,口服,整粒吞服。**器官移植**:起始剂量为每日 6~11mg/kg,后根据血药浓度每 2 周减量 0.5~1mg/kg,维持剂量为每日 2~6mg/kg,分 2 次口服。**骨髓移植**:预防 GVHD,使用环孢素注射液,胃肠反应消失后(0.5~1 个月),改服口服制剂,起始剂量为每日 6mg/kg,分 2 次口服,1 个月后缓慢减量,总疗程半年左右;治疗 GVHD,单独或在原用肾上腺皮质激素基础上使用本品,每日 2~3mg/kg,分 2 次口服,待病情稳定后缓慢减量,总疗程半年以上。**狼疮肾炎,难治性肾病综合征**:初始剂量为 4~5mg/kg,分 2~3 次口服,出现明显疗效后缓慢减至 2~3mg/kg,疗程 3~6 个月或以上。儿童的清除率较快,可按成人剂量或稍高于成人剂量计算。

2. **特殊人群用药及注意事项**　**妊娠期妇女**:禁用。**哺乳期妇女**:不应使用。**老年人**:慎用。**儿童**:1 岁以下禁用。**其他**:预防治疗器官或组织移植排斥反应及治疗自身免疫性疾病,剂量因治疗的疾病、个体差异、用药后的血药浓度不相同而并不完全统一。若移植发生排斥反应,本品剂量应加大。

3. **重要相互作用**

(1)与雌激素、雄激素、西咪替丁、地尔硫䓬、红霉素等合用,可能使本品的肝、肾毒性增加。

(2)与吲哚美辛等非甾体消炎药合用,可增加肾衰竭的危险性。

(3)用本品时如输注贮存超过 10 日的库存血或本品与保钾利尿剂、含高钾的药物等合用,可使血钾增高。

(4)与肝酶诱导剂合用会诱导肝微粒体酶产生而增加本品的代谢,故须调节本品的剂量。

(5)与肾上腺皮质激素、硫唑嘌呤、苯丁酸氮芥、环磷酰胺等免疫抑制剂合用可能会增加引起感染和淋巴增生性疾病的危险性,故应谨慎。

(6)与洛伐他汀(降血脂药)合用于心脏移植患者,有可能增加横纹肌溶解和急性肾衰竭的危险性。

(7)与能引起肾毒性的药物合用,可增加对肾脏的毒性。如发生肾功能不全,应减低药物的剂量或停药。

4. **不良反应**　**常见**:畏食、恶心、呕吐等胃肠道反应,牙龈增生伴出血、疼痛,约 1/3 用药者有肾毒性,可出现血清肌酐、尿素氮增高、肾小球滤过率减低等肾功能损害、高血压等。**少见**:惊厥。**罕见**:过敏反应、胰腺炎、白细胞减少、雷诺综合征、糖尿病、血尿等。

5. **禁忌证**　有病毒感染时(如水痘、带状疱疹等);对本品过敏者禁用。

【患者用药交代】

1. 葡萄柚汁会增加本品肝、肾毒性,避免同服。

2. 定期检查肾功能和血压。

3. 出现牙龈增生一般可在停药 6 个月后消失。

4. 用药出现的慢性、进行性肾中毒多于治疗后约 12 个月发生。

5. 若已引起肾功能不全或有持续负氮平衡,应立即减量或停用。

6. 若发生感染应立即用抗生素治疗,本品亦应减量或停用。

他 克 莫 司
(Tacrolimus)

【适应证】

预防肝脏或肾脏移植术后的移植物排斥反应。治疗肝脏或肾脏移植术后应用其他免疫抑制剂无法控制的移植物排斥反应。

【超说明书用途】

1. 用于难治性肾病、紫癜性肾炎、狼疮肾炎、IgA 肾病的治疗,Micromedex 推荐等级Ⅱb。

2. 用于儿童激素抵抗型肾病综合征,Micromedex 儿童推荐等级Ⅱb。

3. 用于肾病综合征、狼疮肾炎,Micromedex 推荐等级Ⅱb。

4. 用于特发性膜性肾病,药品超说明书使用循证二星推荐。

【药师知识储备】

1. **用法用量**　胶囊,口服,建议空腹,或者至少在餐前 1 小时或餐后 2~3 小时服用。**成人术后推荐起始剂量**:肝移植患者,开始用量为 0.1~0.2mg/(kg·d),分 2 次给药,术后 6 小时服用;肾移植患者,开始用量为 0.15~0.3mg/(kg·d),分 2 次给药,术后 24 小时服用。**移植术后剂量调整**,通常移植术后患者情况的改善可能改变他克莫司的药动学,可能需要进一步调整剂量,通常低于首次免疫制剂量。

2. **特殊人群用药及注意事项** 妊娠期妇女:禁用。哺乳期妇女:禁用。老年人:可与成人剂量相同。儿童:对于儿童患者,通常需用成人推荐剂量的 1.5~2 倍才能达到与成人相同的血药浓度(肝、肾功能能受损者情况除外),儿童患者的起始口服疗法经验较少。对于肝、肾移植的儿童服用剂量为每日 0.3mg/kg,如不能口服给药,则应进行连续 24 小时的静脉滴注。

3. **重要相互作用**

(1)与环孢素、可的松、炔雌醇、红霉素、氟康唑、咪达唑仑、奥美拉唑、维拉帕米、他莫昔芬、氨基糖苷类抗生素、万古霉素等合用,增加本品肾毒性。

(2)与苯巴比妥、利福平、卡马西平等合用,降低本品疗效。

(3)本品抑制可的松和睾酮的代谢,口服避孕药的效果可能被降低。

4. **不良反应** 主要:肾毒性。可见:头痛、失眠、震颤、肌痛、乏力、嗜睡、视觉或听觉异常,以及腹泻、恶心、高血压等。严重:可诱发肿瘤或感染。偶见:皮疹。

5. **禁忌证** 对其他大环内酯类药物过敏者;妊娠期、哺乳期妇女。

【患者用药交代】

1. 剂量和血药浓度的调节必须是在负责管理患者的移植中心进行。

2. 本品能干扰口服避孕药的代谢,应改用其他方式避孕。

3. 本品不能与环孢素合用,如确实需要由原来环孢素转换为本品时应特别注意肾毒性。

4. 本品与视觉及神经系统紊乱有关,因此服用本品并已出现上述不良作用的患者,不应驾驶车辆或操作危险机械;此种影响可能会因饮酒而加重。

5. 用药过程应监测各项体征,并进行血药浓度监测。

<h3 style="text-align:center">吗替麦考酚酯</h3>
(Mycophenolate Mofetil)

【适应证】

适用于接受同种异体肾脏或肝脏移植的患者中预防器官的排斥反应。本品应该与环孢素或他克莫司和皮质类固醇同时应用。

【超说明书用途】

1. 吗替麦考酚酯口服用于韦格纳肉芽肿,《药品超说明书使用循证评价》中三星推荐。

2. 吗替麦考酚酯用于儿童狼疮肾炎,Micromedex 中狼疮肾炎儿童推荐等级Ⅱa。

3. 吗替麦考酚酯用于肾病综合征、狼疮肾炎,Micromedex 中狼疮肾炎推荐等级Ⅱa,肾病综合征成人推荐等级Ⅱb。

4. 吗替麦考酚酯用于肾病综合征、微小病变型肾病、局灶节段性肾小球硬化、膜性肾病、狼疮肾炎、过敏性紫癜肾炎、系统性血管炎肾损害、IgA 肾病的治疗,Micromedex 中肾病推荐等级Ⅱb,狼疮肾炎推荐等级Ⅱa,肾病综合征推荐等级Ⅱb。

5. 吗替麦考酚酯用于治疗狼疮肾炎,Micromedex 中成人推荐等级Ⅱa。

6. 吗替麦考酚酯用于自生免疫性疾病,《药品超说明书使用循证评价》中二星推荐。

7. 吗替麦考酚酯治疗造血干细胞移植术后的移植物抗宿主病,Micromedex 中成人推荐等级Ⅱb 类。

8. 吗替麦考酚酯用于神经免疫性疾病,《药品超说明书使用循证评价》中三星推荐。

【药师知识储备】

1. **用法用量** 胶囊剂,空腹口服。**肾移植**:对肾移植成人患者,推荐口服剂量为 1g,每日 2 次(日剂量为 2g)。虽然在临床试验中用过每次 1.5g,每日 2 次(日剂量 3g),且是安全和有效的,但在肾移植中并没有效果上的优势。每日接受 2g 吗替麦考酚酯的患者在总的安全性上比接受 3g 的患者要好。小儿每日 30mg/kg,分 2 次服。**肝移植**:成人肝移植患者推荐口服剂量为 0.5~1g,每日 2 次(每日剂量 1~2g)。

2. **特殊人群用药及注意事项** **妊娠期妇女**:妊娠期妇女不宜应用。育龄期妇女不建议使用。**哺乳期妇女**:中止哺乳。**儿童**:肾移植患者推荐剂量为 600mg/m²,每日 2 次(最大至 1g,每日 2 次)。**老年人**:肾移植患者合适的推荐剂量为 1g,每日 2 次,肝移植患者为 0.5~1g,每日 2 次。**其他**:在肾、心脏或肝移植后应尽早开始口服吗替麦考酚酯治疗,空腹服用;但是对稳定的肾脏移植患者,如果需要吗替麦考酚酯可以和食物同服。**肝功能异常的患者**:伴有严重肝实质病变的肾移植患者不需要做剂量调整。

3. **重要相互作用**

(1)与硫唑嘌呤合用可增加引起骨髓抑制风险。

(2)建议吗替麦考酚酯不和含氢氧化镁或氢氧化铝的抗酸药同时服用。

4. **不良反应** **常见**:消化系统疾病、白细胞减少症、败血症、呕吐以及其他感染。

5. **禁忌证** 对吗替麦考酚酯、麦考酚酸或药物中的其他成分有超敏反应者。

【患者用药交代】

1. 空腹服用,减少暴露于阳光和紫外线下的情况,以减少发生皮肤癌的危险性。

2. 出现任何感染症状,意外青肿,出血或其他骨髓抑制表征时立即就医。

3. 治疗中进行疫苗接种可能效果欠佳,应避免使用减毒活疫苗。流感疫苗接种是有益的。

4. 接受吗替麦考酚酯治疗的患者应做多次全血计数检验:治疗第 1 个月每周 1 次;第 2、3 个月内每个月 2 次;以后一年每个月 1 次。

5. 在治疗期间以及中止治疗后 6 周都必须采取有效的避孕措施。

来 氟 米 特

(Leflunomide)

【适应证】

1. 适用于成人类风湿关节炎,有改善病情作用。

2. 狼疮肾炎。

【超说明书用途】

1. 强直性脊柱炎,《药品超说明书使用循证评价》中一星推荐。

2. IgA 肾病,《药品超说明书使用循证评价》中三星推荐。

3. 过敏性紫癜性肾炎,《药品超说明书使用循证评价》中三星推荐。

4. 狼疮肾炎,《药品超说明书使用循证评价》中三星推荐。

5. 难治性肾病综合征,《药品超说明书使用循证评价》中三星推荐。

6. 原发性小血管炎肾损害,《药品超说明书使用循证评价》中三星推荐。

【药师知识储备】

1. **用法用量** 片剂,口服。**成人,类风湿关节炎**:间隔 24 小时给药,建议开始治疗的最初 3 日给予负荷剂量每日 50mg,之后根据病情给予维持剂量每日 10mg 或 20mg。在使用本品治疗期间可继续使用非甾体抗炎药或低剂量皮质类固醇激素。**狼疮肾炎**:口服。推荐剂量为每日 1 次,每次 20~40mg,病情缓解后适当减量。可与糖皮质激素联用。

2. 特殊人群用药及注意事项 妊娠期妇女:禁用。育龄期妇女不建议使用。**哺乳期妇女**:禁用。儿童:建议不使用。老年人:尚无可靠参考文献。**其他**:有肺部疾病患者慎用,免疫缺陷、未控制的感染、活动性胃肠道疾病、肾功能不全、骨髓发育不良患者慎用。

3. 重要相互作用

(1)与其他肝毒性药物合用可能增加不良反应。

(2)与多剂量利福平合用使来氟米特药峰浓度升高(约 40%)。

(3)合用时可使血浆游离双氯芬酸和布洛芬的浓度升高 13%~50%。

4. 不良反应 常见:腹泻、瘙痒、可逆性肝酶(GPT 和 GOT)升高、脱发、皮疹等、血压升高、带状疱疹、白细胞计数下降等。**特殊**:视觉异常、感染、多毛。

5. 禁忌证 对本品及其代谢产物过敏者及严重肝损害者禁用。

【患者用药交代】

1. 准备生育的男性应考虑中断服药,同时服用考来烯胺(消胆胺)。

2. 服药期间不应使用免疫活疫苗。

3. 定期检查 GPT,时间间隔视患者具体情况而定。

硫 唑 嘌 呤
(Azathioprine)

【适应证】

1. 急慢性白血病,对慢性粒细胞白血病近期疗效较好,作用快,但缓解期短。

2. 后天性溶血性贫血,特发性血小板减少性紫癜,系统性红斑狼疮。

3. 慢性类风湿关节炎、慢性活动性肝炎(与自体免疫有关的肝炎)、原发性胆汁性肝硬化。

4. 甲状腺功能亢进症,重症肌无力。

5. **其他** 慢性非特异性溃疡性结肠炎、节段性肠炎、多发性神经根炎、狼疮肾炎,增殖性肾炎,韦格纳肉芽肿等。

【超说明书用途】

1. 硫唑嘌呤用于大动脉炎的治疗,Micromedex 推荐等级 IIb。

2. 硫唑嘌呤用于克罗恩病的治疗,Micromedex 推荐等级成人 IIb。

3. 硫唑嘌呤用于特发性肺纤维化,Micromedex 推荐等级成人 IIb。

4. 硫唑嘌呤用于天疱疮的治疗,Micromedex 推荐等级成人 IIb。

【药师知识储备】

1. 用法用量 片剂,口服,每日 1.5~4mg/kg,每日 1 次或每分次口服。**异体移植**:每日 2~5mg/kg,每日 1 次或分次口服、**白血病**:每日 1.5~3mg/kg,每日 1 次或分次口服。

2. 特殊人群用药及注意事项 妊娠期妇女:具有致畸性,禁用。

3. 重要相互作用 与别嘌醇合用时硫唑嘌呤的剂量应该大大减低。硫唑嘌呤能与巯基化合物如谷胱甘肽起反应,在组织中缓缓释出巯嘌呤而起到前体药物的作用。

4. 不良反应 可致骨髓抑制,肝功能损害,畸胎,亦可发生皮疹,偶见肌萎缩。

5. 禁忌证 已知对本品高度过敏者禁用。

【患者用药交代】

1. 用药期间严格检查血象。

2. 用药后 2~4 日方有明显疗效。

甲氨蝶呤

(Methotrexate)

【适应证】

1. 各型急性白血病,特别是急性淋巴细胞白血病、恶性淋巴瘤、非霍奇金淋巴瘤和蕈样肉芽肿、多发性骨髓病。

2. 头颈部癌、肺癌、各种软组织肉瘤、银屑病。

3. 乳腺癌、卵巢癌、宫颈癌、恶性葡萄胎、绒毛膜上皮癌、睾丸癌。

【超说明书用途】

1. 甲氨蝶呤片 $15\sim30\text{mg/m}^2$ 用于治疗急性淋巴细胞白血病,《药品超说明书使用循证评价》中二星推荐。

2. 甲氨蝶呤片用于治疗儿童风湿性疾病,Micromedex 中儿童推荐等级Ⅱb。

3. 甲氨蝶呤用于瘢痕妊娠,Micromedex 中成人推荐等级Ⅱa。

4. 甲氨蝶呤用于结节病的治疗,Micromedex 中推荐等级Ⅱb。

5. 甲氨蝶呤用于皮肌炎/多发性肌炎的治疗,Micromedex 中成人推荐等级Ⅱb。

6. 甲氨蝶呤用于韦格纳肉芽肿病的治疗,Micromedex 中成人推荐等级Ⅱb。

7. 甲氨蝶呤用于系统性红斑狼疮的治疗,Micromedex 中成人推荐等级Ⅱb。

8. 甲氨蝶呤用于异位妊娠,Micromedex 中成人推荐等级Ⅱa。

9. 甲氨蝶呤用于早期异位妊娠,Micromedex 中成人推荐等级Ⅱa。

【药师知识储备】

1. **用法用量** 片剂,口服。成人每次 $5\sim10\text{mg}(2\sim4$ 片$)$,每日 1 次,每周 $1\sim2$ 次,一疗程安全量为 $50\sim100\text{mg}(20\sim40$ 片$)$。用于急性淋巴细胞白血病维持治疗,每次 $15\sim20\text{mg/m}^2(6\sim8$ 片$)$,每周 1 次。

2. **特殊人群用药及注意事项 妊娠期妇女:** 禁用。**哺乳期妇女:** 禁用。

3. **重要相互作用**

(1)与乙醇和其他对肝脏有损害药物合用,可增加肝脏的毒性。

(2)可引起尿酸水平增多,痛风或高尿酸血症患者应增加别嘌醇等剂量。

(3)可增加抗凝血作用,与其他抗凝药慎用。

(4)与弱有机酸、水杨酸盐、保泰松和磺胺类药物合用可能导致毒性反应的增加。

(5)与氨苯蝶啶、乙胺嘧啶等药物(均有抗叶酸作用)合用可增加其毒副作用。

(6)先用或合用时,与氟尿嘧啶有拮抗作用,如先用甲氨蝶呤片,$4\sim6$ 小时后再用氟尿嘧啶则可产生协同作用。

4. **不良反应 常见:** 胃肠道反应,肝功能损害。**特殊:** 高尿酸血症肾病(大剂量)。**严重:** 假膜性或出血性肠炎、肝硬化、尿毒症、肺纤维化(长期用药)、骨髓抑制。

5. **禁忌证** 已知对本品高度过敏的患者禁用。全身极度衰竭、恶液质或并发感染及心、肺、肝、肾功能不全时,禁用。周围血象如白细胞低于 $3.5\times10^9\text{/L}$ 或血小板低于 $50\times10^9\text{/L}$ 时不宜使用。

【患者用药交代】

1. 甲氨蝶呤片的致突变性、致畸性和致癌性较烷化剂为轻,但长期服用后,有潜在的导致继发性肿瘤的危险。

2. 对生殖功能的影响,可导致闭经和精子减少或缺乏,尤其是在长期应用较大剂量后,但一般多不严重,有时呈不可逆性。

3. 服药期间戒酒。

羟　基　脲

（Hydroxycarbamide）

【适应证】

1. 对慢性粒细胞白血病（CML）有效，并可用于对白消安耐药的 CML。

2. 对黑色素瘤、肾癌、头颈部癌有一定疗效，与放疗联合对头颈部及宫颈鳞癌有效。

【超说明书用途】

1. 羟基脲片口服用于联合化疗治疗急性白血病降低外周血白细胞，《药品超说明书使用循证评价》中三星推荐。

2. 羟基脲片用于血小板增多症的治疗，Micromedex 中成人推荐等级 Ⅱb 类。

【药师知识储备】

1. **用法用量**　片剂，口服，CML 每日 20～60mg/kg，每周 2 次，6 周为一疗程；头颈癌、宫颈鳞癌等每次 80mg/kg，每 3 日 1 次，需与放疗合用。

2. **特殊人群用药及注意事项**　妊娠期妇女：禁用。哺乳期妇女：禁用。老年人：老年患者对本品敏感，肾功能可能较差，应适当减少剂量。

3. **重要相互作用**　与别嘌醇、秋水仙碱、丙磺舒等合用治疗痛风时，须调整上述药物剂量。本品与别嘌醇合用能预防并逆转其所致的高尿酸血症，与烷化剂无交叉耐药。

4. **不良反应**　常见：胃肠道反应。特殊：睾丸萎缩、脱发。严重：骨髓抑制（剂量限制型，停药后 1～2 周可恢复）。

5. **禁忌证**　水痘、带状疱疹及各种严重感染者禁用。

【患者用药交代】

1. 用药期间发生血管溃疡或者坏死，应停止用药。

2. 用药期间避免接种死或活病毒疫苗，一般停药 3 个月至 1 年才可考虑接种疫苗。

3. 服用本品时应适当增加液体的摄入量，以增加尿量及尿酸的排泄。

4. 定期监测白细胞、血小板、血中尿素氮、尿酸及肌苷浓度。

5. 接触羟基脲时应当戴上一次性手套，且在接触前后洗手。

环　磷　酰　胺

（Cyclophosphamide）

【适应证】

目前广泛应用的抗肿瘤药物，对恶性淋巴瘤、急性或慢性淋巴细胞白血病、多发性骨髓瘤有较好的疗效，对乳腺癌、睾丸肿瘤、卵巢癌、肺癌、头颈部鳞癌、鼻咽癌、神经母细胞瘤、横纹肌肉瘤及骨肉瘤均有一定的疗效。

【超说明书用途】

1. 环磷酰胺用于韦格纳肉芽肿病治疗，Micromedex 推荐等级成人 Ⅱb。

2. 环磷酰胺用于系统性红斑狼疮治疗，Micromedex 推荐等级成人 Ⅱb。

3. 环磷酰胺用于治疗小儿肾病综合征、狼疮肾炎，Micromedex 推荐等级儿童 Ⅱb。

4. 环磷酰胺用于肾病综合征、微小病变型肾病、局灶节段性肾小球硬化、IgA 肾病、膜性肾病、新月体性肾炎、抗肾小球基膜病、狼疮肾炎、过敏性紫癜肾炎、系统性血管炎肾损害治疗，其中治疗狼疮肾炎 Micromedex 推荐等级 Ⅱb，治疗微小病变型肾病 Micromedex 推荐等级儿童 Ⅱa。

【知识要点】

1. 用法用量 片剂,口服。**成人**:每日 2~4mg/kg,连用 10~14 日,休息 1~2 周重复。**儿童**:每日 2~6mg/kg,连用 10~14 日,休息 1~2 周重复。

2. 特殊人群用药及注意事项 **妊娠期妇女**:具有致畸性,妊娠期妇女禁用。**哺乳期妇女**:本品可在乳汁中排出,在开始用药时必须中止哺乳。

3. 重要相互作用

(1)与抗痛风药如别嘌醇、秋水仙碱、丙磺舒等合用时,应调整抗痛风药的剂量。

(2)合用可加强琥珀胆碱的神经肌肉阻滞作用,使呼吸暂停延长。

(3)合用时环磷酰胺可延长可卡因的作用并增加毒性。

(4)大剂量巴比妥类、皮质激素类药物可影响环磷酰胺的代谢,合用可增加环磷酰胺的急性毒性。

4. 不良反应 **常见**:胃肠道反应。**特殊**:泌尿道反应。**严重**:骨髓抑制(多可逆)、中毒性肝炎。

5. 禁忌证 凡有骨髓抑制、感染、肝肾功能损害者禁用或慎用。对本品过敏者禁用。妊娠期及哺乳期妇女禁用。

【患者用药交代】

应用时应鼓励患者多饮水。

雷公藤总苷
(Tripterygium glycosides)

【适应证】

祛风解毒、解湿消肿、舒经通络。有抗炎及抑制细胞和体液免疫等作用。用于风湿热瘀,毒邪阻滞所致的类风湿关节炎,肾病综合征,白塞三联征,麻风反应,自身免疫性肝炎等。

【超说明书用途】

1. 雷公藤总苷用于狼疮肾炎的治疗,《药品超说明书使用循证评价》中三星推荐。

2. 雷公藤总苷用于膜性肾病的治疗,《药品超说明书使用循证评价》中三星推荐。

3. 雷公藤总苷用于紫癜性肾炎的治疗,《药品超说明书使用循证评价》中三星推荐。

【药师知识储备】

1. 用法用量 片剂,饭后口服,每日 0.3~0.5mg/kg,分 3 次。

2. 特殊人群用药及注意事项 **妊娠期、哺乳期妇女**:禁用。**儿童**:禁用。**老年人**:慎用。**其他**:严重心血管病者慎用。

3. 重要相互作用 尚未观察到药物相互作用。

4. 不良反应 **常见**:胃肠反应。**特殊**:月经紊乱,精子活力及数目减少,白细胞和血小板减少,停药后可恢复。

5. 禁忌证 心、肝、肾功能不全者禁用;严重贫血、白细胞和血小板降低者禁用;胃、十二指肠溃疡活动期患者禁用;严重心律失常者禁用。

【患者用药交代】

1. 用药期间应注意定期检查血、尿常规及心电图和肝肾功能。

2. 连续用药一般不宜超过 3 个月,如继续用药,请咨询医师。

(刘许媛　李瑞娟)

附:缩略语

IL-2:白细胞介素 2
CML:慢性粒细胞白血病
TNF:肿瘤坏死因子

参考文献

[1]中华医学会风湿病学分会.2018 中国类风湿关节炎诊疗指南.中华内科杂志,2018,57(4):242-251.

[2]广东省药学会风湿免疫用药专家委员会.风湿免疫疾病超药品说明书用药专家共识(之一)——类风湿关节炎.中国现代应用药学,2017,34(3):439-443.

[3]广东省药学会风湿免疫用药专家委员会.风湿免疫疾病超药品说明书用药专家共识(之二)——系统性红斑狼疮.中国现代应用药学,2017,34(3):444-450.

[4]王庆文,戴冽,伍俊妍.风湿免疫疾病超药品说明书用药专家共识(之三)——强直性脊柱炎.中国现代应用药学,2017,34(3):451-457.

[5]中国系统性红斑狼疮研究协作组专家组.糖皮质激素在系统性红斑狼疮患者合理应用的专家共识.中华内科杂志,2014,53(6):502-504.

第十章　妇产科疾病与计划生育

第一节　流产、先兆早产

一、概述

正常妊娠时,胚胎必须着床在子宫腔的适当部位,并在宫腔内继续生长发育,至足月时临产并分娩。如果胚胎或胎儿在宫内生长发育的时间过短,即为自然流产或早产(premature delivery)。

二、诊断要点

凡在妊娠12周前采用人工或药物方法终止妊娠,称为早期流产。妊娠12周至不足28周终止妊娠者为晚期流产。妊娠满28周不足37周分娩者为早产,如此期间妊娠期妇女出现规律宫缩伴有宫颈管进行性缩短,宫口开大<3cm为先兆早产。

三、治疗方案

流产、早期先兆流产保胎的治疗药物包括黄体酮、甲状腺素;晚期流产和先兆早产的药物治疗主要为子宫松弛保胎治疗,常见药物有硫酸镁(先兆早产);β肾上腺素受体激动剂利托君、吲哚美辛、硝苯地平、缩宫素,受体拮抗剂阿托西班、产前糖皮质激素。

四、常用药物与用药交代

(一) 孕激素类

黄 体 酮
(Progesterone)

【适应证】

1. 治疗月经失调(如无排卵型功能失调性子宫出血和无排卵型闭经)、黄体功能不足、先兆流产和习惯性流产(因黄体不足引起)。

2. 治疗经前期紧张综合征、无排卵型功能失调性子宫出血和无排卵型闭经。

3. 与雌激素联合使用治疗更年期综合征。

4. 作为宫内节育器内的缓释孕激素药物。

【药师知识储备】

1. **用法用量**　先兆流产和习惯性流产、经前期紧张综合征、功能失调性子宫出血和闭经:常用剂量为每日 200~300mg,分 1 或 2 次服用,每次剂量不得超过 200mg。**更年期综合征**:与雌激素联合使用,每次 1.25mg,每日 1 次,共 22 日;服用结合雌激素片第 13 日起服用本品,每次 200mg,每日 2 次,共 10 日。

2. **特殊人群用药及注意事项**　**哺乳期妇女**:本品随乳汁分泌,哺乳期妇女仅在确有必要时使用。**儿童**:尚不明确。**肝功能不全者**:禁用。**肾功能不全/透析者**:禁用。**其他**:抑郁史、肾病、心脏病水肿、高血压患者慎用。

3. **重要相互作用**

(1)苯巴比妥、苯妥英钠、利福平等药物由于对细胞色素 P450 酶具有诱导作用,可以削弱本品的药效。

(2)食物可使本品的生物利用度提高。

4. **不良反应**　**常见**:突破性出血,阴道点状出血,体重改变,宫颈鳞柱交界改变,宫颈分泌物性状改变,乳房胀痛,恶心、头晕、头痛,倦怠感,发热、失眠,精神抑郁,过敏伴或不伴瘙痒的皮疹,黑斑病,黄褐斑。**特殊**:阻塞性黄疸,肝功能异常。

5. **禁忌证**　对黄体酮或本品中其他成分(花生油)过敏者;阴道不明原因出血;血栓性静脉炎、血管栓塞、脑卒中或有既往病史者;乳腺肿瘤或生殖器肿瘤;严重肝功能不全或肝脏疾病;稽留流产。

【患者用药交代】

1. 服药避开进餐时间。可能出现短暂的眩晕,不宜驾驶车辆或操作机器。

2. 用药前应进行乳房、盆腔等检查。长期用药需注意检查肝功能,特别注意乳房检查。

3. 一旦出现血栓性疾病(如血栓性静脉炎、脑血管病、肺栓塞、视网膜血栓形成),或出现突发性部分视力丧失或突发性失明,复视或偏头痛,应立即停药。

地 屈 孕 酮
（Dydrogesterone）

【适应证】

可用于治疗内源性孕酮不足引起的疾病:痛经、子宫内膜异位症、继发性闭经、月经周期不规则、功能失调性子宫出血、经前期综合征、先兆流产或习惯性流产、不孕症等。

【药师知识储备】

1. **用法用量**　口服。**痛经**:每次 10mg,每日 2 次,于月经周期的第 5~25 日服用。**子宫内膜异位症**:每次 10mg,2~3 次/d,于月经周期的第 5~25 日服用。**闭经**:从月经周期的第 1~25 日,每日服用雌二醇 1 次;从月经周期的第 11~25 日,联合本品每次 10mg,每日 2 次。**月经不规则**:每次 10mg,每日 2 次,于月经周期的第 11~25 日服用。**功能性出血:**①止血,每次 10mg,每日 2 次,连服 5~7 日。②预防出血,于月经周期的第 11~25 日服用,每次 10mg,每日 2 次。**经前期综合征**:每次 10mg,每日 2 次,于月经周期第 11~25 日服用。**先兆流产**:起始剂量为每次 40mg,每日 1 次,随后每 8 小时服 10mg 至症状消失。**习惯性流产**:每次 10mg,每日 2 次,至怀孕 20 周。**不孕症**:月经周期的第 14~25 日服用,每日 10mg。治疗应至少持续 6 个连续的月经周期。

2. **特殊人群用药及注意事项**　**哺乳期妇女**:不推荐使用。**儿童**:尚无在初潮前人群中的使用经验,在 12~18 岁青少年中的安全性和有效性证据不充分。**老年人**:用于治疗>65 岁女性的资料尚不充分。**肝功能不全者**:严重肝功能障碍者禁用。

3. 重要相互作用 尚未观察到药物相互作用。

4. 不良反应 **常见**：子宫出血、乳房敏感/疼痛、头痛、胃肠道功能紊乱、恶心、生殖系统和乳腺疾病、月经紊乱等。**特殊**：精神病、肝功能损伤等。**严重**：肿瘤、孕激素相关肿瘤变大、心血管意外、血管神经性水肿等。

5. 禁忌证 已知对本品的有效成分或任何辅料过敏者；已知或疑有孕激素依赖性肿瘤；不明原因阴道出血；已知或疑有性激素相关的恶性肿瘤；严重肝功能障碍，或有严重的肝脏疾病史、肝脏肿瘤（现病史或既往史）、Rotor 综合征、Dubin-Johnson 综合征、黄疸；妊娠期或应用性激素时产生或加重的疾病或症状，如严重瘙痒症、阻塞性黄疸、妊娠期疱疹、卟啉病和耳硬化症。

【患者用药交代】

1. 长期应用孕激素、雌激素联合治疗者，应每年定期进行全面体检，包括妇科和乳房 X 线检查。

2. 与雌激素合用，如发生肝功能异常、血栓栓塞或血压大幅度升高应停药。

3. 少数患者中可能发生突破性出血。

4. 孕激素治疗期间可掩盖更年期的症状（不规则月经），应予以监测。

5. 有抑郁症病史者在孕激素治疗期间，应密切观察病情。

6. 半乳糖不耐受症、Lapp 乳糖酶缺乏症或葡萄糖/半乳糖吸收不良的罕见遗传性疾病患者不应服用此药。

（二）抑制宫缩剂

硝苯地平和吲哚美辛在其他章节介绍，本节只介绍利托君。

利 托 君
（Ritodrine）

【适应证】

预防妊娠 20 周以后的早产。目前本品用于子宫颈开口大于 4cm 或开全 80% 以上时的有效性和安全性尚未确立。

【药师知识储备】

1. 用法用量 口服。诊断为早产并适用本品，先静脉滴注，随后口服维持治疗，密切监测子宫收缩和不良反应，以确定最佳用量。静脉滴注结束前 30 分钟开始口服治疗，最初 24 小时内为每 2 小时 10mg，此后每 4～6 小时 10～20mg，常用维持剂量为每日 80～120mg，平均分次给药。只要认为有必要延长妊娠时间，可继续口服用药。

2. 特殊人群用药及注意事项 **妊娠期妇女**：不应用于妊娠 20 周以前。**哺乳期妇女**：建议分娩前用药者避免分娩后立即哺乳。**儿童**：禁用。**老人**：禁用。

3. 重要相互作用

（1）避免与 β 受体激动剂和抑制剂同时使用。

（2）合用糖皮质激素可能导致肺水肿。

（3）合用拟交感神经阻滞剂如阿托品可导致高血压。

（4）与其他拟交感神经药合用时，对心血管影响加强，但只要有足够的时间间隔就可避免，因为在给药 24 小时内有 90% 的利托君排出体外。

（5）与硫酸镁、强效全身麻醉剂、哌替啶合用可致心血管不良反应，注意降压作用。

4. 不良反应 **常见**：腹痛、呕吐。**特殊**：血小板减少、心律不齐、震颤、步态不稳。**严重**：横纹肌溶解症（肌肉痛、无力感、CK 升高、血和尿中的肌红蛋白升高）、新生儿肠闭塞，因 β2

受体激动剂所致的血清钾低下。

5. 禁忌证　对本品中任何成分过敏者;妊娠不足 20 周的妇女;延长妊娠对妊娠期妇女和胎儿构成危险的情况,包括:分娩前任何原因的大出血,特别是前置胎盘及胎盘剥落;子痫及严重的先兆子痫;胎死宫内;绒毛膜羊膜炎;妊娠期妇女有心脏病及危及心脏功能的情况;肺动脉高血压;妊娠期妇女甲状腺功能亢进症;未控制的糖尿病;重度高血压;分娩进行期(宫颈口开>4cm)的妊娠期妇女;宫内感染。

【患者用药交代】

1. 使用过程中,如果出现心率加快或心动过速,应进行减量并及时就诊。

2. 每日的使用剂量超过 30mg 可能会增加不良反应,应加强防护。

3. 妊娠期妇女情况稳定后,每 1~6 小时仍需检查血压,脉搏和胎儿心率,有酸中毒情况应连续观察。使用排钾利尿剂者慎用。

(郝丽宏　王君飞)

第二节　阴　道　炎

一、概述

阴道感染性疾病是女性常见的生殖道感染性疾病,为临床妇女就诊的最常见疾病。最常见的阴道感染有细菌性阴道病(bacterial vaginosis,BV)、外阴阴道假丝酵母菌病(vulvovaginal candidiasis,VVC)和滴虫性阴道炎(trichomonal vaginitis,TV)等。临床中,混合性阴道炎较单个病原体感染引起的阴道炎治疗更具有复杂性,仍为临床治疗中的难点。

针对不同病原体采用不同的药物进行治疗,通常采用外用制剂和全身用药治疗。此外,乳杆菌在恢复阴道微生态、替代治疗中亦发挥一定的作用。

二、诊断要点

(一) 细菌性阴道病(BV)的诊断

约 1/2 的 BV 患者无临床症状,有症状者可表现为阴道分泌物增多伴腥臭味,查体可见外阴阴道黏膜无明显充血等炎症反应,阴道分泌物均质、稀薄。

根据 BV 的诊断标准,下列 4 项临床特征中至少 3 项阳性即可诊断 BV:①线索细胞阳性;②氨试验阳性;③阴道 pH>4.5;④阴道均质、稀薄分泌物。其中①必备。有条件者可采用阴道涂片 Nugent 评分进行诊断。

(二) 外阴阴道假丝酵母菌病(VVC)的诊断

1. 症状和体征

(1)阴部瘙痒,有时奇痒致坐卧不安。

(2)白带增多,呈凝乳块或豆渣样。

(3)检查可见小阴唇内侧及阴道黏膜附着白色膜状物,擦净后见黏膜充血、水肿,甚至糜烂。

2. 辅助检查

(1)阴道分泌物涂片镜检典型孢子及假菌丝。

(2)若症状典型而阴道分泌物未找到孢子及假菌丝时,可用培养法确诊。

(3)阴道 pH 多数正常。

3. 鉴别诊断　本病需与滴虫性外阴阴道炎、老年性外阴阴道炎、下生殖道淋病奈瑟菌感染、下生殖道沙眼衣原体感染、下生殖道支原体感染、外阴皮炎及外阴白色病变相鉴别。

（三）滴虫性阴道炎（TV）的诊断

滴虫性阴道炎主要表现为阴道分泌物增多、外阴瘙痒、灼热感，部分患者有尿频症状；也有少数患者临床表现轻微，甚至没有症状。查体可见外阴阴道黏膜充血，阴道分泌物多呈泡沫状，黄绿色。下列检测方法中任意一项阳性即可确诊：

1. 悬滴法　显微镜下，在阴道分泌物中找到阴道毛滴虫。但悬滴法的敏感度仅为60%~70%，且需要立即检查湿片以获得最准确的诊断结果。

2. 培养法　培养法是最为敏感及特异的诊断方法，其准确率达98%。对于临床可疑而悬滴法结果阴性者，可进行滴虫培养。

三、治疗方案

（一）细菌性阴道病（BV）的治疗

1. 对有症状的患者、妇科手术前患者及无症状的妊娠期患者进行治疗，无须对患者配偶进行治疗。

2. 用药方案

（1）首选方案：甲硝唑 400mg，口服，每日 2 次，共 7 日；或甲硝唑阴道栓（片）200mg，每日 1 次，共 5~7 日；或 2% 克林霉素软膏 5g，阴道上药，每晚 1 次，共 7 日。

（2）替换方案：克林霉素 300mg，口服，每日 2 次，共 7 日。

可酌情选用恢复阴道正常菌群的制剂。

3. 妊娠期和哺乳期 BV 的治疗

（1）治疗方案

1）妊娠期：①首选方案，甲硝唑 400mg，口服，每日 2 次，共 7 日；②替换方案，克林霉素300mg，口服，每日 2 次，共 7 日。妊娠期应用甲硝唑需执行知情选择原则。

2）哺乳期：选择局部用药，尽量避免全身用药。

（2）妊娠期 BV 的筛查：无须常规对妊娠期妇女进行 BV 筛查。

（二）外阴阴道假丝酵母菌病（VVC）的治疗

无症状带菌者一般不主张治疗。药物治疗可选阴道或口服抗真菌药，对未婚、月经期或复发性 VVC（RVVC）者宜选口服抗真菌药治疗。

1. 单纯性 VVC　选用短疗程、低剂量治疗方案。

（1）局部治疗

1）咪康唑：咪康唑栓 200mg，阴道上药，每晚 1 次，共 7 次。或咪康唑栓 400mg，阴道上药，每晚 1 次，共 3 次。

2）克霉唑：克霉唑片 500mg，阴道上药，单次剂量。

3）制霉菌素：10 万 U，阴道上药，每晚 1 次，共 14 日。

（2）全身治疗：氟康唑 150mg，顿服。

2. 重度 VVC　重度 VVC 首选口服用药，症状严重者可局部加用低浓度糖皮质激素软膏或唑类霜剂缓解症状。阴道用药短疗程治疗效果往往欠佳，需延长疗程。

3. 复发性 VVC

（1）治疗前做真菌培养及药敏试验。

（2）治疗原则：强化治疗和巩固治疗，在强化治疗达到真菌学治愈后，给予巩固治疗半年。

1）强化治疗：氟康唑 150mg，口服，第 1、4、7 日；咪康唑栓 40mg，阴道上药，每晚 1 次，共 6 日，间隔 3 日重复至症状缓解；或克霉唑片 500mg，阴道上药，间隔 3 日重复至症状缓解。

2）巩固治疗：对于每个月发作时间较为固定的患者，可以在发作前期预防性使用抗真菌药物；对于无固定发作周期者，可以每周应用抗真菌药物 1 次。

3）全身使用抗真菌药期间，定期测肝功能以防肝损害。

4. **妊娠期 VVC**　早孕期权衡利弊慎用药物，以阴道用药为宜，而不选口服抗真菌药，可选择对胎儿无害的唑类药，如克霉唑、制霉菌素、咪康唑。

5. **宿主为未控制的糖尿病、免疫功能低下者**　此类患者对常规的短疗程疗效反应不好，因此需延长疗程治疗，目前没有成熟的方案。

6. **非白色假丝酵母菌感染**　首选非氟康唑类药物（如制霉菌素），疗程需延长至 7～14 日，真菌培养和药敏试验有助于选择药物。

7. **疗效评价和治愈标准**　通常在治疗完成后 1～2 周及 4～6 周（或月经后）进行疗效评价。按涂片或培养结果将疗效分为微生物学治愈或未愈。

四、常用药物与用药交代

（一）雌激素类

己 烯 雌 酚

（Diethylstilbestrol）

【适应证】

1. 补充体内雌激素不足，如萎缩性阴道炎、女性性腺发育不良、绝经期综合征、老年性外阴干燥症及阴道炎、卵巢切除后、原发性卵巢缺如。

2. 乳腺癌、绝经后及男性晚期乳腺癌不能进行手术治疗者。

3. 不能手术治疗的晚期前列腺癌患者。

4. 预防产后泌乳、退乳。

【药师知识储备】

1. **用法用量**　口服。**补充体内雌激素不足**：每日 0.2～0.5mg，21 日后停药 1 周，周期性服用，一般可用 3 个周期（自月经第 5 日开始服药）。**治疗乳腺癌**：每日 15mg，6 周内无改善则停药。**用于前列腺癌**：开始 1～3mg/d，依据病情递增而后递减；维持剂量为每日 1mg，隔日 1 次，连用 2～3 个月。**预防产后泌乳、退乳**：每次 5mg，每日 3 次，连服 3 日。

2. **特殊人群用药及注意事项**　**妊娠期妇女**：禁用。**哺乳期妇女**：禁用。**儿童**：尚不明确。**老年人**：易引起钠潴留和高钾血症，慎用。**肝功能不全者**：慎用。**肾功能不全/透析者**：慎用。**其他**：心功能不全；冠状动脉疾病；脑血管疾病；糖尿病；甲状腺疾病；胆囊疾病；哮喘；癫痫；精神抑郁；偏头痛；良性乳腺疾病；血钙过高，伴有肿瘤或代谢性骨病患者慎用。

3. **重要相互作用**

（1）圣约翰草、红苜蓿、苯巴比妥、卡马西平和利福平都可以降低雌激素血药浓度。

（2）伊曲霉素、克拉霉素可以升高雌激素血药浓度。

（3）雌激素可降低抗凝药的抗凝效应。

（4）与 TCAs 合用，可增强抗抑郁药的不良反应，同时降低其应有的效应；与抗高血压药合用，可减低抗高血压的作用。

（5）与左甲状腺素合用，可导致游离甲状腺素浓度降低。

（6）合用可降低他莫昔芬的治疗效果。

（7）合用可增加钙剂的吸收。

（8）与人参合用可导致人参作用过度。

（9）与甘草合用，可导致盐皮质激素效应增强，引起水钠潴留和血压升高。

4. 不良反应　**常见**：阴道不规则出血、子宫肥大、乳房胀痛、尿频或尿痛、恶心、呕吐、畏食症状、头痛、头晕、不自主运动等。**特殊**：严重抑郁、视力突然下降、眼结膜黄染。**严重**：肺血栓症和心功能异常等。长期大量用药，可诱发恶性肿瘤，如子宫内膜癌、乳腺癌等。

5. 禁忌证　有血栓性静脉炎和肺栓塞或病史者；未明确诊断的阴道不规则流血患者；高血压；妊娠期及哺乳期妇女；已知或怀疑患有乳腺癌（治疗晚期转移性乳腺癌的例外）；有胆汁淤积性黄疸史；子宫内膜异位症。

【患者用药交代】

1. 尽可能短程并以最低有效量使用，避免漏服，不可中途停药，长期或大量用药者，若需停药或减量应逐渐递减。

2. 用药前应对血压、乳腺、腹腔器官、盆腔器官及宫颈细胞学进行检查。

3. 定期（6~12 个月 1 次）检查盆腔、子宫内膜厚度、乳房结节、血清雌激素水平、阴道脱落细胞、血压、肝功能等。

4. 戒烟。吸烟可增加发生心血管系统不良反应的危险，且危险性随着吸烟量和吸烟者年龄的增长而增加。

尼 尔 雌 醇
（Nilestriol）

【适应证】

用于雌激素缺乏引起的绝经期或更年期综合征，如潮热，出汗，头痛，目眩，疲劳，烦躁易怒，神经过敏，外阴干燥，老年性阴道炎等。

【药师知识储备】

1. 用法用量　口服：每次 2mg，每 2 周 1 次，或每次 5mg，每个月 1 次。症状改善后维持量为每次 1~2mg，每个月 2 次，3 个月为一个疗程。

2. 特殊人群用药及注意事项　**妊娠期、哺乳期妇女**：禁用。**儿童**：尚不明确。**肝功能不全者**：慎用，严重者禁用。**严重肾功能不全者**：禁用。

3. 重要相互作用

（1）与圣约翰草、卡马西平、苯妥英钠、苯巴比妥、扑米酮、利福平等合用，可降低本品疗效。

（2）与左甲状腺素合用，可导致游离甲状腺素浓度降低，合用时应监测甲状腺功能。

（3）本品可降低抗凝药的抗凝效应。

（4）伊曲霉素、克拉霉素可以升高雌激素血药浓度。

（5）本品可降低抗高血压药、他莫昔芬等药物的疗效。

（6）本品可导致 TCAs 疗效降低或毒性增强。

（7）红苜蓿可导致雌激素疗效下降或不良反应增加。

（8）合用可增加钙剂的吸收。

（9）与人参合用可导致人参作用过度。

（10）与甘草合用,可导致盐皮质激素效应增强,引起水钠潴留和血压升高,应谨慎联合。

4. 不良反应　**常见**:恶心、呕吐、头晕、乳房胀痛、腹胀、突破性出血、高血压等。**严重**:肝功能损害,长期用药可增加子宫内膜癌的危险。

5. 禁忌证　有雌激素依赖性疾病(如乳腺癌、子宫内膜癌、宫颈癌、较大子宫肌瘤等)病史者;血栓栓塞疾病;高血压病;子宫内膜异位症;严重肝、肾功能不全;原因不明的阴道出血。

【患者用药交代】

1. 避免漏服,不可中途停药,以免子宫出血。

2. 一般孕激素停用后可产生撤药性子宫出血。如使用者已切除子宫,则不需加用孕激素。

3. 长期用药妇女至少每年体检 1 次,包括血压、乳腺、腹腔与盆腔器官、宫颈细胞学检查。

4. 需要戒烟。吸烟可增加发生心血管系统不良反应的危险,且危险性随着吸烟量和吸烟者年龄的增长而增加。

雌　三　醇
（Estriol）

【适应证】

1. 雌激素缺乏引起的泌尿生殖道萎缩性症状,如阴道干燥、瘙痒、性交痛、尿频、尿急等。

2. 预防复发性阴道和尿道下部的感染。

3. 排尿方面的症状(例如尿频和尿痛)和轻度尿失禁。

4. 绝经后妇女阴道术前和术后。

5. 可疑的萎缩性宫颈涂片辅助诊断。

【药师知识储备】

1. **用法用量**　乳膏剂,晚上就寝之前通过给药器将药物送至阴道。每次 0.5mg。第一周内每日使用 1 次,然后根据症状缓解情况逐渐减低至维持剂量(例如每周使用 2 次)。对于**尿失禁**,有些妇女可能需要较高的维持量。**绝经后妇女阴道术前和术后**:在手术前两周每日 1 次,术后两周内每周 2 次。**可疑的萎缩性宫颈涂片辅助诊断**:在下次涂片检查之前一周内每两日 1 次。

2. **特殊人群用药及注意事项**　**妊娠期、哺乳期妇女**:禁用。**儿童**:禁用。**肝、肾功能不全者**:慎用。

3. **重要相互作用**　临床试验中没有报告雌三醇乳膏与其他药物的相互作用。雌激素的相互作用参考雌二醇项下。

4. **不良反应**　**常见**:局部灼热、瘙痒、乳房胀痛等。**特殊**:皮肤和皮下组织异常,如黄褐斑、多形性红斑、结节性红斑和血管性紫癜。

5. **禁忌证**　乳腺增生、乳腺癌;雌激素依赖性恶性肿瘤(例如子宫内膜癌);未经诊断的阴道出血;未经治疗的子宫内膜增生;静脉血栓栓塞症;对药物的活性成分或者任何辅料过敏。

【患者用药交代】

1. 在晚上就寝之前使用此阴道乳膏。使用方法:拧去乳膏管的盖子,将管口向上,用尖物戳开管口;将给药器开口旋上乳膏管口;挤压乳膏管将乳膏挤进给药器,直至给药器的推进器停止;将给药器开口从乳膏管口上旋下并用盖子将乳膏管口盖上;受药者平躺下,将给药器末端插入阴道底,慢慢推动推进器,将药物全部打入到阴道中;用完后,将推进器拔出给药器管,并将两部分都用温肥皂水清洗;请勿用清洁剂;然后用清水漂洗干净。

2. 漏用应在下次用药前补用,如到下次用药时间,按一日用量使用,禁止同一日用药超过一次给药量(0.5mg 雌三醇),且最大用量不可连续使用超过数周。治疗期间出现阴道出血必须及时就医。

3. **如发现存在以下情况时应监测** 黄疸或肝功能恶化、血压显著升高、癫痫、偏头痛、妊娠、子宫内膜异位症、纤维囊性乳腺病、高血脂。用药后可能导致局部皮肤反应(如接触性皮炎)。

4. 治疗期间应定期体检,建议女性就诊时报告乳房变化情况。

(二) 抗微生物类

硝 呋 太 尔
(Nifuratel)

【适应证】

1. 治疗由细菌、滴虫、真菌和念珠菌引起的外阴、阴道感染和白带增多。

2. 泌尿系统感染。

3. 消化道阿米巴病及贾滴虫病。

【药师知识储备】

1. **用法用量** 饭后口服。**阴道感染**:每次 200mg,每日 3 次,连续口服 7 日,建议夫妻同时服用。**泌尿系统感染**:成人,0.6~1.2g/d,平均连续服用 1~2 周,儿童,10~20mg/(kg·d),分 2 次口服,平均连续使用 1~2 周(根据感染的程度和性质可适当延长)。**消化道阿米巴病**:成人,每次 0.4g,每日 3 次,连续口服 10 日。儿童,每次 10mg/kg,每日 2 次,连续服用 10 日。**消化道贾滴虫病**:成人,每次 400mg,每日 2~3 次,连续口服 7 日。儿童,每次 15mg/kg,每日 2 次,连续服用 10 日。**外用治疗阴道感染时**:于每晚休息时将阴道片一枚放入阴道深部,连续使用 10 日,如外阴同时有感染,可同时用 2~3g 软膏涂于外阴和肛门周围。

2. **特殊人群用药及注意事项** 妊娠期、哺乳期妇女:慎用。儿童:可以使用。老年人:可以使用。

3. **重要相互作用** 尚缺乏资料。

4. **不良反应** 尚无有关报道。

5. **禁忌证** 对硝呋太尔过敏者禁用。

【患者用药交代】

1. 为防止阴道片折碎,请小心拿放,并用剪刀沿线剪开包装材料。应尽量将阴道片置入阴道深处,第 2 日清晨应进行阴道冲洗。

2. 治疗期间请勿饮用酒精或含酒精饮料,因酒精会引起不适或恶心。

3. 治疗期间应避免性生活。

（三）其他

阴道用乳杆菌活菌胶囊
(Live Lactobacillus Capsule for Vaginal)

【适应证】

用于由菌群紊乱而引起的细菌性阴道病的治疗。

【药师知识储备】

1. **用法用量**　外用。清洁外阴后，戴上指套，每晚将本品放入阴道深部，每次 1 粒，连用 10 日为一个疗程。

2. **特殊人群用药及注意事项**　**妊娠期、哺乳期妇女**：尚不明确。**儿童**：尚无本品用于儿童的资料。**老年人**：与成人无差异。

3. **重要相互作用**　本品对多种抗生素如 β-内酰胺类、大环内酯类、氨基糖苷类等敏感，使用应错开用药时间。

4. **不良反应**　尚未发现。

5. **禁忌证**　尚无资料报道。

【患者用药交代】

1. 治疗期间应避免性生活、不可冲洗阴道。

2. 勿同时使用抗菌类药物。

3. 本品不能用于由滴虫、真菌、淋球菌、衣原体等引起的阴道病的治疗。

复方莪术油
(Compound Zedoary Turmeric Oil)

【适应证】

用于治疗白念珠菌阴道感染，真菌性阴道炎、滴虫性阴道炎、宫颈炎。

【药师知识储备】

1. **用法用量**　栓剂，阴道给药。**术前用药**：2 次/d，于每晚及次晨各 1 枚。连用 1 周。**各种阴道炎症**：真菌性、滴虫性、老年性、急性、细菌性等阴道炎症，1 枚/次，1 次/d，6 日为 1 个疗程，连用 2 个疗程。临床症状严重者，2 次/d，于每晚及次晨各一枚，6 日为 1 个疗程，连用 2 个疗程。**宫颈炎**：1 枚/次，1 次/d，6 日为 1 个疗程，连用 2 个疗程。症状严重者，2 次/d，于每晚及次晨各一枚，6 日为 1 个疗程，连用 3~4 个疗程或至 5~7 个疗程。**乳头型合并宫颈腺体囊肿**：可采用碘酊（0.5%）局部消毒，用穿刺针头刺破囊肿壁，使液体流出后使用本品，1 枚/次，2 次/d，6 日为 1 个疗程，连用 5~7 个疗程。

2. **特殊人群用药及注意事项**　**妊娠期妇女**：妊娠 3 个月内妇女禁用。**哺乳期妇女**：禁用。**儿童**：不宜使用。**老年人**：可用于绝经后妇女。**肝功能不全者**：急性或慢性（严重）肝脏疾病、肝脏疾病后肝功能未恢复到正常水平、Rotor 综合征、Dubin-Johnson 综合征者禁用。**肾功能不全者**：严重肾脏疾病者禁用，轻至中度肾功能不全者慎用。

3. **重要相互作用**　尚无参考资料。

4. **不良反应**　仅个别患者反映恶心及局部有灼烧感，停药即消失。

5. **禁忌证**　对其他咪唑类药物过敏者禁用；妊娠 3 个月内及哺乳期妇女禁用。

【患者用药交代】

1. 本品仅供阴道给药，切忌口服。避开月经期。

2. 给药时应洗净双手或戴指套或手套。用药期间注意个人卫生，防止重复感染，使用避孕套或避免房事。

3. 用药部位如有烧灼感、红肿等情况应停药,并将局部药物洗净。

(郝丽宏　王君飞)

第三节　绝经综合征

一、概述

绝经综合征指妇女绝经前后出现性激素波动或减少所致的一系列躯体及精神心理症状,是妇女走向衰老的象征,属于正常的生理过程。绝经前后最明显的变化是卵巢功能逐渐衰退,随后表现为下丘脑-垂体功能变化,从而表现为激素水平变化,包括雌激素水平降低、孕酮分泌减少、总体雄激素水平下降。主要临床表现为月经紊乱、潮热、出汗、心悸、头痛、失眠、焦虑不安、抑郁、记忆力下降、阴道干燥、尿痛、排尿困难、骨质疏松等。

二、诊断要点

根据病史及临床表现不难诊断。需注意除外相关症状的器质性病变、甲状腺疾病及精神疾病,卵巢功能评价等实验室检查有助于诊断。

1. 血清卵泡刺激素(FSH)值及雌二醇(E_2)值测定　应检查血清 FSH 值及 E_2 值,了解卵巢功能。绝经过渡期血清 FSH>10U/L,提示卵巢储备功能下降。闭经、FSH>40U/L 且 E_2<10~20pg/ml,提示卵巢功能衰竭。

2. 氯米芬兴奋试验　月经第 5 日起口服氯米芬,每日 50mg,共 5 日,停药第 1 日测血清 FSH>12U/L,提示卵巢储备功能降低。

三、治疗方案

总体治疗目标:应能缓解近期症状,并能早期发现,有效预防骨质疏松症、动脉硬化等老年性疾病。治疗方法包括一般治疗、非激素类药物治疗和激素替代治疗。

(一) 一般治疗

心理疏导+镇静安神。谷维素、苯二氮䓬类药物、钙剂和维生素 D 等都是常用的辅助药物。

(二) 非激素类药物治疗

对于尚不适合使用激素替代治疗(HRT)(如月经尚规律但有症状者),不愿接受 HRT 或存在 HRT 禁忌证的妇女,可选择其他非激素制剂来治疗绝经症状。治疗药物包括:植物类药物、植物雌激素、中医药、选择性 5-HT 再摄取抑制剂、选择性 5-HT 和去甲肾上腺素再摄取抑制剂、可乐定、加巴喷丁等辅助和替代药物等。现有资料表明,这些治疗对缓解绝经相关症状有一定效果,但其效果和副作用与 HRT 不同,现阶段尚不能作为 HRT 的替代方案。

(三) 激素替代治疗(HRT)

对于卵巢功能衰退的妇女,在有适应证且无禁忌证的前提下,个体化给予低剂量的雌激素和/或孕激素药物治疗。对于有子宫者需在补充雌激素的同时添加孕激素,称为雌、孕激素治疗(estrogen progestogen therapy,EPT);对于无子宫者则可采用单纯雌激素治疗(estrogen therapy,ET);单用孕激素适用于绝经过渡期功能失调性子宫出血。剂量和用药方案应个体化,以最小剂量且有效为佳。

(四) 激素替代治疗原则(表10-1)

表 10-1　激素替代治疗原则

治疗原则	具体内容
适应证	①绝经相关症状(A级证据):月经紊乱、潮热、多汗、睡眠障碍、疲倦、情绪障碍如易激动、烦躁、焦虑、紧张或情绪低落等;②泌尿生殖道萎缩相关症状(A级证据):阴道干涩、疼痛、性交痛、反复发作的阴道炎、排尿困难、反复泌尿系统感染、夜尿多、尿频和尿急;③低骨量及骨质疏松症(A级证据):包括有骨质疏松症的危险因素及绝经后骨质疏松症
禁忌证	已知或可疑妊娠;原因不明的阴道出血;已知或可疑患有乳腺癌;已知或可疑患有性激素依赖性恶性肿瘤;患有活动性静脉或动脉血栓栓塞性疾病(最近6个月内);严重的肝、肾功能障碍;血卟啉症、耳硬化症;已知患有脑膜瘤(禁用孕激素)
个体化用药	以最小剂量且有效为佳。应在综合考虑绝经期具体症状、治疗目的和危险性的前提下,选择能达到治疗目的的最低有效剂量;可考虑应用较现有标准用法更低的剂量;对于卵巢早衰的妇女,HRT所用药物的剂量应大于正常年龄绝经的妇女
用药时间	在卵巢功能开始减退并出现相关绝经症状后即开始给予 HRT,可达到最大的治疗益处。HRT期间应至少每年进行1次个体化受益/危险评估,根据评估情况决定疗程长短,并决定是否继续应用
添加孕激素的基本原则	对于有子宫的妇女,单用雌激素会增加子宫内膜癌发生的危险性,雌激素的致癌危险性随剂量加大和治疗时间延长而增加;因此,该类妇女在 HRT 时应加用孕激素

(五) 常见激素替代治疗药物的分类

1. **雌激素类药物**　如雌激素、尼尔雌醇、雌二醇等。

2. **孕激素类药物**　如黄体酮。

3. **组织选择性雌激素活性调节剂**　如替勃龙。

4. **选择性激素受体调节剂**　如雷洛昔芬,口服 60mg/d,预防骨质疏松。

(六) 激素替代治疗的给药方案

1. **单纯孕激素替代治疗**　适用于绝经过渡期,调整卵巢功能衰退过程中出现的月经问题。地屈孕酮 10~20mg/d 或微粒化黄体酮胶丸或胶囊 200~300mg/d 或醋酸甲羟孕酮 4~6mg/d,每个月经周期使用 10~14 日。

2. **单纯雌激素替代治疗**　适用于已切除子宫的妇女。结合雌激素 0.3~0.625mg/d 或戊酸雌二醇片 0.5~2.0mg/d 或半水合雌二醇贴(1/2~1)贴/7d,连续应用。

3. **雌、孕激素序贯用药**　适用于有完整子宫、围绝经期或绝经后期仍希望有月经样出血的妇女。这种用药方式是模拟月经生理周期,在用雌激素的基础上,每个月加用孕激素 10~14 日;按雌激素的应用时间又分为周期序贯和连续序贯,前者每周期停用雌激素 2~7 日;后者连续应用雌激素。

4. **雌、孕激素连续联合用药**　适用于有完整子宫、绝经后期不希望有月经样出血的妇女。该法每日均联合应用雌、孕激素,一般为连续性(连续用药不停顿)给药。雌激素多采用:戊酸雌二醇 0.5~1.5mg/d 或结合雌激素 0.30~0.45mg/d 或半水合雌二醇贴(1/2~1)贴/7d 或雌二醇凝胶 1.25g/d 经皮涂抹。孕激素多采用:地屈孕酮 5mg/d 或微粒化黄体酮胶丸 100mg/d。也可采用复方制剂如雌二醇屈螺酮片,1 片/d。

5. 连续应用替勃龙　推荐 1.25~2.50mg/d,适合于绝经后不希望来月经的妇女。

6. 局部用雌激素　仅适用于改善泌尿生殖道萎缩症状,以及对肿瘤手术、盆腔放化疗及其他一些局部治疗后引起的症状性阴道萎缩和阴道狭窄者。

(七) 副作用及危险性

1. 子宫出血　性激素替代治疗时的子宫异常出血,多为突破性出血,必须高度重视,查明原因,必要时行诊断性刮宫,排除子宫内膜病变。

2. 性激素副作用　①雌激素:剂量过大可引起乳房胀、白带多、头痛、水肿、色素沉着等;②孕激素:副作用包括抑郁、易怒、乳房痛和水肿,患者常不易耐受;③雄激素:有发生高血脂、动脉粥样硬化、血栓栓塞性疾病危险,大量应用出现体重增加、多毛及痤疮,口服时影响肝功能。

3. 妇科恶性肿瘤　HRT 是否增加卵巢上皮性癌和子宫颈腺癌发生的风险目前有争议;HRT 中规范应用孕激素不增加子宫内膜癌发生的风险。对于肿瘤术后 HRT:目前尚缺乏循证医学研究证据,总体原则应该持慎重态度,与患者充分沟通,知情选择。

4. 乳腺癌　雌激素和/或孕激素替代治疗 5 年内,不会增加患者终身乳腺癌的发生风险;现有的循证医学证据表明,HRT>5 年者,乳腺癌的发生风险是不确定的。

四、常用药物与用药交代

(一) 孕激素类
黄体酮详见本章第一节流产、先兆早产。

替　勃　龙

(Tibolone)

【适应证】
治疗妇女自然绝经和手术绝经所引起的低雌激素症状。

【药师知识储备】

1. 用法用量　口服。2.5mg,每日同一时间整片吞服,症状一般可于几周内改善,如症状消失,可改为 1.25mg,至少连续用 3 个月才能获得最佳疗效。

2. 特殊人群用药及注意事项　**妊娠期、哺乳期妇女**:禁用。**儿童**:尚不明确。**肝功能不全者**:严重肝病者禁用。**肾功能不全者**:慎用。**其他**:肾病、癫痫或偏头痛、三叉神经痛及有上述疾病史者;高脂血症;糖代谢异常者慎用。

3. 重要相互作用

(1)与巴比妥类药、卡马西平、海洛因、利福平等酶诱导剂合用,可加速本品代谢,降低其活性。

(2)与圣约翰草合用,可降低本品血药浓度。

(3)与红首蓿合用,可导致本品疗效下降或不良反应增加。

(4)与伊曲霉素、克拉霉素合用,可升高本品血药浓度,合用时应监测不良反应。

(5)与抗凝剂合用,可增强抗凝效果。

(6)与胰岛素及其他降糖药合用,需增加降糖药的用量。

(7)与左甲状腺素合用,本品可致游离甲状腺素浓度降低。

(8)与三环类抗抑郁药合用,可导致三环类抗抑郁药疗效降低、毒性增加。

(9)与人参合用,可导致人参作用过度。

(10)与甘草合用,可引起水钠潴留和血压升高,应谨慎联合。

4. **不良反应** 常见:体重变化、眩晕、头痛、恶心、腹痛、皮肤病、阴道出血等。**特殊**:皮脂分泌过度、体毛增多等。**严重**:静脉栓塞,立即停药。

5. **禁忌证** 已确诊或怀疑雌激素依赖性肿瘤;不明原因的阴道出血;未治疗的子宫内膜增生;血栓性静脉炎、血栓栓塞等心血管疾病或脑血管疾病患者;严重肝病患者;已知对替勃龙或片剂中其他成分过敏者;卟啉症。

【患者用药交代】

1. 每日同一时间整片吞服,避免漏服,不可中途停药。

2. 本品不可作为避孕药使用。

3. 宜用于绝经 1 年以上的妇女。有正常周期者可能周期会被干扰。

4. 如不规则阴道出血发生在用药 1 个月后或用药期间,应找医生检查。

5. 如出现静脉栓塞症状、肝功能异常、胆道阻塞性黄疸,应立即停药。

6. 应定期检查乳房、子宫内膜增生情况和可能出现的男性化体征。

7. 高脂血症患者应严密观察血脂。

8. 肿瘤或代谢性骨病患者,应定期检查血电解质。

甲羟孕酮
(Medroxyprogesterone)

【适应证】

1. 月经不调、功能失调性子宫出血及子宫内膜异位症等。

2. 用于不能手术、复发性或转移性激素依赖性肿瘤的姑息治疗或辅助治疗,如子宫内膜癌、肾癌、乳腺癌等。

3. 功能性闭经、先兆流产或习惯性流产等。

【药师知识储备】

1. **用法用量** 口服。**功能性闭经**:4~8mg/d,连服 5~10 日。**子宫内膜癌**:每次 100mg,3 次/d,或口服 250mg,1~2 次/d,至少服用 1 个月。**各种癌症患者恶液质及疼痛的姑息治疗**:每次 500mg,1~2 次/d。**对各种癌症化疗时保护骨髓作用**:500~1 000mg/d,由化疗前 1 周至一个疗程后 1 周。**子宫内膜异位症**:可从 6~8mg/d 开始服,逐渐增至 20~30mg/d,连用 6~8 周;也可每次 50mg,每周 1 次,肌内注射;或每次 100mg,每 2 周 1 次,肌内注射。连用 6 个月以上。

2. **特殊人群用药及注意事项** **妊娠期妇女**:禁用。**哺乳期妇女**:禁用。**儿童**:慎用,月经初潮前的患者禁用。**肝、肾功能不全者**:禁用。

3. **重要相互作用**

(1) 与氨鲁米特合用,其生物利用度显著降低。

(2) 合用时本品可增强化疗药的抗癌作用。

(3) 与肾上腺皮质激素合用,可致血栓症发生。

(4) 与环孢素合用,可抑制后者代谢,增加血药浓度从而增加其毒性。

4. **不良反应** 常见:不规则出血、乳房痛、溢乳、头晕、失眠、体重改变等。**特殊**:视觉障碍、梗阻性黄疸、骨骼肌肉疼痛、麻木等。**严重**:血栓栓塞性疾病、血管神经性水肿等。

5. **禁忌证** 对醋酸甲羟孕酮及本品其他任何成分过敏者;各种血栓栓塞性疾病(血栓性静脉炎、肺栓塞、脑梗死等);因肿瘤骨转移产生的高钙血症;未明确诊断的生殖器官出血;月经过多;已知或怀疑乳房或生殖器恶性肿瘤。

【患者用药交代】

1. 大剂量(>500mg)服用时,应取坐位或立位,足量饮水。必要时可将片剂分为两半服用。同时在连续大剂量治疗时,应注意有无高血压、水钠潴留、高钙血症等,如出现这些症状应调整用药。

2. 一旦出现因本品增强凝血机制而致血栓栓塞症状如偏头痛、视力减退、复视等情况,应立即停药。

3. 本品可能会引起一定程度体液潴留。患有癫痫、偏头痛、气喘、心脏功能不全或肾功能不全者,使用本品时应谨慎观察。

4. 有抑郁病史的患者需仔细观察,抑郁复发病情严重者需停止用药。

5. 某些患者使用孕激素时,对葡萄糖耐受性降低,因此糖尿病患者应慎用。

6. 育龄期妇女服药期间应避孕。已绝经的妇女长期服用本品可出现阴道出血。

7. 长期应用者需注意检查乳房及监测肝功能。

(二) **雌激素类**

己烯雌酚、尼尔雌醇详见本章第二节阴道炎。

结合雌激素

（Conjugated Estrogen）

【适应证】

1. 治疗中、重度与绝经相关的血管舒缩症状。

2. 治疗外阴和阴道萎缩。

3. 预防和控制骨质疏松症。

4. 治疗因性腺功能减退、去势或原发性卵巢功能衰退所致的雌激素低下症。

5. 治疗某些女性和男性的转移性乳腺癌(仅作症状缓解用)。

6. 治疗晚期雄激素依赖性前列腺癌(仅作症状缓解用)。

【药师知识储备】

1. **用法用量** 治疗中至重度与绝经相关的血管舒缩症状和/或外阴和阴道萎缩:应使用最低有效剂量。通常宜从每日 0.3mg 开始,随后根据个体反应调整剂量。治疗应采用不间断用药或周期性用药方案(如服药 25 日,随后停药 5 日的疗法)。**预防和控制骨质疏松症**:应该给患者进行最低的有效剂量治疗,通常宜从每日 0.3mg 开始,随后的剂量要基于患者个体临床反应和骨矿物质密度的反应进行调整。可以采用不间断的连续疗法或者周期性用药方案(如服药 25 日,随后停药 5 日的疗法)。**治疗因性腺功能减退、去势或原发性卵巢功能衰退所致的雌激素低下症**:女性性腺功能减退,每日 0.3mg 或 0.625mg,周期性服用(如服药 3 周停药 1 周)。根据症状的轻重程度和子宫内膜反应进行剂量调整。去势或原发性卵巢功能衰退,每日 1.25mg,周期性服用。根据症状严重程度和患者的反应,上下调整剂量。为保持疗效,可将剂量调整到有效控制病情的最低剂量。**治疗适当选择的女性和男性转移性乳腺癌(仅用于缓解症状)**:建议每日 3 次,每次 10mg,持续至少 3 个月。**治疗晚期雄激素依赖性前列腺癌(仅用于缓解症状)**:每日 3 次,每次 1.25~2.5mg。疗效可根据磷酸酶检测结果和患者症状的改善情况来判断。

2. **特殊人群用药及注意事项** **妊娠期妇女**:禁用。**哺乳期妇女**:禁用。**儿童**:安全性和有效性尚不明确,应慎用。**肝功能不全者**:严重肝功能不全或肝脏疾病者禁用。**肾功能不全者**:慎用。**其他**:心功能不全、冠状动脉疾病、脑血管疾病、肝血管瘤、糖尿病、血钙过高伴肿瘤或代谢性骨病、严重低钙血症、甲状腺疾病、胆囊疾病或有胆囊病史者、哮喘患者、癫痛、精神抑郁、偏头痛、良性乳腺疾病、子宫内膜异位症、子宫肌瘤、卟啉病、SLE 等疾病患者慎用。以往患有高甘油三酯血症患者,用药后有发生甘油三酯升高导致胰腺炎的罕见报告,故应慎用。当仅为了预防和控制骨质疏松症,应仅在有明显骨质疏松危险的妇女和被认为不适合非雌激素疗法的妇女中才考虑使用。

3. 重要相互作用

(1)与 CYP3A4 诱导剂如圣约翰草提取物(贯叶连翘)、苯巴比妥、卡马西平和利福平合用:降低雌激素血药浓度,可导致治疗效果降低和/或子宫出血的情况。

(2)与 CYP3A4 抑制剂如红霉素、克林霉素、伊曲霉素、利托那韦和葡萄柚汁合用:升高雌激素血药浓度,从而引起不良反应。

4. 不良反应 常见:异常子宫出血、乳房疼痛、关节痛、腿痉挛、脱发、体重增加、甘油三酯升高等。**特殊:**男性出现女性乳房、隐形眼镜耐受不良、视网膜血管血栓形成。**严重:**肺栓塞、心肌梗死、胰腺炎、哮喘加重、肝血管瘤、增加乳腺癌发生风险等。

5. 禁忌证 已知或怀疑妊娠,哺乳期妇女;诊断不明的异常子宫出血;已知、怀疑或曾患乳腺癌(适当选择的正在进行转移性乳腺癌治疗的患者除外)。已知或怀疑雌激素依赖的新生物(肿瘤如子宫内膜癌和子宫内膜增生);活动性或有动脉血栓栓塞性疾病(如卒中和心肌梗死)或者静脉血栓栓塞病史(如深静脉血栓、肺栓塞);活动性或慢性肝功能不全或肝脏疾病;已知或怀疑对本品成分有过敏反应。

【患者用药交代】

1. 治疗前体检包括乳腺检查、血压、盆腔检查及宫颈细胞学检查,以后至少每年 1 次;用药妇女应定期检查乳腺、子宫内膜厚度。

2. 有些患者可能出现异常子宫出血(见子宫内膜癌)。

3. 依赖甲状腺素替代治疗的患者,应检测甲状腺功能,调整治疗用药。

4. 本品一定程度上引起体液潴留,心、肾功能不全者,低钙血症患者,用药期间应予以监测。

雌 二 醇
(Estradiol)

【适应证】

1. 治疗雌激素缺乏综合征。

2. 垂体与卵巢内分泌失调引起的闭经、月经异常、功能失调性子宫出血、子宫发育不良。

3. 晚期转移性乳腺癌(绝经期后妇女)。

4. 晚期前列腺癌。

5. 用作避孕药,与孕激素类药合用抑制排卵。

【药师知识储备】

1. **用法用量 口服。用于缓解雌激素缺乏症状:**起始剂量为 1～2mg/d。可增加至4mg/d。**预防骨矿物质的丢失:**1～2mg/d。**围绝经期综合征:**1mg/d,不要间断,连用 21 日,停药至少 1 周后开始下一疗程。外用。**使用半水合雌二醇贴片,**1 贴,每周 1 次。**使用控释贴片,**1 片/w,连用 3 周,停用 1 周。并于使用贴片的最后 5 日加用醋酸甲羟孕酮 4mg/d,连用 5 日。**苯甲酸雌二醇软膏,**每次 1.5g,涂于干净皮肤上,每日 1 次,每个月按月历 1～24 日连用,15～24 日每日合用甲羟孕酮片 4mg。

2. **特殊人群用药及注意事项 妊娠期妇女:**禁用。**哺乳期妇女:**禁用。**儿童:**易引起儿童早熟,不宜使用。**老年人:**可用于绝经后妇女。**肝功能不全者:**急性或慢性(严重)肝脏疾病、肝脏疾病后肝功能未恢复到正常水平、Rotor 综合征、Dubin-Johnson 综合征者禁用。

肾功能不全者：严重肾脏疾病者禁用，轻至中度肾功能不全者慎用。

3. **重要相互作用**

（1）与巴比妥、苯妥英、利福霉素、卡马西平等肝药酶诱导药物合用：增加雌激素的代谢，可能降低雌激素的效果。

（2）与伊曲霉素、克拉霉素合用：升高本品血药浓度，不宜合用。

（3）与抗高血压药物、他莫昔芬合用：降低本品的疗效。

（4）与左甲状腺素合用：导致游离甲状腺素浓度降低。

（5）与圣约翰草合用：降低本品血药浓度，疗效减弱。

（6）与抗凝药、降糖药合用：降低本品的疗效。

（7）与三环类抗抑郁药合用：增强抗抑郁药的不良反应，同时降低其应有的效应。

（8）与钙剂合用：增加钙剂的吸收。

（9）与人参合用：导致人参作用过度。

（10）与甘草合用：可引起水钠潴留和血压升高，应谨慎联合。

4. **不良反应**　**常见：**腹部绞痛或胀气、食欲差、恶心、踝及足水肿、乳房胀痛、困倦、精神抑郁、体重改变等。**特殊：**突然语言或发音不清、视力突然改变、皮肤黄染等。**严重：**凝血的危险性增加，呼吸急促，胸、上腹、腹股沟或腿痛，尤其是腓肠肌痛，臀或腿无力或麻木等。

5. **禁忌证**　已知对本品中任何成分过敏者；已知、可疑有乳腺癌或有乳腺癌病史者；已知或可疑有雌激素依赖性的肿瘤，如子宫内膜癌；卟啉病患者。

【患者用药交代】

1. 饭后服药，避免漏服，不可中途停药，以免子宫出血。

2. 在开始用任何雌激素替代治疗前，应进行全面的体格检查，并记录既往完整的病史和家族病史。特别应进行血压测量、乳房、腹部和妇科检查。

3. 有完整子宫的妇女出现原因不明的生殖道流血或她们曾用非对抗雌激素治疗过，在开始用本品之前，应该特别注意检查是否有子宫内膜过度刺激/恶变状况。

4. 患有急性或慢性肝病的妇女或是有肝病史的妇女，其肝功能未恢复正常，在用本品 1mg 治疗时，应定期检查肝功能。

5. 患有静脉血栓栓塞性疾病或以前有因使用雌激素出现血栓栓塞的妇女，应定期检查凝血系列。

6. 接受抗高血压治疗的妇女或有癫痫、偏头痛、糖尿病、哮喘病或心衰的妇女，需要进行定期检查。

7. 长期用本品预防骨矿物质丢失应限于骨折危险增加的妇女。

8. 用药期间不宜驾驶和操纵机器。

9. **如出现以下情况应立即停药**　静脉血栓栓塞性疾病；黄疸发生；偏头痛突然发作；突然发生视力障碍；血压显著升高。

10. 本品软膏禁涂于乳房及黏膜区域。

11. 在使用贴片时，揭除贴片上的保护膜后应立即贴于清洁干燥、无外伤的下腹部或臀部皮肤。贴片的部位应经常更换，同一部位皮肤不宜连续贴 2 次，不可贴于乳房部位。贴片会固定于皮肤，洗澡、淋浴和体力活动不会影响其功能。不要用湿衣物或浴巾擦洗。每个贴片可使用 7 日，若贴片在 7 日更换之前自行脱落，换上一新的贴片，但要在前 1 周的同一日更换下一贴。

12. 贴片不宜直接暴露于阳光下。

炔 雌 醇

(Ethinylestradiol)

【适应证】

1. 补充雌激素不足,治疗女性性腺功能不良、闭经、更年期综合征等。

2. 用于晚期乳腺癌(绝经期后妇女)、晚期前列腺癌的治疗。

3. 与孕激素类药合用于避孕。

【药师知识储备】

1. 用法用量 口服。**性腺发育不全:**每次 0.02~0.05mg,每晚 1 次,连服 3 周,第 3 周配用孕激素进行人工周期治疗,可用 1~3 个周期。**更年期综合征:**每日 0.02~0.05mg,连服 21 日,间隔 7 日再用,有子宫的妇女,于周期后期服用孕激素 10~14 日。**乳腺癌:**每次 1mg,每日 3 次。**前列腺癌:**每次 0.05~0.5mg,每日 3~6 次。

2. 特殊人群用药及注意事项 妊娠期、哺乳期妇女:禁用。儿童:青春期前儿童慎用,以免早熟及骨骼早期闭合。肝、肾功能不全者:禁用。其他:心功能不全;冠状动脉疾病;脑血管疾病;糖尿病;高血压;甲状腺疾病;胆囊疾病;哮喘;癫痫;精神抑郁;偏头痛;良性乳腺疾病;子宫内膜异位症;卟啉病;血钙过高,伴有肿瘤或代谢性骨病患者慎用。

3. 重要相互作用

(1)口服 1g 维生素 C 能使单次口服炔雌醇生物利用度提高到 60%~70%。

(2)与圣约翰草、卡马西平、奥卡西平、苯妥英、保泰松、利福布汀、利福平、巴比妥类、吗替麦考酚酯、奈非那韦、曲格列酮、阿瑞吡坦等合用,可降低避孕效果。

(3)与氟康唑、伊曲霉素、克拉霉素合用,可升高雌激素血药浓度。

(4)与四环素类、大环内酯类、青霉素类抗生素合用,可抑制雌激素避孕药的肠肝循环,降低避孕效果。

(5)与氯米芬合用,能抑制炔雌醇起作用。

(6)与左甲状腺素合用,可导致游离甲状腺素浓度降低,合用时应监测甲状腺功能。

(7)合用可降低替马西泮、劳拉西泮、抗高血压药、他莫昔芬等药物的疗效。

(8)合用可抑制茶碱的代谢清除,引发毒性反应。

(9)合用可延长皮质激素的药理作用,故合用时需监测皮质激素的不良反应。

(10)合用可导致司来吉兰、环孢素、阿普唑仑、地西泮、三唑仑、紫杉醇等药物毒性增强,应避免合用。

(11)雌激素可导致三环类抗抑郁药疗效降低或毒性增强。

(12)激素类避孕药可改变拉莫三嗪的血药浓度,酌情调整拉莫三嗪的用量。

(13)与钙剂合用,可增加钙剂的吸收;与人参合用,可导致人参作用过度。

(14)与甘草合用,可导致盐皮质激素效应增强,引起水钠潴留和血压升高,应谨慎联合。

4. 不良反应 常见:恶心、呕吐、头痛、乳房胀痛、腹胀等。特殊:精神抑郁、视力突然改变、尿频或尿痛、皮肤黄染等。严重:呼吸急促。

5. 禁忌证 与雌激素有关的肿瘤,如乳腺癌、子宫颈癌禁用(前列腺癌、绝经期后乳腺癌除外);血栓性静脉炎、肺栓塞患者禁用;有胆汁淤积或急性黄疸史者,未明确诊断的阴道不规则出血者禁用。

【患者用药交代】

1. 尽可能短程并以最低有效量使用,避免漏服,不可中途停药。

2. 用药前应对乳腺及子宫内膜厚度、雌激素水平进行检测。

3. 长期或大量用药者,若需停药或减量应逐渐递减。

4. 需要戒烟。吸烟可增加发生心血管系统不良反应的危险,且危险性随着吸烟量和吸烟者年龄的增长而增加。

5. 长期用药者应定期(6~12 个月 1 次)检查盆腔、子宫内膜厚度、乳房结节、血清雌激素水平、阴道脱落细胞、血压、肝功能等。

普鲁雌醚
(Promestriene)

【适应证】

1. 雌激素不足导致的阴道萎缩。

2. 宫颈、阴道和外阴的黏膜部分因分娩,局部手术或物理疗法(如激光、冷冻或灼烧等)引起损伤的迁延不愈,结痂延迟。

【药师知识储备】

1. **用法用量** 外用。乳膏涂患处,1~2 次/d。每 4 周用药 3 周。阴道胶囊,通常为 10mg/d,将湿润过的胶囊放入阴道深部,20 日为一个疗程。

2. **特殊人群用药及注意事项** **妊娠期妇女**:禁用。**哺乳期妇女**:不推荐使用。**儿童**:尚不明确。**老年人**:同成人,无特殊要求。**其他**:阴道狭窄、脱垂;子宫内膜异位症或子宫肌瘤慎用。

3. **重要相互作用** 人参可致雌激素作用过度,谨慎合用。

4. **不良反应** **常见**:局部刺激、瘙痒、或烧灼感,停药后症状自行消失。

5. **禁忌证** 虽然此药在应用过程中没有发现全身性效应,但不提倡将此药应用于有雌激素依赖性疾病的患者;对本品过敏者;异常或尚未明确诊断的泌尿生殖道出血。

【患者用药交代】

1. 本品阴道胶囊和软膏应在晚上睡前使用。

2. 有雌激素依赖性疾病的患者避免使用本品。

3. 用药期间出现阴道灼烧感时,应停药。

戊酸雌二醇
(Estradiol Valerate)

【适应证】

1. 与孕激素联合使用建立人工月经周期中,用于补充主要与自然或人工绝经相关的雌激素缺乏。

2. 血管舒缩性疾病(潮热)。

3. 生殖泌尿道营养性疾病(外阴阴道萎缩,性交困难,尿失禁)。

4. 精神性疾病(睡眠障碍,衰弱)。

5. 宫颈黏液的改善。

【药师知识储备】

1. **用法用量** 片剂,口服。饭后,每日 1mg(1 片)用水吞服,遵医嘱可酌情增减,按周期序贯疗法,每经过 21 日的治疗后,须停药至少 1 周。

2. **特殊人群用药及注意事项** **妊娠期、哺乳期妇女**:禁用。**儿童**:不应用于儿童。

3. 重要相互作用

(1) 开始 HRT 时,应停用激素类避孕药,如果需要,应建议患者采用非激素的避孕措施。

(2) 与巴比妥酸盐、扑米酮、卡马西平和利福平合用,能加快性激素的清除并可能降低其临床疗效。

(3) 与奥卡西平、托吡酯、非尔氨酯和灰黄霉素合用,可能加快性激素的清除并可能降低其临床疗效。

4. 不良反应　少见:乳房胀感、胃部不适、恶心、头痛、体重增加及子宫出血。**罕见**:心血管意外和栓塞;胆汁淤积性黄疸;良性乳腺疾病,子宫肿瘤(如纤维瘤增加);肝腺瘤;可能引起意外的腹腔内出血、乳溢。

5. 禁忌证　妊娠期和哺乳期妇女;未确诊的阴道出血;已知或可疑乳腺癌;已知或可疑受性激素影响的癌前病变或恶性肿瘤;现有或既往有肝脏肿瘤病史(良性或恶性);重度肝脏疾病;急性动脉血栓栓塞(如心肌梗死,卒中);活动性深静脉血栓形成,血栓栓塞性疾病,或有记录的这些疾病的病史;重度高甘油三酯血症;对活性成分或任何辅料过敏。

【患者用药交代】

1. 开始治疗前,应进行全面彻底的内科及妇科检查(包括乳房检查及宫颈的细胞涂片)。

2. **出现以下情况应立即停药**　第一次发生偏头痛或频繁发作少见的严重头痛、突发性感觉障碍(如视觉或听觉障碍)、血栓性静脉炎或血栓栓塞的前发指征(如异常的腿痛或腿肿、不明原因的呼吸或咳嗽时刺痛感)、胸部疼痛及紧缩感、发生黄疸、肝炎、全身瘙痒、癫痫发作次数增加、血压显著增高。

3. 如果规律地服用其他药物(如巴比妥类、保泰松、乙内酰脲、利福平、氨苄西林)应告知医生,因这些药物可干扰本品的作用,另外本品会使口服降糖药或胰岛素的需要量发生改变。

(郝丽宏　王君飞)

第四节　子宫内膜异位症

一、概述

子宫内膜异位症(endometriosis,EMT)是指子宫内膜组织(腺体和间质)在子宫腔被覆内膜及子宫以外的部位出现、生长、浸润,反复出血,继而引发疼痛、不孕及结节或包块等。EM 是育龄期妇女的多发病、常见病。病变广泛、形态多样、极具侵袭性和复发性,具有性激素依赖的特点,可以发生在机体的任何部位,但最常见的部位是盆腔,其次为宫骶韧带、直肠子宫陷凹及卵巢。EMT 会引起内分泌和卵巢功能的改变,如影响卵泡生长、降低卵子质量、黄素化未破裂卵泡综合征、黄体功能缺陷、无排卵月经和不孕等。

二、诊断要点

(一) 临床表现

1. **子宫内膜异位症的临床症状具有多样性**　最典型的临床症状是盆腔疼痛,70%～80%的患者有不同程度的盆腔疼痛,包括痛经、慢性盆腔痛、性交痛、肛门坠痛等。痛经常是继发性、进行性加重。临床表现中也可有月经异常。妇科检查典型的体征是宫骶韧带痛性结节以及附件粘连包块。

2. 侵犯特殊器官的子宫内膜异位症常伴有其他症状　肠道子宫内膜异位症常有消化道症状如便频、便秘、便血、排便痛或肠痉挛，严重时可出现肠梗阻。膀胱子宫内膜异位症常出现尿频、尿急、尿痛甚至血尿。输尿管子宫内膜异位症常发病隐匿，多以输尿管扩张或肾积水就诊，甚至出现肾萎缩、肾功能丧失。如果双侧输尿管及肾受累，可有高血压症状。

3. 不孕　40%～50%的患者合并不孕。

4. 盆腔结节及包块　17%～44%的患者合并盆腔包块（子宫内膜异位囊肿）。

5. 其他表现　肺及胸膜子宫内膜异位症可出现经期咯血及气胸。剖宫产术后腹壁切口、会阴切口子宫内膜异位症表现为瘢痕部位结节、与月经期密切相关的疼痛。

（二）影像学检查

彩超检查，主要对卵巢子宫内膜异位囊肿的诊断有价值，典型的卵巢子宫内膜异位囊肿的超声影像为无回声区内有密集光点；经阴道或直肠超声、CT 及 MRI 检查对浸润直肠或阴道直肠隔深部病变的诊断和评估有一定意义。

（三）腹腔镜检查

目前，子宫内膜异位症诊断的通行手段是腹腔镜下对病灶形态的观察，术中要仔细观察盆腔，特别是宫骶韧带、卵巢窝这些部位。确诊需要病理检查，组织病理学结果是子宫内膜异位症确诊的基本证据（但临床上有一定病例的确诊未能找到组织病理学证据）；病理诊断标准：病灶中可见子宫内膜腺体和间质，伴有炎症反应及纤维化。

（四）血清 CA125 水平检测

CA125 水平检测对早期子宫内膜异位症的诊断意义不大。CA125 水平升高更多见于重度子宫内膜异位症、盆腔有明显炎症反应、合并子宫内膜异位囊肿破裂或子宫腺肌病者。

（五）可疑膀胱子宫内膜异位症或肠道子宫内膜异位症

术前应行膀胱镜或肠镜检查并行活检，以除外器官本身的病变，特别是恶性肿瘤。活检诊断子宫内膜异位症的概率为 10%～15%。

三、治疗方案

（一）子宫内膜异位症的治疗总则（表 10-2）

表 10-2　子宫内膜异位症的治疗总则

治疗原则	具体内容
治疗目的	减灭和消除病灶，减轻和消除疼痛，改善和促进生育，减少和避免复发
基本考虑因素	①年龄；②生育要求；③症状的严重性；④既往治疗史；⑤病变范围；⑥患者的意愿
个体化用药	①症状和病变严重又无生育要求者，可做根治性手术，将子宫切除，该方法更适于更年期妇女；②有生育要求且症状较轻的患者，可先行激素治疗；③若病变较重，可在保留生育功能的基础上实施保守手术
治疗方法	手术治疗，药物治疗、介入治疗、重要治疗及辅助治疗等

除了手术切除子宫和卵巢，其他的治疗方法都是暂时的治疗效果，因为疾病和症状在手术后或药物治疗中断后会复发。

对于极轻和轻度 EM 患者，也可采用精神安慰、情感支持、抗前列腺素药物治疗盆腔疼痛和期待疗法,治疗 6~12 个月。根据年龄和怀孕时间来决定治疗方案。如果未怀孕,可选择手术治疗或刺激卵巢排卵等助孕技术。

（二）子宫内膜异位症的药物治疗

1. **治疗目的**　抑制卵巢功能,阻止 EMT 的发展,减少 EMT 病灶火星,减少粘连的形成。

2. **选择原则**　应用于基本确诊的病例,不主张长期"试验性治疗";目前尚无标准化方案;各种方案疗效基本相同,但副作用不同,所以选择药物时要考虑药物的副作用、患者的意愿以及经济能力。

3. **治疗药物**　NSAIDs、口服避孕药、高效孕激素、雄激素衍生物以及促性腺激素释放激素激动剂五大类。

四、常用药物与用药交代

口服避孕药:甲羟孕酮见本章第三节绝经综合征,地屈孕酮详见本章第一节流产、先兆早产,甲地孕酮见本章第五节药物避孕。

（一）促性腺激素

戈舍瑞林
（Goserelin）

【适应证】

1. 可用激素治疗的前列腺癌。

2. 可用激素治疗的绝经前期及绝经期女性乳腺癌。

3. 子宫内膜异位症,减轻疼痛并减少子宫内膜损伤的大小和数目。

【药师知识储备】

1. **用法用量**　皮下注射。腹前壁皮下注射本品 3.6mg,每 28 日 1 次。子宫内膜异位症的治疗不应超过 6 个月,因为目前尚没有长期治疗的临床数据,考虑到有关骨矿物质丢失问题,应避免重复疗程。在接受本品治疗的子宫内膜异位症患者中,加入激素替代疗法(每日给予雌激素和孕激素制剂)可以减少骨矿物质丢失和血管舒缩症状。

2. **特殊人群用药及注意事项**　**妊娠期妇女**:禁用。**哺乳期妇女**:禁用。**儿童**:不推荐使用。**老年人**:不需要调整剂量。**肝、肾功能不全者**:不必调整剂量。**其他**:有尿道梗阻的男性患者;脊髓压迫的男性患者;有骨密度降低可能性的患者慎用。男性晚期前列腺癌治疗开始时可合用氟他胺;如果出现需要手术取出本品的情况,可用超声辅助定位;对于体重指数较低和/或正在接受全剂量抗凝药物治疗的患者需格外小心;对有 Q-T 间期延长病史或具有 Q-T 间期延长危险因素的患者及正在使用可延长 Q-T 间期药物的患者,医生应评估获益/风险比。

3. **重要相互作用**　由于雌激素剥夺治疗可能延长 Q-T 间期,与已知可延长 Q-T 间期的药物或可能会诱导尖端扭转型室性心动过速的药物如ⅠA类(如奎尼丁、丙吡胺)或Ⅲ类抗心律失常药物(如胺碘酮、索他洛尔、多非利特)、美沙酮、莫西沙星、抗精神病药物等合用时,应谨慎评估。

4. **不良反应**　**常见**:头痛、血压改变、面部发热、潮红、情绪变化、乳房肿胀、注射部位反应等。**偶见**:药物超敏反应、乳房触痛、关节痛。**罕见**:垂体肿瘤、精神障碍。

5. **禁忌证**　已知对本品活性成分或其他 GnRH 类似物,及本品其他任一辅料过敏者禁用。

【患者用药交代】

1. 使用时确保包装无破损、打开包装后立即使用。将使用后的注射器弃至许可的锐物收集装置内。

2. 本品注射至腹前壁时需谨慎,因为其邻近腹壁下动脉及其动脉分支。确保皮下注射,切勿穿透血管、肌肉或腹膜。

3. 25℃以下保存。

(二) 雄激素类衍生物

达 那 唑
(Danazol)

【适应证】

1. 用于子宫内膜异位症。

2. 治疗纤维囊性乳腺病、自发性血小板减少性紫癜、遗传性血管神经性水肿、系统性红斑狼疮、男性乳房发育、青春期性早熟。

3. 不孕症。

4. 血友病和 Christmas 病(凝血因子Ⅸ缺乏)。

5. 乳腺癌、痛经、腹痛。

【药师知识储备】

1. **用法用量**　口服。**子宫内膜异位症:**每日 400~800mg,分次服用,连服 3~6 个月,如停药后症状再出现,可再给药一个疗程(在肝功能正常情况下)。**纤维囊性乳腺病:**于月经开始后第 1 日服药,每次 50~200mg,2 次/d,如停药后 1 年内症状复发,可再给药。**遗传性血管神经性水肿:**开始每次 200mg,2~3 次/d,直到疗效出现,维持剂量一般是开始剂量的50%或更少,在 1~3 个月或更长一段间隔时间递减,根据治疗前发病的频率而定。**男性乳房发育:**每日 200~600mg。**性早熟:**每日 200~400mg。**血小板减少性紫癜:**每次 200mg,每日 2~4 次。**血友病:**每日 600mg,连用 14 日。

2. **特殊人群用药及注意事项**　**妊娠期妇女:**禁用,用药中妊娠者应终止妊娠。**哺乳期妇女:**禁用。**儿童:**尚不明确。**肝功能不全者:**严重者禁用。**肾功能不全者:**慎用,严重者禁用。**其他:**癫痫、偏头痛、糖尿病患者;心功能不全者;运动员慎用。服药期间对一些诊断性试验有影响,如糖耐量试验、甲状腺功能试验、血清总 T_4 可降低,而血清 T_3则可增加。

3. **重要相互作用**

(1)与胰岛素合用,容易产生耐药性。

(2)与华法林合用,抗凝效应增强。

(3)与卡马西平合用,使其血药浓度升高。

(4)与氨苄西林、卡马西平、苯巴比妥、苯妥英钠、扑米酮、利福平合用,可降低本品疗效。

(5)与环孢素合用,可增加环孢素的不良反应。

(6)与肾上腺皮质激素合用,可加重水肿。

(7)与他克莫司合用,可增加他克莫司的中毒风险。

(8)与辛伐他汀合用,可增加横纹肌溶解的风险。

4. **不良反应**　**常见:**闭经、突破性子宫出血、乳房缩小、毛发增多、痤疮、下肢水肿或体重增多等雄激素效应的表现。**特殊:**音哑、血尿、鼻出血、牙龈出血、白内障、白细胞增多症、多发性神经炎等。**严重:**肌肉中毒症状、颅内压增高、急性胰腺炎等。

5. **禁忌证**　严重心、肝、肾功能不全者;异常性生殖器出血患者;血栓病患者;卟啉病;雄激素依赖性肿瘤。

【患者用药交代】

1. 女性开始治疗时,应采取工具避孕或非甾体激素的避孕方式防止妊娠,不用口服避孕药,一旦怀孕,立即停药并终止妊娠。

2. 使用本品时应注意有无心、肝、肾功能损害及生殖器官出血。

3. 男性用药时,需随访睾丸大小、精液量、黏度、精子数和活动力,每 3~4 个月检查一次,特别是青年患者。

4. 老年患者生理机能低下,应减量服用。

5. 由于雌激素效能低下,可使妇女有阴道灼热、干枯及瘙痒,或阴道出血。可出现皮肤发红、情绪或精神状态的改变、神经质或多汗。

孕三烯酮
（Gestrinone）

【适应证】

1. 用于子宫内膜异位症。

2. 用作探亲避孕或事后避孕药。

3. 对于早期妊娠,如与前列腺素合用,可提高引产成功率。

【药师知识储备】

1. **用法用量**　口服。**子宫内膜异位症:**每次 2.5mg,每周 2 次,第 1 次于月经第 1 日服用,3 日后服用第 2 次,以后每周相同时间服用。**探亲避孕:**探亲当日服 3mg,以后每次房事时服 1.5mg。**避孕:**从月经第 5~7 日开始服药,每周 2 次(间隔 3~4 日),每次 2.5mg;如每个周期服药 8 次以上,则避孕成功率高。**抗早孕:**每日 9mg(分 2~3 次服),连服 4 日,停药后 2 日于阴道后穹隆放置卡前列素薄膜,每次 2mg,每 2.5 小时 1 次,共 4 次,经 2.5 小时后再肌内注射 1.5~2mg 卡前列素为 1 疗程,如无组织物排出,隔 1 日后重复疗程。

2. **特殊人群用药及注意事项**　**妊娠期、哺乳期妇女:**禁用。**儿童:**不宜使用。**老年人:**不宜使用。**肝功能不全者:**严重者禁用。**肾功能不全者:**严重者禁用。

3. **重要相互作用**　同时服用利福平或抗癫痫药物,能加速本品的代谢。

4. **不良反应**　**常见:**头痛、头晕、乏力、突破性出血、月经周期缩短或延长、闭经、经量减少、不规则出血等。**特殊:**痤疮、多毛及脂溢性皮炎,国内临床观察见有氨基转移酶升高。**严重:**本品可导致体液潴留,故对心脏或肾功能不全者应密切注意。

5. **禁忌证**　对本品过敏者;严重心、肝或肾功能不全者;既往的雌激素和/或孕激素治疗期间曾有代谢性疾病和/或血栓性静脉炎病史者。

【患者用药交代】

1. 治疗子宫内膜异位症时,开始治疗前应先排除妊娠可能。如果漏服 1 次,应立即补服 1 次,然后保持原来的治疗顺序。如果漏服 2 次或以上,应停止治疗,然后在下次月经周期的第 1 日重新开始服用。

2. 定期检查肝、肾功能。转氨酶轻度升高者,服用保肝药后可继续治疗。如转氨酶明显升高且服保肝药也无效时则应停止治疗。

3. 高血脂、糖尿病患者需慎用,并注意监测血脂和血糖。

（郝丽宏　王君飞）

第五节 药 物 避 孕

一、概述

性激素（gonadal hormones）为性腺分泌的激素，包括雌激素（estrogen）、孕激素（progestin）和雄激素（androgen），临床用其人工合成品及衍生物。避孕药（contraceptives）多由雌激素与孕激素组成，性激素分类见表 10-3，现用口服避孕药各制剂成分详见表 10-4。

表 10-3 性激素一览表

分类	天然	人工合成
雌激素	雌二醇、雌酮、雌三醇	炔雌醇、炔雌醚及戊酸雌二醇、己二烯雌酚、己烷雌酚等
孕激素	黄体酮	甲羟孕酮、甲地孕酮、氯地孕酮、炔诺酮、炔诺孕酮等
雄激素	睾酮	甲睾酮、丙酸睾酮、氟甲睾酮等

口服避孕药服用周期及方法：

短效 从月经周期第 5 日开始，每晚服用 1 片，连服 22 日，不能间断。

长效 从月经来潮当日算起，第 5 日服 1 片，最初两次间隔 20 日，以后每月服用 1 次，每次 1 片。

表 10-4 现用口服避孕药各制剂成分

	口服避孕药	孕激素类/mg	雌激素/mg
短效	复方炔诺酮片	炔诺酮 0.6	炔雌醇 0.035
	复方甲地孕酮片	甲地孕酮 1.0	炔雌醇 0.035
	复方甲基炔诺酮片（Ⅰ）	甲基炔诺酮 0.3	炔雌醇 0.035
长效	复方甲基炔诺酮片（Ⅱ）	甲基炔诺酮 12.0	炔雌醚 3.0
	复方氯地孕酮片	氯地孕酮 12.0	炔雌醚 3.0
	复方次甲氯地孕酮片	甲氯地孕酮 2.0	炔雌醚 3.0

二、常用药物与用药交代

去氧孕烯炔雌醇

（Desogestrel and Ethinylestradiol）

【适应证】

本品用于避孕。

【超说明书用途】

用于功能失调性子宫出血的止血，《药品超说明书使用循证评价》中三星推荐。

【药师知识储备】

1. **用法用量** 片剂，在月经周期的第 1 日，即月经来潮的第 1 日开始服用本品。按照箭头所指的方向每日约同一时间服用 1 片本品（去氧孕烯 0.15mg+炔雌醇 30μg），连续服用 21 日,随后停药 7 日,在停药的第 8 日开始服用下一盒。

2. **特殊人群用药及注意事项**　**妊娠期妇女**:不应使用本品。如在本品治疗期间出现妊娠应立即停药。**哺乳期妇女**:不应使用本品。**老年人**:不适用。**儿童**:不适用。

3. **重要相互作用**

(1)使性激素清除率增高的药物可能导致突破性出血或避孕失败,如苯妥英钠、巴比妥酸盐,卡马西平和利福平。

(2)奥卡西平、托吡酯和灰黄霉素可能也对本品有影响。

(3)避孕失败在使用抗生素中也被报道,如氨苄西林和四环素。

4. **不良反应**　**常见**:恶心、头痛、乳房胀痛以及在月经周期中出现点滴出血。**偶见**:呕吐、情绪抑郁;不能耐受隐形眼镜;阴道分泌物改变;各种皮肤不适(如皮疹);体液潴留;体重改变;过敏反应;性欲改变。

5. **禁忌证**　有或曾有血栓(静脉或动脉)、栓塞前驱症状(如心绞痛和短暂性脑缺血发作)、存在一种严重的或多个静脉或动脉血栓栓塞的危险因子、伴血管损害的糖尿病、严重高血压、严重异常脂蛋白血症、已知或怀疑的性激素依赖的生殖器官或乳腺恶性肿瘤、肝脏肿瘤(良性或恶性)、有或曾有严重肝脏疾病、肝脏功能未恢复正常、不明原因阴道出血、已妊娠或怀疑妊娠、哺乳期妇女。

【患者用药交代】

1. 开始服药前特别注意检查血压。

2. 服用复合型避孕药期间,如果偏头痛发生频率增加或病情加重(可能是脑血管疾病的先兆)应立即停药。

3. 在 7 日的停药期中通常会出现撤退性出血,通常在最后一次服药后 2~3 日发生,且可能持续到服用下一盒药前还不会结束。

4. 如果漏服在 12 小时之内,避孕效果不会降低,一旦想起应立即补服,并在常规时间服用下一片。如果漏服超过 12 小时,避孕效果可能降低。

5. 如果在服药的 3~4 小时内呕吐,药物的活性成分可能尚未被完全吸收。这如同漏服 1 片药,按说明书漏服部分补服。如果不想改变正常的服药顺序,可从下一盒中服用多余的药片。

复方炔诺酮
(Compound Norethisterone)

【适应证】

用于女性避孕。

【药师知识储备】

1. **用法用量**

(1)片剂:口服。从月经周期第 5 日开始用药,每日 1 片,连服 22 日,不能间断,服完后等月经来后第 5 日继续服药。

(2)外用膜剂:从月经周期第 5 日开始用药,每日 1 片,置阴道深处,连用 22 日,不能间断。停药后 3~7 日行经,于行经的第 5 日开始使用下一周期药物,产后或流产后应在月经来潮后再用。

2. **特殊人群用药及注意事项**　**哺乳期妇女**:应于产后半年开始服用。

3. **重要相互作用**

(1)可使避孕效果降低的药物:抗菌药、药酶诱导剂如利福平、苯巴比妥、苯妥英钠等,应避免同时服用。

（2）本品可减弱抗高血压药、抗凝血药以及降血糖药的疗效。

（3）本品可增强 TCAs 疗效。

4. **不良反应**　类早孕反应：表现为恶心、呕吐、困倦、头晕、食欲缺乏。突破性出血（多发生在漏服药时，必要时可每晚加服炔雌醇 0.01mg），闭经、精神压抑、头痛、疲乏、体重增加、面部色素沉着。肝功能损害或使肝良性腺瘤相对危险性增高。

5. **禁忌证**　乳腺癌、生殖器官癌、阴道有不规则出血、肝功能异常或近期有肝病或黄疸史、深部静脉血栓、脑血管意外、高血压、心血管病、糖尿病、高脂血症、精神抑郁症及 40 岁以上妇女禁用。对本品过敏者禁用，过敏体质者慎用。

【患者用药交代】

1. 按规定方法服药，漏服药不仅可发生突破性出血，还可导致避孕失败。一旦发生漏服，除按常规服药外，应在 24 小时内加服 1 片。

2. 取用药膜时应注意药膜与包装纸的区别，切勿错用。药膜必须置阴道深处，待溶解后（约 10 分钟）方可进行房事，房事后 6 小时才可冲洗。

3. 服用本品时应当每年进行体检，在体检过程中向医师说明正在服用本品。

4. **出现下列症状时应停药并及时就医**　怀疑妊娠、血栓栓塞病、视觉障碍、高血压、肝功能异常、精神抑郁、缺血性心脏病等。

5. 35 岁以上的吸烟妇女服用本品，患缺血性心脏病危险性增加。

复方孕二烯酮
（Compound Gestodene）

【适应证】

用于女性口服避孕。

【药师知识储备】

1. **用法用量**　片剂，自月经周期第 1 日起，每日在相同时间口服白色药片 1 片，连用 21 日，随后每日在相同时间口服红色药片（非活性药片）1 片，连用 7 日，共服 28 片。服完最后一片红色药片后即开始服用下一盒。

2. **特殊人群用药及注意事项**　妊娠期、哺乳期妇女：禁用。肝功能不全者：禁用。

3. **重要相互作用**

（1）与阿伐他汀、维生素 C 及药酶抑制剂如氟康唑等合用可升高本品血药浓度。

（2）与三乙酰竹桃霉素与复方口服避孕药合用可能会增加肝内胆汁淤积症的发生风险。

（3）与抗菌药、药酶诱导剂如利福平、苯巴比妥、苯妥英等合用可使本品避孕效果降低，应避免同时服用。

（4）合用时本品使抗高血压药、抗凝血药以及降血糖药作用减弱；使 TCAs 疗效增强。

4. **不良反应**　**常见**：恶心、呕吐、腹痛、乳房痛/增大/溢液、月经周期中点状出血或突破性出血、痛经、闭经、经量改变、情绪改变、头痛、头晕、性欲改变、神经过敏、阴道炎、痤疮、体液潴留、水肿、体重变化。**特殊**：系统性红斑狼疮加重、卟啉症加重、舞蹈病加重、视神经炎、视网膜血管血栓形成、静脉曲张加重、胰腺炎、肝脏腺瘤和肝细胞癌、胆囊疾病。**严重**：血栓形成、肝病、黄疸以及过敏反应等。

5. **禁忌证**　乳腺癌、生殖器官肿瘤、肝功能异常或近期有肝病或黄疸史、阴道异常出血、镰状细胞贫血、深静脉血栓或其他血栓栓塞、脑血管病变、心血管病、高血压、高脂血症、糖尿病、精神抑郁症患者；对本品任一成分过敏者。

【患者用药交代】

1. 开始服药前应体检，采集完整的个人和家庭病史，特别注意检查血压。在用药期间应该定期重复这种检查，同时服药过程中若有不适立即就医。

2. 必须按规定方法服药，若漏服药片，不仅可发生经期间异常出血，还可导致避孕失败。一旦发生漏服，除按规定服药外，应在 24 小时内加服 1 片。

3. 如果准备怀孕，应停药并采取其他避孕措施，停药半年后再妊娠。

4. 怀疑妊娠或出现了血栓栓塞病、听力或视觉障碍、高血压、肝功能异常、精神抑郁、缺血性心脏病、胸部锐痛或突然气短、原因不明剧烈头痛、癫痫发作次数增加、严重腹痛或腹胀、乳腺肿块、皮肤黄染或全身瘙痒等状况时应立即停药。

5. 吸烟可使发生心脏病和卒中的危险性增加，尤其是 35 岁以上的妇女，应戒烟。

6. 腹泻和/或呕吐可能减少本品的吸收，在呕吐或腹泻期间以及此类症状消失后的 7 日中应加用非激素避孕措施。

7. 如果按规定方法服药，会有规律性的月经。一部分妇女可能会出现用药后闭经（可能无排卵）或月经过少的情况，请咨询医师。

8. **以下情况需排除妊娠可能**　正常的月经周期出血未能出现，且此周期曾发生药物漏服；按规定方法服药，但连续 2 次未出现正常的月经周期出血；在服用口服避孕药的头 3 个月中，部分妇女经期可能会有突破性出血或点状出血，如果这种异常出血持续发生或反复发生，应该考虑非本品因素，而应采取足够的诊断措施以排除妊娠、感染、恶性肿瘤或其他情况。如果排除了以上病理因素，继续服用本品情况可改善。

复方醋酸环丙孕酮

(Compound Cyproterone Acetate)

【适应证】

用于女性口服避孕。

【药师知识储备】

1. **用法用量**　片剂，口服。**既往没有使用激素避孕药**（过去 1 个月），应该在妇女自然月经周期的第 1 日开始服药，每日 1 片，连服 21 日，停药 7 日后开始下一盒药，即使月经未停也要在第 8 日开始服用下一盒药。也可以在第 2~5 日开始，但推荐在第一个治疗周期服药的头 7 日内，加用屏障避孕法。**早期妊娠流产后**可以立即开始服药，在这种情况下，不需要加用其他避孕方法。**分娩或中期妊娠流产后** 21~28 日开始服药。

2. **特殊人群用药及注意事项**　妊娠期、哺乳期妇女：禁用。儿童：禁用。肝功能不全者：禁用。肾功能不全者：慎用。其他：不能用于男性。

3. **重要相互作用**

（1）与乙内酰脲、巴比妥酸盐、扑米酮、卡马西平和利福平等合用可导致性激素清除率增加，引起突破性出血和口服避孕失败。

（2）与氨苄西林、四环素合用时，导致避孕失败。

4. **不良反应**　常见：乳房触痛、疼痛，头痛、偏头痛，情绪抑郁，恶心、呕吐，阴道分泌物改变，体液潴留，体重变化，过敏反应，肝功能异常、血清甘油三酯升高。**特殊**：各种皮肤疾病。**严重**：血栓栓塞性疾病。

5. **禁忌证**　血栓形成或有血栓形成的病史、存在血栓形成的前驱症状或曾有相关病

423

史、累及血管的糖尿病、存在静脉或动脉血栓形成的严重或多重危险因素、存在或曾有严重的肝脏疾病,且肝功能指标未恢复正常、存在或曾有肝脏肿瘤(良性或恶性)史、已知或怀疑存在受性甾体激素影响的生殖器官或乳腺恶性肿瘤、未确诊的阴道出血者、对本品中的任何成分过敏者。

【患者用药交代】

1. 开始服药前应体检,服用本品过程中应每年进行体检,在体检过程中向医生说明正在服用本品。

2. 应规律服药,不规律用药可导致出血,并可能降低治疗和避孕的可靠性。

3. 应在每日的同一时间服药。如果忘记服药,应在 24 小时内加服 1 片,同时仍应在常规时间服用下一片药物。如果忘记服药的时间超过 12 小时,避孕保护可能降低。

4. 从另一种口服避孕药(COC)改服本品,最好是在以前所用 COC 的最后一片活性药片后,立即开始服用本品,但最晚应在以前所用 COC 的停药期末。从单纯孕激素方法(微丸、注射液、埋植剂)改服,可在任何时间从微丸(埋植剂应在取出日,注射液应在下一次注射日)改服本品,但应建议对所有这些情况,应在服药的最初 7 日内加用屏障避孕法。

5. 吸烟妇女,尤其是 35 岁以上的妇女,服药期间应戒烟。

6. 乙醇可使本品疗效降低,避免饮酒。

7. 如准备妊娠,应停药并采取其他避孕措施,直到出现第一个月经周期后再妊娠。

左炔诺孕酮

(Levonorgestrel)

【适应证】

用于女性紧急避孕,即在无防护性措施或其他避孕方法偶然失误时使用。

【药师知识储备】

1. **用法用量**　片剂,口服。于房事后 72 小时内口服第 1 片,隔 12 小时后口服第 2 片,总量为 2 片。服药后不得有无防护性同房,月经来潮后采用常规避孕方法。

2. **特殊人群用药及注意事项**　妊娠期、哺乳期妇女:禁用。儿童:禁用。肝、肾功能不全者:慎用。

3. **重要相互作用**

(1)与利福平、氯霉素、氨苄西林、苯妥英钠、扑米酮、甲丙氨酯、苯巴比妥、氯氮平、对乙酰氨基酚等合用,加速左炔诺孕酮在体内的代谢,导致避孕失败、突破性出血发生率增高。

(2)与氨苄西林、四环素合用,本品避孕效果降低。

(3)与维生素 C 合用,本品避孕效果增强。

4. **不良反应**　可有恶心、呕吐、头痛、乳房胀、痤疮、体重增加、抑郁、降低 HDL、突破性出血、闭经等。

5. **禁忌证**　对本品过敏者;乳腺癌、生殖器官癌;肝功能异常或近期有肝病或黄疸史者;深部静脉血栓病、脑血管意外、高血压、心血管病者;糖尿病、高脂血症;精神抑郁症患者;40 岁以上妇女。

【患者用药交代】

1. 如服药后 2 小时内发生呕吐反应,应立即补服 1 片。

2. 可能使下次月经提前或延迟,如逾期 1 周月经未来潮,应立即到医院检查,以排除妊娠。怀疑妊娠者应先做妊娠试验,确诊妊娠者服用本品无效。

3. 服药到下次月经前应避免同房或务必使用避孕套。

4. **出现下列症状时应停药** 怀疑妊娠、血栓栓塞病、视觉障碍、原因不明剧烈头痛或偏头痛、高血压、肝功能异常、精神抑郁、缺血性心脏病、肝良性腺瘤等。

5. 长期用药时应注意检查肝功能及做阴道脱落细胞涂片等。

复方炔诺孕酮二号片
(Compound Norgestre Tablets Ⅱ)

【适应证】

女性用长效避孕药。

【药师知识储备】

1. **用法用量** 口服:于月经第 5 日服用 1 片,第 25 日服用第 2 片,以后每隔 28 日服用 1 片。为保证避孕效果,服药开始 3 个月,每次服药时须加服炔雌醚 0.3mg。

2. **特殊人群用药及注意事项** **妊娠期、哺乳期妇女**:禁用。**儿童**:禁用。**肝、肾功能不全者**:禁用。

3. **重要相互作用**

(1)与保泰松、苯巴比妥钠、利福平、苯妥英钠、扑米酮、卡马西平、乙琥胺、卡马西平、氢化可的松等肝药酶诱导剂合用,可加速本品的代谢使避孕效果降低,甚至导致避孕失败。

(2)与青霉素类、四环素类、氯霉素、红霉素及复方磺胺甲噁唑等抗菌药物合用,能改变肠道菌群,因而降低本品的肠肝循环及吸收,可导致避孕失败。

4. **不良反应** 类早孕反应(如恶心、头晕、无力、食欲缺乏、疲倦、呕吐等),常在服药第 1~2 周发生。白带增多、乳房胀痛、月经失调(包括经量减少或闭经)。

5. **禁忌证** 肝病、肾病、子宫肌瘤、高血压、乳房肿块及有糖尿病病史患者;患有心脏病或心功能不良者;过去或现在患有血管栓塞性疾病(如脑血栓、心肌梗死、脉管炎等)者不能使用。

【患者用药交代】

1. 甲状腺功能亢进的妇女,在没有治愈前最好不要使用本品。

2. 患慢性头痛特别是偏头痛和血管性头痛的妇女不宜使用,否则会加重症状。

3. 过去月经过少者最好不用。长期使用本品可使子宫内膜呈萎缩状态,更会减少月经量。

4. 有吸烟、饮酒习惯的妇女不宜服用本品,否则容易增加心脏病发作和发生脑血管意外的危险,也会影响本品的效果,导致避孕失败。35 以上的妇女,情况尤为严重。

癫痫患者则应适当增加本品剂量以维持避孕效果。

复方炔雌醚
(Compound Quinestrol)

【适应证】

女性长效口服避孕药。

【药师知识储备】

1. **用法用量** 片剂,口服。月经周期第 5 日口服 1 片,以后每隔 25 日口服口 1 片。

2. **特殊人群用药及注意事项** **妊娠期、哺乳期妇女**:禁用。**儿童**:禁用。**肝、肾功能不全者**:禁用。

3. **重要相互作用** 尚不明确。

4. **不良反应** **常见**:恶心、呕吐、头晕、乏力、食欲缺乏、白带增多、乳房胀等,但随服药时间延长症状可减轻或者消失。**偶见**:个别有月经量增多或短暂闭经。

5. **禁忌证**　肝病、肾炎、子宫肌瘤、乳房肿块者禁用。

【患者用药交代】

1. 长期服药者少数人有血压升高、糖代谢轻度变化,有高血压和糖尿病病史患者应注意。

2. 如果服药2个周期月经均未来潮,应及时停药,并排除妊娠的可能性。

甲 地 孕 酮
(Megestrol)

【适应证】

1. 治疗月经不调、功能失调性子宫出血、子宫内膜异位症。

2. 用于晚期乳腺癌和子宫内膜腺癌。

3. 可作为短效复方口服避孕片的孕激素成分。

【药师知识储备】

1. **用法用量**　口服。**乳腺癌**:160mg/d,1次或分次口服,至少连用2个月,高剂量可至每次160mg,2~4次/d。**子宫内膜癌**:40~320mg/d,1次或分次口服,至少连用2个月。**闭经**(雌激素水平足够时):每次4mg,2~3次/d,连服2~3日,停药2周内即有撤退性出血。**功能失调性子宫出血**:4~8mg/d,共20日,自月经第5日服用。**子宫内膜异位症**:每次4~8mg,1~2次/d。每日1~2次,自月经第5日服用,连服3~6个月。

2. **特殊人群用药及注意事项**　妊娠期妇女:禁用。哺乳期妇女:禁用。儿童:尚不明确。肝功能不全者:严重者禁用。肾功能不全者:严重者禁用。其他:有子宫肌瘤,血栓病史及高血压、糖尿病、胆囊疾病、哮喘、癫痫、偏头痛、未明确诊断的阴道出血等疾病者慎用。

3. **重要相互作用**　利福平、苯巴比妥、氨苄西林、非那西丁及吡唑酮类镇痛药(如保泰松)等,因产生肝微粒体酶效应,加速本品在体内的代谢,可致子宫内膜突破性出血。

4. **不良反应**　常见:体重增加、恶心、头晕、倦怠、情绪改变、突破性出血等。特殊:视觉障碍。严重:血栓性静脉炎、肺动脉栓塞、呼吸困难、水肿、肿瘤复发等。

5. **禁忌证**　对本品过敏者禁用;对伴有严重血栓性静脉炎、血栓栓塞性疾病者禁用;严重肝、肾功能损害者禁用;因肿瘤骨转移产生的高钙血症者禁用;禁用于妊娠诊断试验。乳房肿块者禁用。

【患者用药交代】

1. 每日固定时间服药,以免药物浓度波动过大。按28日周期计算本品的用药日期,不宜吸烟。

2. 治疗前排除妊娠,治疗期间必须有安全的避孕措施。

3. 长期用药注意进行肝功能、乳房检查。若出现肝功能异常应停药。

4. 若出现视觉障碍,应停药。

甲地孕酮探亲避孕片1号
(Megestrol Holiday Tablets Ⅰ)

【适应证】

用于探亲时避孕。

【药师知识储备】

1. **用法用量**　在探亲当日中午口服1片,当日晚上加服1片,以后每日晚上服用1片,直至探亲结束,次日再服用1片。

2. **特殊人群用药及注意事项**　妊娠期、哺乳期妇女:禁用。儿童:禁用。肝功能不全者:严重肝功能不全者禁用。**肾功能不全者**:严重肾功能不全者禁用。

3. **重要相互作用** 尚未观察到药物相互作用。

4. **不良反应** 恶心、头晕、倦怠、突破性出血等。

5. **禁忌证** 严重肝、肾功能不全,乳房肿块者禁用。子宫肌瘤、血栓病史、高血压、糖尿病、哮喘病、癫痫、偏头痛、精神抑郁患者慎用。

【患者用药交代】

1. 用药期间特别是长期用药者,注意检查乳房及肝功能。

2. 妊娠期妇女服用增加女性后代男性化的作用。

左炔诺孕酮硅胶棒
(Levonorgestrel Silastic Implants)

【适应证】

要求长期避孕的育龄期妇女。

【药师知识储备】

1. **用法用量** 于月经来潮的第 1~5 日,局麻无菌条件下,在上臂或股内侧皮肤上做一个 0.2cm 切口,用套管针将药棒呈扇形埋植于皮下,每人每次 2 支,外敷创可贴,纱布包扎即可。有效避孕期 4 年。

2. **特殊人群用药及注意事项** **妊娠期、哺乳期妇女**:禁用。**肝、肾功能不全者**:禁用。**其他**:既往月经不调、经常有闭经史者、产后或流产后尚未恢复正常月经者、哺乳期或 45 岁以上妇女不宜使用本品。

3. **重要相互作用** 如妇女规则使用巴比妥类药物、苯妥英钠、解热止痛药、保泰松、利福平和四环素等药物,可影响本品的避孕效果。

4. **不良反应** 月经紊乱(月经过频、经期延长、月经稀少、闭经或点滴出血等)、类早孕反应(恶心、头晕、乏力、嗜睡等)、乳房胀痛、埋植局部发生感染。

5. **禁忌证** 急慢性肝炎、肾炎、肿瘤、糖尿病、甲亢、严重高血压、血栓性疾病、镰状细胞贫血、原因不明的阴道出血、癫痫、可疑妊娠者和应用抗凝血药者。

【患者用药交代】

1. 如出现不能耐受的不良反应,可由医生对症治疗,必要时可取出药棒。

2. 计划妊娠者,需在取出 6 个月后方可受孕。

3. 植入本品的妇女应定期到手术医疗单位进行随访观察。

4. 埋植期间,如植入者发生妊娠,建议人工流产终止妊娠,并取出埋植物。

炔雌醇环丙孕酮
(Ethinylestradiol and Cyproterone Acetate)

【适应证】

1. 治疗育龄期女性雄激素敏感所致的中至重度痤疮(有或无皮脂溢,不适宜采用局部治疗或全身抗生素治疗的患者)和/或多毛,这其中包括需要治疗这些症状的多囊卵巢综合征患者。

2. 复方口服避孕药。

【超说明书用途】

用于治疗原发性不孕症。推荐级别:三星(《药品超说明书使用循证评价》)。

【药师知识储备】

1. **用法用量** 片剂,口服,每日约在同一时间,按照包装所指示方向,每日 1 片(醋酸环丙孕酮2mg+炔雌醇0.035mg)，连服21日。停药7日后开始下一盒药。应在妇女月经周期第1日开始服药。

2. 特殊人群用药 妊娠期及希望妊娠的妇女：禁用。哺乳期妇女：禁用。儿童：只能在初潮后使用。老年人：不适用。其他：不能用于绝经后。

3. 重要相互作用

（1）与苯妥英钠、巴比妥盐类、扑米酮、卡马西平和利福平合用，可通过酶诱导作用降低本品的有效性。

（2）与环孢素合用，可引起环孢素血浆和组织浓度升高。

（3）与拉莫三嗪合用，可使拉莫三嗪的血浆和组织浓度降低。

4. 不良反应 常见：恶心、腹痛、体重增加、头痛、情绪抑郁或改变、乳房疼痛、触痛、月经期间出血。少见：呕吐、腹泻、体液潴留、偏头痛、性欲降低、乳腺增大、皮疹、荨麻疹。罕见：不耐受隐形眼镜、血栓栓塞、过敏、体重下降、性欲增强、阴道不适、乳腺分泌改变、结节性红斑、多形性红斑。严重：肝脏肿痛、宫颈癌、乳腺癌。

5. 禁忌证 个人或家庭中已知有特发性静脉血栓栓塞（VTE）；出现或既往有动静脉血栓形成或血栓栓塞事件；糖尿病有血管病变；严重镰状细胞贫血；严重重症高血压；胰腺炎或严重的脂类代谢紊乱相关病史；严重肝功能不全的疾病或相关病史；出现或既往有肝脏肿瘤；未确诊的阴道出血；带有局灶性神经系统症状的偏头痛病史；吸烟者；已知或怀疑有性-类固醇激素相关的恶性肿瘤；妊娠期特发黄疸病史、严重妊娠期瘙痒症或妊娠疱疹，随着每次妊娠进行性加重的耳硬化症；禁用于男性。

【患者用药交代】

1. 治疗持续时间，症状减轻需至少3个月。

2. 应用本品的女性静脉和动脉血栓的风险增加。

3. 可能发生不规则出血（点滴或突破性出血），特别是使用的第1个月内。

4. 仅限女性使用，女童只能在初潮后使用。

5. 本品不能与其他激素类避孕药共同使用。

6. 服用本品期间需停止吸烟。

7. 使用前建议进行彻底的全身医学检查以及妇科检查。妊娠期禁止使用，在使用过程中，有必要每6个月进行一次体格检查。

8. 服用本品不能防止HIV感染和其他性传播疾病。

（郝丽宏　王君飞）

第六节 药物流产

药物流产（drug abortion）又称药流，是口服药物终止早期妊娠的一种方法，自20世纪90年代以来广泛应用于临床。

米非司酮
（Mifepristone）

【适应证】

1. 与前列腺素药序贯使用，用于终止停经49日内的早孕。

2. 除用于抗早孕、催经止孕、胎死宫内引产外，还用于妇科手术操作，如宫内节育器的放置和取出、取内膜标本、宫颈管发育异常的激光分离以及宫颈扩张和刮宫术。

【药师知识储备】

1. **用法用量**　口服:停经 49 日内的健康早孕妇女,空腹或进食 2 小时后服用。每次 25~50mg,每日 2 次,连服 2~3 日,总量 150mg,每次服药后禁食 2 小时,第 3~4 日清晨口服米索前列醇 600μg,或于阴道后穹隆放置卡前列甲酯栓 1mg(1 枚)。卧床休息 1~2 小时,门诊观察 6 小时。注意用药后出血情况,有无妊娠产物排出和不良反应。

2. **特殊人群用药及注意事项**　妊娠期妇女:除终止早孕外,禁用。**哺乳期妇女**:禁用。**儿童**:尚不明确。**老年人**:尚不明确。**肝、肾功能不全者**:禁用。

3. **重要相互作用**

(1)与伊曲康唑、红霉素等合用,使本品血药浓度升高。

(2)与利福平、肾上腺皮质激素和某些抗惊厥药(如苯妥英钠、苯巴比妥、卡马西平)合用,使本品血药浓度降低。

(3)不得与灰黄霉素合用。

(4)服用本品 1 周内避免服用阿司匹林和其他 NSAIDs。

(5)葡萄柚汁抑制本品代谢。

4. **不良反应**　常见:恶心、呕吐、腹泻、眩晕、疲乏、腹痛、子宫出血、皮疹、面部潮红和麻木。**特殊**:肛门坠痛感。

5. **禁忌证**　对本品过敏者;心、肝、肾疾病及肾上腺皮质功能不全者;有使用前列腺素类药物禁忌者;如青光眼、哮喘及对前列腺素类药物过敏等;带宫内节育器妊娠和确诊或怀疑宫外孕;年龄>35 岁的吸烟妇女;凝血功能障碍或进行抗凝治疗者;长期服用甾体激素者;遗传性卟啉症患者。

【患者用药交代】

1. 空腹或进食 2 小时后服用,服药后禁食 2 小时。

2. 早孕有严重反应、恶心、呕吐频繁者不宜用本品,以免加重反应。确诊为早孕者,停经时间不应超过 49 日,孕期越短,效果越好。

3. 用本品和前列腺素序贯用药抗早孕时,少数妇女发生不全流产,能引起大量出血,故必须在医生监护下使用,及时进行处理。

4. 子宫痉挛所致疼痛,可用止痛药处理。

5. 用药后 8~15 日应就诊,确定流产效果,如确诊为流产失败或不全流产,应作负压吸宫术终止妊娠或清理宫腔。

6. 服用本品 1 周内,避免服用阿司匹林和其他 NSAIDs。

7. 葡萄柚汁会抑制本品代谢,因此用药期间不得服用葡萄柚汁。

(郝丽宏　王君飞)

附:缩略语

BV:细菌性阴道病

TV:滴虫性阴道炎

VVC:外阴阴道假丝酵母菌病

RVVC:复发性外阴阴道假丝酵母菌病

FSH:卵泡刺激素

HRT:激素替代治疗

EPT:雌、孕激素治疗

ET:单纯雌激素治疗

IGT:糖耐量减低

EMT:子宫内膜异位症

NSAIDs:非甾体抗炎药

TCAs:三环类抗抑郁药

GnRH:促性腺激素释放激素

COC:口服避孕药

HDL:高密度脂蛋白

PSA:血清前列腺特异性抗原

SLE:系统性红斑狼疮

参考文献

[1] 中华医学会妇产科学会产科学组.早产的临床诊断与治疗指南 2014.中华围产医学杂志,2015,(4):241-245.

[2] 中华医学会妇产科学分会产科学组.妊娠晚期促子宫颈成熟与引产指南(2014).中华妇产科杂志,2014,49(12):881-885.

[3] AMSEL R,TORTEN P A.SPIEGEL C A, et al.Nompecific vaginitis.Diagnostic criteria and miembial and epidemiologic associations.Am J Med,1983,74:14-22.

[4] 阮祥燕.女性围绝经期健康大讲堂(之三).首都医药,2011,(15):54-55.

[5] 中华医学会妇产科学分会子宫内膜异位症协作组.子宫内膜异位症的诊治指南.中华妇产科杂志,2015(3):161-169.

第十一章　皮肤科疾病

一、概述

皮肤病(dermatosis)是发生在皮肤和皮肤附属器官疾病的总称。皮肤是人体最大的器官,皮肤病的种类不仅繁多,多种内脏发生的疾病也可以在皮肤上有表现。皮肤病的分类及常见病种:

病毒性皮肤病:常见的有单纯疱疹、带状疱疹、疣(寻常疣、跖疣、扁平疣、传染性软疣、尖锐湿疣)、水痘、风疹、手足口病。

细菌性皮肤病:常见的有脓疱病、毛囊炎、疖、痈、蜂窝织炎、丹毒及麻风。

真菌性皮肤病:常见的有头癣、体股癣、手足癣、甲真菌病、花斑糠疹、马拉色菌毛囊炎。

动物引起的皮肤病:如疥疮、螨皮炎、隐翅虫皮炎、虱病、虫蜇伤或咬伤。

性传播疾病:如梅毒、淋病及尖锐湿疣。

过敏性与自身免疫性皮肤病:接触性皮炎、湿疹、荨麻疹;变应性皮肤血管炎、药物性皮炎、过敏性休克等。

物理性皮肤病:日光性皮肤病、夏季皮炎、痱子、冻疮、鸡眼、手足皲裂、压疮。

神经功能障碍性皮肤病:瘙痒症、神经性皮炎及寄生虫妄想症。

红斑丘疹鳞屑性皮肤病:银屑病、单纯糠疹、玫瑰糠疹、扁平苔藓、红皮病。

结缔组织疾病:红斑狼疮、硬皮病、干燥综合征及皮肌炎。

大疱性皮肤病:天疱疮、大疱性类天疱疮。

色素障碍性皮肤病:黄褐斑、白癜风、文身、雀斑、色素痣、咖啡斑、黄褐斑、雀斑样痣、里尔(Riehl)黑变病、口周黑子、太田痣、色素性毛表皮痣、泛发黑子病、颜面-颈部毛囊性红斑黑变病、色素性玫瑰糠疹、斑痣、先天性色素痣、褶皱部网状色素异常、蒙古斑、无色素痣、离心性后天性白斑、遗传性对称性色素异常症、贫血痣等。

皮肤附属器疾病:痤疮、酒渣鼻、脂溢性皮炎、斑秃、秃发、多汗症及臭汗症。

遗传性皮肤病:鱼鳞病、毛周角化病、毛发苔藓、遗传性大疱性表皮松解症、家族性良性慢性天疱疮。

营养与代谢障碍性皮肤病:常见的有维生素缺乏症(蟾皮病、核黄素缺乏症、烟酸缺乏症)、肠病性肢端皮炎、黄瘤病。

皮肤肿瘤:癌前期皮肤病,如日光性角化病、黏膜白斑;恶性皮肤肿瘤,如鲍恩病(皮肤原位癌)、湿疹样癌(Paget病)、基底细胞癌、鳞状细胞癌、蕈样肉芽肿、恶性黑素瘤。

二、诊断要点

（一）单纯疱疹

1. 好发于皮肤黏膜交界处,但可发生于任何部位。

2. 皮损表现为片状分布的簇集性水疱。

3. 自觉瘙痒或烧灼感,附近淋巴结可肿大。

4. 病程为自限性,但易复发。复发性疱疹多在 1 周消退。

（二）毛囊炎

1. 初期表现为粟粒大小的红色毛囊性丘疹,顶部逐渐形成小脓疱,散在分布,可有痛感。

2. 好发于头、面、四肢及外阴等部位。

3. 浅部毛囊炎愈后不留下瘢痕,深部感染可形成瘢痕及造成永久性脱发。

4. 皮损多在 1 周左右消退。

（三）脓疱疮

1. 好发于儿童,夏秋季多汗、闷热的天气多见。

2. 好发于面部及暴露部位。

3. 皮损为丘疹、水疱或黄色脓疱,周有红晕,疱壁薄,易破溃,脓液干燥结痂,愈后无瘢痕,可伴不同程度瘙痒。可出现较大脓疱。

4. 重症可出现邻近淋巴结肿大,可伴发热。

5. 可出现接触性传染。

（四）痤疮

1. 好发于青春期,男女均可发病。

2. 皮损好发于面部、上胸背部等皮脂溢出部位。多对称分布。

3. 损害为多形性,包括白头粉刺、黑头粉刺、炎性丘疹、脓疱、结节、囊肿。数量多少不等。重症者可出现萎缩或肥厚性瘢痕。

4. 慢性病程,反复发作。青春期后大部分自然消退。

（五）丹毒

1. 皮损好发于小腿或面部,多在抵抗力降低情况下发病。

2. 皮损略高出皮面的水肿性鲜红斑片,边缘清楚,表面光滑,严重者可出现水疱或大疱,皮温高,伴疼痛和触痛。

3. 常有畏寒、发热等全身症状,高热时体温可达 40℃。局部淋巴结肿大。

4. 外周血白细胞总数增高,以中性粒细胞为主。

5. **游走性丹毒** 皮损在一处消退后,又在另一处出现,连续迁延达数周。

6. **慢性丹毒** 病程慢性,反复在原发部位发作,组织可肥厚,可形成慢性淋巴水肿。

（六）蜂窝织炎

1. 损害为局部大片状红、肿、热、痛,边界不清,严重者可出现大疱和深在性脓肿。

2. 急性期常伴高热、寒战和全身不适。

3. 常发生于四肢、面部、外阴、肛周等部位,发生于指、趾处的称为瘭疽。口底及颌下蜂窝织炎可引起呼吸困难或窒息。

4. 复发性蜂窝织炎损害反复发作,全身症状可能较轻。

（七）手足、体股癣

1. 皮损初起为丘疹或丘疱疹，逐渐向外扩大，可形成环形或多环形，边缘可隆起，可有鳞屑。界限清楚。手足可仅表现为干燥、皲裂和脱屑。

2. 可有明显瘙痒。

3. 夏季多发，潮湿、热为诱因。

4. 初起多为单侧发病，可逐渐发展为双侧。足癣多为双侧，手癣多为单侧。

5. 皮损边缘取材作真菌镜检，发现菌丝可确诊。

（八）接触性皮炎

1. 有异物接触史。

2. 原发性为接触物有较强的刺激性，接触即可发病。

3. 变态反应性为接触物无刺激性，初次接触致敏后，再次接触后发病。

4. 有潜伏期，因接触物不同，发病时间不同，数分钟到数天不等。

5. 皮损表现无特异性，常见的为红斑、丘疹，严重时可出现肿胀、水疱、大疱，甚至溃疡。但皮损界限清楚，与接触部位一致。

6. 皮损部位可有瘙痒、烧灼或疼痛。

7. 病程为自限性，祛除病因后逐渐消退。

（九）过敏性皮炎

1. 药物性皮炎应有明确的用药史。

2. 潜伏期因过敏物不同而长短不同，可在数分钟至 3 周内发病。

3. 皮损表现为多样性，可出现红斑、丘疹、水疱、大疱、糜烂等多种皮疹，但在同一患者身上，皮损表现是一致的。除固定性药疹外，皮疹分布常是全身性和对称性的。

4. 部分患者可出现严重的黏膜糜烂或全身性大疱，表皮可完全脱落。

5. 严重者可出现全身症状，如发热、关节痛等。

（十）荨麻疹

1. 急性发病，典型皮损为大小不等的风团、红斑和丘疹，成批出现，无规律性。

2. 皮损反复出现，可在数分钟到数小时内自行消退，不超过 24 小时。慢性者可反复发作数年。

3. 瘙痒明显。部分患者可出现呼吸道症状，如胸闷、呼吸困难，甚至窒息。也可出现胃肠道症状，如腹痛、腹泻等。

4. 皮肤划痕试验阳性。

（十一）湿疹

1. 皮疹表现为多形性，可出现红斑、丘疹、丘疱疹、水疱、糜烂、渗出、结痂等多种形态皮疹。

2. 皮损多为对称性分布。

3. 急性期皮损为泛发，可全身性分布。皮疹以红斑、丘疹、水疱、渗出为主，可出现结痂。

4. 慢性期皮损多为局限性。以肥厚性红斑和苔癣样变为主，表面可出现鳞屑及皲裂。

5. 可有剧烈瘙痒。

6. 病程慢性，可反复发作。

（十二）脂溢性皮炎

1. 多见于成年人，也可发生于新生儿，男性多见。

2. 好发于面部、胸背部等皮脂溢出部位。

3. 初发时表现为毛囊周围的丘疹,逐渐发展为红斑,上有油腻性鳞屑。

4. 慢性病程,伴不同程度瘙痒。

（十三）银屑病

1. 慢性病程,可反复发作。

2. 寻常型皮损表现为丘疹、红斑,其上有较厚的银白色鳞屑,刮除后可出现薄膜现象及点状出血,急性期可有同形反应。

3. 寻常型银屑病多数病例冬季加重。

4. 部分患者皮损局限,可仅见于头皮或四肢部位。

5. 红皮病型表现为皮肤弥漫性潮红,大量脱屑。脓疱型为红斑上出现大量针尖大小脓疱。关节病型出现关节疼痛和肿胀,需与类风湿关节炎相鉴别。

三、治疗方案

引起皮肤病的原因很多,有理化因素、生物因素、食物与其他疾病、遗传、神经精神因素、代谢与内分泌因素等,因此治疗手段也是多种多样的。常用的治疗手段有药物治疗、物理治疗、放射治疗、手术治疗、辅助治疗等,本章主要讲述皮肤病的药物治疗。

皮肤病的治疗药物可分为系统用药与局部用药两类,药物品种可分为抗感染类、抗组胺类、免疫抑制剂及糖皮质激素类等。系统用药在有关章节介绍,本章重点讲述皮肤病的外用药物治疗。皮肤病外用药选择应注意以下几方面:相同的药物有不同的剂型,如溶液、糊剂、粉剂、霜剂、洗剂、软膏、酊剂和乳剂等。不同的剂型有不同的作用和适应证,故应根据不同病期的临床症状和皮损特点,正确选用不同剂型的外用药。

1. 一般急性期局部红肿、红斑、丘疹、丘疱疹,无糜烂及渗出,多选用洗剂、溶液湿敷,可起到消炎、散热作用;水疱有糜烂、渗液者,先用溶液湿敷,后用油剂。

2. 皮损处于亚急性期时,红肿减轻,渗液减少,可酌情选用糊剂、粉剂和洗剂,可发挥消炎、止痒、收敛、保护作用;如无渗出,可选用乳膏、软膏、凝胶剂。

3. 慢性期皮损增厚,呈苔藓样变时,可选用乳膏、软膏、硬膏等。

4. **皮肤病外用药物的剂型及其特点**

(1)溶液剂:是药物的水溶液,有清洁、散热、消炎及促进上皮新生的作用,主要作湿敷用。皮肤病的湿敷,主要是冷敷,其目的是通过冷敷使有渗出液的创面,渗液减轻,创面清洁。常用2%~4%硼酸溶液,0.02%高锰酸钾溶液等,适用于有渗出的急性皮炎、湿疹或小块糜烂的皮肤损伤。

(2)粉剂:又称散剂,有干燥、保护、散热等作用,外撒粉剂以利于附着和吸收。不宜用于毛发和有渗出的皮损。常用的有滑石粉、氧化锌粉、炉甘石等。适合于无渗出的急性、亚急性皮肤病。

(3)洗剂:是水和粉的混合制剂,平时水在上层,粉剂沉淀在瓶底。使用时必须注意先摇均匀,后用毛笔或棉签涂用。其药理作用,除了洗剂中所加的消炎、杀菌、止痒药的作用外,主要是通过洗剂外用后蒸发水分,降低皮肤温度,以达到治疗作用。皮肤科常用的洗剂是炉甘石洗剂、硫黄洗剂等。适用于急性皮炎无渗出者。

(4)醋剂和酊剂:为药物的乙醇溶液或浸液。不挥发性药物的乙醇溶液为酊剂,如2.5%碘酊。挥发性药物的乙醇溶液为醋剂。这类药物涂用后,由于乙醇挥发,溶于其中的药物均匀地分布在皮肤表面,发挥其药理作用,杀菌止痒。适合用于慢性瘙痒性皮肤病,水疱型足癣等。破损皮肤及腔口周围、面部、儿童忌用。

(5)软膏:为药物与油脂性基质如凡士林、羊毛脂混合而成。由于软膏比较油腻,已逐步被乳膏、霜剂所取代,但它涂用后能使皮肤软化,渗透性较乳膏强,药物易于深入吸收,对某些角化、慢性皮肤病(如斑块型银屑并重度皲裂等)其效果要优于乳膏、霜剂,常用的软膏如复方苯甲酸软膏、硫黄软膏、芥子气软膏等。

(6)乳膏、霜剂:是皮肤科最常用的一种制剂。常用的乳剂除了加有止痒药物的止痒乳剂、防止皮肤水分蒸发的尿囊素霜外,最常见的就是各类皮质类固醇类激素乳剂(如氟轻松、地塞米松、曲安西龙等)。适合于亚急性或慢性、无渗出液的皮损。

(7)油剂:一般为植物油调入药物而成,有清洁、润滑、保护、减轻炎症的作用。常用的有40%氧化锌油,适合于渗出不多的急性皮炎、湿疹者。

(8)糊剂:由较大量的氧化锌、滑石粉(30%~50%)与凡士林混合制成,其稠度较高,黏着力不如软膏。糊剂一般又有两种类型,脂肪性糊剂有吸收分泌物、保护创面的作用,性质缓和,刺激性小,适用于鳞屑性皮损;乳剂型糊剂除含粉状药物之外,用凡士林、羊毛脂等制成乳剂型。

(9)硬膏:是一种黏柔带韧性的固体剂,将药物涂于布基或其他裱褙材料而成,市面上最常见的有肤疾宁硬膏。硬膏主要适用于比较局限的慢性、肥厚、浸润的皮疹。

(10)凝胶剂:药物与能形成凝胶的辅料制成均一、混悬或乳状液型的稠厚液体或半固体制剂。局部涂后形成一层薄膜,清洁透明。

5. 皮肤科用药注意事项

(1)皮肤科选用药物应考虑年龄、性别、患病部位与患者体质等。如老幼患者应选低浓度药物;孕产妇使用外用药时,应顾及对胎儿、乳儿的影响;面部、乳房、外阴处不可用浓度高或刺激性强的药物,儿童、妇女更应慎用;手掌、足底部等可用高浓度的药物;皮肤敏感者,先用低浓度,后用高浓度。对新药或易致敏药物,先小面积用,如无反应,再根据需要逐渐提高浓度及扩大使用面积。

(2)皮肤病用药时间和次数也要注意。药水和洗剂容易挥发而降低疗效,用药次数相对要多,一般每3小时搽1次;酊剂、软膏作用持久,每日早晚各用1次即可。湿敷方法也要得当。用药前,除了清洗患部外,对于痂皮,应先消毒并用食物油软化后拭去。皮损处若见直径>5mm的水疱,要以消毒空针筒抽出内容物,保留疱壁。有毛发部位用药前应先剃去毛发,然后再上药。

四、常用药物与用药交代

(一) 外用糖皮质激素及其复方制剂

地 奈 德

(Desonide)

【适应证】

适用于对皮质类固醇治疗有效的各种皮肤病,如接触性皮炎、神经性皮炎、脂溢性皮炎、湿疹、银屑病、扁平苔藓、单纯性苔藓、汗疱症等引起的皮肤炎症和皮肤瘙痒的治疗。

【药师知识储备】

1. **用法用量** 乳膏剂,外用,均匀涂搽于患处。每日2~4次。银屑病及其他顽固性皮肤病可采用本品封包治疗,若发生感染时应结束封包,并使用适当抗菌药物治疗。

2. **特殊人群用药及注意事项** **妊娠期妇女**:应充分权衡利弊后使用本品,不应大剂量、大面积长期使用此类药品。**哺乳期妇女**:哺乳期妇女应慎用本品。**儿童**:儿童由于体表面积和体重的比值比成人更大,所以使用外用皮质激素治疗时发生下丘脑-垂体-肾上腺皮质(HPA)轴抑制和库欣综合征的概率更大。儿童外用此类药品时应在有效前提下选择最低剂量,长期使用此类药品可导致儿童生长发育迟缓。

3. **重要相互作用** 肝药酶诱导剂如苯巴比妥、苯妥英钠等可使糖皮质激素的代谢加快。

4. **不良反应** 常见:局部使用可引起灼热、瘙痒、刺激、皮肤干燥、毛囊炎、多毛症、痤疮样皮疹、色素脱失、口周炎、继发感染以及皮肤萎缩等。

5. **禁忌证** 对外用皮质激素或本品中含有的其他成分过敏的患者禁用。

【患者用药交代】

1. 使用效果更强的皮质类固醇激素,大面积、长时间使用皮质类固醇激素治疗或采用封包治疗的患者,应定期检测尿游离皮质醇或 ACTH 释放试验来评估药物对 HPA 轴的抑制作用。

2. 如果出现 HPA 轴的抑制则应考虑停药,减少给药次数或换用作用较弱的皮质类固醇。HPA 轴功能通常在停药后可较快地完全恢复正常。

3. 少数情况下可发生停药反应,此时需采用系统皮质类固醇激素替代治疗。

4. 本品需在医生指导下使用,仅供外用,避免接触眼睛。

5. 除患有适应证中疾病的患者外,其他皮肤病患者不宜使用本品。

6. 皮肤治疗区域的密闭性包扎、覆盖应在医生指导下进行。

7. 患者应向医生汇报所有局部不良反应,尤其在采用封包治疗情况下。

8. 在尿布覆盖区域使用皮质激素治疗的儿童不宜使用紧束的尿布和塑料裤,因为这样会在局部造成密闭的环境。

丁酸氢化可的松
(Hydrocortisone Butyrate)

【适应证】

用于过敏性皮炎、脂溢性皮炎、过敏性湿疹及苔藓样瘙痒症等。

【药师知识储备】

1. **用法用量** 乳膏剂,局部外用。取适量本品涂于患处,每日 2 次。

2. **特殊人群用药 儿童、妊娠期和哺乳期妇女**:应在医师指导下使用。

3. **重要相互作用** 尚未观察到药物相互作用。

4. **不良反应** 常见:长期使用可致皮肤萎缩、毛细血管扩张、色素沉着以及继发感染。偶见:过敏反应。

5. **禁忌证** 感染性皮肤病禁用。

【患者用药交代】

1. 不得用于皮肤破溃处,避免接触眼和其他黏膜(如口、鼻等),不宜大面积、长期使用;用药 1 周后症状未缓解,请咨询医师。

2. 用药部位如有烧灼感、红肿等情况应停药,并将局部药物洗净,必要时向医师咨询。

复方丙酸氯倍他索
(Compound Clobetasol Propionate)

【适应证】

寻常型银屑病。

【药师知识储备】

1. **用法用量**　软膏剂,在皮损局部外用,每日 2 次。

2. **特殊人群用药及注意事项**　**妊娠期妇女**:育龄期妇女用药期间不宜受孕。**哺乳期妇女**:建议暂停用药。**老年人**:与成人相同。**儿童**:婴儿及儿童不宜使用。

3. **重要相互作用**　尚未观察到药物相互作用。

4. **不良反应**　外用 0.025% 维 A 酸,有可能发生皮肤刺激症状,如红斑、脱屑、干燥、瘙痒,多发生在第 1 个月内,以后可逐渐减轻,与丙酸氯倍他索合用,可明显减轻刺激反应。长期外用强效皮质激素丙酸氯倍他索可引起皮肤萎缩,与维 A 酸合用,可显著防止或逆转皮肤萎缩。两药合用在防止或减轻局部不良反应方面是合理和有意义的。

5. **禁忌证**　对本品任何成分过敏者。或对本品发生轻度以上刺激反应,用药过程不减轻、不能耐受、对病情有不良影响者。

【患者用药交代】

1. 不宜长期使用,应与其他外用药物共同采用交替或顺序疗法以提高各类药物治疗的利弊比率。

2. 涂药部位远离眼部。

复方氟米松
(Compound Flumetasone)

【适应证】

皮质类固醇治疗有效的非感染性炎症皮肤病,尤其是和角化过度症有关的皮肤病,如脂溢性皮炎、接触性皮炎、异位性皮炎、寻常型银屑病、扁平苔藓及掌跖角化过度症。

【药师知识储备】

1. **用法用量**　软膏剂,外用,以薄层涂患处,依症状每日 1~2 次并缓和摩擦。

2. **特殊人群用药及注意事项**　**妊娠期妇女**:慎用。**哺乳期妇女**:慎用。**老年人**:未见文献报道。**儿童**:谨慎使用,避免长时间大范围使用。**肾功能不全者**:对于严重肾衰竭的患者,应避免反复大面积用药,以防水杨酸在体内积聚。**其他**:运动员慎用。

3. **重要相互作用**　尚未观察到药物相互作用。

4. **不良反应**　**常见**:局部反应,如接触性过敏、皮肤色素沉着、掩蔽感染、烧灼感、瘙痒、干燥、毛囊炎、多毛(症)及痤疮疹。**严重**:刺激性和致敏性。

5. **禁忌证**　禁用于皮肤的病毒感染(如水痘、接种疫苗后引发的皮疹、单纯疱疹、带状疱疹)、细菌感染、真菌感染、牛痘、梅毒、皮肤结核、红斑痤疮、口周围皮炎及寻常痤疮。

【患者用药交代】

1. 儿童不能连续使用超过 2 周,2 岁以下使用不超过 7 日。

2. 对慢性皮肤病不应突然停药,涂量逐步减少,并以缓和剂替代或改用轻效的皮质固醇。

3. 用药部位有细菌或真菌感染时,必须辅助其他相关治疗。

4. 避免软膏与结膜接触。

5. 不适用于皮肤有渗出液体的部位,同时也不适用于黏膜部位。

糠酸莫米松
（Mometasone Furoate）

【适应证】

用于湿疹、神经性皮炎、异位性皮炎及皮肤瘙痒症。

【药师知识储备】

1. **用法用量**　乳膏剂,局部外用,取本品适量涂于患处,每日 1 次。

2. **特殊人群用药及注意事项**　妊娠期妇女:慎用。哺乳期妇女:慎用。

3. **重要相互作用**　尚未观察到药物相互作用。

4. **不良反应**　使用本品的局部不良反应极少见,如烧灼感、瘙痒刺痛和皮肤萎缩等。长期大量使用皮质激素类药物,可造成的不良反应有:刺激反应、皮肤萎缩、多毛症、口周围皮炎、皮肤浸润、继发感染、皮肤条纹状色素沉着等。

5. **禁忌证**　皮肤破损者禁用。对本品过敏者禁用,过敏体质者慎用。

【患者用药交代】

1. 不得用于皮肤破溃处,避免接触眼和其他黏膜(如口、鼻等)。

2. 婴幼儿、儿童和皮肤萎缩的老年人,对本品更敏感,故使用时应谨慎。

3. 用药部位如有烧灼感、红肿等情况应停药,并将局部药物洗净,必要时向医师咨询。

4. 如并发细菌或真菌感染,请咨询医师处理。

5. 用药 7 日后症状未缓解,应咨询医师或药师。

卤　米　松
（Halometasone）

【适应证】

对皮质类固醇治疗有效的非感染性炎症性皮肤病,如脂溢性皮炎、接触性皮炎、异位性皮炎、局限性神经性皮炎、钱币状皮炎和寻常型银屑病。

【药师知识储备】

1. **用法用量**　乳膏剂,外用,以薄层涂患处,依症状每日 1~2 次,并缓和地摩擦。如有需要,可用多孔绷带包扎患处,通常无须用密封的包扎。药效欠佳者或较顽固的患者,可改用短时的密封包扎以增强疗效。对于慢性皮肤病(如银屑病或慢性湿疹),使用该品时不应突然停用,应交替换用润肤剂或药效较弱的另一种皮质类固醇,逐渐减少卤米松乳膏用药剂量。

2. **特殊人群用药及注意事项**　妊娠期妇女:应有明确的治疗指征,而且不应大剂量使用,不应用于大面积皮肤(特别不应使用密封性包扎)或长时间使用。哺乳期妇女:慎用。儿童:避免长期连续治疗,连续性治疗不应超过 2 周。2 岁以下的儿童,治疗不应超过 7 日。敷药的皮肤面积不应超过体表面积的 10%,不应使用密封包扎。

3. **重要相互作用**　尚未观察到药物相互作用。

4. **不良反应**　偶见:用药部位刺激性症状,如烧灼感、瘙痒。罕见:皮肤干燥、红斑、皮肤萎缩、毛囊炎、痤疮或脓疱,如已发生严重的刺激性或过敏症状,应终止治疗。已报道局部用药的不良反应包括:接触性过敏、皮肤色素沉着或继发性感染。此外,尤其在长期使用,或用于大面积皮肤或使用密封性包扎,或用于如面部、腋下等通透性高的皮肤部位,可能发生萎缩纹、萎缩性变化、出血、口周皮炎或玫瑰痤疮样皮炎、毛细血管扩张、紫癜或激素性痤疮。当大面积外用或使用密封性包扎（尤其用于新生儿或幼儿）时，皮质类固醇进入血液循环能产生全身性作用（特别是肾上腺功能暂时性抑制），在停用本品后这些作用消失，但是突然停药可继发急性肾上腺功能不全。

5. **禁忌证**　①对卤米松乳膏任何成分过敏者；②细菌和病毒性皮肤病（如水痘、脓皮病、接种疫苗后、单纯疱疹、带状疱疹）、真菌性皮肤病、梅毒性皮肤病变、皮肤结核病、玫瑰痤疮、口周皮炎、寻常痤疮患者。

【患者用药交代】

1. 避免长期连续使用，密封性包扎应限于短期和小面积皮肤。

2. 大剂量使用本品，或应用于大面积皮肤，或使用密封性包扎，或长期使用，患者应进行定时的医疗检查。

3. 慎用于面部或擦烂的部位（例如腋间部位），且只能短期使用。

4. 大面积的皮肤上使用密封包扎时（尤其是在儿科），如果用药皮肤发生了感染，应立即加以合适的抗菌药治疗。

5. 不能与眼结膜或黏膜接触。

6. 本品只能使用于本人当前的皮肤病，不能给其他人使用。

益 康 倍 松
（Econazole Nitrate and Beclometasone Dipropionate）

【适应证】

用于真菌引起的皮肤癣病，如脚气、体股癣、手足癣、花斑癣、皮炎湿疹等。

【药师知识储备】

1. **用法用量**　乳膏剂，外用，每日 2~3 次，涂患处。

2. **特殊人群用药及注意事项**　**妊娠期、哺乳期妇女**：慎用。**老年人**：尚不明确。**儿童**：婴幼儿慎用。

3. **重要相互作用**　与其他药物同时使用可能会发生药物相互作用。

4. **不良反应**　个别患者可出现局部刺激，偶见过敏。

5. **禁忌证**　对咪唑类药物过敏者禁用。皮肤结核、疱疹、水痘、皮肤化脓性感染、溃疡、Ⅱ度以上烫伤、冻伤、湿疹性外耳道炎等患者禁用。

【患者用药交代】

1. 本品不能用于眼部，不宜长期用于面部、阴部等处。不宜用于皮肤结核、疱疹、水痘、皮肤化脓性感染、溃疡、Ⅱ度以上烫伤、冻伤、湿疹性外耳道炎等。

2. 不宜长期封包给药，易引起红斑。如有丘疹、水痘等刺激症状，此时应减少用药量。

（二）外用抗感染药及其复方制剂
复方多黏菌素 B
（Compound Polymyxin B）

【适应证】

用于预防皮肤割伤、擦伤、烧烫伤、手术伤口等皮肤创面的细菌感染和临时解除疼痛和不适。

【药师知识储备】

1. **用法用量**　软膏剂，外用，局部涂于患处。每日 2~4 次，5 日为一个疗程。

2. **特殊人群用药及注意事项**　**妊娠期、哺乳期妇女**：尚不明确。**老年人**：尚不明确。**儿童**：2 岁以下儿童用药需遵医嘱。

3. **重要相互作用**　不易引起与其他药物间相互作用。

4. **不良反应**　偶见过敏反应、瘙痒、烧灼感、红肿等。

5. **禁忌证**　对本品任一组分过敏者禁用。

【患者用药交代】

1. 本制剂不适于眼内使用。应避免在大面积烧伤面、肉芽组织或表皮脱落的巨大创面使用本品。

2. 当患者有肾功能减退或全身应用其他肾毒性或耳毒性药物时，应注意有产生毒性的可能。

3. 患者如有血尿、排尿次数减少、尿量减少或增多等肾毒性症状或耳鸣、听力减退等耳毒性症状时应慎用本品。

夫 西 地 酸

（Fusidic Acid）

【适应证】

本品主治由葡萄菌、链球菌、痤疮丙酸杆菌、小棒状杆菌及其他对夫西地酸敏感的细菌引起的皮肤感染。主要适应证包括：脓疱疮，疖，痈，甲沟炎，创伤感染，须疮，汗腺炎，红癣，毛囊炎，寻常痤疮，本品适用于面部和头部等部位的感染而无碍外观。

【药师知识储备】

1. **用法用量**　乳膏剂，外用。每日 2~3 次，涂于患处，一般疗程为 7 日。治疗痤疮时可根据病情的需要延长疗程。

2. **特殊人群用药及注意事项**　**妊娠期妇女**：可以使用。**哺乳期妇女**：禁用于乳房部位的皮肤感染。**儿童、老年人**：可用。

3. **重要相互作用**　尚未观察到药物相互作用。

4. **不良反应**　在国外使用中报道的不良反应主要是用药局部皮肤反应，包括接触性皮炎、皮疹、湿疹、红斑、斑丘疹、瘙痒、皮肤过敏反应等。罕见不良反应有黄疸、紫癜、表皮坏死、血管水肿等。

5. **禁忌证**　凡对本品任何成分有过敏者禁用。

【患者用药交代】

夫西地酸对眼结膜有刺激作用，尽量避免在眼周围使用。

红 霉 素

（Erythromycin）

【适应证】

用于脓疱疮等化脓性皮肤病、小面积烧伤、溃疡面的感染和寻常痤疮。

【药师知识储备】

1. **用法用量**　软膏剂，局部外用。取本品适量，涂于患处，每日 2 次。

2. **特殊人群用药及注意事项**　**妊娠期、哺乳期妇女**：在医师指导下用药。**儿童**：在成人监护下用药。

3. **重要相互作用**　与氯霉素及林可霉素有拮抗作用，应避免合用。

4. **不良反应** 偶见刺激症状和过敏反应。

5. **禁忌证** 过敏者禁用,过敏体质者慎用。

【患者用药交代】

1. 避免接触眼和其他黏膜(如口、鼻等)。

2. 用药部位如有烧灼感、瘙痒、红肿等情况应停药,并将局部药物洗净,必要时向医师咨询。

3. 妊娠期、哺乳期妇女应在医师指导下使用。

<h2 style="text-align:center">甲 硝 唑</h2>
(Metronidazole)

【适应证】

局部外用药,用于炎症性丘疹、脓疱疮及酒渣鼻红斑的局部治疗。

【药师知识储备】

1. **用法用量** 凝胶剂,局部外用。清洗患处后,取适量本品涂于患处,每日早晚各 1 次。酒渣鼻红斑以 2 周为一个疗程,连用 8 周;炎症性丘疹、脓疱以 4 周为一个疗程。

2. **特殊人群用药及注意事项** **妊娠期妇女**:禁用。**哺乳期妇女**:禁用,用药期间禁止哺乳。

3. **重要相互作用** 尚未观察到药物相互作用。

4. **不良反应** 偶见皮肤干燥、烧灼感和皮肤刺激等过敏反应。

5. **禁忌证** 妊娠期、哺乳期妇女禁用。

【患者用药交代】

1. 避免接触眼和其他黏膜(如口、鼻等)。

2. 用药部位如有烧灼感、红肿等情况应停药,并将局部药物洗净,必要时向医师咨询。

<h2 style="text-align:center">莫 匹 罗 星</h2>
(Mupirocin)

【适应证】

本品为局部外用抗生素,适用于革兰氏阳性球菌引起的皮肤感染,例如:脓疱病、疖肿、毛囊炎等原发性皮肤感染及湿疹合并感染、溃疡合并感染、创伤合并感染等继发性皮肤感染。

【药师知识储备】

1. **用法用量** 软膏剂,外用,局部涂于患处。必要时,患处可用敷料包扎或敷盖,每日 3 次,5 日一个疗程,必要时可重复一个疗程。

2. **特殊人群用药及注意事项** **妊娠期妇女**:慎用。**哺乳期妇女**:涂药时应防止药物进入婴儿眼内。如果是在乳头区域使用请在哺乳前彻底清洗。**肾功能不全者**:有中度或重度肾损害者慎用。

3. **重要相互作用** 尚未观察到药物相互作用。

4. **不良反应** 局部应用本品一般无不良反应,偶见局部烧灼感、蛰刺感及瘙痒等,一般不需停药。偶见对莫匹罗星或其软膏基质产生皮肤过敏反应。已有报道显示莫匹罗星软膏引起全身性过敏反应,但非常罕见。

5. **禁忌证** 对莫匹罗星或其他含聚乙二醇软膏过敏者禁用。

【患者用药交代】

1. 仅供皮肤给药,勿用于眼、鼻、口等黏膜部位,误入眼内用水冲洗即可。

2. 感染面积较大者应到医院就诊。

3. 使用一个疗程后症状无好转或加重,请及时就医。

萘替芬-酮康唑
(Naftifine Hydrochloride and Ketoconazole)

【适应证】

本品适用于治疗真菌性皮肤病,如手足癣、体股癣、头癣、皮肤念珠菌病等。

【药师知识储备】

1. **用法用量**　乳膏剂,外用,均匀涂于患处及周围皮肤,每日 1~2 次,疗程为 2~4 周。

2. **特殊人群用药及注意事项**　**妊娠期、哺乳期妇女**:应权衡利弊后慎用本品,哺乳期妇女使用本品时应停止哺乳。**儿童及老人**:本品尚无可靠的参考文献。

3. **重要相互作用**　本品未发现与其他药物相互作用报道。

4. **不良反应**　本品外用耐受性良好,少数患者可出现轻度的局部刺激症状,如灼热、刺痛、皮肤干燥、红斑、瘙痒,偶可发生过敏反应,引起接触性皮炎。

5. **禁忌证**　对盐酸萘替芬、酮康唑过敏者禁用。

【患者用药交代】

1. 本品仅供外用,避免接触眼和其他黏膜组织。

2. 治疗期间如果出现严重的局部刺激症状和过敏反应需停止用药并采取相应治疗措施。

咪　康　唑
(Miconazole)

【适应证】

由皮真菌、酵母菌及其他真菌引起的皮肤、指(趾)甲感染,如体股癣、手足癣、花斑癣、头癣、须癣、甲癣;皮肤、指(趾)甲念珠菌病;口角炎、外耳炎。由于本品对革兰氏阳性菌有抗菌作用,可用于此类细菌引起的继发性感染。

由酵母菌(如念珠菌等)和革兰氏阳性菌引起的阴道感染及继发感染。

【药师知识储备】

1. **用法用量**　乳膏剂,外用。**皮肤感染**:涂搽于洗净的患处,早晚各 1 次,症状消失后(通常需 2~5 周)应继续用药 10 日,以防复发。**指(趾)甲感染**:尽量剪尽患甲,将本品涂搽于患处,每日 1 次,患甲松动后(需 2~3 周)应继续用药至新甲开始生长。确见疗效一般需 7 个月左右。**念珠菌阴道炎**:每日就寝前用涂药器将药膏(约 5g)挤入阴道深处,必须连续用 2 周。月经期内也可用药。二次复发后再用仍然有效。

2. **特殊人群用药及注意事项**　**妊娠期妇女**:慎用。**哺乳期妇女**:慎用。

3. **重要相互作用**

(1)口服抗凝剂(如华法林)的患者应慎用,并监测抗凝效应。

(2)咪康唑类药物与其他药物如口服降血糖药或苯妥英同时服用,可增加其他药物的作用,应慎用。

(3)由于本品的成分可使乳胶制品如避孕隔膜、避孕套等破损,故应避免本品与此类产品接触。

4. **不良反应** 偶见:过敏、水疱、烧灼感、充血、瘙痒或其他皮肤刺激症状。**非常罕见**:血管神经性水肿、荨麻疹、湿疹、接触性皮炎、红斑、骨盆疼痛(痉挛)、阴道刺激、阴道分泌物和给药部位不适。

5. **禁忌证** 已知对硝酸咪康唑或本品其他成分过敏者禁用。

【患者用药交代】

1. 局部外用药,不得口服。如意外大量口服,可采用适当的胃排空措施。

2. 避免接触眼和其他黏膜(如口、鼻等)。

3. 治疗念珠菌病需避免密封包扎,否则可促使致病菌生长。

4. 用药部位如有烧灼感、红肿等或出现局部敏感或过敏反应,请立即停药。

5. 无性生活史的女性应在医师指导下使用;用药期间注意个人卫生,防止重复感染。当性伴侣被感染时也应给予适当的治疗。

(三) 外用抗病毒药

咪 喹 莫 特

(Imiquimod)

【适应证】

成人外生殖器疣和肛周疣/尖锐湿疣。

【药师知识储备】

1. **用法用量** 乳膏剂,外用。每周3次(星期一、三、五或二、四、六),临睡前用药。临睡前取适量药膏,均匀涂抹一薄层于疣体部位,轻轻按摩直到药物完全吸收,并保留6~10小时,用药部位不要封包。在涂药膏后6~10小时请勿洗澡;6~10小时后,用清水或中性肥皂将药物从疣体部位洗掉。

2. **特殊人群用药及注意事项** **哺乳期妇女**:咪喹莫特是否通过乳汁分泌尚未知悉,哺乳期慎用。**儿童**:18岁以下安全性和疗效未确立。

3. **重要相互作用** 尚未观察到药物相互作用。

4. **不良反应** 多数患者在治疗过程中无任何不良反应。用药数次后,临床上可能出现的不良反应多为轻、中度的局部皮肤炎症反应,如局部皮肤可出现红斑、水肿、糜烂、溃疡、脱屑、灼热、疼痛、瘙痒等;偶有短暂低热,以上症状停药后多能迅速恢复。据国外资料报道,与咪喹莫特乳膏可能有关的不良反应包括:用药部位不适,疣体部位反应(灼烧、色素沉着、发炎、痒、疼痛、皮疹、敏感、溃疡、刺痛、压痛);远侧部位反应(出血、灼烧、瘙痒、疼痛、压痛);全身反应有疲劳、发热、流感样症状;中枢和周围神经系统有头痛;胃肠系统有腹泻;肌-骨骼系统有肌痛。

5. **禁忌证** 对本品过敏者禁用。

【患者用药交代】

1. 患者用药部位或邻近部位皮肤出现诸如红斑、糜烂、皮肤脱落及水肿等局部反应是常见的。大多数反应为轻至中度,皮肤反应减轻后,可恢复使用咪喹莫特乳膏。若出现严重的皮肤反应,应用中性肥皂和水将用药部位乳膏清洗掉,并及时就医。

2. 治疗局部不可用敷料封包。

3. 用药期间应避免性接触(生殖器官、肛门或口),包括使用避孕套的性生活,本品可能会损害避孕套和阴道隔膜,因此不主张同时使用。

4. 建议用药6~10小时后,用温和肥皂和水清洗治疗部位。

5. 未进行包皮环切的男性治疗包皮下疣时应将包皮翻起,并每日清洗。

6. 局部破损处应避免使用本品,避免接触眼、口、鼻等部位。

氨 酮 戊 酸

（Aminolevulinic Acid）

【适应证】

治疗尖锐湿疣,尤其适用于发生在尿道口的尖锐湿疣,且单个疣体直径最好不超过 0.5cm。

【药师知识储备】

1. **用法用量**　散剂,外用。临用前加入注射用水溶解(每瓶 118mg 加入 0.5ml),配制成浓度为 20% 的溶液。每次治疗时,药液必须新鲜配制,保存时间不超过 4 小时。清洁患处并保持干燥后,将配制的 20% 盐酸氨酮戊酸溶液滴于棉球并覆盖于疣体表面,每隔 30 分钟左右重复将溶液滴于棉球上,持续敷药于患处不少于 3 小时。整个敷药过程应处于避光环境中,敷药后患处避免强光直射。用氦氖激光照射,输出波长 632.8nm,激光能量 100～150J/cm²,治疗光斑应完全覆盖病灶。治疗后 1 周复查,若皮损未消退则可再次治疗,在 3 周内,治疗次数最多不超过 3 次。

2. **特殊人群用药及注意事项**　**妊娠期妇女**:只有在确定必需的情况下才能使用本品。**哺乳期妇女**:慎用。**儿童**:尚不明确。**老人**:尚不明确。**其他**:慎用于瘢痕体质者,不推荐用于疣体过大的尖锐湿疣。

3. **重要相互作用**　与一些已知的光敏性药物如灰黄霉素、噻嗪类利尿剂、磺脲、吩噻嗪、磺胺药物和四环素伴随使用,可能会增加本品光动力治疗患处局部的光敏反应。

4. **不良反应**　**常见**:病灶及邻近组织的局部反应,如疼痛和/或烧灼痛、红斑、红肿、糜烂、出血、溃疡、色素沉着等。**轻至中度**:照光过程中及以后数日内可能出现局部疼痛,病灶发生于尿道的患者治疗后可能出现尿痛,无须处理可自行缓解或消退。偶有瘢痕形成。未见治疗相关的全身不良反应。

5. **禁忌证**　本品加氦氖激光照射禁用于对 632.8nm 左右波长范围的皮肤光过敏患者、卟啉症或已知对卟啉过敏者,以及已知对局部用盐酸氨酮戊酸溶液中任何成分过敏的患者。

【患者用药交代】

1. 本品仅用于患处,不能用于周围正常皮肤。应避免与眼接触。

2. 本品溶液应新鲜配制,并在 4 小时内使用。

3. 应用本品后,患处在光照治疗前应避免暴露于日光或明亮的可见光下(如检测灯、手术灯、太阳床或近距离光源);应用本品后如不能进行光照治疗,患处应在至少 40 小时内避免暴露于上述光源下,如有刺痛和/或烧灼痛,应减少暴露于光线。

（四）抗角化药

阿 达 帕 林

（Adapalene）

【适应证】

适用于以粉刺、丘疹和脓疱为主要表现的寻常痤疮的皮肤治疗。亦可用于治疗面部、胸部和背部的痤疮。

【药师知识储备】

1. **用法用量**　凝胶剂,外用。睡前清洗痤疮患处,待干燥后涂一薄层本品。

2. **特殊人群用药及注意事项**　妊娠期妇女:禁用。哺乳期妇女:慎用,勿涂抹于胸部。

3. **重要相互作用**　不应同时使用其他有相似作用机制的维A酸类或其他药物。

4. **不良反应**　常见:红斑、干燥、鳞屑、瘙痒、灼伤或刺痛等皮肤刺激性。少见:晒伤、皮肤刺激、皮肤不适的烧灼和刺痛。极少见:痤疮红肿、皮炎和接触性皮炎、眼水肿、结膜炎、红斑、瘙痒、皮肤变色、红疹和湿疹等。

5. **禁忌证**　对本品成分过敏者禁用。

【患者用药交代】

1. 请勿使用可导致粉刺产生和有收缩性的化妆品。避免接触眼、唇、口腔、鼻黏膜、内眦和其他黏膜组织。不应用在刀伤、擦伤、湿疹或晒伤的皮肤上,亦不得应用于十分严重的痤疮患者,或患有湿疹样的皮肤创面。

2. 用药期间如果暴露在日光下,包括发出紫外线的太阳灯,应将剂量降低到最小用量。在户外锻炼时应特别注意避免暴露在强日光下。

3. 当用其他维A酸类药物或使用"蜡质"脱毛方法时,应避免使用本品进行治疗。

卡 泊 三 醇
(Calcipotriol)

【适应证】

寻常型银屑病。

【药师知识储备】

1. **用法用量**　软膏剂,外用。将本品少量涂于患处皮肤,每日2次。某些患者在生效后减少用药次数仍可维持疗效。本品仅供外用,每周用药不超过100g。

2. **特殊人群用药及注意事项**　妊娠期、哺乳期妇女:安全性尚不明确,不应使用。肝、肾功能不全者:严重者应避免使用。

3. **重要相互作用**　尚未观察到药物相互作用。

4. **不良反应**　常见:皮肤反应,特别是用药部位的反应。瘙痒症,皮肤刺激,灼烧感,刺痛感,皮肤干燥,红斑和皮疹较常见。接触性皮炎,湿疹,银屑病恶化少见。罕见:局部使用后导致出现全身反应的高钙血症和过敏反应;暂时性皮肤色素沉着、暂时性光敏反应,过敏反应包括荨麻疹、血管神经性水肿、眼周水肿或面部水肿。罕有出现口周皮炎。

5. **禁忌证**　对本品过敏者禁用。钙代谢失调患者以及有维生素D中毒症状者禁用。

【患者用药交代】

1. 可能对面部皮肤有刺激作用,故不宜用于面部。涂药后应小心洗去手上残留的药物。避免过度暴露在自然光或人工光下。

2. 过量使用本品(每周超过100g),可能会导致高钙血症,停药后血清钙水平可很快恢复正常。

异维A酸红霉素
(Isotretinoin Erythromycin)

【适应证】

用于轻至中度寻常痤疮的局部治疗,对炎性和非炎性皮损均有效。

【药师知识储备】

1. **用法用量** 凝胶剂,外用。适量涂抹在整个患处,每日1次或2次。患者须知,对某些病例要使用6~8周才有明显效果。

2. **特殊人群用药及注意事项** 妊娠期妇女或备孕妇女:避免使用。哺乳期妇女:不应使用。老年人:无明确建议。儿童:青春期前儿童很少患寻常痤疮,用药尚不明确。

3. **重要相互作用** 尚未观察到药物相互作用。

4. **不良反应** 用药部位可能产生刺痛、灼热感,同时也可能有红斑、脱皮现象。这些局部症状随着继续用药将会自动消失。如果出现严重的刺激作用,应暂时停止用药,等刺激反应减轻后再继续用药,如果刺激反应持续出现,应停止治疗。治疗终止,刺激反应将得到缓解。

5. **禁忌证** 已知对本品中任一成分过敏者禁用。

【患者用药交代】

1. 避免与口、眼、黏膜和破损或湿疹皮肤接触,用于敏感部位的皮肤如颈部应谨慎。

2. 本品可增加对光的敏感性,应避免或尽量减少暴露在阳光或灯光下。

3. 与其他外用药合并使用应慎重,因为可能会产生累积刺激作用。

（五）消毒防腐药

过 氧 化 氢
（Hydrogen Peroxide）

【适应证】

适用于化脓性外耳道炎和中耳炎、樊尚口腔炎、牙龈脓漏、扁桃体炎及清洁伤口。

【药师知识储备】

1. **用法用量** 溶液剂,外用。清洁伤口,用3%溶液。

2. **特殊人群用药及注意事项** 妊娠期、哺乳期妇女:慎用。

3. **重要相互作用** 不可与还原剂、强氧化剂、碱、碘化物混合使用。

4. **不良反应** 高浓度对皮肤和黏膜产生刺激性灼伤,形成一疼痛"白痂"。以本品连续应用漱口可产生舌乳头肥厚,属可逆性。本品溶液灌肠时,当含过氧化氢（H_2O_2）浓度≥0.75%可发生气栓和/或肠坏疽。

5. **禁忌证** 尚无资料。

【患者用药交代】

本品遇光、热易分解变质。

聚 维 酮 碘
（Povidone Iodine）

【适应证】

用于化脓性皮炎、皮肤真菌感染、小面积轻度烧烫伤,也用于小面积皮肤、黏膜创口的消毒。

【药师知识储备】

1. **用法用量** 溶液剂,外用。用棉签蘸取少量,由中心向外周局部涂搽。每日1~2次。

2. **特殊人群用药及注意事项** 妊娠期、哺乳期妇女:禁用。

3. **重要相互作用** 本品不得与碱、生物碱、水合氯醛、酚、硫代硫酸钠、淀粉、鞣酸同用或接触。

4. **不良反应**　极个别病例用药时创面黏膜局部有轻微短暂刺激,片刻后即自行消失,无须特别处理。

5. **禁忌证**　对本品过敏者禁用。

【患者用药交代】

1. 外用,切忌口服;如误服中毒,立即用淀粉糊或米汤洗胃,送医院救治。

2. 用药部位如有烧灼感、红肿等情况应停药,并将局部药物洗净,必要时向医师咨询。

乳酸依沙吖啶
(Ethacridine Lactate)

【适应证】

用于小面积、轻度外伤创面及感染创面的消毒。乳酸依沙吖啶为消毒防腐剂,能抑制革兰氏阳性菌,主要是革兰氏阳性球菌。

【药师知识储备】

1. **用法用量**　溶液剂,外用。洗涤或涂抹患处。

2. **特殊人群用药及注意事项**　尚无资料。

3. **重要相互作用**　本品不应与含氯溶液、氯化物、碘化物、苯酚、碘制剂以及碱性药物等配伍应用。

4. **不良反应**　偶见皮肤刺激如烧灼感,或过敏反应如皮疹、瘙痒等。

5. **禁忌证**　对本品过敏者禁用。

【患者用药交代】

1. 仅供外用,切忌口服。使用后请拧紧瓶盖,以防污染。

2. 见光容易分解变色,应避光保存。

3. 用药部位如有烧灼感、瘙痒、红肿等情况应停药,并将局部药物洗净,必要时向医师咨询。

(六) 其他

重组牛碱性成纤维细胞生长因子
(Recombinant Bovine Basic Fibroblast Growth Factor)

【适应证】

促进创面愈合,用于烧伤创面(包括浅Ⅱ度、深Ⅱ度、肉芽创面)、慢性创面(包括体表慢性溃疡等)和新鲜创面(包括外伤、供皮区创面、手术伤等)。

【药师知识储备】

1. **用法用量**　外用溶液,直接喷于伤患处或在伤患处覆以适当大小的消毒纱布,充分均匀喷湿纱布(以药液不溢出为准),适当包扎即可。推荐剂量为每次 262.5U/cm², 每日1次。

2. **特殊人群用药及注意事项**　妊娠期妇女、哺乳期妇女、老年人、儿童:尚不明确。

3. **重要相互作用**　尚未观察到药物相互作用。

4. **不良反应**　尚无资料。

5. **禁忌证**　对本品过敏者禁用。

【患者用药交代】

1. 本品为无菌包装,用后立即盖上瓶盖,操作过程中尽量保持无污染。

2. 勿将本品置于高温或冷冻环境中,2~8℃避光保存。

3. 高浓度碘酒、乙醇、过氧化氢溶液、重金属等蛋白变性剂可能会影响本品活性,因此常规清创后,建议用生理盐水冲洗后再使用。

多磺酸黏多糖

(Mucopolysaccharide Polysulfate)

【适应证】

浅表性静脉炎,静脉曲张性静脉炎,静脉曲张外科和硬化术后的辅助治疗,血肿、挫伤、肿胀和水肿,血栓性静脉炎,由静脉输液和注射引起的渗出,抑制瘢痕的形成和软化瘢痕。

【药师知识储备】

1. **用法用量** 乳膏剂,外用。将 3~5cm 的乳膏涂在患处并轻轻按摩,每日 1~2 次。治疗非常疼痛的炎症时,应把乳膏仔细地涂在患处及其周围,并用纱布或相似的材料覆盖。在用于软化瘢痕时,需用力按摩,使药物充分渗入皮肤。还可用于声波和电离子渗透疗法,在应用于电离子渗透疗法时将乳膏涂于阴极。

2. **特殊人群用药及注意事项** **妊娠期妇女**:不推荐在妊娠期应用。**哺乳期妇女**:不推荐哺乳期应用。**老年人**:无特殊注意事项。**儿童**:儿童用量应咨询医师。

3. **重要相互作用** 不应与其他乳膏、软膏或局部喷雾剂同时应用于同一部位。

4. **不良反应** 偶见局部皮肤或接触性皮炎。

5. **禁忌证** 对乳膏任何成分或肝素高度过敏者禁用。开放性伤口和破损的皮肤禁用。

【患者用药交代】

1. 不能直接涂抹于破损的皮肤和开放性伤口,避免接触眼或黏膜。

2. 不应与其他乳膏、软膏或局部喷雾剂同时应用于同一部位。

3. 贮存于 30℃ 以下,但不能冷冻。

达克罗宁氯己定硫

(Dyclomine Hydrochlodde, Chlorhexidine Acetate and Sublimed Sublimed Sulfur)

【适应证】

杀虫药,用于疥疮。

【药师知识储备】

1. **用法用量** 软膏剂,外用(外搽颈部以下皮肤,包括所有的皮肤褶皱部位、指、趾部)。每晚 1 次,3 日为一个疗程,疗程结束时当晚洗澡,若无效,次日再重复第 2 疗程。

2. **特殊人群用药及注意事项** **哺乳期妇女**:慎用。**儿童**:必须在成人的监护下使用,用于儿童疥疮的治疗,应与等量凡士林混合,使升华硫浓度不高于 5%。**其他**:过敏体质者慎用

3. **重要相互作用**

(1)不可与铜制品接触,防止变质。

(2)与其他治疗痤疮药、脱屑药、清洁剂、维 A 酸以及其他含酒精的制剂合用,可增加对皮肤的刺激,使皮肤干燥。

(3)不得与含汞(水银)制剂合用,否则可降低疗效且增加刺激性。

(4)与肥皂、阴离子表面活性剂碘化钾等合用属配伍禁忌。

(5)与硼砂、硫酸氢盐、碳酸盐、氯化物、枸橼酸盐、磷酸盐和硫酸盐合用属配伍禁忌。

4. **不良反应** **偶见**:皮肤刺激如烧灼感,或过敏反应如皮疹、瘙痒等。**严重**:长期大量

局部用药对皮肤有刺激作用。

5. **禁忌证**　对本品过敏者禁用。眼部周围禁用。

【患者用药交代】

1. 不得与其他外用药合用。避免接触眼及黏膜(如口、鼻黏膜)。

2. 用药部位如有烧灼感、红肿等情况应停药,并将局部药物洗净,必要时向医师咨询。

肝　素　钠
(Heparin Sodiun)

【适应证】

用于早期冻疮、皲裂、溃疡、湿疹及浅表性静脉炎和软组织损伤。

【药师知识储备】

1. **用法用量**　乳膏剂,外用。每日 2~3 次,涂于患处。

2. **特殊人群用药及注意事项**　**妊娠期妇女**:慎用。**哺乳期妇女**:慎用。**先兆流产或产后妇女**:禁用。

3. **重要相互作用**　尚未观察到药物相互作用。

4. **不良反应**　**罕见**:皮肤刺激如烧灼感,或过敏反应如皮疹、瘙痒等。

5. **禁忌证**　有出血性疾病或烧伤者禁用。严重高血压、新近的颅脑外伤或颅内出血患者禁用。先兆流产或产后妇女禁用。

【患者用药交代】

1. 不可长期、大面积使用。避免接触眼和其他黏膜(如口、鼻等)。

2. 用药部位出现皮疹、瘙痒、红肿等应停止用药,并将局部药物洗净,必要时向医师或药师咨询。

米 诺 地 尔
(Minoxidil)

【适应证】

本品用于治疗男性脱发和斑秃。

【药师知识储备】

1. **用法用量**　酊剂,局部外用:每次 1ml(米诺地尔 50mg,约 7 喷),涂于头部患处,从患处的中心开始涂抹,并用手按摩 3~5 分钟,无论患处大小如何,均使用该剂量。每日的总量不得超过 2ml。本品应在头发和头皮完全干燥时使用。使用本品后应清洗双手。

2. **特殊人群用药及注意事项**　**儿童、哺乳期妇女及 65 岁以上老年人**:慎用,若需使用时应咨询医师或药师。

3. **重要相互作用**　同时服用外周舒血管药的患者可能发生直立性低血压。

4. **不良反应**　**常见**:头皮的轻度皮炎。**偶有**报道使用本品后可有下列不良反应,但其与使用的因果关系尚不明确。这些不良反应包括刺激性皮炎(红肿、皮屑和灼痛),非特异性过敏反应,风团,过敏性鼻炎,面部肿胀,过敏,气短,头痛,神经炎,头晕,晕厥,水肿,胸痛,血压变化,心悸和脉搏频率变化。

5. **禁忌证**　对本品任何成分过敏者禁用。

【患者用药交代】

1. 本品仅限于头皮局部使用,不能口服或将本品涂于身体的其他区域。

2. 本品对头皮有瘢痕或损伤的部位无效。

3. 尽管没有证据显示外用本品可导致全身作用,但部分米诺地尔会被皮肤吸收,并可能存在心动过速、心绞痛或增强由胍乙啶引起的直立性低血压。所以原有心脏病病史的患者应当意识到使用本品可能使病情恶化。

4. 使用本品时,应注意观察由米诺地尔引起的全身作用的一些征兆。一旦发生全身作用或严重的皮肤病反应,患者应停止使用本品,并与医生联系。

5. 本品可能会灼伤和刺激眼部。如发生药液接触敏感表面(眼、擦伤的部位、黏膜)时,应当用大量冷水冲洗该区域。

6. 本品不可过量使用,如使用过量或发生严重不良反应时应立即就医。

他克莫司
(Tacrolimus)

【适应证】

适用于非免疫受损的因潜在危险而不宜使用传统疗法、或对传统疗法反应不充分、或无法耐受传统疗法的中到重度特应性皮炎患者,作为短期或间歇性长期治疗。0.03%和0.1%浓度的本品均可用于成人,但只有0.03%浓度的本品可用于2岁及以上的儿童。

【药师知识储备】

1. **用法用量** 软膏剂,外用。**成人**:0.03%和0.1%他克莫司软膏在患处皮肤涂上一薄层,轻轻擦匀并完全覆盖,每日2次。**儿童**:0.03%他克莫司软膏,在患处皮肤涂上一薄层本品,轻轻擦匀并完全覆盖,每日2次。本品应采用能控制特应性皮炎症状和体征的最小剂量。当特应性皮炎的症状和体征消失时应停止使用。本品不应采用封包敷料外用。

2. **特殊人群用药及注意事项** **哺乳期妇女**:由于可能会对哺乳的婴儿造成严重不良反应,因此应根据药物治疗对母亲的重要性来决定是停止哺乳还是停止用药。**儿童**:不适用于2岁以下的儿童,0.1%浓度的本品不适合应用于儿童。**老年人**:与成年患者一致。

3. **重要相互作用** 皮炎较广泛的患者和/或红皮病患者合用已知的CYP3A4抑制剂时应当谨慎,这些药物的例子包括红霉素、伊曲康唑、氟康唑、钙通道阻滞药和西咪替丁等。

4. **不良反应** 在对198例健康志愿者进行的接触致敏研究中,有1例出现接触致敏的迹象。上市后的不良反应,中枢神经系统:癫痫发作。肿瘤:淋巴瘤、基细胞癌、鳞状细胞癌、恶性黑色素瘤。感染:大疱脓疱病、骨髓炎、败血病。肾:伴有或无内塞顿综合征(鱼鳞病样红皮病)的患者急性肾衰竭、肾功能不全。皮肤:红斑痤疮。

5. **禁忌证** 对他克莫司或制剂中任何其他成分有过敏史的患者禁用本品。

【患者用药交代】

1. 在用药前应洗手。若非手部应用,在用药后请用肥皂和水洗手,以消除手上残留的药物。

2. 只将本品用于湿疹受累的皮肤区域,涂搽一薄层,每日2次。

3. 使用控制湿疹的症状和体征所需的最少量他克莫司软膏。

4. 当湿疹的症状和体征,如瘙痒、红斑和皮肤发红消失时或达到医生要求时,停用本品。

5. 在刚刚使用本品后不要洗澡、淋浴或游泳,以免冲掉药物。

6. 保湿剂可与本品一起使用。如果要用保湿剂,请在用本品后再用。

7. 在用本品治疗期间不要用紫外线治疗、日光灯或晒床,采用适当的保护,要免受阳光暴露。

8. 最初几日可能会引起局部症状,如皮肤烧灼感或瘙痒,通常会随着特应性皮炎受累皮肤好转而消失。

9. 短期应用,必要时可间断性重复使用。

10. 不要用绷带、衣服或缚裹包住治疗区的皮肤,可以穿正常的衣物。

11. 要避免将本品接触眼或嘴。不要吞咽本品。

重组人粒细胞巨噬细胞刺激因子
(Recombinant human granulocyte macrophage stimulating factor)

【适应证】

促进创面愈合,用于深Ⅱ度烧伤创面。

【药师知识储备】

1. **用法用量**　凝胶剂,外用。用量视创面大小而定,推荐剂量为 100cm² 创面面积/支,每日 1 次或在每次换药时使用,疗程为 7~28 日。常规清创后用无菌生理盐水清洗创面,再适量均匀涂于患处。如需包扎,建议配合凡士林油纱使用。

2. **特殊人群用药及注意事项**　妊娠期、哺乳期妇女:尚不明确。儿童:没有在 18 岁以下儿童中进行本品安全性和有效性研究。老年人:没有在 65 岁以上老年患者中进行本品安全性和有效性研究。其他:本品没有在 100cm² 以上烧伤创面的使用经验。

3. **重要相互作用**

(1)本品遇到乙醇、碘酒、甲紫和过氧化氢溶液等,可能会使 rhGM-CSF 活性降低,因此常规清创消毒后,应再次使用无菌生理盐水清洗创面后,方可使用本品。

(2)含可能使蛋白质变性成分(如含重金属、鞣酸、生物碱等)的外用药物建议不与本品同时使用。其他药物与本品的药物相互作用尚不明确。

4. **不良反应**　偶见局部红肿、疼痛等过敏反应,停药后自行消失。

5. **禁忌证**　对本品任何成分过敏者禁用。

【患者用药交代】

1. 使用本品前洁净双手;操作时避免污染;用毕即时旋紧管口。性状改变禁用,打开包装须在 7 日内用完。应在 2~8℃冷藏保存,不可冷冻保存。

2. 如出现严重过敏症状,请立即停用本品并及时就医。

3. 伴有严重感染的创面需同时应用抗生素治疗或停用本品。

4. 四环素过敏者不得使用。

乙氧苯柳胺
(Etofesalamide)

【适应证】

用于慢性湿疹及神经性皮炎。

【药师知识储备】

1. **用法用量**　软膏剂,外用。用温水清洗患处后,局部涂敷,每日 3 次,每次用量按皮损面积大小调整,常用量为每次 0.25~2g。慢性湿疹患者每一个疗程为 4 周,神经性皮炎患者每一个疗程为 2 周,可连用 2 个疗程。或遵医嘱。

2. **特殊人群用药及注意事项** 妊娠期妇女、哺乳期妇女、老年人、儿童:尚不明确。

3. **重要相互作用** 尚未观察到药物相互作用。

4. **不良反应** 局部反应,如痒、红、灼热、脱屑等。**接触性皮炎等过敏**反应,表现为红斑、湿疹、水疱、瘙痒增加等。临床研究中个别病例出现**血小板计数下降**,与本品的关系尚不明确。

5. **禁忌证** 尚无资料。

【患者用药交代】

1. 用药忌用肥皂清洗患处。禁食辛、辣等刺激性食物。

2. 发生接触性皮炎应立即停药,严重者应采取相应治疗措施,面部慎用。

外用糖皮质激素的药理作用强度见表 11-1。

表 11-1 外用糖皮质激素的药理作用强度

强度	药物	制剂浓度/%
弱效	地奈德	1.0
	醋酸氢化可的松	1.0
中效	丁酸氢化可的松	0.025~0.075
	醋酸地塞米松	0.025~0.075
	醋酸曲安奈德	0.1
	氟米松	0.02
强效	糠酸莫米松	0.1
	二丙酸倍氯米松	0.025
	氟轻松	0.025
	哈西奈德	0.025
超强效	卤米松	0.05
	丙酸氯倍他索	0.02
	哈西奈德	0.1

注:表中糖皮质激素类药物大多为乳膏或软膏剂型,少数为溶液剂或硬膏剂型。

（程晓军 李 洋）

附:缩略语

HPA:下丘脑-垂体-肾上腺皮质

参考文献

[1] 国家基本药物临床应用指南和处方集编委会.国家基本药物临床应用指南(化学药品和生物制品)2018 年版.北京:人民卫生出版社,2019:294-307.

[2] 邬峰,刘玲玲,董福慧,等.皮肤外用药局部不良反应评价专家共识.中国全科医学,2015,18(4):483-484.

[3] 中国中西医结合学会皮肤性病专业委员会环境与职业性皮肤病学组.规范外用糖

皮质激素类药物专家共识.中华皮肤科杂志,2015,48(2):73-75.

　　[4]中国中西医结合学会皮肤性病学分会环境与职业性皮肤病学组.糠酸莫米松乳膏临床应用专家共识.中国中西医结合皮肤性病学杂志,2017,16(1):88-90.

　　[5]中国中西医结合学会皮肤性病专业委员会.卤米松乳膏临床应用专家共识.中国中西医结合皮肤性病学杂志,2019,18(3):272-274.

附录1 抗菌药物

附表 1-1　抗菌药物按作用机制的分类

作用机制		药物
抑制细菌细胞壁合成	阻碍细胞壁胞质内合成	磷霉素、丝环氨酸
	抑制胞膜阶段的黏肽合成	万古霉素、杆菌肽
	抑制胞质外阶段的黏肽合成	β-内酰胺类、糖肽类
抑制核酸的复制与修复	抗叶酸代谢	磺胺类、甲氧苄啶
	抑制 RNA 合成	利福平
	抑制 DNA 合成	喹诺酮类
抑制蛋白质合成	与细菌核糖体 50S 亚基结合	大环内酯类、林可霉素类、氯霉素
	与细菌核糖体 30S 亚基结合	四环素类
	抑制细菌蛋白质合成全过程	氨基糖苷类
增加胞浆膜的通透性		多黏菌素类抗生素、制霉菌素和两性霉素 B 等多烯类抗真菌药

附表 1-2　常见细菌感染性疾病及其药物治疗

疾病	常见病原微生物	首选药物	可选药物
急性细菌性扁桃体炎	A 组溶血性链球菌	青霉素,四环素类或喹诺酮类,大环内酯类应用需结合当地药敏情况	第一、二代头孢菌素
呼吸道及肺部感染	肺炎支原体、肺炎衣原体、百日咳博德特菌	大环内酯类,四环素类或氟喹诺酮类	
	金黄色葡萄球菌		
	甲氧西林敏感	苯唑西林,氯唑西林	第一、二代头孢菌素
	甲氧西林耐药	糖肽类±复方磺胺甲噁唑,利奈唑胺	磷霉素,利福平
	流感嗜血杆菌	氨苄西林,阿莫西林,阿莫西林/克拉维酸钾,氨苄西林/舒巴坦	第一、二代头孢菌素

续表

疾病	常见病原微生物	首选药物	可选药物
	肺炎链球菌		
	青霉素敏感	青霉素	阿莫西林,氨苄西林
	青霉素不敏感	头孢曲松	氟喹诺酮类
	卡他莫拉菌	复方磺胺甲噁唑,第一、二代头孢	氟喹诺酮类,阿莫西林/克拉维酸钾,氨苄西林/舒巴坦
	肺炎克雷伯菌等肠杆菌科细菌	第二、三代头孢菌素类	氟喹诺酮类,第四代头孢菌素
	厌氧菌	阿莫西林/克拉维酸钾,氨苄西林/舒巴坦	克林霉素,甲硝唑
	不动杆菌	氨苄西林/舒巴坦,头孢哌酮/舒巴坦	碳青霉烯类,多黏菌素 B,替加环素
	铜绿假单胞菌	头孢他啶,环丙沙星,左氧氟沙星	头孢比肟,β-内酰胺类/β-内酰胺酶抑制剂±氨基糖苷类或环丙沙星,左氧氟沙星
泌尿系统感染	大肠埃希菌（ESBL 阴性）	呋喃妥因,复方磺胺甲噁唑	头孢氨苄,头孢拉定
	大肠埃希菌（ESBL 阳性）	阿莫西林/克拉维酸	呋喃妥因,复方磺胺甲噁唑
	腐生葡萄球菌	苯唑西林,氯唑西林,或复方磺胺甲噁唑	第一、二代头孢菌素或磷霉素
	肠球菌属	氨苄西林,阿莫西林±克拉维酸	呋喃妥因
	铜绿假单胞菌	头孢他啶、头孢比肟±氨基糖苷类	环丙沙星或哌拉西林/他唑巴坦±氨基糖苷类或亚胺培南、美罗培南
生殖系统感染	厌氧菌或阴道加德纳菌	甲硝唑,替硝唑,克林霉素	
	念珠菌	制霉菌素或咪康唑,克霉唑,氟康唑	
	滴虫	甲硝唑、替硝唑	
	淋病奈瑟菌	头孢曲松	头孢克肟
	沙眼衣原体	多西环素	米诺环素
	梅毒螺旋体	苄星青霉素	红霉素、多西环素
	淋病奈瑟菌	头孢曲松	大观霉素
	侵袭性真菌感染	氟康唑,伏立康唑,两性霉素 B,伊曲康唑等	
细菌性痢疾	志贺菌属	环丙沙星	阿奇霉素,头孢曲松

455

疾病	常见病原微生物	首选药物	可选药物
霍乱	霍乱弧菌	阿奇霉素,多西环素	红霉素
肠胃炎	沙门菌属	环丙沙星、左氧氟沙星	阿奇霉素
	副溶血性弧菌	重症患者:氟喹诺酮类,多西环素,第三代头孢菌素	复方磺胺甲噁唑
	耶尔森菌属	多西环素+妥布霉素或庆大霉素	复方磺胺甲噁唑或环丙沙星
	溶组织阿米巴	甲硝唑	
	隐孢子虫	巴龙霉素	螺旋霉素
	贾第鞭毛虫	甲硝唑	阿苯达唑,替硝唑
抗生素相关性肠炎及假膜性肠炎	难辨梭菌(重症)	甲硝唑	万古霉素或去甲万古霉素
细菌性脑炎	脑膜炎奈瑟菌		
	青霉素敏感	青霉素,氨苄西林	氯霉素
	青霉素不敏感	头孢曲松或头孢噻肟	
	单核细胞增多性李斯特菌	青霉素,氨苄西林+氨基糖苷类	复方磺胺甲噁唑(青霉素过敏者),美罗培南
	肺炎链球菌、葡萄球菌属、流感嗜血杆菌	参见"呼吸道及肺部感染"	参见"呼吸道及肺部感染"
感染性心内膜炎	草绿色链球菌	青霉素+庆大霉素	头孢曲松、头孢噻肟+庆大霉素
	念珠菌属	两性霉素 B+氟胞嘧啶	棘白菌素类
	金黄色葡萄球菌	参见"呼吸道及肺部感染"	参见"呼吸道及肺部感染"
	肠杆菌科或铜绿假单胞菌	哌拉西林+氨基糖苷类	参见"呼吸道及肺部感染"
	肠球菌属	青霉素或氨苄西林+庆大霉素	糖肽类+庆大霉素或磷霉素
疖,痈	金黄色葡萄球菌(病情轻)	莫匹罗星软膏、鱼石脂软膏	复方磺胺甲噁唑、多西环素、米诺环素;病情复杂可用糖肽类或利奈唑胺
	金黄色葡萄球菌(病情重,伴脓毒症)	耐酶青霉素如苯唑西林或头孢唑林	MRSA 感染可用糖肽类或利奈唑胺
动物咬伤	多杀巴斯德菌、金黄色葡萄球菌等多种细菌	阿莫西林/克拉维酸	多西环素,头孢呋辛,克林霉素

疾病	常见病原微生物	首选药物	可选药物
白喉	白喉棒状杆菌	青霉素,白喉抗毒素	红霉素
鼠疫	鼠疫耶尔森菌	庆大霉素,链霉素	多西环素,环丙沙星
炭疽	炭疽芽孢杆菌	环丙沙星或左氧氟沙星	青霉素,多西环素,阿莫西林

附表 1-3　常用抗真菌药的特点

药物及分类		作用机制	抗菌谱	临床应用	不良反应
多烯类	两性霉素 B	与真菌细胞膜上的麦角固醇形成复合物,破坏细胞膜结构	广谱抗真菌药	首选用于治疗敏感菌引起的深部真菌感染(目前的金标准)。用药前给予异丙嗪 25mg,用药同时给予地塞米松 2.5mg,缓慢避光静脉滴注 6 小时,避免药物外漏。用药过程中严密监测患者的各项指标	不良反应较多,主要为发热、寒战及肾功能损害。肝、肾功能不全者慎用
	制霉菌素			毒性大,仅用于局部治疗皮肤、口腔、膀胱和阴道的假丝酵母菌感染	局部用药刺激性不大
三唑类	氟康唑	抑制真菌 CYP51 酶系,阻断麦角固醇生物合成,影响细胞膜稳定性	广谱抗真菌药	治疗假丝酵母病(食管、口腔、阴道);对多数真菌性脑膜炎可作为首选药。口服和静脉给药均可,应用最广	不良反应最少,可见轻度消化系统反应、皮疹、肝功能异常等
	伊曲康唑			不易透过血-脑屏障,为治疗非脑膜炎性组织胞浆菌、芽生菌感染的首选药。口服吸收好,静脉最多用 14 日,口服序贯治疗	不良反应少,主要为胃肠道反应,偶见肝毒性
	伏立康唑			对多种耐其他抗真菌药的深部真菌感染有显著治疗效果。口服和静脉给药均可	可引起可逆性视觉干扰(光幻觉)
咪唑类	克霉唑			外用治疗癣菌或假丝酵母菌引起的皮肤黏膜感染	局部用药无明显不良反应
	酮康唑				
	咪康唑				
丙烯胺类	萘替芬	阻碍真菌细胞膜麦角固醇的合成	对皮肤真菌高度有效,对酵母菌作用较弱	外用治疗各种癣病	少数患者有局部刺激或接触性皮炎

续表

药物及分类		作用机制	抗菌谱	临床应用	不良反应
丙烯胺类	特比萘芬	阻碍真菌细胞膜麦角固醇的合成	对皮肤真菌高度有效,对酵母菌作用较弱	口服或外用治疗大部分癣病	不良反应轻,偶见一过性胃肠反应、皮肤过敏反应、暂时性肝损伤。肝、肾功能不全者慎用
棘白菌素类	卡泊芬净	抑制真菌细胞壁β-(1,3)-葡聚糖合成,使其结构异常、细胞破裂	曲霉和假丝酵母	治疗敏感菌引起的感染	不良反应主要为血液和淋巴系统损害,如畏寒、发热、静脉炎、呕吐、腹泻、头痛及组胺反应(皮疹、面部水肿、气急等)
	米卡芬净				
其他	氟胞嘧啶	干扰真菌核酸及蛋白质的合成	新型隐球菌、假丝酵母、着色真菌	治疗念珠菌病和隐球菌病,对隐球菌性脑膜炎疗效好。不主张单用,常与两性霉素B合用。用药期间主要监测血象及肝、肾功能	单用真菌易产生耐药性,不良反应主要为骨髓抑制,严重的小肠结肠炎、转氨酶升高等

附表 1-4 一线抗结核药的特点

一线药	抗菌谱	用途	不良反应
异烟肼	仅结核杆菌	各种结核病首选	周围神经炎(补充维生素 B_6)、肝毒性
利福平	广谱	各种结核病、沙眼、麻风病	肝毒性
链霉素	需氧革兰氏阴性杆菌	鼠疫、兔热、严重结核病	耳毒性、肾毒性、神经肌肉阻滞、过敏
乙胺丁醇	仅结核杆菌	各种结核病	球后视神经炎(补充维生素 B_6)
吡嗪酰胺	仅结核杆菌	耐药结核病	肝毒性

附表 1-5 《中国药典》及药品说明书中有关抗菌药物皮试的规定及警示语

通用名	警示语
注射用青霉素钠	应用本品前需详细询问药物过敏史并进行青霉素皮肤试验,阳性反应者禁用
注射用哌拉西林钠	应用本品前需详细询问药物过敏史并进行青霉素皮肤试验,阳性反应者禁用
注射用哌拉西林钠他唑巴坦钠	用药前须做青霉素皮肤试验,阳性者禁用。禁用于对头孢菌素类、青霉素类药物或 β-内酰胺酶抑制剂有过敏史的患者。用前需仔细询问对头孢菌素类、青霉素类以及 β-内酰胺酶抑制剂过敏史。一旦出现过敏反应立即终止用药
注射用舒巴坦钠	本品必须和 β-内酰胺类抗生素合用,单独使用无效。用药前须做青霉素皮肤试验,阳性者禁用
注射用美洛西林钠	对青霉素类抗生素过敏者禁用。用药前须做青霉素皮肤试验,阳性者禁用
注射用氨苄西林钠舒巴坦钠	用前需做青霉素钠皮内敏感试验,呈阳性反应者禁用 对青霉素类抗生素过敏者禁用;用药前须做青霉素皮肤试验,阳性者禁用;交叉过敏反应:对一种青霉素类抗生素过敏者可能对其他青霉素类抗生素也过敏,也可能对青霉胺或头孢菌素过敏
阿莫西林胶囊	用前必须做青霉素皮肤试验,阳性反应者禁用
注射用阿莫西林钠克拉维酸钾	必须先进行青霉素皮肤试验
注射用替卡西林钠克拉维酸钾	在使用本品治疗前,需进行 β-内酰胺类抗生素敏感试验(如:青霉素、头孢菌素)
注射用头孢拉定	对头孢菌素过敏者禁用。头孢菌素类和青霉素类有部分交叉过敏,对青霉素过敏者慎用
注射用头孢替唑钠	为预防过敏反应的发生,用药前应详细询问患者过敏史,并进行皮肤试验
注射用头孢呋辛钠	对本品及头孢菌素类药品过敏者禁用。对青霉素过敏者权衡利弊,有青霉素过敏性休克或即刻反应者,不宜再选用头孢菌素类
注射用拉氧头孢钠	对本品及头孢菌素类有过敏反应史者禁用;对青霉素过敏者慎用
注射用头孢米诺钠	本品可能引起休克,使用前应仔细问诊,如欲使用应进行皮肤试验。做好休克急救准备,给药后注意观察 对本品或成分或头孢烯类抗生素过敏者禁用;对本品或成分或头孢烯类抗生素有过敏症既往史者,建议禁用,必要时慎用
注射用头孢噻肟钠	严格禁用于对头孢菌素曾有速发型过敏史的患者
注射用头孢曲松钠	对头孢菌素类抗生素过敏者禁用。与其他类头孢类抗生素一样,尽管已获得患者的全部病史,但亦不排除过敏性休克之可能性,过敏性休克需要紧急处理 对青霉素过敏的病患,对本品亦会产生过敏
注射用头孢他啶	对头孢菌素过敏者禁用 用前需仔细询问对头孢他啶、头孢菌素类、青霉素类过敏史。对 β-内酰胺类抗生素曾有过敏反应的患者应给予特别关注。对青霉素过敏者权衡利弊,有青霉素过敏性休克或即刻反应者,不宜再选用头孢菌素类。只在备有特别谨慎措施时才可在对青霉素有 Ⅰ 型或即发过敏反应的患者中应用头孢他啶

通用名	警示语
注射用头孢哌酮钠	对头孢菌素类抗生素有过敏的患者,禁忌使用头孢哌酮钠。使用本品前,应详细询问患者是否对头孢菌素类、青霉素类或其他药物有过敏史,如患者对青霉素过敏,应小心使用头孢哌酮钠。曾有某种过敏病例史,尤其对药物过敏的患者,抗生素的使用应特别小心
注射用头孢哌酮钠舒巴坦钠	对头孢哌酮、舒巴坦、青霉素、其他头孢菌素过敏者禁用
注射用盐酸头孢吡肟	禁用于对本品、L-精氨酸、头孢菌素类、青霉素或其他 β-内酰胺类抗生素过敏的患者
注射用亚胺培南西司他汀钠	禁用于对本品过敏的患者。对 β-内酰胺类抗生素过敏者慎用
注射用美罗培南	对本品成分及其他碳青霉烯类抗生素过敏者禁用。对青霉素或其他 β-内酰胺类抗生素过敏的病患,对本品亦会产生过敏,慎用
注射用氨曲南	对氨曲南或 L-精氨酸有过敏史者禁用。过敏体质及对 β-内酰胺类抗生素过敏者慎用
青霉胺片	对青霉素过敏者,对本品可能有过敏反应。为防止严重过敏反应发生,用前做青霉素皮肤试验

附表 1-6　可发生双硫仑样反应的抗菌药物及注意事项

药品分类	药品名称	注意事项	出现双硫仑样反应的应对措施
头孢类药物	头孢哌酮、头孢哌酮舒巴坦、头孢曲松、头孢唑林(先锋 V 号)、头孢拉啶(先锋 VI 号)、头孢美唑、头孢米诺、拉氧头孢、头孢甲肟、头孢孟多、头孢氨苄(先锋 IV 号)、头孢克洛等	为防止双硫仑样反应;对所有应用头孢类抗菌药物的患者应常规询问是否有药物过敏史、酒精过敏史和近期饮酒史,如患者在用药前 7 日有饮酒史,应禁用该类药物;对应用头孢类抗生素的患者,应当嘱其在停药后禁酒时间不能少于 7 日,一旦发生双硫仑样反应,应立即停药并积极采取相应措施治疗	一旦出现双硫仑样反应,应及时停药和停用含乙醇制品,轻者可自行缓解,较重者需到医院给予吸氧及对症治疗
硝基咪唑类药物	甲硝唑(灭滴灵)、替硝唑、奥硝唑、塞克硝唑		
其他类抗菌药物	呋喃唑酮(痢特灵)、氯霉素、灰黄霉素、磺胺类(磺胺甲噁唑)等		

附表 1-7　口服抗菌药物的每日常用剂量

抗菌药物	成人	儿童	备注
青霉素 V penicilin V	1~2g 分 3~4 次	25~50mg/kg 分 3~4 次	
氯唑西林 cloxacillin	1~2g 分 4 次	20~50mg/kg 分 4 次	
双氯西林 dicloxacillin	2~3g 分 3~4 次	40~60mg/kg 分 3~4 次	
氟氯西林 flucloxacillin	1.0g 分 3~4 次	0.25~0.5g 分 3~4 次	严重感染成人最高剂量为 8.0g
氨苄西林 ampicillin	2~4g 分 3~4 次	50~100mg/kg 分 3~4 次	
阿莫西林 amoxicillin	1.5~4g 分 3~4 次	25~50mg/kg 分 3~4 次	
头孢拉定 cefradine	1~2g 分 3~4 次	20~40mg/kg 分 3~4 次	
头孢氨苄 cefalexin	1~2g 分 4 次	20~40mg/kg 分 3~4 次	
头孢羟氨苄 cefadroxil	1~2g 分 2 次	20~40mg/kg 分 2 次	
头孢呋辛酯 cefuroxime	0.5~1g 分 2 次	0.25~0.5g 分 2 次	不能吞服药片的儿童不宜服用
头孢克洛 cefaclor	1~2g 分 3~4 次	20~40mg/kg 分 3~4 次	
头孢丙烯 cefprozil	0.5~1g 分 2 次	15~30mg/kg 分 2 次	
头孢克肟 cefixime	0.4g 分 2 次	8mg/kg 分 2 次	
头孢特仑酯 ceftaram pivoxil	0.5~1g 分 2 次	16~24mg/kg 分 2 次	
头孢他美酯 cefetamat pivoxil	0.5~1g 分 2 次	16~24mg/kg 分 2 次	
头孢地尼 cefdinir	0.3~0.6g 分 1~3 次	7~14mg/kg 分 1~2 次	

抗菌药物	成人	儿童	备注
头孢泊肟酯 cefpodoxime proxetil	0.2~0.4g 分 2 次	10mg/kg 分 1~2 次	儿童剂量每日不超过 400mg
头孢托仑酯 cefditoren pivoxil	0.4~0.8g 分 2 次		暂不推荐用于 12 岁以下儿童
法罗培南 faropenem	0.6~0.9g 分 3 次		
阿莫西林/克拉维酸 amoxicillin-clavulanic acid	625mg 每日 2 次	25mg/kg,q8h.,阿莫西林与克拉维酸按4:1计算	本品每片 625mg,含阿莫西林 500mg、克拉维酸 125mg,针剂每瓶含阿莫西林和克拉维酸 0.5g 和 0.1g 或 1.0g 和 0.2g
舒他西林 sultamicillin	4 片 分 2 次	体重 < 30kg 者,50mg/kg,分 2 次;体重 > 30kg 者按成人量	每片总量375mg,口服水解后成氨苄西林 220mg、舒巴坦 147mg
链霉素 streptomycin	2~4g 分 4 次	50~80mg/kg 分 4 次	口服给药现已少用
卡那霉素 kanamycin	2~4g 分 4 次	40~80mg/kg 分 4 次	口服给药现已少用
庆大霉素 gentamicin	240~640mg 分 4 次	5~10mg/kg 分 4 次	
新霉素 neomycin	1~4g 分 4 次	25~80mg/kg 分 4 次	
巴龙霉素 paromomycin	30~50mg/kg 分 4 次	30~50mg/kg 分 4 次	
四环素、土霉素 tetracycline、oxytetracycline	1~2g 分 4 次	20~40mg/kg 分 4 次	四环素类药物 8 岁以下儿童、妊娠期妇女及哺乳期妇女禁用
甲烯土霉素 methacycline	600mg 分 3~4 次	10mg/kg 分 2 次	同四环素类
多西环素	100~200mg 分 1~2 次	2~4mg/kg 分 2 次	同四环素类
米诺环素	同多西环素	同多西环素	同四环素类

续表

抗菌药物	成人	儿童	备注
氯霉素 chloramphenicol	1.5~3g 分 4 次	25~50mg/kg 分 4 次	早产儿、新生儿避免应用;注射 剂宜选用氯霉素琥珀酸酯
甲砜霉素 thiamphenicol	1.5~3g 分 4 次	25~50mg/kg 分 4 次	妊娠末期妇女及新生儿慎用
红霉素 erythromycin	0.75~1.5g 分 3~4 次	20~40mg/kg 分 3~4 次	红霉素酯化物不用于肝病患 者及妊娠期妇女
琥乙红霉素 erythromycin ethylsuccinate	1.6~4g 分 2~4 次	30~50mg/kg 分 2~4 次	
依托红霉素 erythromycin ethylsuccinate	750~2 000mg 分 3~4 次	30~50mg/kg 分 3~4 次	
麦迪霉素 midecamycin	0.8~1.2g 分 3~4 次	20~30mg/kg 分 3~4 次	
乙酰螺旋霉素 acetylspiramycin	0.8~1.2g 分 4 次	20~30mg/kg 分 4 次	
交沙霉素 josamycin	800~1 200mg 分 3~4 次	30mg/kg 分 3~4 次	
罗红霉素 roxithromycin	300mg 分 2 次	2.5~5mg/kg 分 2 次	
克拉霉素 clarithromycin	0.5~1g 分 2 次	7.5~15mg/kg 分 2 次	
阿奇霉素 azithromycin	首剂 500mg 顿服,第 2~5 日 250mg 顿服, 或 500mg q.d.×3 日	首剂 10mg/kg 顿 服,第 2~5 日 5mg/kg 顿服	
泰利霉素 telithromycin	0.8g 每日 1 次		
林可霉素 lincomycin	1.5~2g 分 3~4 次	30~60mg/kg 分 3~4 次	
克林霉素 clindamycin	0.6~1.8g 分 3~4 次	30~60mg/kg 分 3~4 次	
万古霉素 vancomycin	0.5~2g 分 3~4 次		
利福平 rifampicin	450~900mg 分 1~2 次	10~20mg/kg 分 1~2 次	成人每日量不超过 1 200mg 空腹服用

续表

抗菌药物	成人	儿童	备注
利福喷丁 rifapentine	每次 600mg 每周 2 次		空腹服用
异烟肼 isoniazid	300mg 顿服	5～10mg/kg 顿服	结核性脑膜炎、粟粒性结核采用静脉给药,儿童及成人每日 10～20mg/kg,成人每日用量不超过 900mg,儿童每日用量不超过 600mg
乙胺丁醇 ethambutol	15～25mg/kg 顿服		成人每日剂量不超过 0.9g
对氨基水杨酸 paraaminosalicylic acid	150～200mg/kg 分 3～4 次	200mg/kg 分 3～4 次	
吡嗪酰胺 pyrazinamide	25mg/kg 分 3～4 次		成人每日剂量不超过 2.5g
乙硫异烟胺 ethionamide	0.5～1.0g 分 2～3 次		
环丝氨酸 cycloserine	0.75～1.0g 顿服	15mg/kg 顿服	
氨苯砜 dapsone	100mg 顿服		与利福平、氯法齐明联合应用
氯法齐明 clofazimine	300mg 每个月 1 次或 50～100mg 每日顿服		
氟胞嘧啶 flucytosine	100～150mg/kg 分 3～4 次	同成人	
伊曲康唑 itraconazole	胶囊:200～400mg,分 1～2次;口服液:100～200mg(10～20ml)q.d.		
伏立康唑 voriconazole	400mg 分 2 次	12mg/kg 分 2 次	
泊沙康唑 posaconazole	0.1～0.8g 分 1～3 次		
制霉菌素 nystatin	150 万～200 万 U 分 3～4 次		

抗菌药物	成人	儿童	备注
吡哌酸 pipemidic acid	1~2g 分 3~4 次		
诺氟沙星 norfloxacin	600~800mg 分 2~3 次		
培氟沙星 pefloxacin	400~800mg 分 2 次		
依诺沙星 enoxacin	400~800mg 分 2 次		
氧氟沙星 ofloxacin	400~600mg 分 2 次		
环丙沙星 ciprofloxacin	0.5~1.5g 分 2~3 次		
氟罗沙星 fleroxacin	400mg 顿服		
洛美沙星 lomefloxacin	400mg 分 1~2 次		
左氧氟沙星 levofloxacin	500mg q. d.		
加替沙星 gatifloxacin	400mg q. d.		急性单纯性下尿路感染 200mg,q. d.
莫西沙星 moxifloxacin	400mg q. d.		
吉米沙星 gemifloxacin	320mg q. d.		
托氟沙星 tosufloxacin	300~600mg 分 2~3 次		
司氟沙星 sparfloxacin	首日 400mg 顿服,以 后 200mg q. d.		
磺胺甲噁唑 sulfamethoxazole	2g,分 2 次	50~60mg/kg 分 2 次	
磺胺嘧啶 sulfadiazine	首剂 2g,以后 2g 分 2 次	同上	

抗菌药物	成人	儿童	备注
磺胺甲氧吡嗪 sulfametopyrazine	0.5~1g 每 2~3 日 1 次	10~20mg/kg 每 2~3 日 1 次	
磺胺多辛 sulfadoxine	首日 1g, 以后 0.5g q. w. 或 b. i. w.	15~20mg/kg q. w. 或 b. i. w.	与乙胺嘧啶、伯胺喹合用于耐氯喹恶性疟
复方磺胺甲噁唑 SMZ/TMP	4 片 分 2 次	体重≥40kg, 同成人; 体重<40kg, 1/10 片/kg, 分 2 次	每片含 SMZ 400mg, TMP 80mg
复方磺胺嘧啶 SD/TMP	4 片 分 2 次	体重≥40kg, 同成人; 体重<40kg, 每千克 1/10 片/kg, 分 2 次	每片含 SD 400mg, TMP 50mg
甲氧苄啶 trimethoprim	200~400mg 分 2 次	2~5mg/kg 分 2 次	每日剂量不超过 400mg, 现很少单用, 大多与磺胺药联合
呋喃妥因 nitrofurantoin	0.3~0.4g 分 4 次	5~7mg/kg 分 4 次	
呋喃唑酮 furazolidone	0.3~0.4g 分 3~4 次	5~7mg/kg 分 3~4 次	
甲硝唑 metronidazole	0.6~1.5g 分 3 次	15~22.5mg/kg 分 3 次	
替硝唑 tinidazole	1~2g 分 2 次		
奥硝唑 ornidazole	500mg b. i. d.	10mg/kg b. i. d.	
磷霉素 phosphomycin	2~4g 分 3~4 次	50~100mg/kg 分 3~4 次	口服制剂为钙盐
夫西地酸 fucidic acid	1.5g 分 3 次服用		
利奈唑胺 linezolid	600mg q12h.	10mg/kg, q8h.	疗程一般宜为 2 周, 不宜超过 28 日

附表 1-8　新生儿抗菌药剂量和用法

抗菌药物	给药途径	≤7 日新生儿剂量	>7 日新生儿剂量
青霉素	静脉滴注, 肌内注射 (少用)	2.5 万 U/kg, q12h. 严重感染 5 万 U/kg, q8h.	2.5 万 U/kg, q8h. 严重感染 5 万 U/kg, q6h.

续表

抗菌药物	给药途径	≤7 日新生儿剂量	>7 日新生儿剂量
氨苄西林	静脉滴注,肌内注射(少用)	25mg/kg,q12h. 脑膜炎50mg/kg,q8h.	25mg/kg,q8h. 脑膜炎50mg/kg,q6h.
阿莫西林	口服		30mg/(kg·d),分 2 次
苯唑西林	静脉滴注	25mg/kg,q8h.	37mg/kg,q6h.
美洛西林	静脉滴注	75mg/kg,q12h.	75mg/kg,q8h.
阿莫西林/克拉维酸	口服	30mg/(kg·d),分 2 次	30mg/(kg·d),分 2 次
头孢唑林	静脉滴注	20mg/kg,q12h.	20mg/kg,q8h.
头孢呋辛	静脉滴注	50mg/kg,q12h.	50mg/kg,q8h.
头孢西丁	静脉滴注	20mg/kg,q12h.	
头孢噻肟	静脉滴注	50mg/kg,q12h.	50mg/kg,q8h.
头孢曲松	静脉滴注	25mg/kg,q24h.	50mg/kg,q24h.
头孢他啶	静脉滴注	30mg/kg,q12h.	30mg/kg,q12h.
头孢吡肟	静脉滴注	30mg/kg,q12h.	30mg/kg,q12h.
氨曲南	静脉滴注	30mg/kg,q8h.	30mg/kg,q6h.
亚胺培南	静脉滴注	25mg/kg,q12h.	25mg/kg,q8h.
美罗培南	静脉滴注	20mg/kg,q12h.	20mg/kg,q8h.
红霉素	口服,静脉滴注	10mg/kg,q12h.	13mg/kg,q8h.
阿奇霉素	口服,静脉滴注	5mg/kg,q24h.	10mg/kg,q24h.
克林霉素	静脉滴注	5mg/kg,q8h.	5mg/kg,q6h.
庆大霉素	静脉滴注,肌内注射	1.5~2.5mg/kg,q12h.	3-5mg/(kg·d),q8~12h
阿米卡星	静脉滴注,肌内注射	5mg/kg,q12h.	5mg/kg,q8~12h
奈替米星	静脉滴注,肌内注射	4~6.5mg/(kg·d),q12h.	4~6.5mg/(kg·d),q12h.
妥布霉素	静脉滴注,肌内注射	4mg/(kg·d),q12h.	3-5mg/(kg·d),q8~12h
氯霉素	静脉滴注	25mg/kg,q24h.	15mg/kg,q12h.
万古霉素	静脉滴注	10mg/kg,q12h.	10mg/kg,q8h.
利奈唑胺	静脉滴注	10mg/kg,q8h.	10mg/kg,q8h.
利福平	口服,静脉滴注	10mg/kg,q24h.	10mg/kg,q24h.
甲硝唑	口服,静脉滴注	7.5mg/kg,q12h.	15mg/kg,q12h.

注:

(1)本附表剂量主要参考:①GIBERT D N,MOELLERRING R C,ELIOPOULOS G M,et al. The Sanford guide to antimicrobial therapy 2011,41st ed.Sperryville:Antimicrobial Therapy Inc,2011;187;②MANDELL G L,BENNETT J E,DOLIN R.Mandell,Douglas,and Bennett's Principles and Practice of Infectious Diseases. 7th ed. Philadelphia:Churchill Livingstone,2010;718-729。

(2)本附表所列为足月产、出生体重>2kg 的新生儿剂量,如果是早产儿或出生体重≤2kg 者,每日剂量略减。

(3)氨基糖苷类、万古霉素及氯霉素,先参见本附表剂量及用法给药,以后需进行血药浓度监测时再加以调整,无监测条件者不可应用。

附表 1-9　抗菌药物与其他药物间的相互作用

抗菌药物	配伍药物	相互作用结果
一、β-内酰胺类抗生素		
β-内酰胺类抗生素	氨基糖苷类	增加抗菌活性
β-内酰胺类抗生素	四环素、红霉素、氯霉素等抑菌剂	降低 β-内酰胺类抗生素的杀菌活性
不耐酶青霉素或不耐酶头孢菌素	酶抑制剂:克拉维酸、舒巴坦、他唑巴坦等	防止前者被 β-内酰胺酶破坏,增强抗菌作用
主要经肾小管排泄的 β-内酰胺类抗生素	丙磺舒、布他酮、阿司匹林、吲哚美辛、磺胺药、磺吡酮	通过减少 β-内酰胺类药物在肾小管排泄,使血药浓度和脑脊液浓度等体液抗生素浓度增高
蛋白结合率高的青霉素类或头孢菌素类	蛋白结合率高的非甾体抗炎药	通过竞争与蛋白结合,可使游离抗生素浓度增高
头孢噻啶、头孢噻吩等注射用第一代头孢菌素	氨基糖苷类、髓袢利尿剂、多肽类抗生素(多黏菌素、万古霉素、卷曲霉素、杆菌肽)等具肾毒性药物	增加肾毒性
氨基青霉素类(氨苄西林等)	尿酸抑制剂(别嘌醇)	增加皮疹发生率
具有甲基四氮唑结构的头孢菌素(头孢哌酮、头孢孟多、头孢美唑、头孢匹胺、头孢曲松、拉氧头孢、头孢拉宗、头孢米诺等)	乙醇(应用头孢菌素类后饮酒)、口服抗凝药、阿司匹林、维生素 K	影响乙醇代谢,出现双硫仑样反应,增加出血危险性(由于低凝血酶原血症) 防止此类头孢菌素引起的出血反应
广谱青霉素	口服避孕药	刺激雌激素代谢或减少其肝肠循环,降低口服避孕药效果
β-内酰胺类(尤其是羧苄西林)	氨基糖苷类(尤其是庆大霉素、妥布霉素)	两者在同一容器内静脉滴注或静脉注射,前者可使后者失活;在肾功能减退、血药浓度高、半衰期长时,在人体内也可发生此现象
青霉素类、头孢菌素类	红霉素、四环素;两性霉素 B、血管活性药(间羟胺、去甲肾上腺素等)、苯妥英钠、盐酸羟嗪、氯丙嗪、异丙嗪、维生素 B 族、维生素 C	β-内酰胺类静脉输液中加入后一类药物时将出现混浊

抗菌药物	配伍药物	相互作用结果
青霉素	能量混合剂、碳酸氢钠、氨茶碱、肝素、谷氨酸、精氨酸	在同一容器内静脉滴注有配伍禁忌（减弱抗菌药物活性或出现混浊变色）
青霉素 V、头孢氨苄	考来烯胺（消胆胺）	降低前者吸收
氨苄西林	氯霉素琥珀酸钠、水解蛋白、氯化钙、葡萄糖酸钙、右旋糖酐、氢化可的松琥珀酸盐	在同一容器内联合静脉滴注有配伍禁忌
氨苄西林	氯喹	减少氨苄西林吸收
青霉素 V、阿莫西林、阿洛西林	氨甲蝶啶	可使氨甲蝶啶肾清除率降低，增加氨甲蝶啶毒性
羧苄西林	多黏菌素 B	出现拮抗作用
阿洛西林、美洛西林、哌拉西林	肝素、香豆素、茚满二酮等抗凝血药，血小板凝集抑制剂以及非甾体抗炎药如阿司匹林、二氟尼柳等	对血小板的抑制作用相加，增加出血的危险性
对伤寒杆菌具有抗菌活性的 β-内酰胺类	伤寒活疫苗	对伤寒杆菌具活性，降低伤寒活疫苗的免疫效应
苯唑西林、氯唑西林、氟氯西林、美洛西林	阿司匹林、磺胺药	降低苯唑西林血浆蛋白结合率
美洛西林	维库溴铵类肌松药	延长后者神经肌肉阻滞作用
哌拉西林	头孢西丁	后者可诱导细菌产生 β-内酰胺酶，破坏前者的抗菌作用
哌拉西林/他唑巴坦	甲氨蝶呤	甲氨蝶呤浓度升高
头孢噻吩	利福平、万古霉素	体外增强对耐甲氧西林凝固酶阴性葡萄球菌的抗菌活性
头孢唑林	卡氮芥、链佐星	增加肾毒性
头孢丙烯、头孢克洛	呋塞米、布美他尼、依他尼酸等利尿剂及多黏菌素 E、多黏菌素 B 及万古霉素	增加肾毒性
头孢丙烯	氯霉素	相互拮抗作用

抗菌药物	配伍药物	相互作用结果
头孢步坦	高剂量抗酸剂或 H_2 受体拮抗剂物如西咪替丁、雷尼替丁和法莫替丁等	增加肾毒性
头孢克肟	阿司匹林	增加前者血药浓度
头孢拉定	卡氮芥、链佐星等抗肿瘤药	增加肾毒性
头孢他啶	头孢磺啶、美洛西林、头孢哌酮	对铜绿假单胞菌和大肠埃希菌有协同作用或累加抗菌作用
氨曲南	头孢西丁	体内、体外均有拮抗作用
美罗培南	抗癫痫药	使抗癫痫药血药浓度降低
亚胺培南-西司他汀	茶碱	茶碱中毒
亚胺培南-西司他汀	更昔洛韦	可引起癫痫发作
亚胺培南-西司他汀	环孢素	可增加神经毒性
厄他培南	丙磺舒	使厄他培南浓度上升
二、氨基糖苷类抗生素		
氨基糖苷类	碳酸氢钠、茶碱等尿碱化剂	增强抗菌活性同时相应增加毒性
氨基糖苷类	头孢噻吩、头孢唑林、甲氧西林、万古霉素、多黏菌素类、两性霉素 B、甲氧氟烷、强利尿剂、环孢素、非甾体抗炎药等潜在肾毒性药物	加重肾毒性
氨基糖苷类	万古霉素、多黏菌素、强利尿剂、高剂量阿司匹林等有潜在耳毒性药物	加重耳毒性
氨基糖苷类	顺铂	加重耳、肾毒性
头孢丙烯、头孢克洛	呋塞米、布美他尼、依他尼酸等利尿剂及多黏菌素 E、多黏菌素 B 及万古霉素	增加肾毒性
氨基糖苷类	挥发性麻醉剂、箭毒、高剂量镁盐等中枢麻醉药和肌松药	加强神经肌肉接头的阻滞作用,可出现肌肉麻痹、呼吸抑制等
氨基糖苷类	维生素 C	酸化尿液,使氨基糖苷类抗菌作用减弱

抗菌药物	配伍药物	相互作用结果
氨基糖苷类	右旋糖酐	增加肾毒性
氨基糖苷类	β-内酰胺类	具有协同抗菌作用
氨基糖苷类	地高辛	增加地高辛的血药浓度
氨基糖苷类(口服)	口服抗凝药(双香豆素、华法林)	凝血酶原时间延长
新霉素(口服)	洋地黄	长期口服新霉素可减少洋地黄在消化道的再吸收
新霉素	含雌激素口服避孕药	降低避孕作用、增加经期外出血发生率
新霉素	洋地黄类药、氟尿嘧啶、甲氧蝶呤、维生素 A 或维生素 B_{12}	降低后者的口服吸收
新霉素	低脂溶性维生素、胡萝卜素、铁剂	降低后者口服吸收
新霉素	青霉素 V 钾	可使后者血药浓度减低
妥布霉素	茶苯海明	后者可掩盖妥布霉素的耳毒性
三、氯霉素类		
氯霉素、甲砜霉素	利福平、苯巴比妥、苯妥英钠	利福平可诱导氯霉素代谢酶,降低氯霉素在血和脑脊液中的浓度
氯霉素	磺胺药	增加对造血系统的毒性作用
氯霉素、甲砜霉素	磺脲降糖药(氯磺丙脲)、苯妥英钠、口服抗凝药	通过氯霉素可抑制肝脏药物代谢酶,使配伍药物的血药浓度增高,半衰期延长,作用加强
氯霉素	乙醇	出现双硫仑样反应
氯霉素	对乙酰氨基酚	通过代谢竞争,增加对乙酰氨基酚的毒性;氯霉素血半衰期延长
氯霉素	烷化抗肿瘤药	互相增加毒性;通过对活性代谢产物的抑制而降低环磷酰胺的作用
氯霉素	氨基比林、非甾体抗炎药	相互增加对造血系统的毒性
氯霉素、甲砜霉素	乙内酰脲类抗癫痫药	使乙内酰脲类抗癫痫药的抗癫痫作用和毒性增强
氯霉素、甲砜霉素	阿芬他尼	减少后者清除,延长其作用时间
氯霉素、甲砜霉素	维生素 B_6	拮抗维生素 B_6 的作用,导致贫血或周围神经炎
氯霉素、甲砜霉素	铁剂、叶酸、维生素 B_{12}	拮抗后者的造血作用

抗菌药物	配伍药物	相互作用结果
氯霉素、甲砜霉素	含雌激素避孕药	降低避孕药药效,增加经期外出血危险
氯霉素、甲砜霉素	β-内酰胺类	拮抗后者的抗菌作用
氯霉素、甲砜霉素	林可霉素类、大环内酯类	相互拮抗抗菌作用
四、大环内酯类		
大环内酯类	碱性药	调整尿 pH 而加强大环内酯类抗菌活性
大环内酯类	氯霉素、林可霉素类	产生拮抗抗菌作用
大环内酯类	β-内酰胺类	可使两者抗菌活性降低
大环内酯类	地高辛、洋地黄毒苷	地高辛、洋地黄毒苷血药浓度上升
红霉素月桂酸酯或三乙酰竹桃霉素	利福平	增加肝毒性
大环内酯类	雌激素避孕药	增加肝毒性(胆汁淤积)
大环内酯类	匹莫齐特	Q-T 间期延长
红霉素、克拉霉素	洛伐他汀、辛伐他汀	增加后者血药浓度,横纹肌溶解风险上升
大环内酯类(尤其三乙酰竹桃霉素)	卡马西平	增加后者的神经毒性
红霉素	黄嘌呤类(二羟丙茶碱除外)	使氨茶碱的肝清除减少,毒性反应增加
红霉素、克拉霉素	秋水仙碱	使秋水仙碱血药浓度升高(潜在致死)
红霉素、克拉霉素	西咪替丁、利托那韦	使西咪替丁、利托那韦血药浓度上升
红霉素	阿芬太尼	抑制阿芬太尼代谢,延长其作用时间
红霉素、交沙霉素、罗红霉素	阿司咪唑、特非那定	增加后者心脏毒性,引起心律失常
红霉素	避孕药	干扰性激素的肝肠循环,降低避孕药药效
红霉素	酒石酸麦角胺	可致急性麦角胺中毒
红霉素	皮质类固醇	使皮质类固醇作用增强
红霉素	氯氮平	使氯氮平血药浓度上升,产生中枢神经系统毒性
交沙霉素	奈韦拉平	使奈韦拉平血药浓度轻微升高
麦迪霉素、乙酰麦迪霉素	氨基糖苷类	对链球菌具协同抗菌活性
麦迪霉素、乙酰麦迪霉素	林可霉素、氯霉素	相互拮抗抗菌作用
阿奇霉素	含铝、镁抗酸药	降低阿奇霉素血药峰浓度,但不降低 AUC

抗菌药物	配伍药物	相互作用结果
阿奇霉素、红霉素、克拉霉素、罗红霉素	地高辛	可清除肠道中能灭活地高辛的菌群，导致地高辛经肝肠循环吸收，血药浓度增高
阿奇霉素、罗红霉素	麦角胺或二氢麦角胺	引起急性麦角胺毒性
阿奇霉素、红霉素、交沙霉素、罗红霉素	环孢素	可促进环孢素的吸收并干扰其代谢，导致环孢素血药浓度增高，增加环孢素的肾毒性
阿奇霉素	茶碱	可使血茶碱清除率降低，半衰期延长
红霉素、阿奇霉素、克拉霉素、罗红霉素	华法林	延长凝血时间
红霉素、克拉霉素	苯妥英钠	改变苯妥英钠代谢，使其血药浓度升高
红霉素、克拉霉素	他克莫司	使他克莫司血药浓度升高
红霉素、克拉霉素	丙戊酸	使丙戊酸血药浓度上升
克拉霉素	齐多夫定	影响齐多夫定吸收，降低其血药浓度
克拉霉素	依非韦仑	克拉霉素血药浓度下降
红霉素、克拉霉素	西沙必利	Q-T 间期延长
罗红霉素	兰索拉唑、奥美拉唑	可使罗红霉素胃中浓度增高，有助于根除幽门螺杆菌
罗红霉素	匹莫齐特	可能抑制匹莫齐特代谢，导致后者血药浓度增高，引起某些心血管不良反应
罗红霉素	丙吡胺	使丙吡胺血药浓度升高

五、四环素类

抗菌药物	配伍药物	相互作用结果
四环素类	尿酸化剂	增加抗菌作用
四环素类	含二价、三价阳离子口服药（铝、钙、镁、铋等抗酸剂）、铁制剂、抗胆碱药	通过螯合作用或其他机制影响四环素类由肠道吸收
多西环素、米诺环素	苯妥英钠、卡马西平、苯巴比妥	通过诱导微粒体酶活性，降低多西环素和米诺环素半衰期；与苯巴比妥合用可发生中枢神经系统抑制
多西环素、米诺环素	地高辛	增加地高辛吸收，易导致地高辛中毒
米诺环素	避孕药	干扰避孕药肝肠循环，减低避孕药药效
四环素、土霉素	含雌激素类避孕药	降低避孕药药效，并可能增加经期外出血

续表

抗菌药物	配伍药物	相互作用结果
四环素、土霉素	考来烯胺、考来替泊	影响四环素类肠道吸收
四环素、土霉素	甲氧氟烷	增加肾毒性
六、林可酰胺类		
林可酰胺类	阿片类镇痛药	导致呼吸抑制延长或引起呼吸麻痹
克林霉素	庆大霉素	对链球菌具协同抗菌作用
克林霉素	肌松药	呼吸麻痹、呼吸频率或呼吸间期延长
七、多黏菌素类		
多黏菌素 B、多黏菌素 E	尿碱化剂	增强抗菌药活性
多黏菌素 B、多黏菌素 E	头孢噻啶、头孢噻吩、甲氧西林氨基糖苷类、万古霉素	增加肾毒性
多黏菌素 B、多黏菌素 E	箭毒等肌肉松弛剂	增强神经肌肉阻滞作用,引起呼吸麻痹
多黏菌素类	磺胺类药	增强后者对大肠埃希菌、肠杆菌属、肺炎克雷伯菌属和铜绿假单胞菌等抗菌活性;对耐前者的沙雷菌属、变形杆菌属呈协同作用
多黏菌素 E	利福平	协同抗菌作用
八、糖肽类		
万古霉素类	髓袢利尿剂、氨基糖苷类、两性霉素 B、杆菌肽等潜在肾毒性和耳毒性药物	增加耳、肾毒性
万古霉素类	氨基糖苷类	对肠球菌属具有协同抗菌作用
万古霉素	第三代头孢菌素	对葡萄球菌属和肠球菌具协同作用
万古霉素	琥珀胆碱维库铵	增强后者神经肌肉阻滞作用
替考拉宁	环丙沙星	增加发生惊厥的危险
万古霉素、去甲万古霉素	考来烯胺	减低后者药效
达托霉素	HMG-CoA 抑制剂	肌酸激酶(CK)升高可能增加,建议停用后者
九、硝基咪唑类		
甲硝唑	氯霉素	增加对造血系统的毒性
甲硝唑、替硝唑	乙醇	双硫仑样反应、急性精神病、意识模糊

续表

抗菌药物	配伍药物	相互作用结果
甲硝唑、替硝唑	口服抗凝药	增强抗凝作用,引起出血
甲硝唑	苯巴比妥及其他酶诱导剂	缩短甲硝唑半衰期
甲硝唑、替硝唑	西咪替丁	延长甲硝唑半衰期,增高血药浓度,可增加神经毒性
甲硝唑	糖皮质激素	加速甲硝唑从体内排出,使其血药浓度下降
甲硝唑、替硝唑	苯妥英钠、苯巴比妥	使甲硝唑药浓度下降,苯妥英钠血药浓度升高
甲硝唑、替硝唑	土霉素	干扰甲硝唑清除阴道滴虫的作用
甲硝唑	氢氧化铝、考来烯胺	降低甲硝唑从胃肠道吸收
甲硝唑	环孢素	使环孢素血药浓度上升
甲硝唑	双硫仑	可导致急性中毒性精神病
甲硝唑	锂	锂血药浓度上升
甲硝唑	氯喹	可出现急性张力障碍
甲硝唑	薄荷脑	促进前者经皮肤渗透吸收
十、硝基呋喃类		
呋喃妥因	甲氧苄啶	增强前者抗菌作用
呋喃妥因	尿酸化剂	增强前者抗菌作用,但呋喃妥因尿排泄量减少
呋喃妥因	尿碱化剂	增加尿中呋喃妥因排泄
呋喃妥因	丙磺舒、磺吡酮、地尔硫䓬、阿司匹林	通过竞争肾小管分泌,减少呋喃妥因尿中排泄
呋喃妥因	喹诺酮类	拮抗作用(对变形杆菌属、克雷伯菌属)
呋喃妥因	制酸剂	呋喃妥因肠道吸收减少
呋喃妥因	诺氟沙星、萘啶酸	拮抗抗菌作用
呋喃唑酮	胰岛素	增强和延长胰岛素的降糖作用
呋喃唑酮	地西泮(安定)	增强地西泮的作用
呋喃唑酮	左旋多巴	可致左旋多巴药效和/或毒性增加
呋喃唑酮	麻黄碱、安非他明	可使血压升高,出现高血压危象
呋喃唑酮	阿米替林	增加神经毒性
呋喃唑酮	哌替啶	可出现昏迷、高热;其机制不明
十一、喹诺酮类		
吡哌酸、环丙沙星、洛美沙星	丙磺舒	使前者血药浓度升高,半衰期延长

续表

抗菌药物	配伍药物	相互作用结果
诺氟沙星	氯霉素、利福平	拮抗诺氟沙星的抗菌作用
诺氟沙星	呋喃妥因	拮抗前者在泌尿道内中的抗菌作用
氟罗沙星、培氟沙星、环丙沙星、洛美沙星、氧氟沙星	西咪替丁	使前者药时曲线下面积增加,不良反应发生率增高
依诺沙星、诺氟沙星、环丙沙星、洛美沙星、左氧氟沙星	华法林	增强后者抗凝作用
环丙沙星、洛美沙星、氧氟沙星	环孢素	使后者血药浓度增高
吡哌酸、依诺沙星、环丙沙星、培氟沙星	茶碱类药物	使后者肝清除减少,血药浓度升高,半衰期延长、有癫痫发作危险
环丙沙星	尿碱化剂	减低环丙沙星在尿中的溶解度,导致结晶尿和肾毒性
氧氟沙星注射液、左氧氟沙星	降压药、巴比妥类麻醉药	可引起血压突然下降
洛美沙星、司氟沙星、氧氟沙星、左氧氟沙星、依诺沙星	芬布芬	可致中枢神经兴奋、癫痫发作
洛美沙星、培氟沙星	硫糖铝	使洛美沙星、培氟沙星吸收速度减慢,吸收量减少
司氟沙星	吩噻嗪类、三环类抗抑郁药	引起心血管系统不良反应
培氟沙星	双香豆素	延长凝血酶原时间
环丙沙星	膦甲酸	癫痫发作危险增加
环丙沙星、氧氟沙星、左氧氟沙星、洛美沙星	非甾体抗炎药	中枢神经刺激、癫痫发作危险增加
喹诺酮类	I_A、III 类抗心律失常药,西沙必利,大环内酯类	Q-T 间期延长
喹诺酮类	尿碱化剂	降低某些喹诺酮类的抗菌作用和尿药浓度
喹诺酮类	阳离子:铝、钙、铁、镁、锌(制酸剂、维生素、奶制品)、柠檬酸	可能通过螯合作用,影响喹诺酮类自胃肠道吸收
喹诺酮类	去羟肌苷	后者肠道吸收减少
喹诺酮类	胰岛素、口服降糖药	血糖升高或降低
十二、磺胺药		
磺胺药	β-内酰胺类	竞争肾小管分泌、减少 β-内酰胺类排泄
磺胺药	碱化剂	增加磺胺药在尿中溶解度
磺胺药	抗酸剂	增加磺胺药在胃肠道的吸收

抗菌药物	配伍药物	相互作用结果
磺胺药	环孢素	降低环孢素血药浓度
蛋白结合率高的磺胺药(尤其是磺胺苯吡唑)	口服抗凝药、口服降糖药	通过竞争蛋白结合和抑制后两者的生物转化,增加口服抗凝药的出血危险以及口服降糖药的降糖作用
磺胺药	苯妥英钠	增加苯妥英钠血药浓度和毒性,如眼球震颤、共济失调等
磺胺药	维生素 C 等酸性药物	导致结晶尿、血尿
磺胺药	氨基苯甲酸	产生拮抗抗菌作用
磺胺甲噁唑	磺吡酮	减少磺胺甲噁唑经肾小管排泄、提高其血药浓度
磺胺嘧啶、磺胺异噁唑	甲氧苄啶	产生协同抗菌作用
磺胺异噁唑	卟吩姆钠	加重光敏反应
十三、甲氧苄啶		
甲氧苄啶	磺胺药	协调抗菌作用,并可使抑菌作用转为杀菌作用
甲氧苄啶	苯妥英钠	延长后者血半衰期
甲氧苄啶	普鲁卡因胺	减低后者肾清除率
甲氧苄啶	2,4-二氨基嘧啶类	可能引起骨髓再生不良或巨幼细胞贫血
甲氧苄啶	利福平	使前者清除增加,半衰期缩短
甲氧苄啶	氨苯砜	两者血药浓度升高,使后者不良反应增多且加重
甲氧苄啶	保钾利尿剂	血清钾离子浓度升高
甲氧苄啶	噻嗪类利尿剂	血清钠离子浓度降低
十四、抗真菌药		
两性霉素 B	洋地黄苷	由于两性霉素 B 所致的低血钾,增加洋地黄毒性
两性霉素 B	箭毒类药物	易出现神经肌肉阻滞,导致呼吸肌麻痹
两性霉素 B	肾上腺皮质激素	易出现低钾血症
两性霉素 B	噻嗪类利尿剂	增加低血钾作用和肾毒性
两性霉素 B	环孢素	增加肾毒性
两性霉素 B	四环素类、抗组胺药、青霉素钾或钠、维生素、生理盐水	可能发生沉淀,不可在同一容器内给药

抗菌药物	配伍药物	相互作用结果
两性霉素 B	氨基糖苷类、抗肿瘤药、卷曲霉素、万古霉素等	增加肾毒性
两性霉素 B	碳酸氢钠等尿液碱化药	增加两性霉素 B 经尿排泄,可能减少肾小管酸中毒
氟胞嘧啶(FC)	两性霉素 B	出现协同抗菌作用,但两性霉素 B 的肾毒性将提高;FC 的血药浓度增高、半衰期延长
氟胞嘧啶	咪康唑	体内、外出现协同抗菌作用
氟胞嘧啶	阿糖胞苷	竞争性抑制,使 FC 失活
咪康唑	口服抗凝药	出血反应
咪康唑	苯妥英钠、卡马西平	增加神经毒性(肌肉阵挛、震颤、共济失调等)
咪康唑	口服降糖药	加强后者的降糖作用,出现低血糖反应
灰黄霉素	脂肪饮食	增加灰黄霉素自胃肠道吸收
灰黄霉素	口服抗凝药	疗程中灰黄霉素可降低抗凝药的作用,停药时可有出血反应
灰黄霉素	巴比妥类	减少灰黄霉素自胃肠道的吸收
灰黄霉素	口服降糖药	通过灰黄霉素诱导肝药物代谢酶的作用、减弱降糖作用
灰黄霉素	乙醇	双硫仑样反应
氟康唑、伊曲康唑	阿米替林	使阿米替林血药浓度上升
氟康唑、伊曲康唑、伏立康唑	钙通道阻滞药	使钙通道阻滞药血药浓度上升
伊曲康唑、伏立康唑	卡马西平(伏立康唑禁忌)	使三唑类药物吸收减少
三唑类药物	环孢素	使环孢素血药浓度升高,肾毒性危险升高
伊曲康唑、泊沙康唑	H$_2$ 受体拮抗剂、制酸剂、硫糖铝	使前者吸收减少
三唑类药物	乙内酰脲类(苯妥英钠)	使三唑类血药浓度下降,乙内酰脲类血药浓度上升
伊曲康唑	异烟肼	使伊曲康唑血药浓度下降
伊曲康唑、伏立康唑	洛伐他汀、辛伐他汀	使他汀类血药浓度上升,有横纹肌溶解报道
三唑类药物	咪达唑仑、三唑仑	使咪达唑仑、三唑仑血药浓度上升

抗菌药物	配伍药物	相互作用结果
三唑类药物	口服抗凝药	抗凝药作用增强
伊曲康唑、泊沙康唑、伏立康唑	质子泵抑制剂	使前者血药浓度下降,质子泵抑制剂血药浓度升高
氟康唑、泊沙康唑、伏立康唑	他克莫司	使他克莫司血药浓度升高,易产生毒性反应
氟康唑	茶碱	使茶碱血药浓度升高
卡泊芬净	环孢素	使卡泊芬净血药浓度升高
卡泊芬净	他克莫司	使他克莫司血药浓度降低
卡泊芬净	卡马西平、地塞米松、依非韦仑、奈非那韦、奈韦拉平、苯妥英钠	使卡泊芬净血药浓度降低
米卡芬净	尼非地平	使尼非地平血药浓度升高
米卡芬净	西罗莫司	使西罗莫司血药浓度升高
十五、抗分枝杆菌药		
吡嗪酰胺	异烟肼、利福平	减少吡嗪酰胺所致的关节痛,肝毒性风险增加
吡嗪酰胺	乙硫异烟肼	增强肝毒性
吡嗪酰胺	环孢素	降低环孢素血药浓度,降低其疗效
吡嗪酰胺	苯妥英钠	增加后者毒性
吡嗪酰胺	齐多夫定	增加吡嗪酰胺毒性
环丝氨酸	乙醇	使癫痫发作频率增加
环丝氨酸	异烟肼	使瞌睡或头晕频率增加
丙硫异烟胺	环丝氨酸	增强中枢神经系统反应
丙硫异烟胺	异烟肼	抑制异烟肼在肝内乙酰化,增加其抗结核的作用
对氨基水杨酸钠	苯妥英钠	增加苯妥英钠的作用
对氨基水杨酸钠	丙磺舒	减少前者排泄,增加其血药浓度,延长半衰期
对氨基水杨酸钠	双香豆素	增强抗凝作用
对氨基水杨酸钠	利福平	影响利福平的吸收
对氨基水杨酸钠	氨基苯甲酸	两者具拮抗抗菌作用
利福霉素	克拉霉素	使利福霉素血药浓度上升,克拉霉素血药浓度下降
利福霉素	地高辛	使地高辛血药浓度下降

续表

抗菌药物	配伍药物	相互作用结果
利福霉素	利奈唑胺	使利奈唑胺血药浓度下降
利福霉素	蛋白酶抑制剂	使利福霉素血药浓度升高,后者血药浓度降低
利福霉素	他克莫司	使他克莫司血药浓度降低
利福平	喹诺酮类	增强对肠杆菌科细菌、不动杆菌属的抗菌活性
利福平	异烟肼	对结核杆菌具协同抗菌作用,但毒性也增强
利福平	两性霉素 B、氟胞嘧啶等吡咯类药物	体外及动物实验增强对深部细菌的抗菌作用
利福平	卡泊芬净	使卡泊芬净血药浓度下降
利福平	甲氧苄啶	出现体外抗菌拮抗作用
利福平	氯霉素、口服降糖药、肾上腺皮质激素、洋地黄、甲基多巴、奎尼丁、氯贝丁酯等	通过诱导肝脏药物代谢酶作用,降低配伍药物的血药浓度,减弱其药理作用
利福平	口服避孕药	月经周期紊乱,减低避孕药药效
利福平	巴比妥类	降低利福平的血药浓度
利福平	苯妥英钠、左甲状腺素、环孢素、黄嘌呤类	增加配伍药在肝脏的代谢
利福平,利福喷丁	对氨基水杨酸	影响利福平、利福喷丁的吸收,导致血药浓度降低
利福平	环孢素	降低环孢素血药浓度
利福平	丙磺舒	通过竞争与肝细胞膜受体的结合,延长利福平血半衰期,提高利福平血药浓度,增加利福平毒性
利福平	阿替洛尔等 β 受体拮抗剂	减低后者血药浓度,使其临床疗效降低
利福平	卡马西平	增加卡马西平的血药浓度和毒性
利福平	乙胺丁醇	增加后者对视力损害的可能
利福平	左旋醋美沙朵	增加后者的心脏毒性
利福平	地西泮、茶碱、特比萘芬	增加配伍药的消除
利福喷丁	异烟肼	增加后者肝代谢,从而增加肝毒性
利福喷丁	口服避孕药、口服抗凝药	诱导配伍药的代谢,降低其疗效
异烟肼	利福平、吡嗪酰胺	对结核杆菌有协同抗菌作用,但亦增加肝毒性反应

抗菌药物	配伍药物	相互作用结果
异烟肼	胃抗酸药	减少和延迟异烟肼在胃肠道的吸收
异烟肼	苯妥英钠	异烟肼抑制苯妥英钠的代谢性生物转化;使后者血药浓度增高,易出现毒性反应
异烟肼	阿芬太尼	延长后者作用
异烟肼	肼屈嗪	使异烟肼血药浓度升高,疗效增强,但不良反应亦增多
异烟肼	地西泮	增加后者毒性
异烟肼	哌替啶	可发生低血压和中枢神经系统抑制
异烟肼	左旋多巴	可使帕金森病症状恶化
异烟肼	恩氟烷	增加肾毒性
异烟肼	丙戊酸	改变药物代谢,增加两者毒性
异烟肼	茶碱	改变后者代谢,使血药浓度升高,毒性反应增加
异烟肼	氯磺丙脲等降糖药	引起糖代谢紊乱,降低后者疗效
异烟肼	氨基水杨酸	使异烟肼血药浓度增高
异烟肼	对乙酰氨基酚	增加肝毒性危险
异烟肼	长春新碱	增加后者毒性
异烟肼	卡马西平	异烟肼的肝毒性和卡马西平的中枢神经系统抑制作用均增加
异烟肼	双硫仑	易出现精神反应、共济失调等
异烟肼	口服抗凝药	抑制抗凝药的酶代谢,增强抗凝作用
异烟肼	中枢兴奋剂	增加抽搐危险
异烟肼	肾上腺皮质激素	降低异烟肼血药浓度,在慢乙酰化者中加速异烟肼乙酰化和肾排泄
异烟肼	伊曲康唑	抗真菌药作用减低
乙胺丁醇	乙硫异烟胺	增加不良反应
乙胺丁醇	氢氧化铝	降低乙胺丁醇的吸收
氨苯砜	去羟基苷	氨苯砜吸收减少
氨苯砜	口服避孕药	避孕药药效下降
氨苯砜	乙胺嘧啶	骨髓毒性增强
氨苯砜	利福平/利福布汀	氨苯砜血药浓度降低

续表

抗菌药物	配伍药物	相互作用结果
氨苯砜	甲氧苄啶	两者血药浓度均升高
氨苯砜	齐多夫定	可能增加骨髓毒性
十六、其他		
磷霉素	氨基糖苷类	协同抗菌作用,并可减少或延迟细菌耐药性的产生
磷霉素	β-内酰胺类	对金黄色葡萄球菌(包括甲氧西林耐药株)、铜绿假单胞菌具协同抗菌作用,并可减少或延迟细菌耐药性的产生
磷霉素	钙盐或抗酸剂	降低磷霉素肠道吸收
利奈唑胺	肾上腺能药物	导致血压升高危险
利奈唑胺	发酵,腌制或烟熏食物——酪胺升高	导致血压升高危险
利奈唑胺	利福平	使利奈唑胺血药浓度下降
利奈唑胺	影响组胺能药物	产生血清素综合征危险

参考文献

［1］中华人民共和国国家卫生和计划生育委员会.抗菌药物临床应用指导原则.北京：人民卫生出版社,2015.

［2］汪复,张婴元.抗菌药物临床应用指南.2 版.北京：人民卫生出版社,2012.

附录2 维生素类药物

附表2-1 维生素缺乏引起的体征

可能缺乏的维生素	体征
维生素 A	干燥脱屑、毛囊角化症、毕脱斑、角膜干燥、失去光泽、软化、视物不清
维生素 B_1	意识不清、神经炎、神经系统疾病
维生素 B_2	结膜苍白、眼角开裂、眼睑红肿、唇红肿、萎缩、裂开、干裂、口角炎
维生素 B_6	唇干裂
维生素 B_{12}	神经炎、神经系统疾病
烟酸	糙皮病、皮肤菲薄、皮炎、眼角开裂、眼睑红肿、舌炎、口角炎、意识不清
叶酸	舌炎
维生素 C	瘀点、瘀斑、毛囊角化症、牙龈出血
维生素 K	瘀点、瘀斑

附表2-2 危重疾病的维生素建议

推荐的微量营养素	推荐膳食日供给量	标准剂量		额外补充	加强 EN
		PN 制剂	EN 制剂		
维生素 A	1mg	1mg	0.9~1.0mg/L	PN:3.5mg/d;EN: 8.6mg/d	1.5~4mg/L
维生素 C	75~90mg	200mg	125~250mg/L	500~3 000mg/d	80~844mg/L
维生素 E（α-生育酚）	15mg	10mg	25~50mg/L	PN:400mg/d; EN:40~1000mg/d	40~212mg/L
维生素 K	150μg	150μg	40~135μg/L	—	—

注:EN 为肠内营养;PN 为肠外营养;1 个维生素 A 国际单位＝0.344μg;标准 PN 剂量是每日;－为无数据。

附表2-3 中国儿童肠外营养维生素推荐摄入量

维生素	新生儿肠外营养 推荐摄入量[c]	婴儿肠外营养 推荐摄入量[c]	儿童肠外营养 推荐摄入量[d]
维生素 A/[μg(U)][a]	150~300(500~1 000)	150~300(500~1 000)	150(500)
维生素 D/[μg(U)][b]	0.8(32)	0.8(32)	10(400)
维生素 E/mg	2.8~3.5	2.8~3.5	7
维生素 K/μg	10	10	200
维生素 C/mg	15~25	15~25	80
维生素 B_1/mg	0.35~0.5	0.35~0.5	1.2
维生素 B_2/mg	0.15~0.2	0.15~0.2	1.4
维生素 PP/mg	4.0~6.8	4.0~6.8	17
维生素 B_6/mg	0.15~0.2	0.15~0.2	1
维生素 B_{12}/mg	0.3	0.3	1
泛酸/mg	1.0~2.0	1.0~2.0	5
生物素/μg	5.0~8.0	5.0~8.0	20
叶酸/μg	56	56	140

注：[a] 1μg 视黄醇当量(RE)=1μg 视黄醇=3.33U 维生素 A；[b]10μg 维生素 D=400U 维生素 D；[c] 表示每日每千克体重用量；[d] 表示每日用量。

附表 2-4　常量和微量元素的推荐摄入量（RNI）或适宜摄入量（AI）

年龄（岁）/生理阶段	钙 Ca mg/d RNI	磷 P mg/d RNI	钾 K mg/d AI	钠 Na mg/d AI	镁 Mg mg/d RNI	氯 Cl mg/d AI	铁 Fe mg/d RNI 男	铁 Fe mg/d RNI 女	碘 I μg/d RNI	锌 Zn mg/d RNI 男	锌 Zn mg/d RNI 女	硒 Se μg/d RNI	铜 Cu mg/d RNI	氟 F mg/d AI	铬 Cr μg/d AI	锰 Mn mg/d AI	钼 Mo μg/d RNI
0～	200（AI）	100（AI）	350	170	20（AI）	260	0.3（AI）	—ᵃ	85（AI）	2.0（AI）		15（AI）	0.3（AI）	0.01	0.2	0.01	2（AI）
0.5～	250（AI）	180（AI）	550	350	65（AI）	550	10		115（AI）	3.5		20（AI）	0.3（AI）	0.23	4.0	0.7	15（AI）
1～	600	300	900	700	140	1 100	9		90	4.0		25	0.3	0.6	15	1.5	40
4～	800	350	1 200	900	160	1 400	10		90	5.5		30	0.4	0.7	20	2.0	50
7～	1 000	470	1 500	1 200	220	1 900	13		90	7.0		40	0.5	1.0	25	3.0	65
11～	1 200	640	1 900	1 400	300	2 200	15	18	110	10.0	9.0	55	0.7	1.3	30	4.0	90
14～	1 000	710	2 200	1 600	320	2 500	16	18	120	12.0	8.5	60	0.8	1.5	35	4.5	100
18～	800	720	2 000	1 500	330	2 300	12	20	120	12.5	7.5	60	0.8	1.5	30	4.5	100
50～	1 000	720	2 000	1 400	330	2 200	9	12	120	12.5	7.5	60	0.8	1.5	30	4.5	100
孕妇（1～12 周）	+0ᵇ	+0	+0	+0	+40	+0	—	+0	+110	—	+2.0	+5	+0.1	+0	+1.0	+0.4	+10
孕妇（13～27 周）	+200	+0	+0	+0	+40	+0	—	+4	+110	—	+2.0	+5	+0.1	+0	+4.0	+0.4	+10
孕妇（≥28 周）	+200	+0	+0	+0	+40	+0	—	+9	+110	—	+2.0	+5	+0.1	+0	+6.0	+0.4	+10
乳母	+200	+0	+400	+0	+0	+0	—	+4	+120	—	+4.5	+18	+0.6	+0	+7.0	+0.3	+3

注：ᵃ 未制定参考值者用"—"表示。ᵇ "+"表示在同龄人群参考值基础上额外增加量。

附表 2-5　维生素的推荐摄入量（RNI）或适宜摄入量（AI）

年龄（岁）/生理阶段	维生素 A μgRAE/d^c RNI 男	女	维生素 D μg/d RNI	维生素 E mg α-TE/d^d AI	维生素 K μg/d AI	维生素 B1 mg/d RNI 男	女	维生素 B2 mg/d RNI 男	女	维生素 B6 mg/d RNI	维生素 B12 μg/d RNI	泛酸 mg/d AI	叶酸 μg DFE/d^e RNI	烟酸 mgNE/d^f RNI 男	女	胆碱 mg/d AI 男	女	生物素 μg/d AI	维生素 C mg/d RNI
0~	300(AI)		10(AI)	3	2	0.1(AI)		0.4(AI)		0.2(AI)	0.3(AI)	1.7	65(AI)	2(AI)		120		5	40(AI)
0.5~	350(AI)		10(AI)	4	10	0.3(AI)		0.5(AI)		0.4(AI)	0.6(AI)	1.9	100(AI)	3(AI)		150		9	40(AI)
1~	310		10	6	30	0.6		0.6		0.6	1.0	2.1	160	6		200		17	40
4~	360		10	7	40	0.8		0.7		0.7	1.2	2.5	190	8		250		20	50
7~	500		10	9	50	1.0		1.0		1.0	1.6	3.5	250	11	10	300		25	65
11~	670	630	10	13	70	1.3	1.1	1.3	1.1	1.3	2.1	4.5	350	14	12	400		35	90
14~	820	630	10	14	75	1.6	1.3	1.5	1.2	1.4	2.4	5.0	400	16	13	500	400	40	100
18~	800	700	10	14	80	1.4	1.2	1.4	1.2	1.4	2.4	5.0	400	15	12	500	400	40	100
50~	800	700	10	14	80	1.4	1.2	1.4	1.2	1.6	2.4	5.0	400	14	12	500	400	40	100
65~	800	700	15	14	80	1.4	1.2	1.4	1.2	1.6	2.4	5.0	400	14	11	500	400	40	100
80~	800	700	15	14	80	1.4	1.2	1.4	1.2	1.6	2.4	5.0	400	13	10	500	400	40	100
孕妇（1~12 周）	–^a	+0^b	+0	+0	+0	–	+0	–	+0	+0.8	+0.5	+1.0	+200	–	+0	–	+20	+0	+0
孕妇（13~27 周）	–	+70	+0	+0	+0	–	+0.2	–	+0.2	+0.8	+0.5	+1.0	+200	–	+0	–	+20	+0	+15
孕妇（≥28 周）	–	+70	+0	+0	+0	–	+0.3	–	+0.3	+0.8	+0.5	+1.0	+200	–	+0	–	+20	+0	+15
乳母	–	+600	+0	+3	+5	–	+0.3	–	+0.3	+0.3	+0.8	+2.0	+150	–	+3	–	+120	+10	+50

注：　a　未制定参考值者用"–"表示。

　　b　"+"表示在同龄人群参考值基础上额外增加量。

　　c　视黄醇活性当量（RAE，μg）= 膳食或补充剂来源全反式视黄醇（μg）+1/2 补充剂纯品全反式。

　　d　α-生育酚当量（α-TE，mg），膳食中总 α-TE 当量（mg）= 1×α-生育酚（mg）+0.5×β-生育酚（mg）。

　　e　叶酸当量（DFE，μg）= 天然食物来源叶酸（μg）+1.7×合成叶酸（μg）。

　　f　烟酸当量（NE，mg）= 烟酸当量（mg）+1/60 色氨酸（mg）。

附:缩略语

RNI:推荐摄入量

AI:适宜摄入量

参考文献

［1］中华医学会肠外肠内营养学分会,北京医学会肠外肠内营养学分会.维生素制剂临床应用专家共识 . 中华外科学杂志,2015,53(7):481-487.

［2］中国营养学会 . 中国居民膳食营养素参考摄入量速查手册(2013 版).北京:中国标准出版社,2014:26-28.

［3］中华人民共和国国家卫生和计划生育委员会.中国居民膳食营养素参考摄入量 第 3 部分:微量元素(发布稿):WS/T 578. 3—2017［S].2017.

［4］中华人民共和国国家卫生和计划生育委员会.中国居民膳食营养素参考摄入量 第 4 部分:脂溶性维生素(发布稿):WS/T 578. 4—2018. 2018.

［5］中华人民共和国国家卫生和计划生育委员会.中国居民膳食营养素参考摄入量 第 5 部分:水溶性维生素(发布稿):WS/T 578. 5—2018. 2018.

附录3 常用特殊剂型药物的用药交代

药物剂型	用药交代
一、滴丸剂	掌握好药品剂量,防止剂量过大。 宜以少量温开水送服或直接含于舌下。 服药后休息片刻,一般以 10 分钟为宜。 滴丸剂多对温度和湿度敏感,储存时以防受热或受潮。 外用滴丸在用前应先清除相应腔道的分泌物或脓性分泌物后,再放入滴丸,耳用滴丸最好还要用棉球堵塞外耳道 10 分钟左右
二、合剂	注意药液的性质。滋补药宜餐前服;驱虫药、泻下药多在空腹时服;健胃药或气味苦劣、易伤胃气的药物,宜于餐后服;安神药宜在睡前服。 餐前或餐后服用,均应间隔 1~2 小时为宜,以免影响药效。 宜于温服,如发散风寒药最好热服。 病缓者每日服用 1 剂,重病、急病者可间隔 4 小时服药 1 次,以使药效持续。 病情复杂应根据医嘱或特定服法,以适应病情的需要。 儿童不宜冷服合剂,以 20~30℃ 为宜,否则易伤脾胃,引起腹痛,药液亦不可过热,以防烫伤患儿食管。一次喂服量过大易引起呕吐,宜采用少量多次喂服
三、干混悬剂	配制时将适量的干混悬剂加入至少 100ml 温开水中。 充分振摇使成混匀的溶液。 于混悬物分散均匀后服用
四、口含片	片大而硬需缓慢溶解。含服于口腔,起到局部消毒、消炎作用,常用于口腔、咽喉的疾病
五、舌下片	置于舌下或颊腔使用,能在口腔唾液中徐徐溶解而被舌下静脉吸收,且药物作用不受消化液的酸度和肝代谢的影响,吸收和发挥药效快
六、咀嚼片	需先在口腔内嚼碎而后下咽,便于分散和弥盖于胃肠黏膜,多用于治疗胃肠溃疡
七、泡腾片	需将药片溶于温开水中,待药片完全溶解后再服用,不应让幼儿自行饮用,禁止直接口服或口含
八、肠溶片(胶囊)	应整片吞服,不得嚼碎

药物剂型	用药交代
九、控(缓)释片	除另有规定外,控(缓)释制剂不能掰开服用,更不能咀嚼或研碎。不溶性骨架控(缓)释片,如硝苯地平控释片、氯化钾缓释片,其活性成分被吸收后,空药片完整地经肠道随粪便以原型排出
十、阴道片	睡前置于阴道,用于阴道炎症或避孕
十一、软膏剂	涂敷前将皮肤清洗干净。 对有破损、溃烂、渗出的部位不要涂敷。如急性湿疹,在渗出期采用湿敷方法可收到显著疗效,若用软膏剂反可使炎症加剧、渗出增加;相反,对急性无渗出性糜烂则宜用粉剂或软膏。 涂布部位有烧灼或瘙痒、发红、肿胀、出疹等反应,应立即停药并将局部药物洗净。 一些药涂后采用封包(即用塑料膜、胶布包裹皮肤)可显著提高角质层的含水量,封包条件下的角质层含水量可由15%增至50%,增加药物的吸收,亦可提高疗效,涂敷后轻轻按摩可提高疗效。不宜涂敷于口腔、眼结膜
十二、阴道乳膏或凝胶剂	供阴道用的乳膏、凝胶剂多在包装盒内配有持药器,请按下列步骤进行: 洗净双手,除去含药软管的盖(帽)。 将持药器旋入管中。 挤压软管至足够量药进入持药器,并从软管中拔出持药器(手持药器管体)。 在持药器外周涂上少量乳膏。 仰卧、双膝向上屈起并分开。 轻轻将持药器尽可能深地塞入阴道(不要用力过大)。 一手持管体,另一手推内杆使药进入阴道,再从阴道取出持药器。 若为一次性的,则弃去此持药器,否则进行彻底清洗(开水),再次洗净双手
十三、滴眼剂	(一)应用滴眼剂的方法 备齐滴眼液和干棉球。 取仰卧位或坐位,头略后仰,用干棉球拭去眼分泌物、眼泪。 眼向上视,左手取一干棉球置于下眼睑处,并轻轻拉下以露出下穹隆部,右手滴1滴眼药于下穹隆部结膜囊内后,轻提上眼睑覆盖眼球,使药液充满整个结膜囊内。 以干棉球拭去溢出的眼药水,闭眼1~2分钟。 (二)应用滴眼剂的注意事项 用药前清洁并擦干双手,以免引发感染,后用干净纱布块或棉签轻轻拭去病眼的分泌物,并吸干眼泪,以免冲淡药品浓度。 滴用前先核对药品名称、浓度,尤其对散瞳及腐蚀性药品更应谨慎;继而检查药液澄明度、色泽,如发现有异物或沉淀应予丢弃。未开封的塑料瓶装滴眼剂,瓶头要用经乙醇棉球擦过的剪刀开一小口,防止污染瓶口。为防止滴瓶口受污染,已开封的滴眼液在滴药前应先挤出1~2滴。如滴眼液是混悬剂,则滴前需摇匀。 不要应用使用过的滴眼剂或开封过久(2周以上)的残留滴眼剂,以免发生交叉感染及药物失效

续表

药物剂型	用药交代
十三、滴眼剂	了解每日用药次数、间隔时间、疗程。 正常结膜囊容量为 0.02ml,眼剂药每次滴用 1 滴即可,不宜太多,以免药液外溢。只有滴用甘油或局麻药才有必要略增次数。药液不可直滴在角膜上,并在滴药后切勿用力闭眼,以防药液外溢。 若用滴管吸药,每次吸入不可太多,亦不可倒置,滴时不可距眼太近,应距眼睑 2~3cm;避免使滴管口碰及眼睑或睫毛,以免污染。 若滴入阿托品氢溴酸毒扁豆碱、硝酸毛果芸香碱等有毒性的药液,滴入后应用棉球压迫泪囊区 2~3 分钟,以免药液经泪道流入泪囊和鼻腔,被吸收后引起中毒反应,对儿童用药时尤应注意。 一般先滴右眼后左眼,以免用错药,如左眼病较轻,应先左后右,以免交叉感染。角膜有溃疡或眼部有外伤或眼球手术后,滴药后不可压迫眼球,也不可拉高上眼睑。如数种药品同用,前后间须稍有间歇,不可同时滴入,如滴眼剂与眼膏剂同时用,应先滴药水,后涂眼膏。 洗眼剂使用前应适当加温,以减轻对眼的刺激。 应妥善保管滴眼剂,切勿与滴鼻剂等混放,以免造成误用。夏季暂不使用的滴眼剂置于冷藏室冷藏。如滴眼剂出现变色或异常混浊则不可再用
十四、眼膏剂	清洁双手,用消毒剪刀剪开眼膏管口。 将头部仰仰,眼往上望,用示指轻轻将下眼睑拉开成一袋状。压挤眼膏剂尾部,使眼膏成线状溢出,将约 1cm 长眼膏挤进下眼袋内(如眼膏为盒装,将药膏抹在玻璃棒上涂敷下眼睑内),轻轻按摩 2~3 分钟以增加疗效,但注意不要使眼膏管口直接接触眼或眼睑。 眨眼数次,使眼膏分布均匀,后闭眼休息 2 分钟。 用脱脂棉擦去眼外多余药膏,盖好管帽。 新开管和连续使用超过 1 个月的眼膏不要再用
十五、滴耳剂	将滴耳剂的温度捂热以接近体温。 使头部微向一侧,患耳朝上,抓住耳垂轻轻拉向后上方使耳道变直,一般每次滴入 5~10 滴,每日 2 次或参阅药品说明书的剂量。 滴入后稍事休息 5 分钟,更换另耳。 滴耳后用少许药棉塞住耳道。 注意观察滴耳后是否有刺痛或烧灼感。 连续用药 3 日患耳仍然疼痛,应停止用药,并向医生或药师咨询
十六、滴鼻剂	滴鼻前先呼气。 头部向后仰依靠椅背,或仰卧于床上,肩部放一枕头,使头部后仰。 对准鼻孔,瓶壁不要接触到鼻黏膜,每次滴入 2~3 滴,儿童 1~2 滴,每日 3~4 次或每次间隔 4~6 小时。 滴后保持仰位 1 分钟,后坐直。 如滴鼻液流入口腔,可将其吐出。 过度频繁或延长使用时间可引起鼻塞症状的反复。连续用药 3 日以上,症状未好应向医生咨询。 含剧毒药的滴鼻剂尤应注意不得过量,以免引起中毒

续表

药物剂型	用药交代
十七、喷鼻剂	喷鼻前先呼气。 头部稍向前倾斜,保持坐位。 用力振摇气雾剂并将尖端塞入一个鼻孔,同时用手堵住另一个鼻孔并闭上嘴。 挤压气雾剂的阀门喷药,每次喷入 1~2 揿或参阅说明书的剂量,儿童 1 揿,每日 3~4 次,同时慢慢地用鼻吸气。 喷药后将头尽力向前倾,置于两膝之间,10 秒后坐直,使药液流入咽部,用嘴呼吸。 更换另 1 个鼻孔重复前一过程,用毕后可用凉开水冲洗喷头。
十八、肛门栓剂	1. 栓剂基质的硬度易受气候的影响而改变,在夏季,炎热的天气会变得松软而不易使用,应用前宜将其置入冰水或冰箱中 10~20 分钟,待其基质变硬。 2. 尽量排空大便,并用温水清洗肛门内外,塞入时患者取侧卧位,剥去栓剂外裹的铝箔或聚乙烯膜,在栓剂的顶端蘸少许液体石蜡、凡士林、植物油或润滑油。 3. 小腿伸直,大腿向前屈曲,贴着腹部;儿童可趴伏在大人的腿上。 4. 放松肛门,把栓的尖端向肛门插入,并用手指缓缓推进,深度距肛门口幼儿约 2cm,成人约 3cm,合拢双腿并保持侧卧姿 15 分钟,以防栓被压出。 5. 尽力憋住大便,力争在用药后 1~2 小时不解大便。因为栓剂在直肠的停留时间越长,吸收越完全。 6. 有条件的话,在肛门外塞一点脱脂棉或纸巾,以防止基质熔化漏出而污染被褥。 7. 腹泻患者暂不宜使用
十九、阴道栓剂	清洗双手和外阴,冲洗液的酸碱性应与阴道炎种类相适宜,滴虫性阴道炎宜用酸性溶液,真菌性阴道炎宜用碱性溶液。一般栓剂于睡前置入,唯有壬苯醇醚栓(爱侣栓)于行房事前 10 分钟置入阴道。 剥去栓剂外裹的铝箔或聚乙烯膜,在栓剂的顶端蘸少许液体石蜡、凡士林、植物油或润滑油。 患者取仰卧位于床上,曲起双膝向外展。 把栓的尖端向阴道插入,并用手指轻轻推进,深度距阴道口 5~6cm,合拢双腿,并保持仰卧姿势 30 分钟。 尽力憋住小便,力争在用药后 2 小时不解小便。 月经期间不宜应用
二十、透皮贴剂	透皮贴剂用前将所要贴敷部位的皮肤清洗干净,并稍稍晾干。 从包装内取出贴片,揭去附着的薄膜,但不要触及含药部位。 贴于皮肤上,轻轻按压使之边缘与皮肤贴紧。 对皮肤有破损、溃烂、渗出、红肿的部位不要贴敷。 不要贴敷皮肤的皱褶处,四肢下端或紧身衣服底下。 每日更换 1 次或遵医嘱

续表

药物剂型	用药交代
二十一、气雾剂	尽量将痰液咳出,口腔内的食物咽下。 用前将气雾剂摇匀,按生产公司的建议手持气雾剂,通常是倒转位置拿。 将双唇紧贴近喷嘴,头稍微后倾,缓缓呼气尽量让肺部的气体排尽。 于深呼吸的同时揿压气雾剂阀头,使舌头向下;准确剂量,明确1次给药揿压几下。 屏住呼吸 10~15 秒,后用鼻呼气。 用温水清洗口腔或用 0.9%氯化钠溶液漱口,喷雾后及时擦洗喷嘴
二十二、含漱剂	含漱剂中的成分多为消毒防腐药,含漱时不宜咽下或吞下。 对婴幼儿、恶心、呕吐者暂时不宜含漱。 按说明书的要求稀释浓溶液,如3%过氧化氢溶液一般稀释1倍,复方硼酸钠溶液一般稀释10倍。 含漱后宜保持口腔内药物浓度20分钟,不宜马上饮水和进食

（王宏红　任学琴）

参考文献

张石革.药师咨询常见问题解答.3 版.北京:化学工业出版社,2017.

中文药名索引

英文药名索引

57检